S. Gruber

BASICS Gynäkologie und Geburtshilfe

Sarah Gruber

BASICS
Gynäkologie und Geburtshilfe

2. durchgesehene Auflage

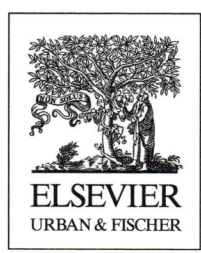

ELSEVIER
URBAN & FISCHER

URBAN & FISCHER

München · Jena

Zuschriften und Kritik an:
Elsevier GmbH, Urban & Fischer Verlag, Lektorat Medizinstudium, Karlstraße 45, 80333 München
E-Mail: medizinstudium@elsevier.de

Wichtiger Hinweis für den Benutzer
Die Erkenntnisse in der Medizin unterliegen laufendem Wandel durch Forschung und klinische Erfahrungen. Herausgeber und Autoren dieses Werkes haben große Sorgfalt darauf verwendet, dass die in diesem Werk gemachten therapeutischen Angaben (insbesondere hinsichtlich Indikation, Dosierung und unerwünschter Wirkungen) dem derzeitigen Wissensstand entsprechen. Das entbindet den Nutzer dieses Werkes aber nicht von der Verpflichtung, anhand der Beipackzettel zu verschreibender Präparate zu überprüfen, ob die dort gemachten Angaben von denen in diesem Buch abweichen, und seine Verordnung in eigener Verantwortung zu treffen.

Bibliografische Information der Deutschen Nationalbibliothek
Die Deutsche Nationalbibliothek verzeichnet diese Publikation in der Deutschen Nationalbibliografie; detaillierte bibliografische Daten sind im Internet unter http://dnb.d-nb.de abrufbar.

Programmleitung: Dr. Dorothea Hennessen
Lektorat: Willi Haas
Redaktion: Dagmar Reiche
Herstellung: Christine Jehl, Rainald Schwarz
Satz: Kösel, Krugzell
Druck und Bindung: MKT-Print, Slovenija
Covergestaltung: Spieszdesign, Büro für Gestaltung, Neu-Ulm
Bildquelle: © DigitalVision/GettyImages, München
Gedruckt auf 100 g Nopacoat Edition 1,1 Volumen

Printed in Slovenija
ISBN: 978-3-437-42157-0

Aktuelle Informationen finden Sie im Internet unter www.elsevier.de und www.elsevier.com

Das hier vorliegende farbig illustrierte Lehrbuch stellt eine Zusammenfassung der wichtigsten Informationen über die Gynäkologie und Geburtshilfe dar. Es hebt sich von den bereits im Handel befindlichen anderen Kurzlehrbüchern durch sein Format, seine ausgiebige Bebilderung und seine Zielsetzung ab. Dies ist ein Lehrbuch von einer Studentin für andere Studenten und Studentinnen in den ersten klinischen Semestern der Medizin.

Ich habe versucht, das umfassende Wissen der Gynäkologie und Geburtshilfe möglichst kurz und einprägsam darzustellen – so, wie ich mir selbst ein Kurzlehrbuch wünschen würde. Besonderen Wert habe ich auf die Vermittlung von Grundlagen gelegt, damit der Leser dieses Buches trotz dessen Kürze dennoch die Möglichkeit erhält, das dargebotene Wissen auch zu verstehen.

Ein Buch dieses Umfanges kann und will natürlich kein ausführliches Lehrbuch ersetzen. Es richtet sich vielmehr an Studenten, die sich einen Überblick über die Gynäkologie und Geburtshilfe verschaffen möchten, sei es für eine Famulatur oder vor der Lektüre ausführlicher Literatur. Die Besonderheiten der BASICS-Reihe sind vor allem:

▶ Jeder Themenkomplex wird übersichtlich auf einer Doppelseite dargestellt.
▶ Merkkästen fassen die „Essentials" zusammen.
▶ Zahlreiche Fotos, Tabellen und Abbildungen helfen, das Dargestellte klinisch einzuordnen.
▶ Die Fälle am Ende des Buches dienen dem Rekapitulieren und der Testung des Stoffes.

Mein besonderer Dank gilt Frau Dr. Zwicknagl für ihre engagierte fachliche Beratung, dem Urban & Fischer Verlag, insbesondere Willi Haas, und unserer Redakteurin Dagmar Reiche (Sprachquadrat), die alle große Geduld und unermüdliches Verständnis aufbrachten. Sie haben keinen unwesentlichen Beitrag zur Fertigstellung dieses Projektes geleistet! Darüber hinaus danke ich meiner Familie, meinen Freunden und vor allen Dingen meinem Freund, dass sie so geduldig auf meine Anwesenheit verzichtet und mich immer wieder ermutigt haben!

Ich hoffe, es ist mir gelungen, den Ansprüchen und Erwartungen meiner Leser gerecht zu werden.

München, im Frühsommer 2007
Sarah Gruber

Inhalt

Abkürzungsverzeichnis

A., Aa.	Arteria, Arteriae
ACTH	adrenokortikotropes Hormon
AFP	Alpha-Fetoprotein
AGS	adrenogenitales Syndrom
AMS	Anti-Müller-Hormon
APD	Abdomen-Thorax-a.p.-Durchmesser
APGAR	Punktesystem zur Beurteilung Neugeborener
aPTT	aktivierte, partielle Thromboplastinzeit
art.	arteriell
ATD	Abdomen-Thorax-Querdurchmesser
AU	Abdomenumfang
AZ	Allgemeinzustand
BAE	Beckenausgangsebene
BB	Blutbild
bds.	beidseits
BE	Beckeneingangsebene
BEL	Beckenendlage
BM	Beckenmitte
BPD	biparietaler Durchmesser
BGA	Blutgasanalyse
BMI	Body-Mass-Index
BSG	Blutkörperchensenkungsgeschwindigkeit
BZ	Blutzucker
ca.	zirka
Ca^{2+}	Kalzium
chron.	chronisch
CIN	zervikale intraepitheliale Neoplasie
Cis	Carcinoma in situ
CK	Zervikalkanal
Cl^-	Chlorid
CMV	Zytomegalievirus
CO_2	Kohlendioxid
CRP	C-reaktives Protein
CT	Computertomographie
CTG	Kardiotokographie
d	Tag (*lat.* dies)
DD	Differentialdiagnose(n)
d.h.	das heißt
desc.	descendens
E2	Östradiol
EBV	Epstein-Barr-Virus
EPH	„Ödeme, Proteinurie und Hochdruck"
EKG	Elektrokardiogramm, Elektrokardiographie
ET	Entbindungstermin
etc.	et cetera
EUG	extrauterine Gravidität
evtl.	eventuell
EW	Entwicklungswoche
EZ	Entwicklungszeit
FBA	Fetalblutanalyse
FIGO	Féderation Internationale de Gynécologie et d'Obstétrique

FL	Femurlänge
FNP	Feinnadelpunktion
FOD	frontookzipitaler Durchmesser
FSH	follikelstimulierendes Hormon
FW	Fruchtwasser
ggf.	gegebenenfalls
GnRH	Gonatropin-Releasing-Hormon
GO	Gonorrhö
GOT	Glutamat-Oxalacetat-Transaminase
GPT	Glutamat-Pyruvat-Transaminase
h	Stunde
Hb	Hämoglobin
HbF	fetales Hämoglobin
HCG	humanes Choriongonadotropin
HELLP	„haemolysis, elevated liver enzymes, low platelets"
HER (1–4)	human epidermal growth factor (Membranrezeptoren für den epidermalen Wachstumsfaktor)
HES	hypertensive Erkrankung der Schwangerschaft
HF	Herzfrequenz
HHL	Hypophysenhinterlappen
Hkt	Hämatokrit
HL	Humeruslänge
HMV	Herzminutenvolumen
HPL	humanes Prolaktin
HVL	Hypophysenvorderlappen
HWZ	Halbwertszeit
HZV	Herzzeitvolumen
i.a.	intraarteriell
i.m.	intramuskulär
i.v.	intravenös
ICR	Interkostalraum
ICSI	intrazytoplasmatische Spermieninjektion
IE	internationale Einheiten
inf.	inferior
IUD	intrauteriner Fruchttod
IUGR	intrauterine growth restriction
IUP	Intrauterinpessar
IVF	In-vitro-Fertilisation
J	Joule
(5-)JÜR	(5-)Jahresüberlebensrate
/kg	pro Kilogramm
KG	Körpergewicht
KHK	koronare Herzkrankheit
KI	Kontraindikationen
Krea	Kreatinin
KU	Kopfumfang
l	Liter
LDH	Laktatdehydrogenase
LDL	Low-Density-Lipoprotein
LGA	large für gestational age
LH	luteinisierendes Hormon

li.	links	re.	rechts
Li-re-Shunt	Links-rechts-Shunt	RR	Blutdruck nach Riva-Rocci
LJ	Lebensjahr		
LZ-EKG	Langzeit-Elektrokardiogramm	Sek.	Sekunde(n)
		s.c.	subkutan
M., Mm.	Musculus, Musculi	s.l.	sublingual
max.	maximal	SGA	small for gestational age
MBU	Mikroblutanalyse	SID(S)	sudden infant death (syndrome)
MESA	mikrochirurgische epididymale	SIH	schwangerschaftsinduzierte
	Spermienaspiration		Hypertonie
Mg^{2+}	Magnesium	SLE	systemischer Lupus erythematodes
Min.	Minute(n)	s.o.	siehe oben
min.	minimal	SPECT	single-photon emission tomography
mind.	mindestens	SS	Schwangerschaft
Mio.	Million(en)	SSL	Scheitel-Steiß-Länge
mmHg	Millimeter Quecksilbersäule	SSM	Schwangerschaftsmonat
MRT	Magnetresonanztomographie	SSW	Schwangerschaftswoche
ms	Millisekunde(n)	STH	Somatropin = somatropes Hormon
MSH	melanozytenstimulierendes	s.u.	siehe unten
	Hormon	sup.	superior
mV	Millivolt	SV	Schlagvolumen
N., Nn.	Nervus, Nervi	$t_{1/2}$	Halbwertszeit
n.	nach	T_3	Trijodthyronin
Na^+	Natrium	T_4	Thyroxin
neg.	negativ	TASH	transkoronare Ablation der
NNR	Nebennierenrinde		Septumhypertrophie
NO	Stickstoffmonoxid	Tbl.	Tablette
NRD	Neuralrohrdefekt	TESE	testikuläre Spermienextraktion
NT	Nackentransparenz	TGA	Transposition der großen Gefäße
		TNF	Tumor-Nekrose-Faktor
o.Ä.	oder Ähnliches	TRH	Thyreotropin-Releasing-Hormon
oGTT	oraler Glukosetoleranztest	TSH	Thyroid-Stimulating-Hormon
OHSS	ovarielles Überstimulationssyndrom	TXA_2	Thromboxan A_2
OK	Ovarialkarzinom		
OP	Operation	U	internationale Einheit
OT	Ovarialtumor	u.a.	und andere, unter anderem
		UKG	Ultraschallkardiographie,
P	Druck		Ultraschallkardiogramm
p.a.	posterior-anterior	u.U.	unter Umständen
p.c.	post conceptionem	u.v.a.	und viele andere
p.m.	post menstruationem		
p.o.	per os	V., Vv.	Vena, Venae
p.p.	post partum	V.a.	Verdacht auf
PAP	zytologischer Abstrich nach Papanicolaou	v.a.	vor allem
path.	pathologisch	VE	Vakuumextraktion
pCO_2	Kohlendioxidpartialdruck	VIN	vulväre intraepitheliale Neoplasie
PDA	Periduralanästhesie	VLDL	Very-Low-Density-Lipoprotein
PFO	polyfollikuläres Ovar	VT	vorangehender Kindsteil (bei Geburt)
PID	pelvic inflammatory disease	VZV	Varicella-Zoster-Virus
PIF	prolaktininhibierender Faktor		
PMS	prämenstruelles Syndrom	WHO	World Health Organisation
pO_2	Sauerstoffpartialdruck		
pos.	positiv	z.B.	zum Beispiel
PRL	Prolaktin	Z.n.	Zustand nach
PTT	partielle Thrombinzeit	ZNS	Zentralnervensystem
		z.T.	zum Teil
R., Rr.	Ramus, Rami		
RAAS	Renin-Angiotensin-Aldosteron-System		

Grundlagen

Diagnostik

A Allgemeiner Teil

Die Entwicklung des weiblichen Geschlechts

Embryonale Entwicklung des Geschlechts

Das Geschlecht wird initial durch die Zusammensetzung der Chromosomen bestimmt (genetisches Geschlecht). Diese steuert die embryonale Anlage der Geschlechtsorgane (gonadales Geschlecht). Die in diesen Organen synthetisierten Hormone sind für die Ausbildung der Geschlechtsmerkmale entscheidend.

Der Chromosomensatz des Menschen besteht aus 22 Autosomenpaaren und 2 Geschlechtschromosomen. Im Falle der Frau sind das zwei X-Chromosomen und beim Mann ein X- und ein Y-Chromosom.

Die anatomische Grundanlage ist immer weiblich. Erst der testisdeterminierende Faktor (TDF, auf dem Y-Chromosom kodiert) induziert die Entwicklung der Hoden, fehlt er, entwickeln sich Ovare. Grundstrukturen für die Entwicklung der Geschlechtsorgane sind das Müller- und Wolff-Gang-System. Die im Hoden produzierten Hormone fördern die Entwicklung des Wolff-Gang-Systems, gleichzeitig verkümmern die Müller-Gänge durch die Wirkung des Anti-Müller-Hormons (AMH). Bei der Frau hingegen werden durch die Hormone des Ovars die Müller-Gänge gefördert – das Wolff-Gang-System verkümmert ohne Stimulation. Tuben, Uterus und der obere Teil der Vagina entstehen nun aus der Verschmelzung der paarigen Müller-Gänge. Der untere Teil der Vagina entsteht aus dem Sinus urogenitalis.

Störungen der Geschlechtsentwicklung

In der Regel liegen Störungen der Geschlechtsentwicklung Gendefekte zugrunde. Das können numerische oder strukturelle Chromosomenaberrationen oder auch Punktmutationen sein.

Gonadendysgenesie

Bei der Gonadendysgenesie sind die Keimanlagen nicht mit Keimzellen besiedelt, sondern bindegewebig durchsetzt. Es resultiert eine Ovarialinsuffizienz (primäre Amenorrhö) und ein Hypergonadotropismus (FSH und LH sind erhöht, weil die Hypophyse verstärkt versucht, die Ovarien zu stimulieren).

> Der Phänotyp ist immer weiblich.

Das Erscheinungsbild unterscheidet sich bei den verschiedenen Formen je nach Ursache:

- XO = Ullrich-Turner-Syndrom: u. a. sexueller Infantilismus, Minderwuchs, retardiertes Knochenalter, Pterygoideum colli
- XX = „reine" Gonadendysgenesie (ein oder beide Ovarien fehlen, oft FSH-Rezeptor-Defekt): primäre Amenorrhö und Östrogenmangel nur, wenn beide Ovarien fehlen
- XY = Swyer-Syndrom (wahrscheinlich wird TDF nicht exprimiert): infantiler Habitus, Fehlen sek. Geschlechtsmerkmale, spärliche Geschlechtsbehaarung, fehlende Brustbehaarung; Körpergröße normal bis erhöht
- XO-Mosaike

Intersexualität

Man versteht unter dieser Bezeichnung ein Vorhandensein der Merkmale beider Geschlechter in einem Individuum. Folgende Formen werden unterschieden:

- **Hermaphroditus verus** (echter Zwitter): XX oder XY möglich, Störung der Differenzierung (s. o.); eine extrem seltene Störung: es muss ein Ovotestis vorliegen (Hoden- und Ovargewebe in einem Organ)
- **Pseudohermaphroditus masculinus internus** (männlicher Scheinzwitter): XY, Mangel an 5-Reduktase (und damit fehlende oder mangelnde Testosteronwirkung)
- **Testikuläre Feminisierung** (Hairless Women): XY, fehlerhafter Androgenrezeptor, weiblicher Phänotyp, jedoch ohne Scham- und Achselbehaarung
- **Pseudohermaphroditus femininus** (weiblicher Scheinzwitter): XX, Ovarien, meist durch adrenogenitales Syndrom (AGS) verursacht (genetisch bedingter Enzymmangel führt zum Anstieg männlicher Sexualhormone in der NNR), mehr oder minder stark ausgeprägte männliche Merkmale

Weitere Entwicklung

Vom Embryo bis zur Pubertät

Die Keimzellen des Ovars vermehren sich um die 24. SSW auf bis zu 7 Millionen und entwickeln sich zu primären Oozyten. Durch Apoptose nimmt ihre Zahl jedoch bis zur Geburt wieder ab auf ca. 500.000. Die erste Reifeteilung (Meiose I = Reduktionsteilung) wird eingeleitet, die Eizellen verbleiben aber in der Prophase.

Spermium/ Eizelle	X	Y	XY	–
X	XX (normal weiblich)	XY (normal männlich)	XXY (Klinefelter-Syndrom)	X– (Ullrich-Turner-Syndrom)
XX	XXX (Triple-X-Syndrom	XXY (Klinefelter-Syndrom)	XXXY (Klinefelter-Syndrom)	XX (normal weiblich)
–	X– (Ullrich-Turner-Syndrom)	Y– (letal)	XY (normal männlich)	– – (letal)

– bedeutet das Fehlen eines Geschlechtschromosoms

Tab. 1: Mögliche Zusammensetzungen der Geschlechtschromosomen.

Ungefähr bis zum 8. Lebensjahr befindet sich der Körper der Frau hormonell gesehen in einem Ruhezustand. Der Sexualhormonspiegel ist niedrig, der Uterus wächst nicht, und der Scheiden-pH ist neutral.

Präpubertale Phase und Pubertät

Langsam erhöht sich die Empfindlichkeit der Hypophyse gegenüber Östrogenen. Der FSH- und LH-Spiegel steigen an (Gonatropine, s. S. 16). Es entwickelt sich ein pulsatiles Sekretionsmuster. Dieser Rhythmus stabilisiert sich bis ca. 2–3 Jahre nach der Menarche (erste Regelblutung). Im Zuge eines allgemeinen Wachstumsschubs differenzieren sich äußere und innere Genitalien, sekundäre Geschlechtsmerkmale entwickeln sich. Die Entwicklung wird mit folgenden Begriffen beschrieben:

▶ **Pubarche:** Etwa ab dem 11. LJ entwickelt sich die Achsel- und Schambehaarung unter Einfluss der Androgene der NNR und des Ovars.
▶ **Thelarche:** Ebenfalls ab dem 11. LJ beginnt sich die Brust zu vergrößern, die Mamille wird stärker pigmentiert und formt sich. Pubarche und Thelache wurden von Tanner in verschiedene Entwicklungsstadien eingeteilt (■ Abb. 1).
▶ **Menarche:** Der Zeitpunkt der ersten Regelblutung (ca. 9.–15 LJ) entsteht im Verlauf eines meist anovulatorischen Zyklus bei relativem Östrogenmangel. In den letzten Jahrhunderten hat sich der Zeitpunkt der Menarche durch verbesserte Lebensumstände durchschnittlich um bis zu 4 Jahre vorverlegt.
▶ **Adrenarche:** Zunahme der Androgenproduktion ab dem 6. LJ (3–4 Jahre vor der Pubertät). Sie ist unabhängig vom Gonatropinspiegel (FSH/LH) und beeinflusst die Pubertät nur wenig.

Verfrühter oder verzögerter Pubertätseintritt

Pubertas praecox

Infolge einer vorzeitigen Hormonproduktion beginnt die Pubertät (mit oben genannten Entwicklungsschritten) bei

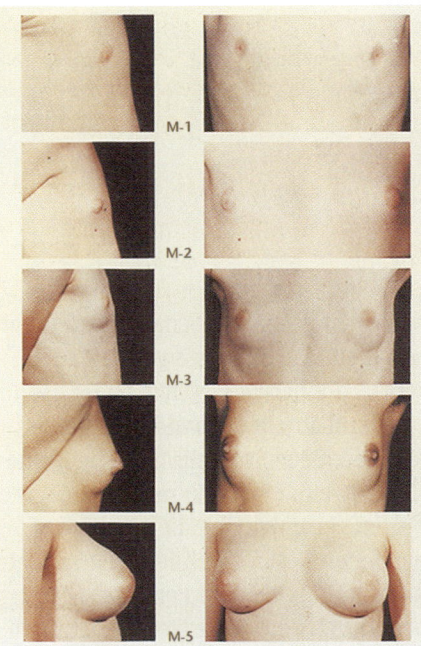

■ Abb. 1: Tanner-Stadien der Brustentwicklung M1 bis M5. [1]

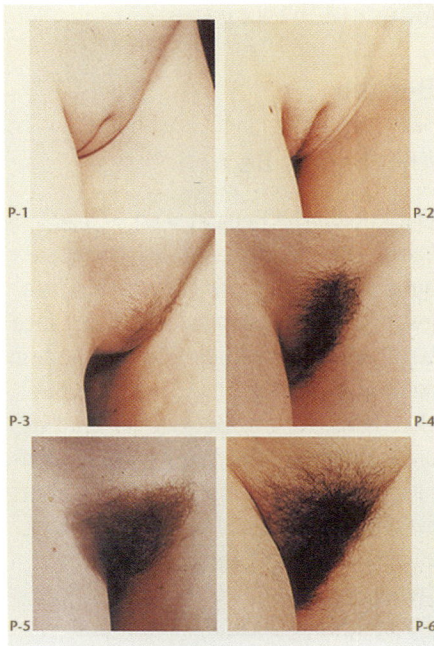

■ Abb. 2: Tanner-Stadien Schamhaarentwicklung P1 bis P6. [1]

der **Pubertas praecox** schon vor dem 8. LJ. Durch Epiphysenfugenschluss kann es zu einem Kleinwuchs kommen. Mögliche Ursachen sind:

▶ Zerebrale Frühreife: ca. 90 % idiopathisch, selten durch hypothalamische Tumoren oder ZNS-Erkrankungen (Meningitis, Enzephalitis, Traumen oder Tumoren)
▶ Genetisch bedingte Störungen (adrenogenitales Syndrom = AGS)
▶ Autonome Hormonbildung (**Pseudopubertas praecox**): meist Granulosazelltumoren oder HCG produzierende Tumoren der Ovarien

Diagnostische Priorität hat der Ausschluss hormonbildender Tumoren!

Pubertas tarda

Verspätete Pubertät (nach 16 LJ) und/oder nach dem 18. LJ einsetzende Menarche nennt man Pubertas tarda. Als Ursachen kommen hypophysäre, hypothalamische und gondale Störungen (z. B. Dysgenesien) in Frage. Familiäre Veranlagung, Stoffwechselstörungen, Mangelernährung oder Leistungssport sind als Ursache abzugrenzen.

Zusammenfassung

✖ Die anatomische Grundanlage ist immer weiblich.
✖ TDF, AMH und Testosteron führen zur Ausbildung des männlichen Geschlechts.
✖ Östrogene des Ovars sind für die Entwicklung der weiblichen Geschlechtsorgane aus dem Müller-Gang-System maßgeblich.
✖ Die Hormonproduktion ruht zwischen Geburt und Pubertät.
✖ Östrogene und Gestagene des Ovars führen zur Ausbildung des weiblichen Phänotyps in der Pubertät.
✖ Androgene sind für die Entwicklung der Achsel- und Schambehaarung verantwortlich.

Struktur und Funktion I

Geschlechtsorgane

Becken

Knöchernes Becken

Das knöcherne Becken setzt sich aus Darm-, Kreuz-, Sitz- und Schambein zusammen. Nach der Pubertät sind sie fest miteinander verwachsen. Die Linea terminalis unterteilt den Beckenraum in das große (kranial) und das kleine Becken (kaudal). Das Becken der Frau ist breiter und niedriger als das eines Mannes, um den Anforderungen der Geburt gerecht zu werden. Das kleine Becken enthält Blase, Enddarm (Rektum) und die inneren Geschlechtsorgane sowie dazugehörige Gefäße, Nerven und Lymphbahnen.

Der Beckeneingang ist queroval, der Beckenausgang längsoval. Während der Schwangerschaft kommt es durch Östrogenwirkung zu einer Auflockerung der Bandverbindungen im Beckenbereich, was bei der Geburt eine Weitung um einige Millimeter ermöglicht, aber auch die erhöhte Instabilität und niedrigere Belastbarkeit während der Schwangerschaft bedingt.

Beckenboden

Der muskuläre Beckenboden verschließt die Bauchhöhle nach unten. Er wird im Wesentlichen vom N. pudendus innerviert. Man unterscheidet 3 Schichten, die dachziegelartig übereinander liegen (▌Abb. 1):

▶ **Diaphragma pelvis:** M. levator ani und M. coccygeus
▶ **Diaphragma urogenitale:** M. transversus perinei
▶ **Schließmuskelschicht:** M. bulbospongiosus, M. sphincter ani und M. ischiocavernosus

Durch den Beckenboden treten bei der Frau Rektum, Vagina und Harnröhre.

Vulva

Als Vulva wird das äußere Genitale der Frau bezeichnet (▌Abb. 2, 3). Es werden die großen, behaarten von den klei-

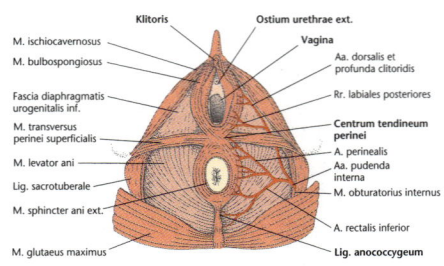

▌Abb. 1: Beckenboden der Frau. [7]

nen nicht behaarten Schamlippen unterschieden. Die Grenze zwischen äußerem und innerem Genitale bildet das Jungfernhäutchen (Hymen). Beim ersten Geschlechtsverkehr reißt die kleine Öffnung ein. Erst nach mehreren Geburten verschwinden die oftmals vorhandenen Reste. Die Klitoris entspricht in ihrem Aufbau dem Penis des Mannes. Durch eine hohe Nervendichte ist die Stimulationsfähigkeit der Frau hier besonders gut.

Inneres Genitale

Zum inneren Genitale gehören Scheide (Vagina), Gebärmutter (Uterus), Eileiter (Tuben) und Eierstöcke (Ovar). Eileiter und Ovar werden zusammen als Adnexe bezeichnet.

Vagina

Die Vagina ist ca. 8–10 cm lang. Sie erstreckt sich bis zum Muttermund (Portio), dem Eingang der Gebärmutter. Nach vorn grenzt sie an die Urethra,

nach hinten an das Rektum und den Douglas-Raum, den tiefsten Punkt der Bauchhöhle.

Sie ist ausgekleidet mit unverhorntem Plattenepithel, das sich zyklusabhängig verändert: Östrogene führen zu einer vermehrten Glykogeneinlagerung (s. S. 16). Das Glykogen in den abgeschilferten Zellen dient Milchsäurebakterien (sog. Döderlein-Flora) als Nahrung. Sie sind für das saure Scheidenmilieu der geschlechtsreifen Frau (pH: 4–4,5) verantwortlich, das das Aufsteigen und die Vermehrung von pathogenen Keimen verhindert. Durchblutungs- und hormonabhängig kommt es zu einer Transsudation von Flüssigkeit, die zusammen mit abgeschilferten Epithelzellen, Döderlein-Bakterien und Zervixsekret das Vaginalsekret bildet. Ihr Maximum erreicht die Transsudation bei sexueller Erregung und prämenstruell.

> Die Vagina besitzt keine Drüsen!

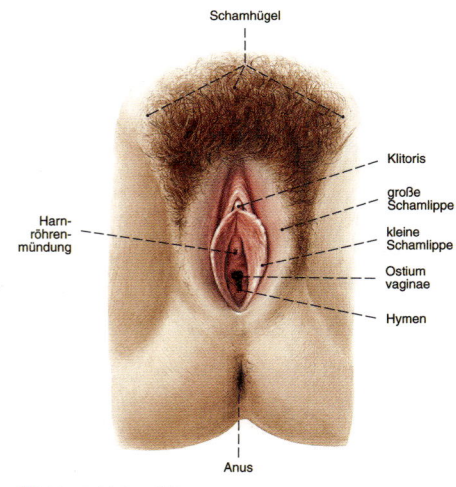

▌Abb. 2: Vulva. [2]

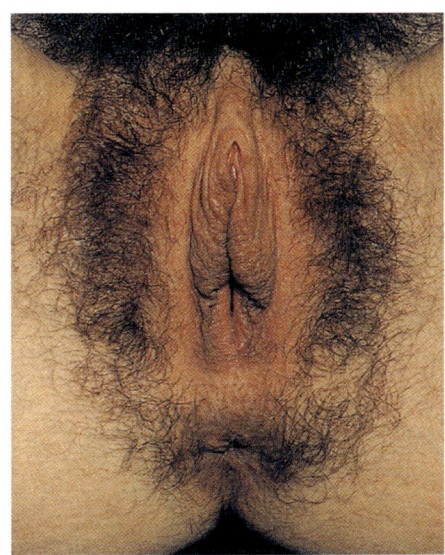

▌Abb. 3: Die Vulva einer jüngeren Frau: Die kleinen Schamlippen bedecken den Scheidenvorhof auch bei gespreizten Beinen! [3]

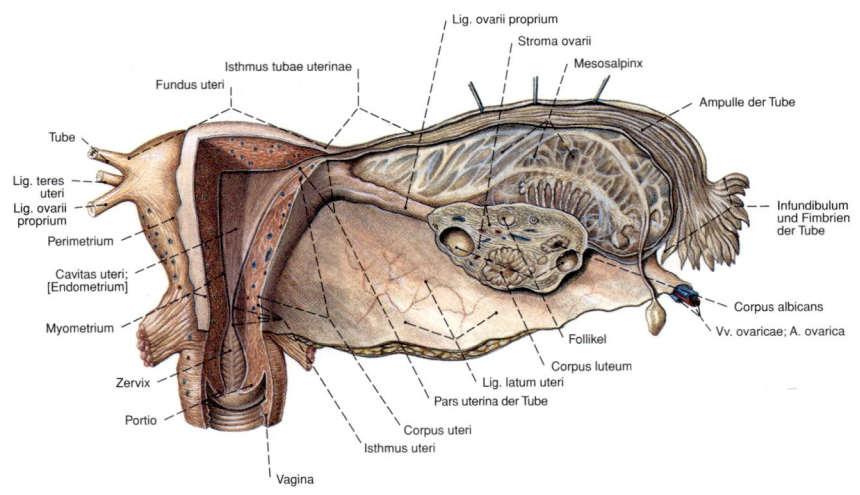

Abb. 4: Uterus. [2]

Uterus

Der Uterus besitzt eine Birnenform (Abb. 4). Man unterscheidet den Körper (Corpus uteri) und den Hals (Zervix). Der untere Teil der **Zervix** ragt in die Vagina hinein und wird als **Portio** (Muttermund) bezeichnet. Sie ragt in die Vagina, dabei entstehen das sog. vordere, hintere und seitliche Scheidengewölbe. Auf der Portio geht das unverhornende Plattenepithel der Vagina in das Zylinderepithel der Zervix über **(Transformationszone)**. Bei der geschlechtsreifen Frau liegt diese Zone außerhalb des Zervikalkanals und ist damit bei der Untersuchung auf der Portio sichtbar.

Vom Corpus uteri zweigen unterhalb des Fundus uteri die Adnexe ab. Der Corpus uteri liegt nach vorn geknickt auf der Blase. Der von Korpus und Zervix gebildete Winkel wird **Flexio** genannt, der Winkel zwischen Zervix und Vagina wird als **Versio** bezeichnet. Am häufigsten ist ein anteflektierter-antevertierter Uterus. Abweichungen können z. B. zur Befruchtungsstörung führen.

Die Uteruswand besteht aus einer kräftigen Muskelschicht (**Myometrium**). Die Uterushöhle wird von Schleimhaut (**Endometrium**) ausgekleidet. Diese besteht aus zwei Schichten: der myometriumnahen Lamina basalis und der kavumnahen Lamina functionalis. Nur die Lamina functionalis wird zyklisch, hormonabhängig auf- und abgebaut bzw. bei der Menstruation und mit der Nachgeburt abgestoßen (s. S. 18).

Der **Halteapparat** des Uterus (und der Ovarien) wird in einen oberen und einen unteren Bandapparat unterteilt (Abb. 5).

Oberer Teil:

▶ Lig. teres uteri: zieht vom Adnexwinkel durch den Leistenkanal zu den gro-

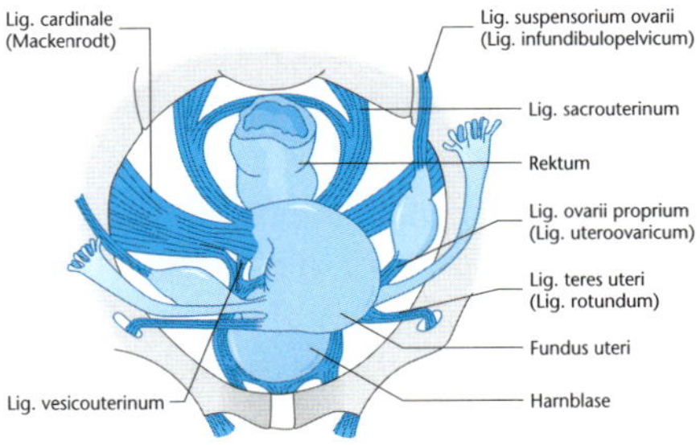

Abb. 5: Der Halteapparat des Uterus und der Ovarien. [4]

ßen Schamlippen. Es ist für die Anteversion des Uterus verantwortlich
▶ Lig. ovarii proprium: zartes Band, das die Ovarien mit dem Uterus verbindet
▶ Lig. suspensorium ovarii: zieht von der Beckenwand zu den Ovarien. Enthält die Aa. ovaricae (aus der Aorta)
▶ Lig. latum uteri: Wie ein Tuch legt sich das Peritoneum über die Tuben und bildet eine horizontale Befestigung

Unterer Teil (Parametrien):

▶ Lig. cardinale: zieht zur seitlichen Beckenwand. Enthält die Aa. uterinae
▶ Lig. sacrouterinum: verläuft vom Os sacrum am Rektum vorbei zum Uterus
▶ Lig. pubovesicalium und Lig. vesicouterinum: ermöglichen die ventrale Fixierung zwischen Symphyse, Harnblase und Uterus

Zusammenfassung

✖ Der Beckenboden ist für den festen Verschluss des weiblichen Beckens verantwortlich.
✖ Die Döderlein-Flora und der saure pH der Vagina verhindern Infektionen.
✖ Bei der geschlechtsreifen Frau ist die Transformationszone auf der Portio sichtbar.
✖ Der normale Uterus ist anteflektiert und antevertiert.
✖ Die inneren Geschlechtsorgane werden durch einen komplexen Halteapparat fixiert.

Struktur und Funktion II

Inneres Genitale (Fortsetzung)

Adnexe (Tuben und Ovar)

Die intraperitoneal gelegenen, schlauch-
förmigen Eileiter (Tuben) sind etwa
12 cm lang. Sie enden im sog. Fimbrientrichter, der frei beweglich ist. Dieser Trichter nimmt das Ei nach dem Eisprung auf, um es zum Uterus zu
transportieren. Die Verbindung ist nicht
dicht, so dass beim Eisprung entste-
hende Flüssigkeit in die Bauchhöhle gelangen kann und sich im Douglas-Raum
sammelt. Die Tuben sind mit uterus-
wärts schlagenden Zilien ausgekleidet.
Die beiden Ovarien liegen in der Fossa
ovarica im Bereich der Gabelung der A.
iliaca communis. Durch Bänder (s. S. 4)
ist ihre Lage weitgehend fixiert.
Im Inneren des Ovars liegt der Mark-
raum mit vielen Gefäßen und Bindegewebe. Er wird von der Ovarrinde um-
schlossen, dem Ort der Follikelreifung
und Hormonproduktion (s. S. 16).

Versorgungsstrukturen

Der Uterus wird größtenteils von der A.
uterina (aus A. iliaca interna) versorgt
(Abb. 7). Über das Lig. cardinale tritt
sie an die seitliche Uteruswand in Höhe
des Isthmus uteri. Dort zweigt der R.
vaginalis ab. Im Bereich des Fundus
anastomosiert sie mit der A. uterina der
Gegenseite und gibt den Ramus ovari-
cus ab, der entlang den Tuben zum Ovar
zieht und mit der A. ovarica anastomosiert. Diese entspringt direkt aus der
Aorta und zieht über das Lig. suspensorium ovarii zum Ovar. Äußeres Genitale und der untere Teil der Vagina werden durch die A. rectalis media und die
A. pudenda int. versorgt. Der venöse
Abfluss erfolgt entlang den Arterien.
Die Lymphe fließt im Wesentlichen in
drei Richtungen ab: entlang dem Lig.
suspensorium zu den Lymphknoten entlang der Aorta, entlang dem Lig. teres
uteri zu Leistenlymphknoten und entlang dem Lig. cardinale zu den Becken-
lymphknoten. Die vegetative Innervation erfolgt über den Plexus
uterovaginalis, den N. pelvicus und den
N. pudendus.

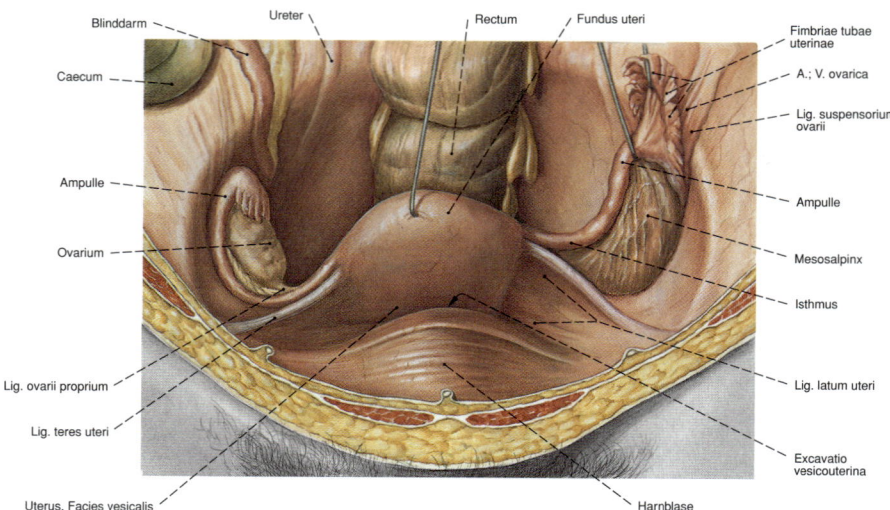

Abb. 6: Innere Geschlechtsorgane – man beachte die enge Nachbarschaft zum Blinddarm! [2]

Fehlbildungen der Geschlechtsorgane

Fehlbildungen der Genitalorgane
können in Hemmungsfehlbildungen
(Tab. 1) und Septierungen bzw. Doppelbildungen unterteilt werden.
Die **Hymenalatresie**, also das angeborene Fehlen der Öffnung des Jungfern-
häutchens, stellt die häufigste Fehlbildung dar. Erst nach der Menarche
kommt es zu Beschwerden, da das Blut
nicht abfließen kann. Es kann sich über
der Vagina (Hämatokolpos), dem Uterus
(Hämatometra) bis in die Tuben (Häma-
tosalpinx) stauen. Typisch ist das Bild
eines jungen Mädchens, das noch keine
Regelblutung, aber seit kurzem monatlich starke bzw. zunehmende Unterbauchschmerzen hat. Zur Ableitung des
Blutes wird das Hymen in Kurznarkose
gespalten.
Sonstige Atresien sind selten. Meist
sind intrauterin oder kurz nach der
Geburt erworbene Narbenverschlüsse
oder Stenosen z. B. durch Infektionen
die Ursache.
Fehlbildungen der Vagina und des Uterus sind häufig miteinander kombiniert,
da sie beide aus dem Müller-Gang-System entstehen. Das **Mayer-Rokitansky-Küster-Syndrom** ist eine Aplasie
der Vagina mit rudimentär angelegtem
Uterus. Die Ovarien sind normal entwickelt. Es finden sich gehäuft Fehlbildungen des Harntraktes.

> Agenesien oder Aplasien sind häufig mit
> anderen Fehlbildungen der Niere, ablei-
> tenden Harnwege, Darm oder Ovar verge-
> sellschaftet.

Die Uranlage der Geschlechtsorgane
sind die paarigen Müller-Gänge. Bleibt
die Verschmelzung aus, resultieren ver-
schiedenste Fehlbildungen **(Septierungen und Doppelbildungen)**. Diese
können Vagina und Uterus isoliert oder
beide Organe gemeinsam betreffen.
Fruchtbarkeitsstörungen, Aborte und

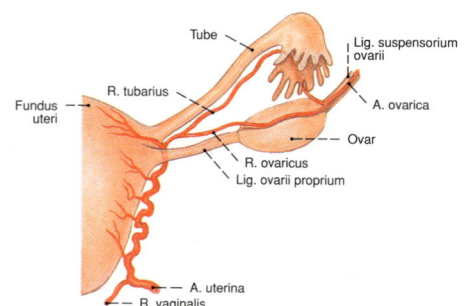

Abb. 7: Arterielle Versorgung des Uterus und der Adnexe. [2]

Agenesie	Vollständiges Fehlen des Organs
Aplasie	Anlage ist vorhanden, aber nicht entwickelt
Atresie	Fehlen der natürlichen Mündung oder Lichtung eines Hohlorgans

Tab. 1: Hemmungsfehlbildungen.

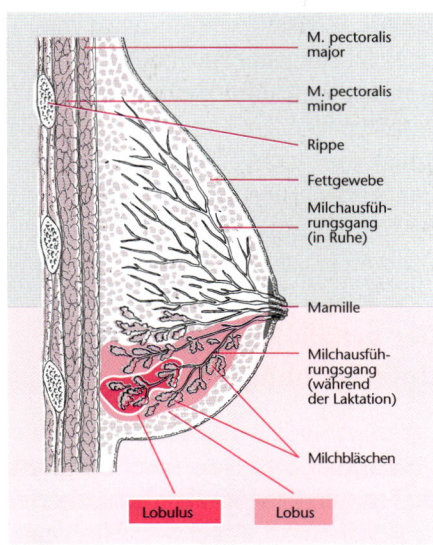

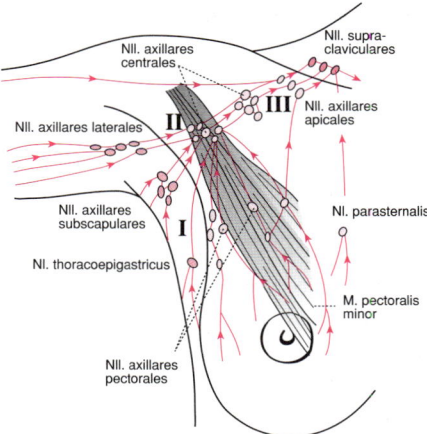

■ Abb. 8: Brustdrüse. [5]

■ Abb. 9: Lymphabflusswege der Mamma: Die LK werden in Level I – III eingeteilt. [6]

Frühgeburtsneigung belasten die Patientinnen schwer. Leichte Fehlbildungen können operativ korrigiert werden bzw. sind ohne klinische Konsequenz.

Die weibliche Brust

Die Brüste der Frau werden erst während der Pubertät voll ausgebildet (s. S. 2). Sie dienen zum einen der Ernährung des Säuglings, zum anderen als Geschlechtsmerkmal. Die Brust liegt auf der Faszie des M. pectoralis major und besteht hauptsächlich aus Fettgewebe mit eingelagerten Drüsenkörpern. Analog den Aufzweigungen des Drüsenkörpers kann man die Brust in Lappen und Läppchen unterteilen. Senkrecht zur Brustwand ziehen Bindegewebszüge, die sog. Cooper-Ligamente.
In den Milchbläschen (Alveolen) wird das Sekret, d. h. die Muttermilch gebildet. Mehrere Alveolen teilen sich einen Ausführungsgang (Ductus lactiferi), der sich kurz vor seiner Mündung an der Brustwarze in den Sinus lactiferus erweitert, wo das Sekret gespeichert wird. Die Brustwarze (Mamille) wird vom Warzenvorhof (Areola mammae) umgeben und besitzt die Fähigkeit, mit Hilfe darunter liegender Muskulatur bei Stimulation zu erigieren. Nur so ist das Stillen überhaupt möglich.
Bei nicht schwangeren Frauen ist der Drüsenkörper nur spärlich entwickelt. Wachstum und Differenzierung ist östrogen- und progesteronabhängig (sowohl in der Pubertät und Schwanger-

schaft als auch während des monatlichen Zyklus). Die Milchsekretion wird durch das hypophysäre Prolaktin erst gegen Ende der Schwangerschaft induziert. Durch den taktilen Reiz des Saugens wird Oxytocin ausgeschüttet, das den Milchtransport zur Mamille steigert.
Die **arterielle Blutversorgung** erfolgt über die A. thoracica interna, die A. axillaris und die Interkostalarterien aus der Aorta. Der venöse Abfluss erfolgt im Wesentlichen entlang den Arterien.
Im Zusammenhang mit dem Mammakarzinom ist das **Lymphabflusssystem** von besonderer Bedeutung. 70 – 80 % der Lymphe werden über die axillären Lymphknoten entlang der V. axillaris und V. subclavia abgeleitet. Andere Abflusswege bestehen über die retrosternalen Lymphknoten entlang der V. thoracica interna und zur gegenüberliegenden Axilla. Chirurgisch teilt man die axillären Lymphknoten in Levels ein (■ Abb. 9):

▶ **Level I:** LK lateral des M. pectoralis minor
▶ **Level II:** LK hinter dem M. pectoralis minor
▶ **Level III:** LK medial des M. pectoralis minor

Formvarianten und Anlagestörungen der Brust

Form und Größe der weiblichen Brust sind sehr individuell. Reine Formvarianten (Makromastie, Mammaasymmetrie, Rüsselbrust etc.) können bei psychischer Beeinträchtigung und orthopädischen Problemen (bei Makromastie) chirurgisch behoben werden.
Anlagestörungen der Brust sind selten und können entweder zum Zeitpunkt der Geburt oder erst in der Pubertät oder Schwangerschaft in Erscheinung treten. Sie sollten chirurgisch korrigiert werden.

Zusammenfassung

✖ Fehlbildungen der Genitalorgane treten häufig gemeinsam mit Fehlbildungen des Harntrakts auf.

✖ Hymenalatresie ist die häufigste Fehlbildung: Typische Symptome sind zyklisch wiederkehrende Bauchschmerzen bei primärer Amenorrhö.

✖ Der Lymphabfluss der Brust erfolgt größtenteils über die axillären, aber auch über klavikuläre und retrosternale Lymphknoten, teiweise auch zur kontralateralen Seite.

Gynäkologische Anamnese und Untersuchung

Anamnese

Kernpunkt der gynäkologischen Anamnese sind die aktuellen Beschwerden der Patientin. Beim Erstkontakt sind möglichst viele andere Vorerkrankungen zu erfragen: allgemeine, internistische (z. B. chron. Asthma), chirurgische (z. B. Verwachsungsbildung), allergologische (z. B. Medikamentenunverträglichkeit), orthopädische (z. B. Bandscheibenvorfall), psychiatrische (z. B. Depression), neurologische (z. B. zyklusabhängige Migräne). Auch die Familienanamnese und die Kenntnis der psychosozialen Situation der Patientin können wichtige Hinweise zum Verständnis der aktuellen Symptomatik liefern. Nach der Begrüßung soll die Patientin möglichst frei den Grund ihres Besuches erläutern. Gezielt muss der Untersucher folgende Punkte ansprechen:

▶ Angaben zu Ort, Dauer, Stärke und Qualität der Beschwerden
▶ Gibt es einen zeitlichen Bezug zum Zyklus?
▶ Werden die Beschwerden durch bestimmte Tätigkeiten gemildert oder verstärkt?
▶ Termin, Dauer und Stärke der letzten Blutung
▶ Auffälligkeiten im Rhythmus oder Blutungscharakter, Schmerzen vor oder während der Periode
▶ Gab es zyklusunabhängige Schmerzen oder Blutungen?
▶ Welche Art von Verhütung wird benutzt?
▶ Gibt es Probleme bei der Miktion oder dem Stuhlgang?
▶ Vorausgegangene Geburten (gestillt?), Aborte, Extrauteringraviditäten, Abtreibungen, Entzündungen im kleinem Becken und gynäkologische OPs
▶ Kohabitationsbeschwerden (sog. Dyspareunien)
▶ Fluor vaginalis, Brennen, Jucken, unangenehmer Geruch
▶ Brustbeschwerden

> Auch der Gynäkologe sollte sich nicht dazu verleiten lassen, nur das nur für sein Fach Relevante zu sehen. Eine orientierende allgemeine Untersuchung gehört immer dazu!

Voraussetzungen der Untersuchung

Die gynäkologische Untersuchung ist für die meisten Frauen eine sehr intime und persönliche Angelegenheit und wird von vielen als unangenehm empfunden. Folgende Punkte sind zu beachten:

▶ Vor der Untersuchung sollte genügend Zeit für ein vertrauliches Gespräch sein.
▶ Mit ein paar Sätzen wird der Ablauf der gynäkologischen Untersuchung erklärt.
▶ Ober- und Unterkörper werden nie gleichzeitig entkleidet.
▶ Ob ein männlicher Frauenarzt immer mit Zeugen (weibliche Sprechstundenhilfe) untersuchen sollte, wird kontrovers diskutiert.
▶ Der Arzt sollte die Patientin niemals in einer ihr unangenehmen oder peinlichen Lage warten lassen!
▶ Selbstverständlich sollte eine ruhige, freundliche Atmosphäre im Untersuchungsraum herrschen.
▶ Es sollte eine kleine abgetrennte Nische zum Entkleiden reserviert werden.
▶ Da die Patientin sich fast vollständig entkleiden wird, sollte die Temperatur im Untersuchungsraum entsprechend angepasst werden.
▶ Blase und Darm sollten vor der Untersuchung entleert werden!

Lagerung: Die gynäkologische Untersuchung wird in Steinschnittlage durchgeführt. Es gibt verschiede Typen von Untersuchungsstühlen und Beinhaltevorrichtungen, die diese Lagerung mit unterschiedlichem Komfort (individuelle Anpassung motorgetrieben oder per Hand) ermöglichen. Damit die Bauchdecke möglichst entspannt ist, sollte der Oberkörper leicht erhöht sein.

Der gynäkologische Untersuchungsgang

Schon während der Anamnese kann der Untersucher auf äußere Besonderheiten der Haut und des Behaarungstyps achten. Idealerweise erfolgt die Inspektion und Palpation des Abdomens und der Nierenlager bzw. eine orientierende allgemeine Untersuchung auf einer normalen Untersuchungsliege. Hat die Patientin die korrekte Lage auf dem gynäkologischen Untersuchungsstuhl eingenommen, folgen Inspektion und Palpation des Genitales. Zuerst werden die äußeren Genitalien inspiziert. Zur Betrachtung der Urethralmündung und Scheidenöffnung muss der Untersucher die kleinen Schamlippen mit zwei Fingern spreizen. In dieser Situation soll die Patientin nun pressen:

▶ Tritt die vordere bzw. hintere Vaginalwand vor (Hinweis auf eine Zystozele bzw. Rektozele), oder treten vielleicht sogar Teile des Uterus hervor?
▶ Bestehen Hautveränderungen, z. B. Herpes-genitalis-Bläschen?
▶ Geht Urin ab (Stressinkontinenz)?

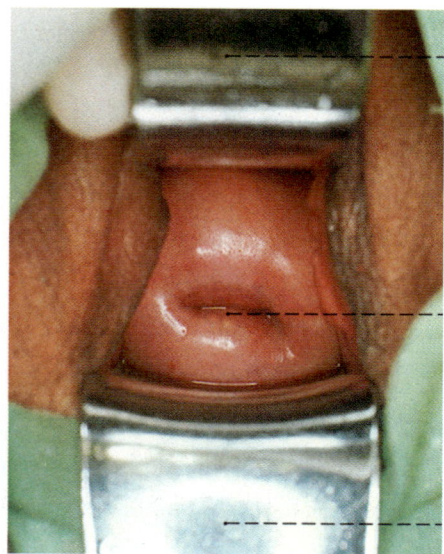

▐ Abb. 1: Spekulumuntersuchung der Portio. [7]

Mit Hilfe eines **Spekulums** werden Vagina und Portio (s. a. S. 4) inspiziert (▌Abb. 1, 2). Das Spekulum muss (in der passenden Größe, am besten angewärmt und mit Gleitmittel behandelt) sehr vorsichtig eingeführt werden, da die Portio leicht verletzbar ist. Selbsthalte-Spekula lassen dem Untersucher beide Hände frei, z. B. für die Benutzung eines Kolposkops.

Das **Kolposkop** (Vulvoskop) ist im Prinzip eine Lupe mit Lichtquelle, mit deren Hilfe man die Portio, Vaginalwand und Vulva genauer untersuchen kann (▌Abb. 3). Unter Sicht können zytologische Abstriche von Portio bzw. Zervix oder Sekret zur Erregerbestimmung (bei Verdacht auf eine entzündliche Erkrankung) gewonnen werden. Danach können, je nach Fragestellung, verschiedene weitere Tests folgen: Essigsäuretest, Jodprobe oder Collins-Test (s. u.).

Nun folgt die **bimanuelle Palpation** der inneren Geschlechtsorgane (▌Abb. 4): Der behandschuhte, mit Gleitgel befeuchtete Zeigefinger (bei ausreichend großer Vagina zusätzlich auch Mittelfinger) wird mit leichtem Druck gegen den Damm eingeführt (der vordere Teil des Scheidengewölbes ist sehr empfindlich!). Die andere Hand liegt knapp oberhalb der Symphyse auf dem Bauch und drückt die Bauchwand

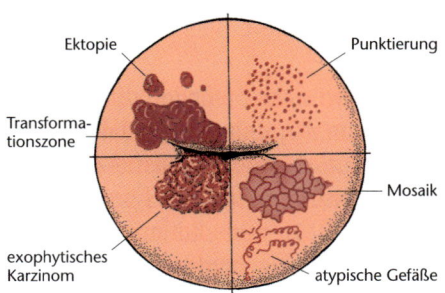

▌Abb. 3: Kolposkopische Befunde an der Portio. [7]

Ektopie
Punktierung
Transformationszone
Mosaik
exophytisches Karzinom
atypische Gefäße

sanft gegen den palpierenden Finger. Beurteilt werden Länge und Beweglichkeit der Vagina sowie Form und Beschaffenheit der Portio und ob an ihr ein Elevations- oder Verschiebeschmerz auslösbar ist. Des Weiteren werden Größe, Form, Lage und eventuelle Schmerzhaftigkeit des Uterus und der Adnexe beurteilt.

Die **rektale Tastuntersuchung** dient zum einen bei enger Hymenalöffnung oder fehlender Vagina als Ersatz für die vaginale bimanuelle Tastuntersuchung, zum anderen zur Beurteilung der Hinterwand von Uterus und Vagina. Im Rahmen der Krebsvorsorgeuntersuchung wird sie zur Früherkennung von Rektaltumoren eingesetzt. Nur durch die **bidigitale rektovaginale Untersuchung** können die unteren Haltebänder des Uterus einwandfrei beurteilt werden (beim Zervixkarzinom von Bedeutung, s. S. 50). Bei dieser Untersuchung werden der Zeigefinger in die Vagina und der Mittelfinger in das Rektum eingeführt.

Die **Vaginalsonographie** dient der genaueren Beurteilung der Lage und Größe der inneren Geschlechtsorgane und der Blase. Bei Kinderwunschpatientinnen können die zyklischen Veränderungen von Endometrium und Ovarien

verfolgt werden. Außerdem ist die Beurteilung des Verlaufs einer Frühschwangerschaft und der Zervixlänge während der Schwangerschaft möglich. Neubildungen an Uterus und Adnexen (z. B. Myome, Polypen, zystische und solide Adnextumoren, Extrauteringravidität) können besser differenziert werden. Auch der Douglas-Raum lässt sich so leicht inspizieren.

Im zweiten Trimenon werden mittels **Abdominalsonographie** die kindliche Entwicklung, die Plazenta- und die Fruchtwasseruntersuchung überwacht.

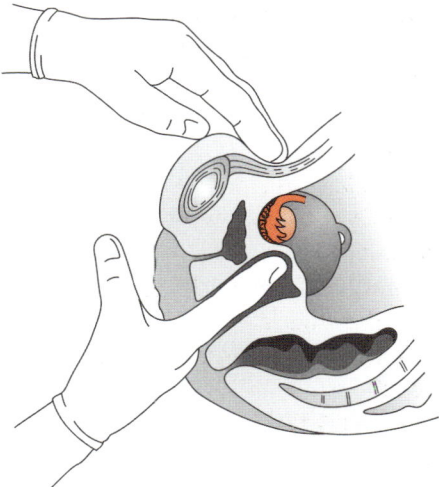

▌Abb. 4: Bimanuelle Tastuntersuchung. [8]

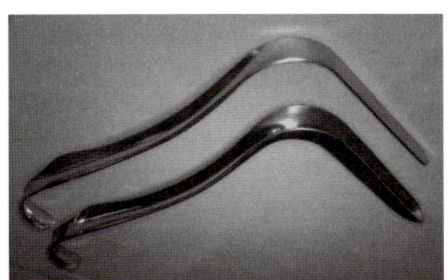

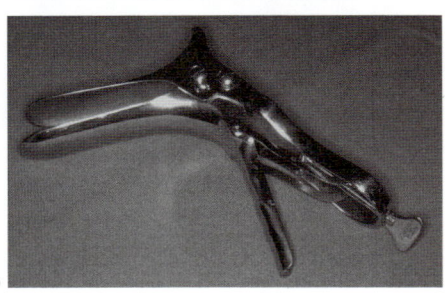

▌Abb. 2: Gynäkologische Instrumente: a) Spekula b) Selbsthalte-Spekula. [7]

Zusammenfassung

✖ Anamnese

✖ Inspektion und Palpation der Bauchdecke

✖ Inspektion des äußeren Genitales

✖ Spekulumuntersuchung (Inspektion der Scheidenwand und Portio)

✖ Bimanuelle Tastuntersuchung

✖ Andere Untersuchungen je nach Fragestellung

Untersuchungen und Operationen

Technische und apparative Methoden

Essigsäureprobe

Eine 3- bis 5%ige Essigsäurelösung lässt eiweißhaltigen Schleim ausfällen. Die Lösung wird auf die gesamte Portiooberfläche bzw. Vulva getupft. Nach ca. 30 Sek. lassen sich Gefäßatypien, Epitheldefekte oder Leukoplakien bei der sog. erweiterten Kolposkopie sicherer beurteilen. Besonderes Augenmerk ist auf die Transformationszone zu legen: Atypisches Epithel verfärbt sich weiß (s. S. 48).

Schiller-Jodprobe

Bei bestimmten Fragestellungen folgt die Jodprobe: Der fragliche Bereich wird mit Lugol-Jodlösung betupft. Eine Braunfärbung tritt auf, wo normales Plattenepithel mit Glykogeneinlagerung vorhanden ist. Ungefärbte Bezirke können ein Hinweis auf Epitheldefekte (Erosionen) oder maligne oder prämaligne Prozesse sein. Vor dem Betupfen muss eine Jodallergie ausgeschlossen werden!

Collins-Test

1%ige Toluidinblaulösung wird aufgetragen und nach 2 Minuten mit 2%iger Essigsäurelösung abgewaschen. Dysplastische Bezirke färben sich – im Gegensatz zu normalem Plattenepithel – blau. Der Test wird zur Diagnostik von Vulva- und Vaginalveränderungen angewendet (s. S. 46).

Zytologische Untersuchungen

Hauptsächlich im Rahmen der sog. Krebsvorsorgeuntersuchung wird die Tumorzytologie an Zellmaterial durchgeführt, das bei der kolposkopischen Untersuchung (unter Sicht) von der Portio und aus dem Zervikalkanal gewonnen wurde. Das Präparat muss sofort auf einem Objektträger fixiert werden. Zur Interpretation der Befunde dient die Einteilung nach Papanicolaou (PAP; s. S. 48).

Histologische Untersuchungen

Bei verdächtigen Befunden jeglicher Art sollte zum Ausschluss einer malignen Erkrankung immer eine histologische Untersuchung erfolgen. Das suspekte Areal wird biopsiert und in Formalin fixiert. Die Probe wird in ein histologisches Labor eingeschickt.

Fluor- und Erregerdiagnostik

Fluor, d. h. vermehrter Ausfluss, ist ein Leitsymptom infektiöser Erkrankungen. Abzugrenzen ist physiologische, individuell unterschiedliche bzw. zyklusabhängige Sekretion. Oft fühlen sich Frauen dadurch gestört. Es kann schwierig sein, sie von der Harmlosigkeit der Symptomatik zu überzeugen. Man unterscheidet je nach Entstehungsort vaginalen von zervikalem Fluor. Bei der Spekulumuntersuchung lassen sich diese Typen leicht differenzieren. Zuerst wird der **Scheiden-pH** bestimmt. Eine Alkalisierung (pH > 4,5) zeigt eine Störung der physiologischen Döderlein-Flora an. Möglicherweise liegt dem eine Besiedelung mit pathogenen Keimen zugrunde. Die **KOH-Probe (Amintest)** ist richtungweisend: Eine Fluorprobe wird auf einen Objektträger gestrichen und mit

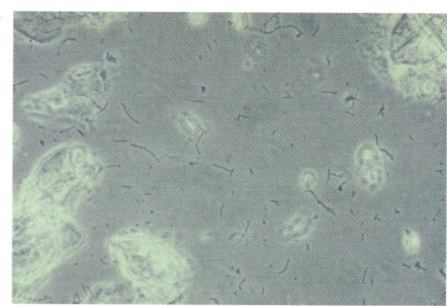

Abb. 1: Normale Döderlein-Flora im Nativpräparat. [7]

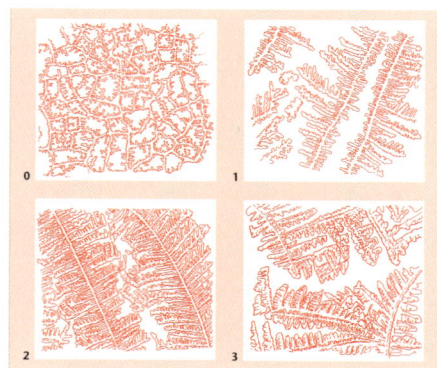

Abb. 2: Farnkrautphänomen in unterschiedlicher Ausprägung. [7]

1 – 2 Tropfen 10%iger Kalilauge beträufelt. Entsteht ein fischähnlicher Geruch, ist dies ein Hinweis auf eine bakterielle Vaginose (s. S. 40). Beim **Nativpräparat** wird das entnommene Sekret (mit 1 – 2 Tropfen 0,9% NaCl) auf einen Objektträger gebracht und unter dem Mikroskop betrachtet. So kann man z. B. einen Trichomonadenbefall diagnostizieren. Fixiert man das Präparat und färbt es mit Methylenblau, lassen sich weitere Erkenntnisse über den Zustand der Döderlein-Flora und evtl. Keimbefall (intrazelluläre Gonokokken oder Clue Cells; s. S. 44) treffen. Bei entsprechendem Verdacht sollte Sekret zur weiteren **mikrobiellen Diagnostik** (Kultur, Gram-Färbung, PCR) gewonnen und in entsprechende Labors weitergeleitet werden.

Zyklusdiagnostik und Hormondiagnostik

Zur Bestimmung der verschiedenen Zyklusphasen (s. S. 18) stehen folgende Methoden zur Verfügung: In der **Anamnese** lassen sich erste Hinweise sammeln. Man kann vom Datum des ersten Tages der letzten Menstruation Rückschlüsse auf die derzeitige Zyklusphase ziehen (Zykluskalender). Durch **transvaginale Sonographie** lassen sich im Ovar die verschiedenen Stadien der Follikelreifung darstellen. Nach der Ovulation findet sich freie Flüssigkeit im Douglas-Raum. Mit steigendem Östrogenspiegel zeigt sich eine Dreiteilung des Endometriums („triple line"). Präovulatorisch sollte die Dicke mehr als 8 mm betragen. Nach der Ovulation flacht das Endometrium wieder ab. Im Serum lassen sich durch **biochemische Verfahren** der Östrogen-, LH- und Progesteronspiegel (u. a.) messen. Hormonelle Funktionstests erlauben es, das Zusammenspiel der einzelnen Hormone zu beurteilen.

Über Bestimmung des **Zervixfaktors** kann der Untersucher die Hormonwirkung auf das Zervikalsekret zur Diagnostik nutzen. In der Follikelphase nimmt die Menge und Spinnbarkeit des Sekrets zu (Östrogenwirkung), die Viskosität hingegen ab. Streicht man das Material auf einen Objektträger, zeigt sich nach dem Trocknen das sog. Farnkrautphänomen (▮Abb. 2). Nach der Ovulation ist dieses Phänomen nicht mehr vorhanden (Gestageneffekt). Zusätzlich wird die Weite des Muttermundes beurteilt.

Durch die **Basaltemperaturmessung** lässt sich die Sekretionsphase gut erfassen. 24 – 48 Std. postovulatorisch steigt die Körpertemperatur (Progesteroneinfluss) um 0,5 °C an und bleibt bis zur Menstruation erhöht. Die Methode ist jedoch ungenau, da das Phänomen nicht bei jeder Frau gleich ausgeprägt ist. Bei der **Vaginalzytologie** werden Zellen des Vaginalepithels gewonnen und unter dem Mikroskop unter dem Aspekt der zyklusgerechten Hormoneinwirkung betrachtet. Die Methode ist jedoch relativ ungenau.

Endoskopische Untersuchungen

Bei Kindern und Virginae bietet die **Vaginoskopie** (Endoskop, eingeführt in die Vagina) die Möglichkeit zur Beurteilung der Portio und Vagina. Kleine Fremdkörper können entfernt und Abstriche und Proben entnommen werden. Bei der **Hysteroskopie** wird unter Lokalanästhesie das Cavum uteri einschließlich der Tubenostien und der Zervix beurteilt. Hauptindikationen sind

Sterilität, Myome, uterine Blutungen, Polypen und okkulte intrauterine Pessare. Die **Laparoskopie** bietet die Möglichkeit, mikroinvasiv intraabdominelle diagnostische und therapeutische Eingriffe durchzuführen. Das Endoskop wird durch die Bauchdecke (hintere Nabelgrube) eingeführt. Indikationen sind die Sterilitätsdiagnostik (Tubenverschluss?), unklare Unterbauchbeschwerden, V. a. Endometriose oder Fehlbildungen. Therapeutisch wird die Laparoskopie bei Tubenverschluss, Endometriose, Ovarialzysten, Verklebungen und sehr häufig zur Sterilisation durch Eileiterunterbindung eingesetzt.

Häufige gynäkologische Operationen

Fraktionierte Kürettage (Abrasio)

Meist unter Vollnarkose und OP-Bedingungen werden in zwei Fraktionen zunächst die Zervixschleimhaut und – nach Dilatation der Zervix – die Uterusschleimhaut entfernt. Das gewonnene Material wird in getrennten Gefäßen zur histopathologischen Untersuchung versandt. So lässt sich die Ausbreitung eines Karzinoms auf Zervix oder Cavum uteri bzw. beider Regionen beurteilen.

Die Abrasio hat diagnostische und therapeutische **Indikationen:** So wird sie bei Blutungsstörungen (unter Hormontherapie), Postmenopausenblutung, Polypen oder Verdacht auf Malignome durchgeführt. Nach einem Abort wird verbliebenes Plazentagewebe entfernt. Zum Schwangerschaftsabbruch (s. S. 98)

wird häufig nach medikamentöser Vorbereitung (Prostaglandin-Scheidenzäpfchen) eine Saugkürettage eingesetzt.

Konisation

Bei der Konisation wird ein kegelförmiger Gewebeausschnitt der Zervix entfernt, der die gesamte Transformationszone umfassen sollte (▮Abb. 3): Vor der Menopause liegt diese auf der Portio (flacher Konus), postmenopausal innerhalb des Zervix (steiler Konus). **Indikationen:** Diagnosesicherung bei PAP IV und V, rezidivierender PAP IIID, Therapie bei Carcinoma in situ und bei Low-Risk-Tumoren (bei Kinderwunsch).

Hysterektomie

Die vaginale Hysterektomie ist für den gesamten Organismus viel weniger belastend als die abdominale Hysterektomie. Dadurch leiden die Patientinnen weniger unter postoperativen Schmerzen und können schneller mobilisiert werden (Thromboserisiko und Darmatoniehäufigkeit sinken). **Indikationen:** Der abdominelle Zugang wird hauptsächlich dann gewählt, wenn gleichzeitig die Adnexe entfernt werden sollen bzw. wenn sehr große Myome oder Adnextumoren vorliegen. Bei Karzinomen wird immer der abdominale Zugang benutzt. Aus Platzgründen erfolgt meist ein Längsschnitt, der über den Nabel hinaus verlängert werden kann und der auch die Entfernung von Lymphknoten (Lymphonodektomie) ermöglicht.

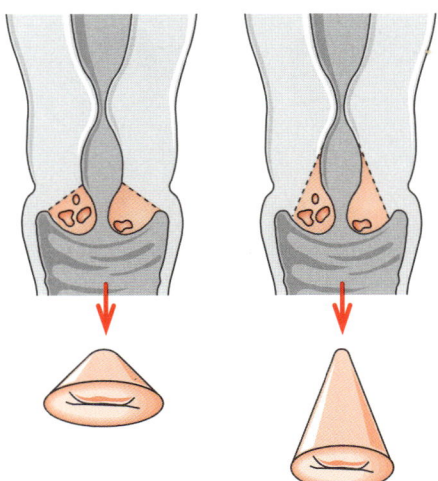

▮Abb. 3: Konisation: Entfernung eines flachen bzw. steilen Konus. [8]

Mammadiagnostik

Die Beurteilung der Brust gehört zu jeder gynäkologischen Untersuchung. Zusätzlich kann die Patientin zur monatlichen Selbstuntersuchung vor dem Spiegel (nach Abklingen der Regelblutung) angeleitet werden.

Anamnese und klinische Untersuchung

Die **gezielte Anamnese** sollte beinhalten:

▶ Art und Lokalisation der Symptomatik: Knotenbildung (die meisten Mammakarzinome werden noch immer von den Frauen selbst entdeckt), Druckgefühl, Schmerzen, Mamillensekretion, Brennen, Auftreten der Veränderung einseitig oder beidseitig, Zyklusabhängigkeit
▶ Zurückliegende Brustoperationen, -entzündungen, auffällige diagnostische Ergebnisse (z. B. suspekter Mikrokalk?)
▶ Neu aufgetretene Veränderungen der Haut, der Brustgröße und/oder -form, Veränderungen in der Axilla?
▶ Zahl der Schwangerschaften und Dauer der Stillperioden
▶ Familienanamnese: Mammakarzinom bei Verwandten 1., 2. und 3. Grades
▶ Allg. Symptome: Abgeschlagenheit, Fieber, Gelenksbeschwerden?

Sowohl **Inspektion** als auch **Palpation** sollten im Stehen, in Rückenlage und mit nach vorn gebeugtem Oberkörper erfolgen (▮Abb. 1). Hautveränderungen können besser erkannt werden, wenn die Brust passiv bewegt wird (durch Heben und Senken der Arme und Aufstützen in der Hüfte). Zur besseren Orientierung sollte die Brust systematisch von außen nach innen untersucht werden. Anschließend wird die retromamilläre Region nochmals gesondert untersucht. Mögliche Befunde sind u. a.:

▶ Asymmetrie (Form, Größe, Mamille)
▶ Akzessorisches Mammagewebe oder akzessorische Mamillen

▶ Mamillenveränderungen, z. B. Schlupfwarzen
▶ Mamillensekretion (nach Provokation?)
▶ Hautsymptome: Einziehungen, Entzündungszeichen, Narben, Ekzeme, Lymphödem (= Orangenhaut)
▶ Knoten oder Fixierung der Mamma auf dem M. pectoralis, allgemeine oder umschriebene klein- oder grobknotige Veränderungen (z. B. „Schrotkugelbrust" bei ausgeprägter Mastopathie)
▶ Druckschmerzhaftigkeit
▶ Jackson-Phänomen über palpablen Knoten: Bei Kompression wölbt sich das Gewebe normalerweise vor. Ist das Bindegewebe durch einen Tumor infiltriert, kann es sich nicht ausdehnen – es entsteht eine Einziehung („Jackson-Phänomen positiv").

Zur Palpation der Brust gehört immer auch das Abtasten der Lymphknotenstationen in der Axilla und Fossa supraclavicularis.

Apparative Diagnostik

Zur Abklärung auffälliger Befunde stehen verschiedene Methoden zur Verfügung:

Mammographie und Mammasonographie

Die **Mammographie** ist heute die wichtigste und aussagekräftigste Untersuchungsmethode. Unter optimalen Bedingungen liegt das Auflösungsvermögen der radiologischen Untersuchung bei 2–3 mm. Außerdem kann sie als einziges Verfahren Mikroverkalkungen (typisch für duktale Carcinomata in situ) darstellen. Bei dichtem Gewebe (Frauen jünger als 30 Jahre), Narben oder Brustimplantaten ist ihre Aussagekraft allerdings stark eingeschränkt.

Die **Mammasonographie** kann risikolos auch in kürzeren Abständen oder in der Schwangerschaft durchgeführt werden. In den Händen eines erfahrenen Untersuchers kann sie z. B. bei der jungen Brust der Mammographie sogar überlegen sein (▮Abb. 3). In der Regel ergänzen sich beide Untersuchungen:

▮ Abb. 1: Körperhaltung der Frau bei Inspektion, Palpation und Selbstuntersuchung. [8]

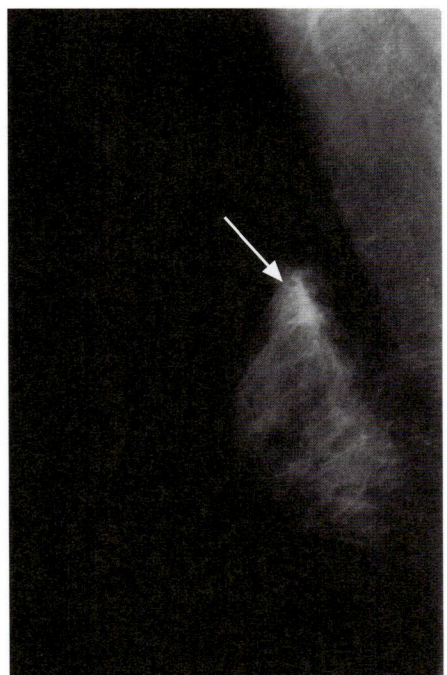

Abb. 2: Mammographie (Schrägaufnahme): Mammakarzinom, der M. pectoralis ist rechts oben im Bild dargestellt. [5]

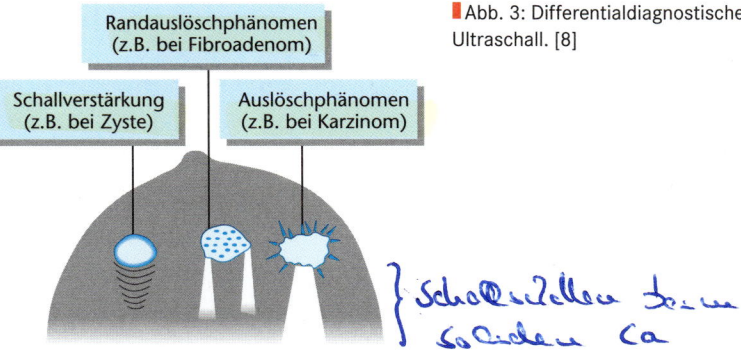

Randauslöschphänomen
(z.B. bei Fibroadenom)

Schallverstärkung
(z.B. bei Zyste)

Auslöschphänomen
(z.B. bei Karzinom)

Abb. 3: Differentialdiagnostische Kriterien im Ultraschall. [8]

Sonographisch lassen sich Zysten sehr gut von soliden Veränderungen abgrenzen (Abb. 4), Präkanzerosen und Mikroverkalkungen lassen sich jedoch nicht darstellen!

Andere bildgebende Verfahren

Bei der **Galaktographie** wird mit Hilfe eines Kontrastmittels via Mamille das Drüsengangsystem dargestellt.
Die **Pneumozystographie** wird heute nur mehr selten angewandt. Sie dient der Beurteilung von Zysten, die zur besseren Darstellung möglicher intrazystischer Strukturen mit Luft gefüllt und geröntgt werden.
In einigen Fällen wird auch eine **Kernspintomographie (MRT)** mit Kontrastmittelgabe durchgeführt. Bei fehlender Anreicherung kann ein Karzinom mit hoher Wahrscheinlichkeit ausgeschlossen werden. Die Sensitivität ist hoch (< 90%), die Spezifität aber relativ niedrig (~ 50%). Das Verfahren ist rund 10-mal teurer als eine Mammographie. Deshalb ist eine Indikation für eine MRT der Mamma nur in Studien bzw. nach Ausschöpfung aller anderen diagnostischen Möglichkeiten gegeben.

Weitere bildgebende Verfahren (PET, Szintigraphie, SPECT) werden derzeit auf ihre klinische Wertigkeit geprüft.

Zytologische und histologische Untersuchungen

Zur Abklärung der Dignität einer Veränderung kann Zysteninhalt, Mamillensekret oder durch **Feinnadelpunktion (FNP)** gewonnenes Zellmaterial aus einem Knoten zytologisch untersucht werden. Hier besteht die Problematik, dass das Material nicht unbedingt repräsentativ für die gesamte Veränderung ist.

> Ein negativer FNP-Befund schließt einen malignen Prozess nicht aus!

Meist gelingt eine sicherere Aussage durch eine histologische Untersuchung. Hierfür werden vitale Zellen im Verband benötigt. Diese werden durch Stanzbiopsie gewonnen. Um sicherzustellen, dass man den fraglichen Herd auch trifft, wird der Eingriff (meist mit Lokalanästhesie) unter sonographischer, mammographischer oder kernspintomographischer Kontrolle durchgeführt. Neuartige computergestützte Navigationssysteme sollen die Probenentnahme noch gezielter ermöglichen.
Die **Exzisionsbiopsie** sollte grundsätzlich dann durchgeführt werden, wenn noch diagnostische Unklarheit besteht. Es handelt sich auch um einen therapeutischen Eingriff, der unter onkologischen (Entfernung in toto im Gesunden mit Sicherheitsmantel u. a.) und kosmetischen Gesichtspunkten durchzuführen ist.

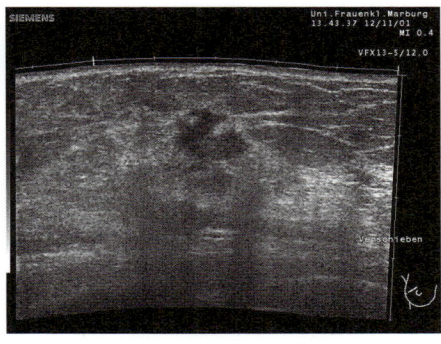

Abb. 4: Mammakarzinom im Ultraschall. [8]

Zusammenfassung

✖ Das Mammakarzinom ist das häufigste Karzinom der Frau. Eine sorgfältige Untersuchung (Inspektion und Palpation) trägt sehr zur Früherkennung bei. Zusätzlich sollte die Frau zur regelmäßigen Selbstuntersuchung angeleitet werden.

✖ Die Mammographie ist heute die aussagekräftigste apparative Untersuchungsmethode.

✖ Zytologische und histologische Untersuchungen helfen, die Dignität eines Prozesses zu klären.

B Spezieller Teil – Gynäkologie

Hormonelle Steuerung

Hormone sind chemische Botenstoffe. Sie werden in endokrinen Organen produziert und in das Blut abgegeben. Ihre Wirkung hängt einerseits von der Konzentration der zirkulierenden Botenstoffe, anderseits von der Rezeptordichte an den verschiedenen Zielgeweben ab.

Hormone des Ovars: gonadale Steroidhormone

Grundgerüst der Steroide bildet das Cholesterol.

Wirkung der Sexualsteroide

Die stark lipophilen Sexualsteroide werden im Blut reversibel an das SHBG (Sexualhormon bindendes Globulin) gebunden und zu ihren Zielorganen transportiert. Nach Bindung an den intrazellulären Rezeptor induzieren sie direkt im Zellkern die Synthese spezifischer Proteine.
Sie besitzen ein großes Wirkspektrum an vielen Organen.

Wirkung der Östrogene
▶ **Vagina:** führen zu Glykogeneinlagerung und vermehrter Proliferation der Epithelzellen: Dies bietet der Döderlein-Flora Nahrung!
▶ **Zervix:** Zunahme von Menge und Spinnbarkeit des Sekrets, Weitstellung des Zervikalkanals: Dadurch können Spermien leicht aszendieren.
▶ **Uterus:** Endometriumproliferation, Zunahme der Myometriumkontraktiliät und Oxytocin-Empfindlichkeit: Vorbereitung auf die Einnistung der Eizelle

▶ **Tuben:** Sekretionssteigerung, Motilitätssteigerung: erleichterter Eizelltransport
▶ **Darm:** Motilitätssteigerung
▶ **Lunge:** Zunahme des Lungenvolumens und der Vitalkapazität
▶ **Knochen:** Stimulation der Osteoblasten (Knochenaufbau)
▶ **Haut und Bindegewebe:** vermehrte Bildung von Kollagen, Mucopolysacchariden und elastischen Fasern
▶ **ZNS:** stimmungsaufhellend, leicht libidofördernd
▶ **Anabole Wirkung:** mitose- und proliferationsfördernd
▶ **Gefäßsystem:** vasodilatatorisch, Aktivierung des Renin-Angiotensin-Aldosteron-Systems, ADH↑, Gefäßpermeabilität↑: insgesamt aber antihypertensiv
▶ **Blutgerinnung:** Steigerung der gerinnungsfördernden und gerinnungshemmenden Aktivität: vermehrter „Umsatz" mit erhöhtem Risiko zur pathologischen Entartung!
▶ **Fettstoffwechsel:** VLDL↑, LDL↓, HDL↑, TGL↑, HDL/LDL↑ (insgesamt günstiger Effekt)

Wirkung der Gestagene
▶ **Vagina:** Massenabschilferung der Epithelzellen
▶ **Zervix:** Engstellung des Kanals, Viskositätszunahme des Schleims: Spermien können nicht mehr passieren.
▶ **Uterus:** „Ruhigstellung" durch Stabilisierung der Membranpotentiale und Abnahme der Kontraktilität; sekretorische Umwandlung des Endometriums: Erleichterung der Einnistung und des „Anwachsens" der Eizelle

▶ **Eileiter:** Abnahme der Sekretion und Motilität: Keine weiteren Eizellen können passieren.
▶ **Mamma:** Entwicklung und Ausreifung des Milchgangsystems
▶ **Blase, Darm und Harnleiter:** Abnahme der Motilität („Ruhigstellung")
▶ **ZNS:** thermogenetisch, sedativ
▶ **Peripher:** antiöstrogen (mitosehemmend, bildungshemmend auf Östrogenrezeptor) und östrogensynergistisch
▶ **Fettstoffwechsel:** HDL↓, TGL↓, LDL↑
▶ **Stoffwechsel allgemein:** katabol

Wirkung der Androgene
▶ **Allgemein** anabol und mitogen (Muskulatur, Knochen, Stoffwechsel usw.)
▶ **Niere:** Natrium- und Wasserretention
▶ **Induzierung** der Achsel- und Schambehaarung, Labienwachstum
▶ **Libido!**

Hypothalamische und hypophysäre Hormone

FSH und LH
FSH und LH wirken auf das Ovar (s. S. 18). Ihre Sekretion aus dem HVL wird durch das hypothalamische Hormon GnRH (Gonadotropin-Releasing-Hormon) kontrolliert. Die Steuerung der pulsatilen GnRH-Sekretion ist sehr komplex. Verschiedene Neurotransmitter wirken inhibitorisch (Dopamin, Acetylcholin, Opioide), andere exzitatorisch (Noradrenalin). Östrogene und Progesterone wirken über eine Rückkoppelungshemmung inhibierend auf Hypothalamus und Hypophyse. Östrogene wirken jedoch auch fördernd auf die LH-Sekretion (Induzierung des LH-Peaks, s. S. 18).

	Formen	Bildungsorte	Abbau
Östrogene C-18-Steroide	17β-Östradiol: biologisch aktivste Form Es kann zu Östron und Östriol metabolisiert werden, die biologisch weniger wirksam sind	Follikel, Fettgewebe, Leber, NNR, Plazenta	Metabolisierung in der Leber, Ausscheidung über die Nieren
Androgene C-19-Steroide	Testosteron, Androstendion, Dehydroepiandrosteron (DHEA)	Follikel, NNR, Fettgewebe, Plazenta, Gelbkörper	Metabolisierung in der Leber, Ausscheidung über die Nieren, Aromatisierung zu Östrogen möglich (im Fettgewebe)
Gestagene C-21-Steroide	Progesteron, 17α-OH-Progesteron	Gelbkörper, Plazenta, NNR	Ausscheidung über die Nieren

▌Tab. 1: Sexualsteroide.

> ▸ GnRH, FSH und LH werden pulsatil sezerniert, in der Follikelphase alle 90 Min., in der Lutealphase alle 200 Min.
> ▸ Die pulsatile Sekretion ist essentiell für die reibungslose Regulation der ovariellen Funktion!

Weitere Hormone

▸ **Prolaktin:** Dieses Peptidhormon wird im HVL gebildet, während der Schwangerschaft auch in der Plazenta und Dezidua. Es fördert die Entwicklung und Differenzierung der Brustdrüse und induziert die Laktation. In sehr hohen Konzentrationen senkt es den GnRH-Spiegel und so die Sekretion von FSH und LH. Dies führt zu Störungen des ovulatorischen Zyklus. Östrogene, Stillen, Stress und Schlaf führen zu erhöhten Prolaktinspiegeln.

▸ **Prolaktininhibierender Faktor (PIF):** Er wird im Hypothalamus gebildet und ist wahrscheinlich identisch mit Dopamin. Der Dopaminantagonist Metoclopramid und Östrogene führen über eine Senkung des PIF zu erhöhten Prolaktinwerten.

▸ **Oxytocin** wird im Nucl. paraventricularis des Hypothalamus gebildet und über den HHL sezerniert. Es wirkt kontraktil auf glatte Muskulatur (v. a. Myometrium und Milchgangsystem). Es wird vor allem bei Mamillenstimulation (Saugen des Kindes) und beim Orgasmus ausgeschüttet. Neuere Forschungsergebnisse deuten darauf hin, dass Oxytocin die hormonelle Grundlage für Paarbindungen ist.

Anwendungsformen/ Pharmakologie

Östradiol und Östradiolester werden zur systemischen Therapie eingesetzt. Östriol hat in der üblichen Dosierung keine Wirkung auf das Endometrium, wohl aber auf Urethra, Blase, Vaginalepithel, Haut und Gefäßwände und wird deshalb bevorzugt zur lokalen Therapie eingesetzt. Konjugierte equine Östrogene werden aus dem Harn trächtiger Stuten gewonnen. Sie werden wegen ihrer längeren biologischen Halbwertszeit als Depotsubstanzen eingesetzt. Wegen ihres tierischen Ursprungs können sie allerdings Allergien auslösen.

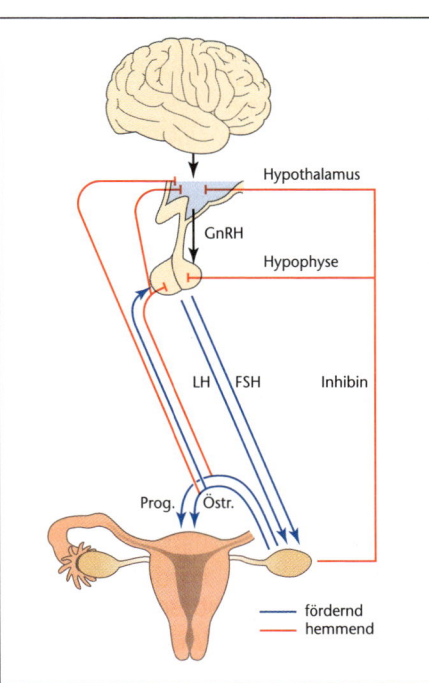

▇Abb. 1: Hormonregulation zwischen Ovar, Hypophyse und Hypothalamus. [7]

Unter Xenoöstrogenen versteht man eine Reihe natürlich vorkommender Substanzen und Chemikalien, die auch an den Östrogenrezeptor binden und eine östrogenartige Wirkung auslösen. Die wichtigsten Phytoöstrogene für den Menschen sind die Isoflavonoide, die hauptsächlich in Bohnen (v. a. Soja) enthalten sind. Viele Weichmacher, Konservierungsmittel und Insektizide entfalten ebenfalls östrogenartige Wirkungen. Die sog. Milzpeptide (werden aus Kälbermilz hergestellt) erhöhen den Östrogenspiegel und werden v. a. bei klimakterischen Beschwerden eingesetzt.

Das synthetische Äthinylöstradiol hat überragende Bedeutung. Durch seine veränderte Pharmakokinetik im Vergleich zu natürlichen Östrogenen bietet es vielerlei Vorteile in der Anwendung (v. a. in Verhütungsmitteln).

Selektive Estradiolrezeptor-Modulatoren (SERM; früher fälschlich Antiöstrogene genannt) beeinflussen je nach Substanz (Clomifen, Tamoxifen, Raloxifen, Toremifen) den Östrogenrezeptor in unterschiedlicher Weise. Sie zeigen verschieden ausgeprägte antiöstrogene und östrogenartige Partialwirkungen. Clomifen stimuliert die Hypothalamus-Hypophysen-Achse und wird fast nur in der Sterilitätsbehandlung eingesetzt (s. S. 38). Tamoxifen hingegen kommt bevorzugt in der Onkologie bei östrogenrezeptorpositiven Mammatumoren zur Anwendung. Dementsprechend sind die Antigestagene auch eher als selektive Progesteronrezeptor-Modulatoren (SPRM) zu beurteilen. Einzige in Deutschland zugelassene Substanz dieser Gruppe ist Mifepriston (Mifegyne®). Es kann zum Schwangerschaftsabbruch oder zur Vorbereitung auf eine Geburtseinleitung bei Fruchttod eingesetzt werden.

Zusammenfassung

✖ Die weiblichen Sexualhormone entstammen drei Ebenen, die sich gegenseitig beeinflussen:
- Ovar: Östradiol, Progesteron, Androgene (Steroidhormone)
- Hypophyse: FSH, LH, Prolaktin
- Hypothalamus: GnRH, PIF, Oxytocin

Der Menstruationszyklus

Bei der geschlechtsreifen Frau entwickelt sich unter dem zyklischen Einfluss verschiedener Hormone aus dem Pool der pränatal angelegten Eizellen monatlich ein befruchtungsfähiges Ei (Follikelreifung). Der Körper und speziell das Endometrium werden für eine mögliche Schwangerschaft vorbereitet. Tritt diese nicht ein, beginnt der Zyklus von neuem. Der normale Menstruationszyklus läuft sowohl im Ovar als auch auf endometrialer Ebene ab.

> Ein normaler Zyklus dauert 28 ± 3 Tage, seine Schwankungen sind durch die Dauer der Follikelphase bedingt. Er läuft auf ovarieller und endometrialer Ebene ab.

Ovarieller Zyklus

Damit werden die Vorgänge der Follikelreifung im Ovar bezeichnet. Der ovarielle Zyklus besteht aus Follikelphase und Lutealphase, deren Übergang durch den Eisprung gekennzeichnet ist.

Follikelphase

> Die erste Zyklushälfte beginnt mit dem ersten Tag der Menstruation. Vorherrschende Hormone sind die Östrogene. Die Dauer der Follikelphase ist variabel.

Bei der Geburt sind ca. 500.000 Primordialfollikel angelegt, zu Beginn der Pubertät sind es nur noch ungefähr 50.000. Die Oozyte liegt in der Ovarrinde, eingebettet in folgende Zellschichten (von außen nach innen):

▶ **Thekazellen** (Theca externa und Theca interna): besitzen ausschließlich LH-Rezeptoren und produzieren vorwiegend Androgene

▶ **Granulosazellen:** besitzen hauptsächlich FSH-Rezeptoren. FSH führt hier zur Induktion des Enzyms Aromatase, durch das die Androgene aus den Thekazellen in Östrogene umgewandelt werden.

Die „Dreizelltheorie"

Die „Zweizelltheorie", die davon ausgeht, dass Theka- und Granulosazellen miteinander interagieren, ist ein stark vereinfachtes Modell. Bei der „Dreizelltheorie" werden als „dritte" Zellen immunkompetente Zellen (u. a. Makrophagen, Mastzellen, Lymphozyten), Endothelzellen und Fibroblasten zusammengefasst. Durch ihre Sekretionsprodukte wird die Follikelreifung beeinflusst. Von Bedeutung ist besonders, dass auf diesem Weg andere Systeme (z. B. das Immunsystem) auf die ovarielle Regulation Einfluss nehmen können (psychohumorale Koppelung).

Follikelreifung und Ovulation

Östrogene sind stark mitogen wirksam und führen zur Reifung einer Gruppe von Follikeln (sog. Follikelkohorte). Im Laufe des Reifungsprozesses lassen sich nach Größe und relativem Granulosazellgehalt verschiedene Stadien unterscheiden: Primordialfollikel, Primärfollikel, Sekundärfollikel und Tertiärfollikel. Aus allen Tertiärfollikeln wird der dominante (größte) Follikel selektiert und entwickelt sich zum sprungreifen Graaf-Follikel. Alle anderen gehen zugrunde.

Mit zunehmender Follikelgröße nimmt auch die Östrogenproduktion stark zu. Dies stellt den Reiz zur stark vermehrten Ausschüttung von LH dar (sog. LH-Peak), der die Ovulation auslöst: LH aktiviert verschiedene Proteasen, die die Wand des Follikels andauen, bis dieser ausläuft. Der steigende Östrogenspiegel beeinflusst auch die übrigen Geschlechtsorgane und bereitet so den Körper auf eine mögliche Schwangerschaft vor (s. S. 16).

Außerdem wird eine psychohumorale Steuerung der Ovulation angenommen: In der Wand des sprungreifen Follikels finden sich glatte Muskelzellen, die sich durch Oxytocin-Stimulation beim Orgasmus kontrahieren und so vorzeitig die Ovulation auslösen können.

Lutealphase (Gelbkörperphase)

> Die zweite Phase des Menstruationszyklus beginnt mit dem Zeitpunkt der Ovulation. Vorherrschende Hormone sind die Gestagene (Progesteron). Die Gelbkörperphase dauert genau 14 Tage.

Die nach dem Eisprung im Ovar verbleibenden Zellen entwickeln sich zum Corpus luteum (Gelbkörper), einer temporären hormonproduzierenden Drüse. Gefäße sprossen neu ein. Hauptsekretionsprodukte sind Progesteron und Östradiol. Sinkt die LH-Konzentration im Serum, verblüht das Corpus luteum. Tritt eine Schwangerschaft ein,

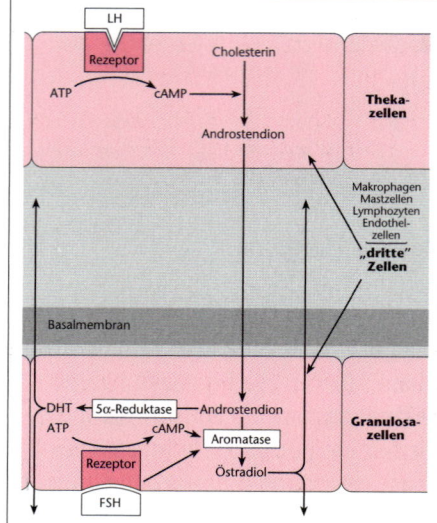

■ Abb. 1: Hormonsynthese im Ovar: die „Dreizelltheorie". [6]

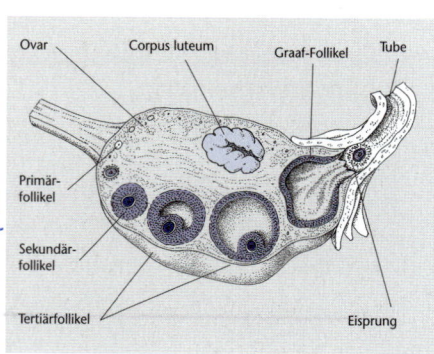

■ Abb. 2: Follikelreifung im Ovar. [5]

erhält das nun vom Trophoblasten produzierte HCG (humanes Chorion-Gonadotropin) den Gelbkörper am Leben. Progesteron bereitet den Körper auf die Implantation der befruchteten Eizelle vor (s. S. 16).

Endometrialer (menstrueller) Zyklus

Auf endometrialer Ebene wird zwischen Menstruation, Proliferationsphase und Sekretionsphase unterschieden, wobei die beiden letzten in etwa der Follikel-phase bzw. der Lutealphase des ovariellen Zyklus entsprechen.

Die Menstruation

Das Endometrium verändert sich zyklisch unter dem Einfluss der Sexual-hormone (▌Abb. 3). Als Menstruation wird das Abbluten (Desquamation) der Schleimhaut bei nicht eingetretener Schwangerschaft bezeichnet. Mit der Menarche (erste Regelblutung) wird das junge Mädchen zur reproduktions-fähigen „Frau". Die reproduktive Lebensphase endet mit der Menopause (letzte Regelblutung).
Die normale Menstruation ist eine Progesteron-Entzugsblutung nach dem Untergang des Corpus luteum. Lytische Enzyme werden aktiviert, Gefäßspasmen der Spiralarterein führen zu lokaler Ischämie. Die obere Schicht des Endo-

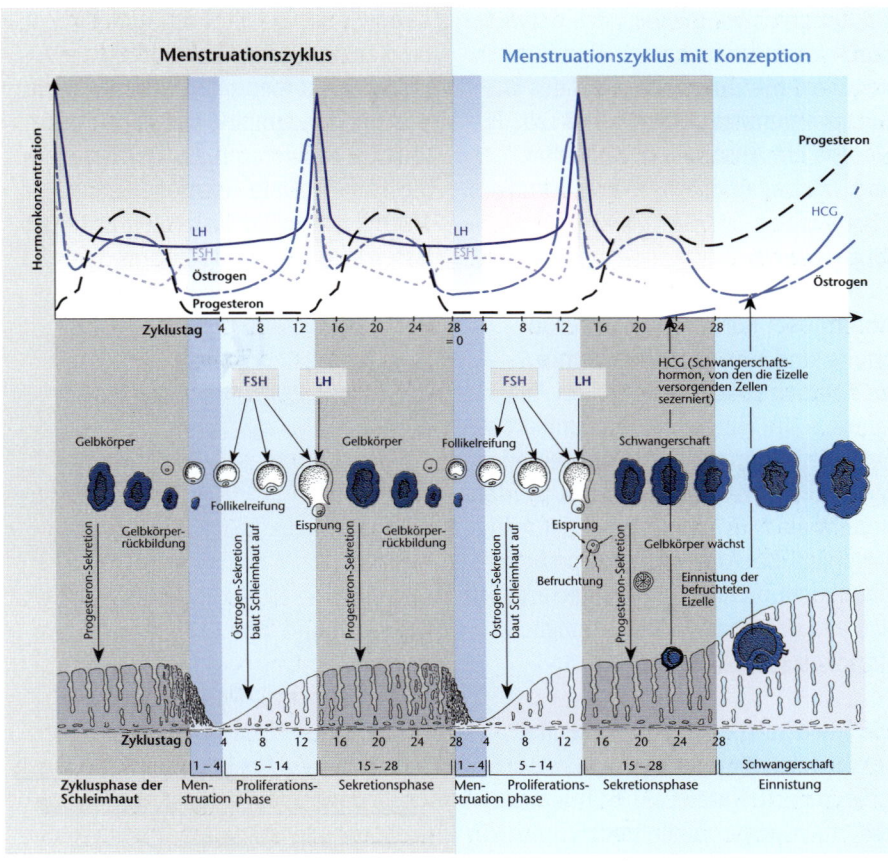

▌Abb. 4: Menstruationszyklus: Verlauf der Hormonkonzentrationen, Follikelreifung und Endometriums-veränderungen. [5]

metriums (Funktionalis, s. S. 5) wird abgestoßen. Hierbei spielen Prostaglandine eine wichtige Rolle. Fibrinolytische Faktoren machen das Menstrualblut ungerinnbar.
Die Intimpflege muss während der Regelblutung nicht intensiviert werden.

Die Art der Hygiene (Binden, Tampons) kann je nach Vorlieben von der Frau selbst bestimmt werden.
Die uterinen Kontraktionen sind in den ersten 24 – 48 Stunden am stärksten. Manche Frauen fühlen nur ein leichtes Spannungsgefühl, wohingegen andere unter starken Krämpfen leiden (Dysmenorrhö).
Durch hormonelle Ovulationshemmer kann der Zyklus stabilisiert, die Blutungsstärke und Schmerzhaftigkeit reduziert oder die Regelblutung verschoben werden.

Dauer	3 – 7 Tage
Blutverlust	60 – 120 ml
Frequenz	28 ± 3 Tage

▌Tab. 1: Daten zur Menstruation.

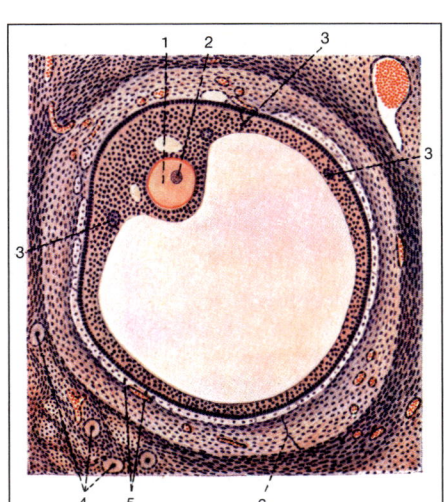

▌Abb. 3: Tertiärfollikel (80fache Vergrößerung): 1) Eizelle, 2) Zellkern, 3) Granulosazellen, 4) Primärfollikel, 5) Theca interna, 6) Theca externa. [3]

Zusammenfassung

✖ Der erste Tag der Menstruation ist der erste Tag des Zyklus.

✖ Der Zyklus ist biphasisch: Follikelphase und Lutealphase. Er dauert normalerweise 28 ± 3 Tage.

✖ Die Follikelphase steht unter Östrogeneinfluss, die Lutealphase unter Gestageneinfluss.

✖ FSH steuert die Follikelreifung, der LH-Peak induziert den Eisprung.

✖ Die Menstruation dauert 3 – 7 Tage, der Blutverlust beträgt 60 – 120 ml.

Zyklusanomalien

Zyklusanomalien machen sich entweder durch Veränderungen der Blutungsfrequenz, Blutungsstärke oder des Blutungszeitpunktes bemerkbar (■ Tab. 1). Sie sind ein Ausdruck hormoneller und/oder anatomischer Veränderungen.

Diagnostik

Anamnese, körperliche Untersuchung und Vaginalsonographie
Im Rahmen einer ausführlichen Anamnese sollte Hinweisen auf familiäre genetische Störungen, Essstörungen oder seelischen Stress nachgegangen werden. Besteht die Möglichkeit einer Schwangerschaft? Bei Anamnese, körperlicher Untersuchung und Sonographie ergeben sich evtl. folgende Befunde (mögliche Ursachen in Klammern):

▶ Vermehrte oder atypische Genitalbehaarung (Hirsutismus)
▶ Vergrößerte Klitoris (AGS, Intersexualität, androgenproduzierende Tumoren)
▶ Vaginalaplasie (Mayer-Rokitansky-Küster-Syndrom, testikuläre Feminisierung, AGS)
▶ Hymenalatresie
▶ Uterus: Aplasie, Hypoplasie (Hirsutismus, Stein-Leventhal-Syndrom, *PCO* Mayer-Rokitansky-Küster-Syndrom)
▶ Ovarien: Streak-Gonaden (Ullrich-Turner-Syndrom, Gonadendysgenesie), PFO
▶ Mammae: Galaktorrhö (Hyperprolaktinämie)

Labor
Sind anatomische Fehlbildungen aufgrund der körperlichen Untersuchung und der Sonographie ausgeschlossen, folgt bei schwereren Zyklusstörungen die orientierende Hormondiagnostik. Nach hormondiagnostischen Kriterien lassen sich die Zyklusstörungen in verschiedenen Gruppen unterteilen (s. S. 22).

HCG

Hormonstatus:
HCG (Schwangerschaft!), LH, FSH, Östradiol, Progesteron, Prolaktin, Androgene (Testosteron, DHEA-S, Androstendion). Bei Adipositas zusätzlich: SHBG, T_4, fT_4 (Verdacht auf Androgenämie, s. S. 23).

Einteilung

Oligomenorrhö/Polymenorrhö
Als Ursachen eines verlängerten oder verkürzten Zyklus kommen v. a. Ovarialinsuffizienzen in Betracht, also hypothalamisch-hypophysäre Dysfunktion (anovulatorische Zyklen, Corpusluteum-Persistenz bzw. -Insuffizienz), Hyperprolaktinämie bzw. -androgenämie.

Amenorrhö
Bleibt die Menstruationsblutung aus, sollte zuallererst geprüft werden, ob eine Schwangerschaft vorliegt, auch dann, wenn die Patientin dies als unwahrscheinlich angibt.

Amenorrhöen sind meist durch hormonelle Störungen (Ovarialinsuffizienzen) ausgelöst. Seltener sind die uterinen Amenorrhöen (WHO IV):

▶ Anlagestörungen und Fehlbildungen der Vagina und/oder des Uterus können Ursache einer primären Amenorrhö sein. Ein Beispiel ist das Mayer-Rokitansky-Küster-Syndrom (rudimentärer Uterus und Vaginalaplasie).
▶ Als Asherman-Syndrom bezeichnet man eine Amenorrhö nach forcierter Abrasio (zur Fehlgeburtsbehandlung) infolge Verlusts des Endometriums.

Störungen der Blutungsdauer
Menorrhagien treten gehäuft bei anatomischen Veränderungen, wie z. B. Myomen (s. S. 52) oder Endometriose (s. S. 54), auf. Eine vaginale Ultraschalluntersuchung sowie die Hysteroskopie geben genauere Anhaltspunkte. Eine **Brachymenorrhö**, also verminderte Blutungsdauer tritt oftmals unter hormoneller Kontrazeption auf und muss nicht behandelt werden.

Störungen der Blutungsstärke
Hypermenorrhöen mit Koagelabgang können in Zusammenhang mit Myomen und Polypen, hormonellen Störungen (Östrogenüberschuss mit Hyperproliferation des Endometriums), Gerinnungsstörungen oder einem Endometriumkarzinom auftreten. Durch den relativ großen Blutverlust entwickeln sich sekundäre Anämien. Durch eine Hormontherapie kann evtl. der gestörte Haushalt wieder normalisiert werden (gestagenbetonte Kombinationstherapie). Gelingt dies nicht, wird eine therapeutische Amenorrhö induziert, indem man ein Langzykluseinnahmeschema (z. B. drei Pillenpackungen ohne Pause) oder GnRH-Analoga verabreicht. Zum Ausschluss eines Endometriumkarzinoms wird eine Hysteroskopie mit anschließender fraktionierter Abrasio durchgeführt. Gelingt es trotz allem nicht, die Hypermenorrhöen einzudämmen, bleibt als Ultima Ratio die Hysterektomie.

Hypomenorrhöen werden im Klimakterium, bei Verlust von Endometrium (nach wiederholter Abrasio) oder unter

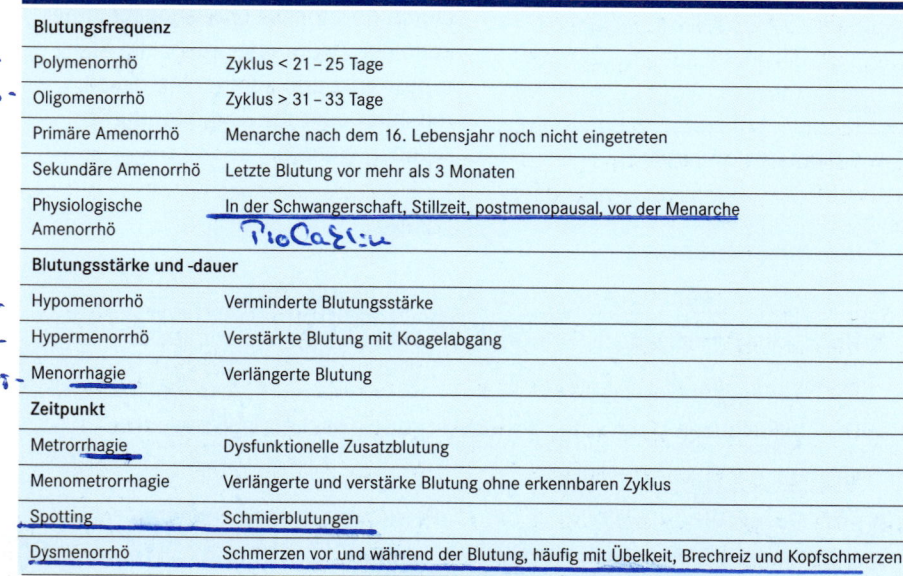

Blutungsfrequenz	
Polymenorrhö	Zyklus < 21 – 25 Tage
Oligomenorrhö	Zyklus > 31 – 33 Tage
Primäre Amenorrhö	Menarche nach dem 16. Lebensjahr noch nicht eingetreten
Sekundäre Amenorrhö	Letzte Blutung vor mehr als 3 Monaten
Physiologische Amenorrhö	In der Schwangerschaft, Stillzeit, postmenopausal, vor der Menarche
Blutungsstärke und -dauer	
Hypomenorrhö	Verminderte Blutungsstärke
Hypermenorrhö	Verstärkte Blutung mit Koagelabgang
Menorrhagie	Verlängerte Blutung
Zeitpunkt	
Metrorrhagie	Dysfunktionelle Zusatzblutung
Menometrorrhagie	Verlängerte und verstärke Blutung ohne erkennbaren Zyklus
Spotting	Schmierblutungen
Dysmenorrhö	Schmerzen vor und während der Blutung, häufig mit Übelkeit, Brechreiz und Kopfschmerzen

■ Tab. 1: Kleines Begriffslexikon der Zyklusanomalien.

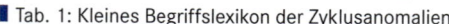
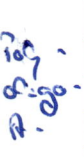

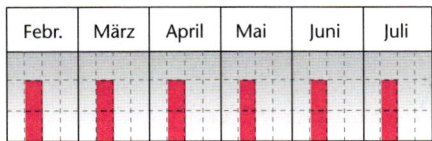

Normale Regelblutung

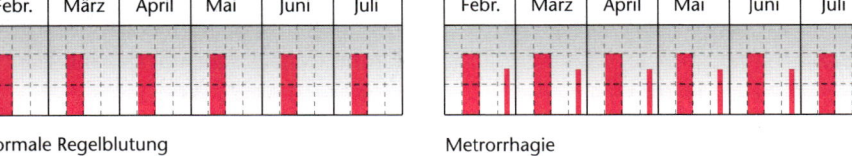

Metrorrhagie

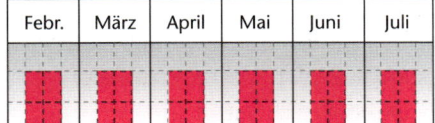

Menorrhagie

Polymenorrhö

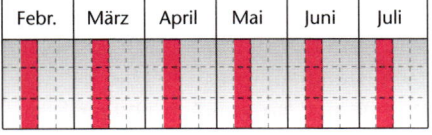

Hypermenorrhö

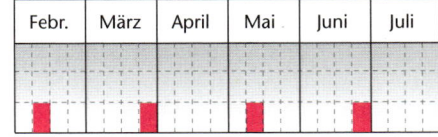

Oligo-Hypomenorrhö

Abb. 1: Zyklusanomalien im Kaltenbach-Schema. [5]

	Ursache	Therapie
Prämenstruelles Spotting	Gelbkörperinsuffizienz	Zyklische Gestagengabe
Postmenstruelles Spotting	Gelbkörperpersistenz, anatomische Ursachen (Myome, Endometriose, Tumoren)	Zyklische Gestagene bzw. ursächliche Therapie (meist OP)
Mittzyklisches Spotting	Relativer Östrogenmangel	Östrogensubstitution in der Zyklusmitte

Tab. 2: Ursachen für Schmierblutungen.

Ovulationshemmern beobachtet. In der Regel ist keine Therapie notwendig.

Störungen des Blutungszeitpunktes

Als **Metrorrhagien** werden Zwischenblutungen bezeichnet. Sie können dysfunktionell durch Follikelpersistenz (s. Ovarialinsuffizienz, S. 22) oder organisch verursacht sein. Mögliche organische Ursachen sind gestörte Frühgravidität, submuköses Myom, Endometritis, IUP und Endometrium- bzw. Zervixkarzinome. Zur Abklärung dient die fraktionierte Abrasio mit Hysteroskopie. **Schmierblutungen** haben je nach dem Zeitpunkt ihres Auftretens im Zyklus verschiedene Ursachen (Tab. 2).

Dysmenorrhö und prämenstruelles Syndrom

Bis zu 2/3 aller Frauen haben Beschwerden während oder vor der Menstruation. Bei knapp 10% dieser Frauen ist eine Behandlung nötig. Neben mehr oder minder starken Unterbauchkrämp-

fen bestehen oft auch vegetative Symptome wie Übelkeit, Kollapsneigung, Erbrechen, Kopfschmerzen und allg. Krankheitsgefühl. Die Beschwerden treten fast ausschließlich bei ovulatorischen Zyklen auf. Man unterscheidet:

▶ Funktionelle Dysmenorrhö durch gesteigerte Prostaglandin-$F_{2\alpha}$-Synthese im Endometrium *Kontraktion*
▶ Endokrine Dysmenorrhö: erniedrigte periovulatorische Östrogenspiegel und niedrige Östrogen-/Gestagenspiegel in der Lutealphase

▶ Endometrioide Dysmenorrhö auf dem Boden einer Endometriose (Häufung zwischen dem 30. und 40. LJ)
▶ Organische Dysmenorrhö durch intramurale Myome, entzündungsbedingte Adhäsionen, Zervixveränderungen oder Uterusfehlbildungen

Liegen organische Defekte vor, müssen diese behoben werden. Bei allen anderen Formen helfen oftmals schon entspannende Maßnahmen, heißer Tee, Wärmflasche, Bewegung oder Bettruhe. Ist dies nicht ausreichend, können Prostaglandinsynthesehemmer oder Ovulationshemmer eingesetzt werden.

Prämenstruelles Syndrom

Als prämenstruelles Syndrom werden periodische, in der zweiten Zyklushälfte auftretende Beschwerden bezeichnet, die mit dem Eintreten der Blutung abklingen. Die eigentliche **Ätiologie** ist noch nicht geklärt, Hypothese ist eine hormonelle Dysbalance in der zweiten Zyklushälfte. **Klinik:** Zu möglichen Symptomen zählen Kopfschmerzen, Obstipation, Müdigkeit, Ödeme, Unterbauch- oder Rückenschmerzen, Spannungsgefühle oder Schmerzen in den Brüsten (Mastodynie), Angstzustände, Nervosität, depressive Verstimmungen oder Aggressivität. **Therapie:** Je nach Symptomatik gibt es verschiedene Strategien: zyklische Hormonsubstitution bzw. Ovulationshemmer, Prolaktinhemmer (bei Hyperprolaktinämie oder Mastodynie), diuretische Maßnahmen (bei ausgeprägter Ödembildung) und zusätzlich Vit.-B_6-Präparate, die einen positiven Effekt ausüben, auch wenn man nicht weiß, warum. Beim prämenstruell-dysphorischen Syndrom helfen auch Serotonin-Wiederaufnahmehemmer.

Zusammenfassung

✖ Zyklusanomalien sind Veränderungen der Blutungsstärke, -frequenz oder des Zeitpunktes bzw. Beschwerden vor oder während der Menstruation.
✖ Man unterscheidet hormonelle und organische Ursachen.
✖ Viele Zyklusanomalien können durch eine Hormonsubstitution (Ovulationshemmer) stabilisiert werden.

Ovarialinsuffizienz I

Von einer Ovarialinsuffizienz spricht man, wenn die normale endokrine Funktion des Ovars gestört ist. Nach hormonanalytischen Kriterien können die Ovarialinsuffizienzen in verschiedene Gruppen eingeteilt werden. Die WHO hat eine Klassifikation entwickelt, die sich aber weniger an der Praxis orientiert.

Je nach Ausprägungsgrad können die Ovarialinsuffizienzen sich in verschiedener Weise auf den Zyklus auswirken (leichte Unregelmäßigkeiten bis Amenorrhö).

▶ Hypogonadismus: FSH/LH↓
▶ Hypergonadismus: FSH/LH ↑

Hypogonadotrope Ovarialinsuffizienz (WHO I/II und VII)

Gemeinsam ist dieser Gruppe von Krankheitsbildern die verminderte oder asynchronisierte Sekretion von FSH und LH aufgrund funktioneller oder anatomischer Einschränkungen des Hypothalamus oder der Hypophyse.

Ätiologie und Pathogenese
Es gibt eine Reihe möglicher Ursachen einer hypogonadotropen Störung – klinisch bedeutsam sind vorwiegend die letzten vier der im Folgenden genannten.

▶ Kallmann-Syndrom: genetisch bedingter frühzeitiger Untergang der GnRH produzierenden Zellen. Diagnostisch wegweisend ist der fehlende Geruchssinn (durch Bulbus-olfactorius-Aplasie).
▶ Schädel-Hirn-Trauma
▶ Entzündungen (z. B. Lues, Tbc, Autoimmun-Hypophysitis)
▶ Tumoren (z. B. Kraniopharyngeom)
▶ Sheehan-Syndrom: ischämische Nekrose des Hypophysenvorderlappens aufgrund starker postpartaler Blutverluste
▶ Pubertas tarda (s. S. 2)
▶ Seelischer Stress
▶ Leistungssport
▶ Essstörungen

Viele dieser Ursachen können unterschiedlich stark ausgeprägte hypogonadotrope Zustände auslösen und so zu verschiedenen Anomalien der Blutungsfrequenz und -stärke führen.

Ein **anovulatorischer Zyklus** entsteht durch ausbleibende oder insuffiziente LH-Sekretion (LH-Peak). Der Follikel schrumpft wieder, die Östrogenproduktion geht zurück. Dies kann zu einer Östrogen-Entzugsblutung führen. Klinisch zeigen sich Oligo- oder Polymenorrhöen. Persistiert der Follikel im Ovar (**Follikelpersistenz oder Corpus-luteum-Insuffizienz**), bleibt die Regelblutung zunächst aus. Das hyperplastische, glandulär-zystisch veränderte Endometrium kann nach einiger Zeit spontan abbluten (starker Blutverlust!). Bei ungenügender LH-Sekretion in der 2. Zyklushälfte ist die Lutealphase verkürzt (**Lutealphaseninsuffizienz**).

Diagnostik
▶ **Gestagentest:** Normalerweise kommt es nach einer Gestagenbehandlung über 10–12 Tage zu einer Abbruchsblutung. Grundlage hierfür ist ein zumindest teilweise durch endogene Östrogene stimuliertes funktionelles Endometrium. Unterbleibt die Blutung, liegt entweder kein funktionelles Endometrium vor (uterine Amenorrhö) oder es wurde keines aufgebaut (Östrogenmangel).
▶ **Östrogen-/Gestagentest:** Durch zyklische Applikation (Zweiphasenpräparat) von Östrogenen und Gestagenen wird das Endometrium stimuliert. Bleibt nach Beendigung des Tests die Entzugsblutung aus, besteht eine uterine Amenorrhö. Ist der Test jedoch positiv, liegen hypophysäre oder hypothalamische Ursachen vor.
▶ **GnRH-Test:** Um zwischen hypothalamischen und hypophysären Störungen zu differenzieren, appliziert man einen GnRH-Bolus und misst anschließend den reaktiven FSH-Anstieg (normal ~ 2- bis 3fach). Bei normalen FSH-Werten ist die Hypophyse intakt.
▶ **Clomifentest:** Er ist nur bei positivem Gestagentest sinnvoll. Clomifen (wird vom 5. bis 9. Zyklustag verabreicht) stimuliert die GnRH-Sekretion im Hypothalamus. Der Test ist positiv, wenn es danach zu einer Ovulation kommt bzw. LH und Östradiol ansteigen.
▶ **Basaltemperaturkurve:** monophasische Zyklen, verkürzte Lutealphase (s. S. 34)
▶ **Vaginalzytologie:** Östrogen- bzw. Gestagenwirkung am Epithel
▶ **CT/MRT:** zum Ausschluss eines komprimierenden Tumors

Therapie

Bei Patientinnen ohne Kinderwunsch
Bei länger bestehender Störung mit Amenorrhö besteht die Behandlung zur Vermeidung einer Osteoporose in Hormonsubstitution u./o. Therapie der Grundstörung z. B. Anorexia nervosa, Stressabbau. Bei leichten Zyklusstörungen kann der Versuch einer Phytotherapie gemacht werden.

WHO-Gruppe	Hormonanalytisches Bild	Ursachen
I	Hypogonadotrop, normoprolaktinämisch	Funktionelle hypothalamisch-hypophysäre Insuffizienz
II	Meist normogonadotrop, normoprolaktinämisch	Gestörtes Zusammenspiel von Gonatropinen und anderen Faktoren (z. B. PCO, Follikelpersistenz)
III	Hypergonadotrop	Ovarialinsuffizienz (z. B. Gonadendysgenesie)
IV	Normogonadotrop	Uterine Pathologie (z. B. Fehlbildungen, Asherman-Syndrom)
V	Hyperprolaktinämie	Prolaktinom
VI	Hyperprolaktinämie	Psychisch, medikamentös u. a.
VII	Hypogonadotrop	Hypothalamus/Hypophysen-Insuffizienz durch Tumorkomprimierung

■ Tab. 1: WHO-Klassifikation der Amenorrhö (modifiziert): Manche Krankheitsbilder können sich klinisch auch durch andere Zyklusanomalien äußern (Polymenorrhö, Spottings u. a.). Die Einteilung entspricht auch nicht der klinischen Relevanz: Häufige Krankheitsbilder sind in einer Gruppe zusammengefasst (II) wohingegen seltenere Ursachen gleich in zwei Gruppen unterteilt werden (V und VI).

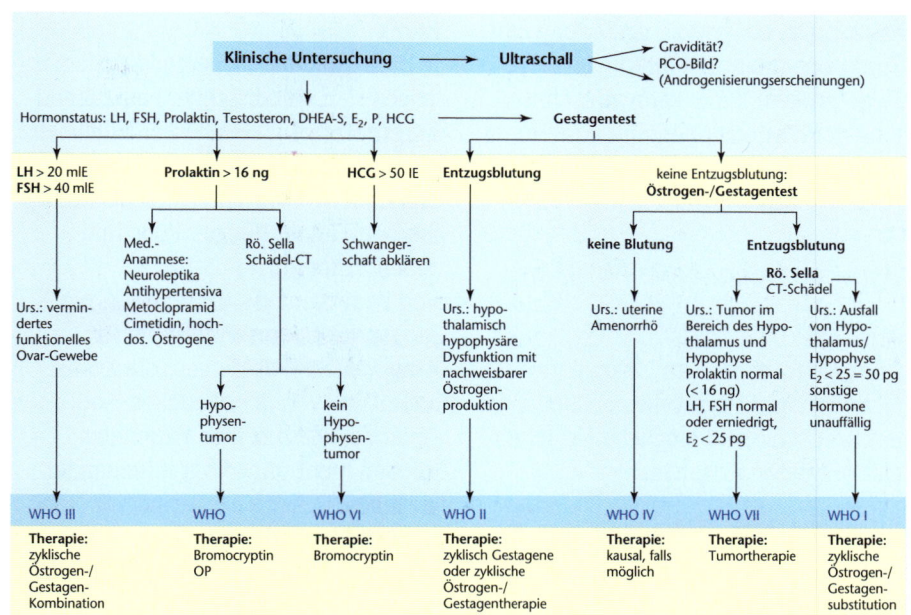

Abb. 1: WHO-Schema der Amenorrhöen: Diagnostik und Therapie. [7]

Bei Patientinnen mit Kinderwunsch

▶ Entzündungen oder Tumoren werden ursächlich behandelt.

▶ Hypothalamische Ovarialinsuffizienz mit negativem Clomifentest: GnRH-Pumpe

▶ Hypothalamische Ovarialinsuffizienz mit positivem Clomifentest: Stimulationstherapie mit Clomifen

▶ Hypophysär verursachte Ovarialinsuffizienz: Gonatropintherapie

Hypergonadotrope Amenorrhö (WHO III)

Die oberen Steuerungszentren der Fortpflanzung sind in diesen Fällen intakt. Das Ovar selbst ist jedoch nicht in der Lage, auf die verstärkte Stimulation der Hypophyse zu reagieren.

Ätiologie

Man kennt **primäre Formen,** bei denen fehlende oder rudimentäre Ovarien nicht reagieren und damit die volle Geschlechtsentwicklung gestört ist. Häufigste Ursache sind die X-Chromosomen betreffende genetische Störungen (z. B. Ullrich-Turner-Syndrom, Swyer-Syndrom), die zu einer Gonadendysgenesie (s. S. 2) führen. Auch Anlage- und Reifungsstörungen des Ovars fallen unter diese Gruppe.

Bei der **sekundären ovariellen Amenorrhö** besteht zunächst eine unauffäl-

lige Entwicklung und Funktion der Ovarien. Als häufige exogene Ursachen sind Schäden durch Bestrahlung oder Chemotherapie bzw. die beidseitige Ovarektomie in Betracht zu ziehen. Als exogene Ursachen sind das Climacterium praecox und hormonaktive Tumoren häufig.

Diagnostik

FSH und LH sind erhöht, während Östradiol und Progesteronspiegel erniedrigt sind. Die Anamnese gibt Hinweise. Bei primären Formen ist der Habitus typisch (Abb. 2). Sonographie, Chromosomenanalysen und evtl. eine Ovarbiopsie geben definitive Sicherheit.

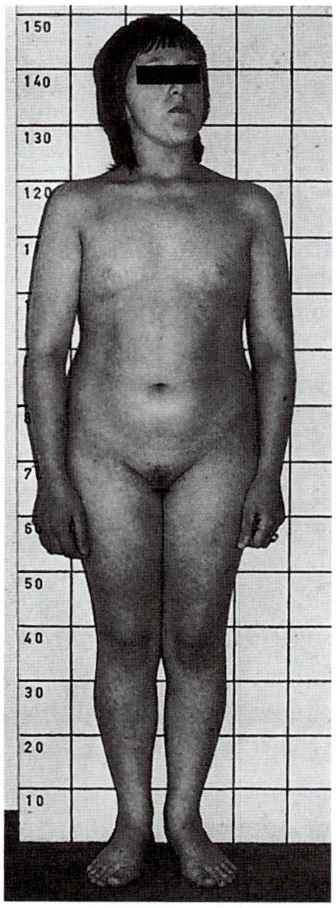

Abb. 2: Habitus bei Ullrich-Turner-Syndrom bei einer 17-jährigen Patientin (nach Lauritzen, 1987): kaum bzw. gar keine Entwicklung der sekundären weiblichen Merkmale. [6]

Ovarialinsuffizienz II

Hyperprolaktinämie (WHO V und VI)

Prolaktin führt zu einer Störung der GnRH-Sekretion und damit zur Beeinträchtigung der Hypothalamus-Hypophysen-Ovar-Achse. Je nach Höhe des Prolaktinspiegels zeigen sich die verschiedensten Zyklusanomalien.

> Ab einem Prolaktinspiegel von 50 ng/ml entsteht immer eine Amenorrhö.

Ursachen der Prolaktinämie können unter anderem sein:

▶ Hormonproduzierende Tumoren der Hypophyse (Prolaktinom)
▶ Stress
▶ Hypothyreose
▶ Erhöhte Östrogen- oder Gestagendosen
▶ Medikamente (Opiate, α-Methyldopa, Metoclopramid, Reserpin, H_2-Blocker, TRH u. a.)
▶ Chronische Nieren- oder Leberinsuffizienz

Die erhöhten Prolaktinwerte können neben Zyklusanomalien zu Galaktorrhö, Androgenisierung oder dem als PMS (prämenstruelles Syndrom, s. S. 18) bekannten Symptomenkomplex führen.

Diagnostik
▶ **Metoclopramid-Test:** weist latente Hyperprolaktinämie nach
▶ **Schilddrüsenfunktionstest:** TSH basal, fT_4, fT_3, evtl. TRH-Test
▶ **Galaktographie** und **zytologische Untersuchung** des Sekrets: bei einseitiger Galaktorrhö
▶ Evtl. **Knochendichtemessung** (wegen Osteoporoserisiko)
▶ **MRT** zur Tumordiagnostik bei deutlicher Erhöhung des Serumspiegels
▶ **TRH-Test:** Nach TRH-Stimulation steigen die Prolaktin- und TSH-Spiegel. Bei Hypothyreose ist das Ansprechen unter der Norm.

Therapie
Bei Prolaktinomen werden zur Primärtherapie Dopaminagonisten (Bromocriptin, Lisurid) eingesetzt, ggf. erfolgt eine Tumoroperation. Bei funktioneller Hyperprolaktinämie kann eine Umstellung der Medikationen und eine Hormonsubstitution zur Zyklusstabilisierung erfolgen.

Hyperandrogenämie (WHO II)

Ätiologie
Androgene werden im Ovar, in der NNR und im Fettgewebe gebildet. Dementsprechend sind mögliche Ursachen einer Hyperandrogenämie:

▶ Adrenogenitales Syndrom (AGS): „late-onset"-Typ, heterozygote Trägerin, die wenig oder gar keine der üblichen AGS-Symptome zeigt und daher nicht schon in der Kindheit diagnostiziert wurde
▶ NNR-Überfunktion (Cushing-Syndrom)
▶ NNR-, Ovar- oder Hypophysentumor
▶ Paraneoplastisch
▶ Verminderte Sekretion des SHBG-Transportproteins in der Leber, dadurch mehr freie Androgene (Ursachen: Hypothyreose, Hyperinsulinämie, Adipositas, Medikamente)
▶ Hyperinsulinämie, Hypothyreose
▶ Erhöhte LH-Sekretion (stimuliert Androgensynthese im Ovar)
▶ Adipositas (vermehrte Produktion von Androgenen im Fettgewebe, SHBG↓)
▶ Psychosomatisch

Eine länger andauernde Hyperandrogenämie im Ovar führt zu folgenden morphologischen Veränderungen am Ovar:

▶ Vergrößerung der Ovarien (> 30 mm) mit verdickter Ovarialkapsel
▶ Erhöhte Anzahl (> 10) reifender oder atretischer Follikel (< 10 mm).
▶ Stromavermehrung mit eingelagerten Luteinzellen (Hyperthekose).

Diese Befunde lassen sich vaginalsonographisch darstellen. Man spricht vom **polyfollikulärem Ovar** (= PFO; früher polycystisches Ovar = PCO). Oft besteht eine gleichzeitige Insulinresistenz.

Klinik
Je nach Grad der Hyperandrogenämie zeigen sich von diskreten Follikelreifungsstörungen, Gelbkörperinsuffizienz, anovulatorischen Zyklen bis zum „ruhenden" Ovar unterschiedliche klinische Bilder (Oligo-, Poly- und Amenorrhöen).

Von Bedeutung ist, dass die Virilisierungszeichen von der peripheren Androgenämie abhängen, die Zyklusanomalien von der ovariellen Androgenämie. Diese beiden Parameter müssen nicht unbedingt miteinander korrelieren! Auch bei peripherer Normoandrogenämie kann innerhalb des Ovars ein hyperandrogenämischer Zustand vorliegen.

Die klassische Definition des **Stein-Leventhal-Syndroms** ist unabhängig von morphologischen Veränderungen am Ovar, sondern orientiert sich an der Klinik – die typische Symptomentrias umfasst Adipositas, Hirsutismus und Amenorrhö.

Diagnostik
Das morphologische Bild des PFO lässt sich sonographisch darstellen (▮ Abb. 3). Die Hormonanalyse zeigt erhöhte Androgenwerte. Beim Dexamethason-Hemmtest wird durch die Applikation von Dexamethason normalerweise die endogene Steroidproduktion der NNR unterdrückt, liegt dagegen ein NNR-Tumor, ein M. Cushing oder eine ektope paraneoplastische Produktion vor, bleibt sie unbeeinflusst. Der sichere Tumornachweis bzw. -ausschluss gelingt aber nur durch CT-/MRT-Aufnahmen. Weitere diagnostische Schritte sind:

▶ SHBG-Plasmaspiegel-Bestimmung
▶ Bestimmung des Insulinplasmaspie-

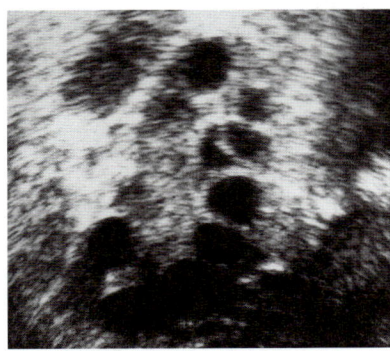

▮ Abb. 3: PCO/PFO im Ultraschallbild. [9]

gels, Nüchternblutzucker (wenn einer der Werte pathologisch ist: oGTT)
▶ Schilddrüsenfunktionstests (s. o.)
▶ BMI-Bestimmung
▶ Genaue Medikamentenanamnese

Besteht der **Verdacht auf AGS** (Hirsutismus, Zyklusstörungen, PFO, Hyperandrogenämie), können die häufigsten Enzymdefekte durch den ACTH-Test abgeklärt werden. Eine molekulargenetische Untersuchung sollte sich anschließen, und die Elektrolyte und der Säure-Basen-Haushalt sollten überprüft werden. In der Praxis ist das AGS eher selten.

> **ACTH-Test (250 µg i. v. nüchtern)**
> Blutentnahme vor sowie 30, 60 und 90 Min. nach der Injektion; dabei werden bestimmt:
>
> ▶ 17-Hydroxy-Pregnenolon
> ▶ 17-Hydroxy-Progesteron
> ▶ Kortisol
> ▶ Evtl. Androstendion, DHEA, Testosteron
>
> Je nach vorliegendem Enzymdefekt häufen sich die davor liegenden Produkte des Syntheseweges (∎Abb. 4).

Therapie

Zunächst muss die genaue Ursache festgestellt und entsprechend behandelt werden (Tumortherapie etc.). Beim PFO kann die Hyperandrogenämie durch Glukokortikoide, Antiandrogene, Operation (laparoskopische partielle ovarielle Destruktion) vermindert, die Ovarialfunktion durch Clomifen, GnRH oder Gonadotropine normalisiert werden. Wichtig ist das Erreichen eines Normalgewichts (∎Abb. 5). Die Therapie ist von der Kinderwunschsituation abhän-

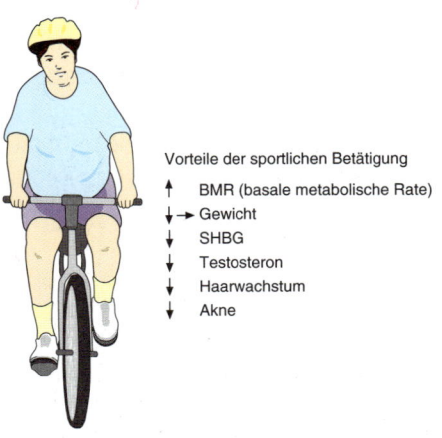

Vorteile der sportlichen Betätigung

↑ BMR (basale metabolische Rate)
↓→ Gewicht
↓ SHBG
↓ Testosteron
↓ Haarwachstum
↓ Akne

∎Abb. 5: Vorteile durch Gewichtsreduktion bei PFO. [9]

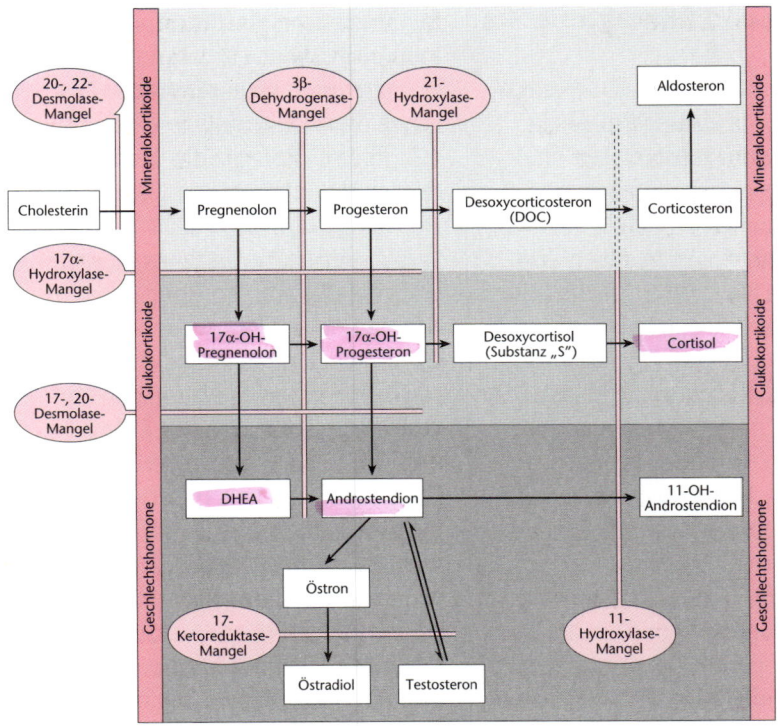

∎Abb. 4: Hauptsyntheseweg der Steroidhormone und die häufigsten Enzymdefekte bei AGS: 3β-Dehydrogenase-Mangel, 21-Hydroxylase-Mangel und 11-Hydroxylase-Mangel. [6]

gig. Beim AGS steht die Kortisolsubstitution oder das Vermindern der ACTH-Stimulation durch Dexamethason im Vordergrund. Außerdem muss der Elektrolyt- und Säuren-Basen-Haushalt stabilisiert werden.

> ## Zusammenfassung
>
> ✖ Eine Ovarialinsuffizienz bezeichnet einen Zustand, bei dem die Ovarien nicht (mehr) normal funktionieren. Als Ursache kommen anatomische oder funktionelle Einschränkungen der Hypothalmus-Hypophysen-Ovar-Achse in Betracht.
>
> ✖ Die WHO hat eine Einteilung in 7 Gruppen entwickelt.
>
> ✖ Hypogonadotrope Störungen (FSH, LH↓) entstehen durch Fehlfunktion des Hypothalamus oder der Hypophyse.
>
> ✖ Hypergonadotrope Störungen (FSH, LH↑) entstehen durch Schäden am Ovar. Bei primärem Auftreten sind angeborene Störungen, die zu einer Gonadendysgenesie führen, häufig ursächlich; sie sind insgesamt selten. Im klinischen Alltag sind die hypergonadotropen Störungen sehr oft Therapiefolgen (Chemotherapie und Radiatio sowie bds. Adnektomie).
>
> ✖ Hyperprolaktinämie stört die Funktion der Hypothalamus-Hypophysen-Ovar-Achse und kann zu Galaktorrhö führen. Prolaktinerhöhungen sind relativ häufig, Prolaktinome eher selten.
>
> ✖ PFO bzw. PCO entsteht auf dem Boden einer Hyperandrogenämie, sie sind häufig mit Adipositas vergesellschaftet und bessern sich bei Gewichtsreduktion.

Klimakterium

Einteilung und Charakteristika

Als Klimakterium wird die Übergangsphase vom fortpflanzungsfähigen Lebensalter bis zum vollständigen Erlöschen der Ovarialfunktion bezeichnet. Diese Phase dauert 10–20 Jahre (zwischen 45. und 55. LJ). In diesem Zeitraum fällt die letzte vom Ovar gesteuerte Regelblutung, die **Menopause** (Durchschnittsalter 52 Jahre). Die Menopause unterteilt das Klimakterium in eine Prämenopause und eine Postmenopause. Erste Zeichen der abnehmenden Ovarialfunktion sind die in der **Prämenopause** gehäuft auftretenden unregelmäßigen Zyklen. FSH und LH sind als Zeichen höheren Stimulationsbedarfs erhöht. Lutealphaseninsuffizienz führt zu einem Gestagenmangel mit Östrogendominanz. Außerdem treten vermehrt anovulatorische Zyklen mit dysfunktionellen Blutungen auf. Zum Zeitpunkt der Menopause ist die Ovarialfunktion so weit erloschen, dass kein Zyklus mehr generiert werden kann. In der **Postmenopause** reifen keine Follikel mehr heran, daher fällt der Östrogenspiegel auf unter 50 pg/ml. FSH und LH sind weiterhin stark erhöht. Da Androgene auch weiterhin fast unvermindert im Ovar gebildet werden, kann es zu einem Androgenüberschuss mit Maskulinisierung („Damenbart") kommen. Als **Climacterium praecox** wird das Erlöschen der Ovarialfunktion vor dem 43. LJ bezeichnet.

Das Menopausensyndrom

Die hormonellen Veränderungen führen zu typischen Beschwerden. Etwa 1/3 der Frauen fühlt sich dadurch stark, 1/3 mäßig und 1/3 gar nicht beeinträchtigt. Man unterscheidet:

▶ **Vegetative Symptome:** Bei bis zu 90% der Frauen treten Hitzewallungen, Erröten, Schweißausbrüche, Schwindel und Kopfschmerzen sowie Herzklopfen (vorübergehende Tachykardien) auf. Diese hypersympathikotonen Reaktionen werden durch einen Mangel an endogenen Opioiden infolge des verminderten Östrogenspiegels ausgelöst.

▶ **Psychische Symptome:** Hauptsymptome sind Schlaflosigkeit, depressive Stimmungslage, Antriebsarmut, Stimmungslabilität und Reizbarkeit. Es sind mehrere Interaktionen zwischen Östrogenen und Gehirnstoffwechsel bekannt, z. B. fördert Östrogen die Synthese zahlreicher Neurotransmitter (Serotonin, Dopamin, GABA). Oft spielen jedoch psychosomatische Ursachen eine weit größere Rolle als der Östrogenmangel.

▶ **Organische Symptome:** Im Vordergrund stehen atrophische Veränderungen der Haut und Schleimhäute und des Unterhautfettgewebes. Davon betroffen sind auch die Urogenitalorgane. Es kommt zur Scheidentrockenheit, Juckreiz, Infektionen (da pH ↑) und Inkontinenzproblemen (s. S. 66). Durch den relativen Androgenüberschuss kann ein Bart wachsen, und die Scham- und Kopfhaare dünnen aus (androgene Symptome entwickeln sich oft erst im Senium).

▶ **Metabolische Symptome:** Der Östrogenmangel wirkt sich negativ auf das kardiovaskuläre System, den Knochen- und den Fettstoffwechsel aus. Dadurch steigt das Risiko für Arteriosklerose (besonders KHK) und Osteoporose überproportional stark an.

▶ **Sexuelle Probleme:** Ein häufiges Problem ist der Libidoverlust. Die wenigsten Patientinnen sprechen diesen Punkt von sich aus an, zum einen, weil sie dies als „natürlich" betrachten und nicht als „krankhaft", zum anderen, weil sie sich schämen. Weitere Beschwerden können Orgasmusschwierigkeiten, Dyspareunie durch Scheidentrockenheit oder postkoitale Blutungen bei atrophischer Kolpitis sein.

Postmenopause und Senium

Die Postmenopause beginnt 12 Monate nach der Menopause. Als Senium bezeichnet man den Zeitraum nach Abschluss des Klimakteriums um das 70. LJ. Der Übergang zwischen diesen beiden Phasen ist fließend. Organische Symptome wie Osteoporose, Arteriosklerose und Altersinvolution der Genitalorgane treten in den Vordergrund. Die Veränderungen des Vaginalmilieus (pH ↑) erleichtert pathogenen Keimen das Wachstum. Es kommt vermehrt zur Colpitis senilis, die aber leicht durch östrogenhaltige Vaginalzäpfchen zu behandeln ist. Der Lichen sclerosus (s. S. 47) ist eine typische Erkrankung dieser Altersgruppe. Postmenopausale Blutungen treten häufig in Zusammenhang mit Karzinomen auf (Endometrium- und Zervixkarzinom) und müssen durch eine fraktionierte Abrasio mit histologischer Untersuchung abgeklärt werden.

Diagnostik

Eine ausführliche Anamnese ist der Grundstein der Therapie (Koinzidenz von typischen Symptomen und Alter). Die Vaginalzytologie gibt Aufschluss über den Hormonstatus. Hormonuntersuchungen im Blut sind primär nicht obligat, können aber vor einer geplanten Hormonsubstitutionstherapie durchgeführt werden. Bestimmt werden Östradiol, Östron, FSH, LH und Androgene. Blutungen in der Postmenopause und im Senium sollten zum Ausschluss eines Tumors immer histologisch abgeklärt werden (fraktionierte Abrasio).

> **Charakteristika der Postmenopause:**
>
> ▶ Östradiol < 20 pg/ml
> ▶ Östron < 40 pg/ml
> ▶ FSH > 20 – 50 IE/l

Therapie

Symptome des Menopausensyndroms sind von Frau zu Frau unterschiedlich. Deshalb muss jede Therapie individuell auf die Bedürfnisse der Patientin zugeschnitten sein.

Bei vegetativen oder psychischen Symptomen kann ein erster Therapieversuch mit Homöopathie und/oder Phytotherapeutika sinnvoll sein. Die Traubensilberkerze (= Cimicifuga racemosa) ist die bekannteste und am meisten eingesetzte Heilpflanze. Neuerdings gibt es auch zahlreiche Präparate aus Soja- oder Rotkleeextrakten, deren Phytoöstrogene (v. a. Isoflavone) klimakterische Beschwerden lindern können. Prä- und perimenopausal lohnt sich ein Versuch mit Milzpeptiden, die allerdings ihre Wirkung nach einigen Jahren verlieren. Sollte dies nicht ausreichend sein, können in interdisziplinärer Zusammenarbeit auch β-Blocker bei vegetativer bzw. Psychopharmaka bei psychischer Symptomatik zum Einsatz kommen. Es sollte auch immer an eine ausreichende Osteoporoseprophylaxe gedacht werden, die durch solche Medikationen nicht gegeben ist. Diagnostik und Therapie der Osteoporose gehören in die Hand eines osteologisch ausgebildeten Internisten. Die Aufgabe des Gynäkologen liegt primär in der Prophylaxe: Die Patientin sollte umfassend aufgeklärt und angeleitet werden, ihr eigenes Risiko zu senken, indem sie ausreichend Kalzium und Vit. D aufnimmt, sich bewegt und Noxen (Nikotin und Alkohol) vermeidet. Risikopatientinnen (frühes Klimakterium, familiäre Osteoporose, Z. n. Anorexia nervosa etc.) sind zu identifizieren und dann zu überweisen.

Hormonelle Substitutionstherapie

Eine Hormonsubstitution mit Östrogenen und Gestagenen bedarf immer einer individuellen Risikoabschätzung. Sie sollte so kurz wie möglich, mit der geringsten wirksamen Hormonmenge, durchgeführt werden.

> Nach derzeitigem wissenschaftlichem Erkenntnisstand ist es nicht ausgeschlossen, dass Hormone das Risiko für ein Mammakarzinom (s. S. 64) erhöhen!

Folgende Indikationen bestehen:

▶ Climacterium praecox
▶ Klimakterium nach Operationen oder Bestrahlung
▶ Beginnende Osteoporose oder familiäre Osteoporoseneigung
▶ Atrophische Veränderungen an den Genitalien (lokaler Hormoneinsatz)
▶ Starke psychovegetative Beschwerden
▶ Wunsch der Patientin

Die hormonelle Therapie beseitigt auch die vegetativen und psychischen Symptome und verbessert die metabolischen Abläufe. Der Arteriosklerose wird vorgebeugt.
Zur Substitution werden nur natürliche Östrogene eingesetzt. Die Hormone

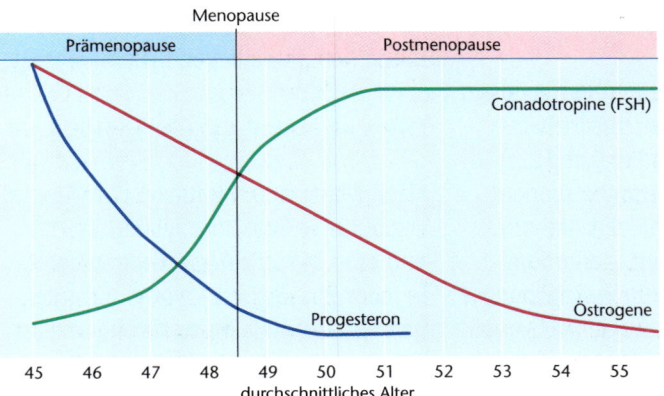

■ Abb. 1: Veränderungen des Hormonhaushaltes im Klimakterium. [7]

können oral, transdermal (Pflaster, Gel) über die Körper- oder Vaginalhaut oder parenteral verabreicht werden. Intramuskuläre Depots führen zu starken Konzentrationsschwankungen im Serum und sollten nur in Sonderfällen eingesetzt werden. Grundsätzlich ist eine transdermale Applikation am sinnvollsten, weil durch die Umgehung der 1. Leberpassage die Leber weniger belastet wird und niedrigere Hormondosen verwendet werden können. Soll jedoch der Lipidstoffwechsel positiv beeinflusst werden, ist die orale Gabe vorzuziehen (kontraindiziert bei Leberfunktionsstörungen!). Bei Libidoverlust sind Androgenzusätze sinnvoll.

> **Kontraindikationen für Hormonersatztherapie:**
> Thromboembolie, Z. n. Schwangerschaftshepatose, nicht ausgeheilte Hepatitis, Enzymopathien, Hirngefäßerkrankungen, Porphyrien, schwere Hypertonie, Sichelzellanämie
> **Relative Kontraindikationen:**
> Schwerer Diabetes mellitus, Migräne, Epilepsie, Myome, kardiale oder nephrogene Ödeme, Tbc, Mastopathie, Endometritis, Z. n. Korpus- oder Mammakarzinom

Sämtliche Präparate zur Hormonersatztherapie sind nicht als Kontrazeption zugelassen. Jedoch ist bei einigen Präparaten eine solche Wirkung durchaus bekannt.

Hormonsubstitution und gynäkologische Malignome

Die Frage, ob eine Hormonsubstitution das Risiko eines Mammakarzinoms erhöht, ist noch nicht abschließend geklärt. Reine Östrogengabe erhöht das Risiko für das Endometriumkarzinom (Hyperplasie ohne sekretorische Transformation), bei Kombination mit Gestagenen tritt jedoch eine Verminderung des Risikos auf. Das Risiko eines Ovarialkarzinoms wird nicht erhöht, vermutlich sogar gesenkt.
Da nicht nur die Geschlechtsorgane hormonabhängig reagieren, sondern auch viele andere, verwundert es nicht, dass auch dort Interaktionen bestehen: Östrogene senken das Risiko, an Dickdarmkrebs zu erkranken, signifikant. Sie wirken protektiv gegen die Alzheimer-Krankheit und einzelne Erkrankungen des schizophrenen Formenkreises.

> ## Zusammenfassung
> ✱ Als Klimakterium wird die Zeitspanne im Leben einer Frau bezeichnet, in der die Ovarialfunktion langsam erlischt. Die Östrogenspiegel sinken, FSH steigt an.
> ✱ Das Klimakterium wird durch die Menopause (letzte Regelblutung) in zwei Phasen, Prämenopause und Postmenopause, unterteilt.
> ✱ Das Durchschnittsalter bei Eintritt der Menopause liegt bei 52 Jahren, das Klimakterium dauert etwa 10 – 12 Jahre (von 45. – 55. LJ).
> ✱ Als Senium wird die Zeit nach dem Klimakterium bezeichnet. Sie ist durch Östrogenmangelsymptome gekennzeichnet.

Die Sexualität der Frau

Erogene Zonen

Als erogene Zonen werden Bereiche der Körperoberfläche bezeichnet, die bei Reizung zur sexuellen Erregung führen. Die Lokalisation und Stimulierbarkeit sind individuell verschieden und oft auch situationsabhängig. Außerdem kann ihre Sensibilität durch Erfahrung konditioniert werden. Zu den erogenen Zonen zählen meist Genital- und Analregion, die Brust (insbesondere die Brustwarzen), Gesäß, Oberschenkelinnenseite, der Hals, die Nackenregion und das Gesicht (Lippen, Zunge, Ohren).

Klitoris, G-Punkt und weibliche Ejakulation

Als zentrales „Lustorgan" der Frau gilt die Klitoris. Der G-Punkt und die weibliche Ejakulation wurden erstmals im indischen Kamasutra beschrieben (3. Jahrhundert). Geprägt wurde der Begriff aber erst durch den deutschen Gynäkologen Ernst Gräfenberg (1950), nachdem der G-Punkt auch benannt wurde (Gräfenberg-Punkt). Erst 1980 bzw. 1998 wurden weitere Arbeiten über die genaue Beschaffenheit der Klitoris und des G-Punktes veröffentlicht.
Die Klitoris ist insgesamt viel größer als angenommen. Sie besitzt die Form eines Schmetterlings. Der äußere Teil der Klitoris ist der Kopf, der Körper umhüllt die Harnröhre von hinten auf drei Seiten, und die Flügel breiten sich von diesem abgehend bis zu 9 cm um die Vagina herum fast bis zum Damm aus. Die Klitoris ist mit zwei Schwellkörpern verbunden, die rechts und links neben der Vagina, also zwischen Vagina und Klitorisflügeln, liegen. Diese Schwellkörper reichen bis in die Schamlippen und umschließen die Vaginalöffnung. Der G-Punkt liegt etwa 5 cm vom Introitus entfernt an der oberen Vaginalwand. Er ist ein kleiner „Knubbel", der bei Stimulation anschwillt und einen Orgasmus auslösen kann. Es ist wahrscheinlich, dass er entwicklungsgeschichtlich der Prostata des Mannes entspricht. Nach aktuellen Untersuchungen wird ihm weniger Bedeutung beigemessen. Manche Frauen ejakulieren beim Orgasmus aus den Skene-Drüsen, die rechts und links der

Harnröhre liegen, ein Sekret, das chemisch dem männlichen Ejakulat ähnelt.

Der sexuelle Reaktionszyklus

Nach Masters und Johnson (1984) wird der sexuelle Reaktionszyklus bei Mann und Frau in vier Phasen untergliedert. In jeder Phase gibt es typische genitale und extragenitale Veränderungen, die individuell geprägt sind (▌Abb. 1).

▶ **Erregungsphase:** Anschwellen der großen und kleinen Schamlippen, Lubrikation der Scheide sorgt für Gleitfähigkeit, Anschwellen und Erektion der Klitoris, Verlängerung und Weitung der Scheide in den oberen 2/3, Verengung im unteren Drittel, Steigerung der Puls- und Atemfrequenz, Blutdruckanstieg, Erektion der Mamillen, „sex-flush" der Haut, der Uterus hebt sich, so dass die Zervix in einer Linie mit der Vagina liegt.
▶ **Plateauphase:** Anschwellen des unteren Scheidendrittels, vermehrte Beckenbodenspannung, Hautrötung
▶ **Orgasmusphase:** unwillkürliche, rhythmische Kontraktionen des Beckenbodens und der Vagina (orgiastische Manschette im unteren Vaginaldrittel), evtl. auch des Uterus; die Zervix „taucht" dabei in das hintere Scheidengewölbe ein.
▶ **Entspannungs- und Rückbildungsphase:** Schwellung und Erektion der

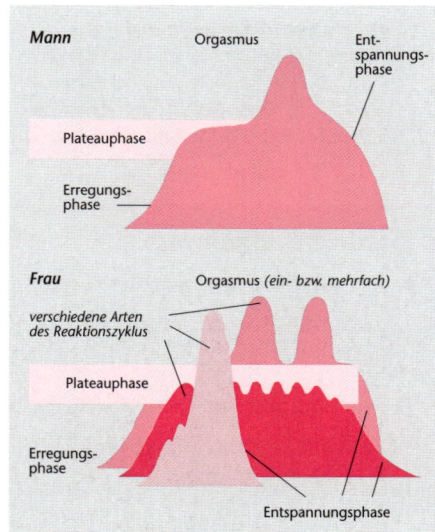

▌Abb. 1: Phasen des sexuellen Reaktionszyklus nach Masters u. Johnson: Im Gegensatz zum Mann ist der Ablauf bei der Frau sehr variabel. Sie ist zu mehrfachen Orgasmen fähig. [5]

Mamillen, der Klitoris und der Labien geht zurück; der Uterus kehrt in seine Ausgangslage zurück, vermehrte Schweißproduktion, Entspannung der gesamten Muskulatur, Puls, Atmung und Blutdruck gehen auf das Anfangsniveau zurück.

Häufigkeit von Orgasmen beim Geschlechtsverkehr (GV), Frauen < 40 Jahre:	
▶ 5 – 10%	nie
▶ 20 – 25%	1 – 3 von 10 GV
▶ 20 – 30%	4 – 7 von 10 GV
▶ 40 – 50%	immer

Sexualität in den Lebensphasen

In der Kindheit (0 bis ca. 10 Jahre)

Heute weiß man, dass Kinder vom Augenblick ihrer Geburt, vermutlich schon vorher, zu sexuellen Empfindungen fähig sind. Im Heranwachsen lernt das Kind vor allem am Beispiel der Eltern die typischen Verhaltensweisen von Mann und Frau und macht erste Erfahrungen mit seinem Körper. Diese sog. Spiel-Onanie ist wie die oft praktizierten Doktorspiele harmlos, solange kein zu großes Altersgefälle zwischen den Kindern besteht und keiner zum Mitmachen gezwungen wird.

Im Jugendalter

Mit dem Beginn der Pubertät beginnt sich der Körper langsam zu verändern. Erste Erfahrungen mit der Sexualität, meist in Form von Onanie, werden gemacht. Durch den relativ frühen Pubertätsbeginn und die liberale gesamtgesellschaftliche Haltung haben heute etwa 50% der 16- bis 17-Jährigen schon Geschlechtsverkehr. Bei den 14-Jährigen sind es immerhin 8% der Jungen bzw. 11% der Mädchen. Problematisch ist, wenn sich eine Art „sexueller Leistungsdruck" entwickelt. Verantwortungsbewusste Aufklärung in der Kindheit und ein natürliches, ungezwungenes Verhältnis zum eigenen Körper bereiten Jugendliche auf die ersten sexuellen Erfahrungen vor. Der Begriff „serielle Monogamie" steht für mehr oder weniger kurze, jedoch monogame Partnerschaften, wie sie heute in dieser Lebensphase häufig sind. Vorübergehende

homoerotische Phasen sind häufig und im Sinne eines „Ausprobierens“ zu sehen. Allerdings konnten manche später homosexuell ausgerichtete Menschen rückblickend schon in diesem Lebensabschnitt ihre „Andersartigkeit“ zumindest unterbewusst erfühlen.
Bevorzugtes Verhütungsmittel ist das Kondom, das in einer festen Partnerschaft von der Pille abgelöst werden kann. Außerdem sollten Jugendliche über die „Pille danach“ aufgeklärt werden und welche Möglichkeiten diese bietet (s. Verhütung, S. 32).

Im Alter

In einer Gesellschaft, in der Jugendlichkeit und Schönheit hoch bewertet werden, wird oft verkannt, dass sexuelle Gefühle nicht unbedingt eine Frage des Alters sind. Eine US-Studie ergab, dass 3/4 aller über 65 Jahre alten Männer und 50% der über 75-Jährigen noch immer Lust auf Sex haben. 50% der verheirateten 65-jährigen Frauen sind noch sexuell aktiv. Manche Autoren beschreiben bei Frauen (im Gegensatz zu Männern) im Alter sogar ein Ansteigen der sexuellen Bedürfnisse (dies würde sich durch den relativen Androgenüberschuss in der Postmenopause, der die Libido fördert, erklären lassen). Bei Mann und Frau verändert sich im Alter der Ablauf der sexuellen Erregung: Orgasmen werden seltener erreicht, und die Vorbereitungsphase verlängert sich. Problematisch ist jedoch, dass außerhalb einer festen Partnerschaft oftmals keine Möglichkeiten bestehen, sexuelle Wünsche auszuleben. Der Verlust der körperlichen Attraktivität, Krankheiten und die Menopause verunsichern Patientinnen oft. Veränderungen durch den Hormonmangel, wie Juckreiz, atrophische Veränderungen und Empfindlichkeit im Bereich der Genitalien, können mit Östrogensalben behandelt werden. Isolierter Dyspareunie durch verminderte Lubrikation kann auch mit Gleitgel begegnet werden.
Ärzte sollten ihre Patientinnen ermutigen, über Probleme in diesem Bereich zu sprechen. Sexualität ist in jedem Alter natürlich, was zumindest durch Interesse im Rahmen der Anamneseerhebung vermittelt werden kann.

In der Schwangerschaft

Bei Erstgebärenden nimmt die Libido meist in den ersten paar Monaten rapide ab. Dies mag wohl mit der Auseinandersetzung mit der neuen Situation des Körpers zusammenhängen. Im zweiten Trimenon jedoch nimmt die sexuelle Appetenz bei fast allen Frauen wieder zu.
Aus medizinischer Sicht besteht außer bei Fehlgeburtsrisiken kein Einwand gegen den Sexualakt. Sinnvoll ist eine sorgfältige Genitalhygiene bei beiden Partnern, insbesondere bei der Frau selbst, da Keime aus der Analregion verschleppt werden können.
Während oder nach dem Geschlechtsverkehr können Schmierblutungen auftreten. Sie werden durch kleine Verletzungen der Portioschleimhaut verursacht, die in der Schwangerschaft besonders gut durchblutet und aufgelockert ist. Dies ist harmlos, solange die Schmierblutungen nicht über Stunden anhalten, sich verstärken oder Uteruskontraktionen auftreten.

Nach der Geburt

Im Wochenbett sind die Wundflächen innerhalb des Uterus, der Scheide und am Damm noch nicht verheilt. Dies verursacht Schmerzen und ein erhöhtes Infektionsrisiko beim Koitus, weshalb normalerweise in dieser Zeit (4–6 Wochen post partum) Abstinenz empfohlen wird. Sollten die Partner trotzdem Geschlechtsverkehr wünschen, darf neben sorgfältiger Hygiene nicht auf ein Kondom verzichtet werden.
Auch in den ersten Monaten nach dem Wochenbett wünschen sich sehr wenige „Jungmütter“ sexuelle Kontakte. Sie sind psychisch und körperlich extrem belastet durch ihre neue Rolle als Mutter. Der Arzt sollte seine Patientinnen ermutigen, mit ihrem Partner über ihre erhöhten Zärtlichkeits- und Ruhebedürfnisse zu sprechen. Wird der Geschlechtsverkehr wieder aufgenommen, ist unbedingt auf eine ausreichende Verhütung zu achten! Entgegen der landläufigen Meinung bietet das Stillen meist keinen ausreichenden Schutz.
Bei Erregung und Orgasmus ist es völlig normal, wenn Milch aus den Brüsten abfließt.

Psychosexuelle Störungen

- **Dyspareunie:** schmerzhafter vaginaler Koitus. Ursachen können atrophische Veränderungen im Alter, Endometriose, Adhäsionen nach Entzündungen oder psychosomatische Ursachen wie Partnerschaftskonflikte sein.
- **Vaginismus:** spastische Kontraktionen der Beckenbodenmuskulatur, die einen Koitus unmöglich machen; meist ein psychogener Abwehrmechanismus, der behutsam (Psychotherapie) abgebaut werden sollte.
- **Nymphomanie:** exzessiver Sexualtrieb, mit Befriedigungssucht
- **Anorgasmie:** Ausbleiben des Orgasmus bei normaler Libido
- **Alibidinie:** fehlende sexuelle Appetenz

Die meisten dieser Störungen haben psychogene Ursachen, jedoch können auch organische Ursachen, wie Hypertonie oder Hypotonie, Medikamente (z. B. Antihypertensiva, Sedativa, Pille) zu Anorgasmie oder Alibidinie führen.

Zusammenfassung

- Die Reizung erogener Zonen führt zu sexueller Erregung. Lokalisation und Stimulierbarkeit sind interindividuell unterschiedlich.
- Die Klitoris ist das zentrale „Lustorgan“ der Frau. Der G-Punkt liegt 5 cm vom Introitus an der Scheidenvorderwand.
- Masters und Johnson haben den sexuellen Reaktionszyklus in vier Phasen unterteilt: Erregungs-, Plateau-, Orgasmus- und Entspannungsphase.
- Psychosexuelle Störungen sind meist psychogener Ursache.

Schwangerschaftsverhütung I

Es gibt viele Methoden, eine Schwangerschaft zu verhindern. Unterscheiden lassen sich reversible und irreversible Möglichkeiten der Verhütung. Die reversiblen können je nach Wirkweise in mechanische, chemische, hormonelle und natürliche Methoden unterteilt werden, wobei diese kombinierbar sind. Eine ideale Verhütungsmethode wäre 100%ig sicher, schnell wirksam, ohne Nebenwirkungen, einfach zu handhaben, reversibel und ohne Einfluss auf die Sexualität. Da es eine solche bisher nicht gibt, werden bei der Entscheidung, welche zum Einsatz kommt, verschiedene Faktoren berücksichtigt. Dazu gehören Pearl-Index (s. S. 35), Alter, Lebensrhythmus, Begleiterkrankungen, Kosten und nicht zuletzt individuelle Präferenzen.

Hormonelle Kontrazeption

Die Geschlechtshormone führen über eine zentrale Rückkopplungshemmung zu verminderter Ausschüttung hypophysärer Hormone. Dadurch wird der die Ovulation auslösende LH-Peak (s. S. 18) verhindert und damit das Ovar „stillgelegt". Gestagene verdicken den Zervixschleim, setzen die Tubenmotilität herab und verändern die endometriale Schleimhaut (und verschlechtern damit die Nidationsbedingungen). Östrogene als alleinige Verhütung sind obsolet, da ohne Gestagene, die die Entzugsblutung einleiten, der proliferative Effekt auf das Endometrium zu stark ausgeprägt wäre. Gestagene hingegen können auch allein eingesetzt werden.

Ovulationshemmer

Ovulationshemmer bestehen aus einer Östrogen- und einer Gestagenkomponente. Die eigentliche empfängnisverhütende Wirkung wird durch das Gestagen gewährleistet, die simultan oder sequentiell gegebenen Östrogene (Kombinations- bzw. Sequenzpräparate) dienen der Stabilisierung des Zyklus und erhöhen die Anzahl der Östrogen- und vermutlich auch Progesteronrezeptoren (was wiederum dazu führt, dass die Dosis der Gestagene gesenkt werden kann).

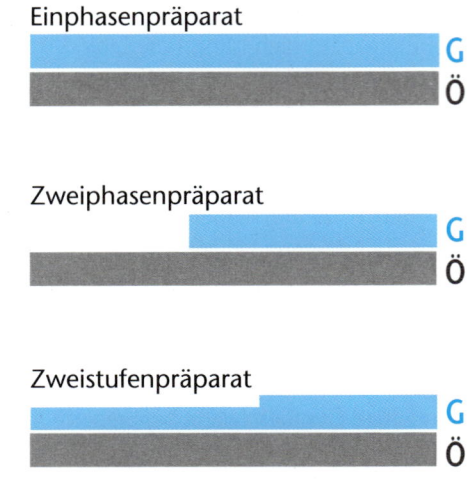

Einphasenpräparat — G / Ö

Zweiphasenpräparat — G / Ö

Zweistufenpräparat — G / Ö

Abb. 1: Schema der Hormondosierung bei verschiedenen Ovulationshemmern. [8]

Formen

„(Antibaby-)Pille"

Als Östrogenkomponente wird in allen Präparaten das synthetische Ethinylöstradiol (s. S. 16; 0,02 – 0,05 mg pro Tablette) verwendet. Pillen mit weniger als 0,035 mg Östrogen werden als Mikropillen bezeichnet. Als Gestagenkomponente steht eine Vielzahl von Derivaten zur Verfügung, die je nach Potenz dosiert werden (0,07 – 2 mg). Man unterscheidet folgende Dosiskombinationen:

▸ **Kombinationspräparate:**
– Monophasische Präparate = Einphasenpräparate: konstante Östrogen/Gestagen-Dosierung
– Stufenpräparate: Östrogenmenge konstant, variable Gestagendosis (in 2 oder 3 Stufen).
▸ **Sequenzpräparate** (Zweiphasenpräparate): erste Phase nur Östrogen, später Gestagen und Östrogen kombiniert.

Die Pillen sind in Packungen mit 21, 22 oder 28 Tabletten erhältlich. An die 21 bzw. 22 täglich eingenommenen Tabletten schließen 7 bzw. 6 pillenfreie Tage an, danach wird mit einer neuen Packung begonnen. Die 28-Tabletten-Pillen werden kontinuierlich eingenommen, jedoch enthalten die letzten 7 Pillen keinen Wirkstoff (Plazebo). Diese Art von Präparat soll die Compliance verbessern (z. B. Analphabetinnen). Neu ist die sog. Langzykluseinnahme. Hier wird ein Präparat mit einem modernen Gestagen ohne Einnahmepause

kontinuierlich eingenommen. Dabei kommt es zu einer Amenorrhö. Diese Form kann bei menstruationsbedingten Erkrankungen (z. B. zyklusabhängige Migräne, Anämie wegen Hypermenorrhö u. a.) medizinisch indiziert sein, kann aber auch aus Komfortgründen (z. B. Badeurlaub) gewählt werden.

Andere Applikationsformen

Neben den oralen Ovulationshemmern kommen auch transdermale Systeme zum Einsatz:

Vaginalring: Über einen flexiblen, vaginal applizierten Kunststoffring (NuvaRing®) werden Östrogene und Gestagene transepithelial aufgenommen. Es werden insgesamt niedrigere Hormondosen gebraucht, da ein kontinuierlicher Blutspiegel entsteht und nicht so viel Hormone in der ersten Leberpassage „verloren" gehen. Die Frau führt den Ring am 1. Tag der Menstruation wie einen Tampon selbst ein, und er wird nach 3 Wochen zur Einleitung einer Entzugsblutung wieder entfernt. Nach einer Woche Pause wird ein neuer

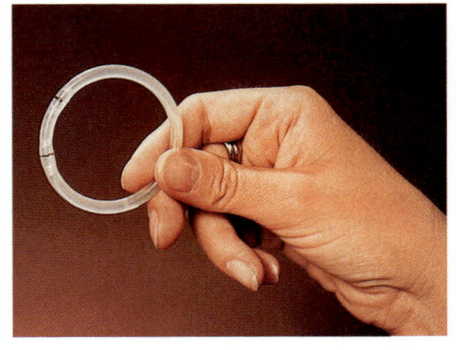

Abb. 2: Der Vaginalring. [9]

eingelegt. Der Ring verbleibt auch während des Geschlechtsverkehrs, kann aber, wenn er als störend empfunden wird, für bis zu 3 Std. am Tag entfernt werden, ohne dass die Sicherheit beeinträchtig wird.

Verhütungspflaster: Nach einem ähnlichen Prinzip wirkt ein Pflaster (Evra®), das auf die Haut aufgeklebt wird und jeweils eine Woche kontinuierlich „Pillenhormone" in das Blut abgibt. Hier werden pro Zyklus 3 Pflaster geklebt. In der vierten pflasterfreien Woche folgt die Hormonentzugsblutung.

Voraussetzungen für die Anwendung

Im Rahmen einer ausführlichen Anamnese und gynäkologischen Untersuchung muss das persönliche Risiko der Frau abgeklärt werden (▌Tab. 1). Es gibt absolute Kontraindikationen; bei relativen Kontraindikationen und wenn andere Verhütungsmethoden nicht in Frage kommen, müssen Vor- und Nachteile sorgfältig abgewogen werden. Grundsätzlich gilt: Es sollten monophasische Präparate mit möglichst geringer Hormondosierung verwendet werden. Liegen zusätzliche Indikationen vor, kann auf eher östrogen- bzw. gestagenbetonte oder antiandrogene Präparate ausgewichen werden (Hirsutismus, Akne u. a.).

Auf jeden Fall sollte alle 6 Monate eine **Kontrolluntersuchung** durchgeführt werden. Diese beinhaltet neben Erhebung der Nebenwirkungen, Blutdruckkontrolle und gynäkologischer Untersuchung mit Zervixzytologie auch die Untersuchung der Mammae.

Nebenwirkungen

Hormonelle Verhütung kann unerwünschte Wirkungen hervorrufen (▌Tab. 2). Meist können die Symptome beim Wechsel auf ein anderes Präparat oder eine andere Darreichungsform vermieden werden. In der Regel überwiegen die positiven – auch therapeutisch nutzbaren – Nebeneffekte wie verminderte Blutungsstärke, vermindertes Auftreten von Ovarialzysten oder Hautverbesserung bei Akne.

Absolute Kontraindikationen	Relative Kontraindikationen
Vorausgegangene Thromboembolien, Gerinnungsstörungen (APC-Resistenz), koronare Herzkrankheit, Apoplexie, Hypertonie >160/100 mmHg, Herzvitien, schwere Hypertriglyzeridämie, Raucherinnen über 35 Jahre, östrogenabhängige Tumoren, (Mammakarzinom, Endometriumkarzinom), nicht abgeklärte genitale Blutungen, Schwangerschaft, Leberstoffwechselstörungen, Lebertumoren, insulinpflichtiger D. m., akute Pankreatitis	Oberflächliche Beinvenenthrombosen, Thrombophlebitis, starke Varikosis, Frauen über 40 Jahre, Hypercholesterinämie, ausgeprägte Adipositas, Epilepsie, Diabetes mellitus, Migräne, Rauchen, Laktation, malignes Melanom, Ulcus ventriculi oder duodeni, Epilepsie, Endometriose, Uterus myomatosus, Colitis ulcerosa

▌ Tab. 1: Kontraindikationen der Ovulationshemmer.

Östrogene	Gestagene
Brustvergrößerung, Spannungsgefühle, Masthopathien; Gewichtszunahme (Wassereinlagerungen); Kopfschmerzen; Thrombosen; Übelkeit; vaginaler Fluor; Wachstumsförderung hormonabhängiger Myome/Malignome	Akne (bei modernen Gestagenen nicht mehr); Gewichtszunahme (Appetitsteigerung); Libidoverlust; Depressionen, Müdigkeit; Hirsutismus (bei modernen Gestagenen nicht mehr); trockene Scheide; Zwischenblutungen

▌ Tab. 2: Hormonspezifische Nebenwirkungen der Östrogene und Gestagene.

Ovulationshemmer beeinflussen die Häufigkeit einer Reihe anderer Erkrankungen:

▶ **Erhöhte Erkrankungsinzidenz:** thromboembolische Ereignisse (Herzinfarkt, Schlaganfall), Hypertonus, Ulcus ventriculi, Colitis ulcerosa, Cholelithiasis, epileptische Anfälle, benigne Lebertumoren

▶ **Erniedrigte Erkrankungsinzidenz:** Ovarial- und Endometriumkarzinome, Endometriose, Adnexitis, Anämie, Hyper- und Dysmenorrhö, Akne, Hirsutismus, Schilddrüsenerkrankungen, Ulcus duodeni, rheumatoide Arthritis

Hinsichtlich der Inzidenz von Mammakarzinomen sind die Studienergebnisse derzeit widersprüchlich und werden kontrovers diskutiert! Es ist anzunehmen, dass das Erkrankungsrisiko zwar nicht zunimmt, wohl aber das Wachstum des Tumors gefördert wird.

Hormonpräparate sind sofort abzusetzen bei:
akuten Migräneanfällen, akuten Sehstörungen, Ikterus, Wachstum von Myomen oder Knoten in der Brust, Schwangerschaft, bevorstehenden Operationen, neu auftretenden oder vermehrten epileptischen Anfällen, Verdacht auf Thromboembolie.

Wechselwirkungen mit anderen Medikamenten

Die gleichzeitige Einnahme anderer Medikamente kann zu einem Verlust oder einer Verminderung der kontrazeptiven Wirkung führen. Hierzu gehören bestimmte Antibiotika, Antikonvulsiva und Pilzmittel. Umgekehrt kann die Pille auch die Wirkung bestimmter Medikamente verstärken oder herabsetzen. Dazu gehören u. a. Blutgerinnungshemmer, Diuretika und Antihypertensiva. In jedem Fall sollte eine ausführliche Medikamentenanamnese durchgeführt und Interferenzen im Einzelfall abgeklärt werden.

Zusammenfassung

Ovulationshemmer:

✖ Zur Verhütung werden in aller Regel monophasische, möglichst niedrigdosierte Präparate verwendet.

✖ Die transdermale Applikation ist eine Alternative zur oralen Einnahme; sie ist einfach anzuwenden und belastet die Leber weniger.

✖ Die wichtigste unerwünschte Wirkung hormoneller Präparate ist das erhöhte Risiko für thromboembolische Ereignisse.

Schwangerschaftsverhütung II

Hormonelle Kontrazeption (Fortsetzung)

Gestagenpräparate

Zur hormonellen Kontrazeption können auch Gestagene allein eingesetzt werden. Das kardiovaskuläre Risiko ist bei diesen Präparate sehr niedrig, weshalb sie auch bei Frauen mit entsprechenden Risikofaktoren (> 40 Jahre, Migräne, Hypertonie etc.) eingesetzt werden. Da sie die Laktation nicht beeinflussen, sind sie auch für stillende Mütter geeignet. Die häufigsten unerwünschten Wirkungen sind Zyklusunregelmäßigkeiten, gefolgt von Gewichtszunahme, Libidoverlust, Kopfschmerzen, Depression, Akne und Seborrhö.

Minipille

Die Minipille enthält niedrigdosierte Gestagene, die kontinuierlich eingenommen werden. Die Wirkung beruht hauptsächlich auf Veränderungen des Zervikalschleims, was die Spermienaszension erschwert. Nur in 40–50 % der Fälle kommt es auch zu einer Hemmung der Ovulation. Häufig kommt es zu Schmier- und Zwischenblutungen.

> Die Minipille muss unbedingt täglich zur gleichen Tageszeit eingenommen werden – drei Viertel der ungewollten Schwangerschaften beruhen auf Einnahmefehlern!

Depotgestagene

Ihre Wirkung entspricht der Minipille. Sie können in 2- oder 3-monatigen Abständen intramuskulär („Dreimonatsspritze") injiziert bzw. alle 3 Jahre als 3–4 cm langes und 2 mm dünnes Stäbchen (Implanon®) unter Lokalanästhesie subkutan eingesetzt werden. Die Entfernung ist oftmals mit Schwierigkeiten verbunden. Bei der i. m. Applikation können die Hormone akkumulieren, so dass die Fertilität nach Absetzen des Medikaments verzögert eintritt. In der Praxis setzen sich die Depotgestagene wegen ihrer einfachen Anwendung und geringen Nebenwirkungsrate zunehmend durch.

Hormonspirale

Die kontinuierlich Gestagen abgebende Hormonspirale („intrauterines System" = IUS; Mirena®) ist eine Weiterentwicklung der klassischen Kupferspirale und verbindet deren Vorteile mit denen der Minipille oder Dreimonatsspritze (s. Intrauterinpessar, S. 33).

Postkoitalpille

Dieser Nidationshemmer ist nicht im eigentlichen Sinn eine Verhütungsmethode und sollte nur in Notfällen eingesetzt werden. Die Sicherheit liegt bei bis zu 98 %. Das Präparat besteht aus Östrogen und Gestagen bzw. einem reinen Gestagen und wird innerhalb von 48 Std. nach ungeschütztem Verkehr oral eingenommen – je früher, desto höher ist die Sicherheit.

Mechanische und chemische Verhütung

Bei den mechanischen Methoden benutzt man Hilfsmittel, die entweder in der Scheide oder auf dem Penis platziert werden und dadurch einmalig verhindern, dass die Spermien ihren Weg zu den Eizellen finden. Lokalchemische (Spermizide) und mechanische Verhütungsmethoden können gut miteinander kombiniert werden. Dadurch verbessert sich der Pearl-Index erheblich. Im weiteren Sinn werden auch die über einen längeren Zeitraum wirkenden Intrauterinpessare dazu gezählt.

Kondom/Femidom®

Schon seit 1200 v. Chr. wird das Kondom als Infektionsschutz und Verhütungsmittel benutzt. Früher bestand es meist aus natürlichen Materialien wie Schafsdärmen o. Ä., später aus Gummi und heute meist aus Latex. Die meisten „Pannen" entstehen durch falsche Handhabung. Beschädigungen durch scharfe Fingernägel, Hitze oder ölhaltige Gleitmittel müssen vermieden werden. Das Kondom für die Frau (Femidom®) wird in die Vagina eingeführt und kleidet die Scheide von innen aus. Über die Zuverlässigkeit dieser Methode liegen noch keine ausreichenden Daten vor.

> Nur Kondome schützen über die Verhütung hinaus vor sexuell übertragbaren Krankheiten (Hepatitis, AIDS)!

Spermizide

Durch diese chemischen Hilfsmittel werden die Spermien immobilisiert oder abgetötet bzw. ihre Penetration in den Zervixkanal verhindert. Es werden Cremes, Tabletten, Zäpfchen, Schaum und Gele angeboten. Alle Präparate müssen mindestens 10 Min., max. 60 Min. vor der Ejakulation in die Vagina appliziert werden. Obwohl die Chemikalien geringfügig absorbiert werden, gibt es keine Hinweise auf systemische Nebenwirkungen. Es kann allerdings zu vaginalen Reizungen kommen. Der **Vaginalschwamm** wird mit Spermiziden getränkt und ähnlich wie ein Tampon in die Scheide eingeführt. Er ist bis zu 24 Std. wirksam, unabhängig von der Anzahl der Kohabitationen.

Scheidendiaphragma

In erster Linie dient das Diaphragma (Pessar) als Carrier für zusätzlich notwendige Spermizide. Darüber hinaus hat es auch eine direkte Barrierefunktion; der flexible, mit Gummi überzogene Metallring verschließt den Muttermund aber nur unvollständig. Pessare gibt es in verschiedenen Größen. Sie sollten unbedingt durch den Arzt angepasst werden (∎Abb. 3), das Einsetzen muss öfter geübt und kontrolliert werden. Der Pearl-Index ist stark von der Erfahrung der Anwenderin abhängig: Bei einem Anwendungszeitraum von weniger als 2 Jahren liegt er bei fast 6, bei über 2 Jahren Anwendung und bei Frauen über 35 Jahren nur noch bei 2,1. Das Einsetzen muss mind. 10 Min., max. 2 Std. vor dem Geschlechtsverkehr erfolgen, das Pessar kann zwischen 6 und 24 Std. in der Scheide verbleiben.

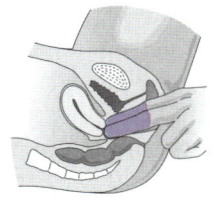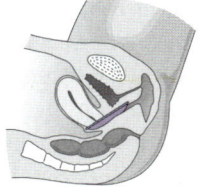

∎Abb. 3: Anpassung und Lage des Diaphragmas. [8]

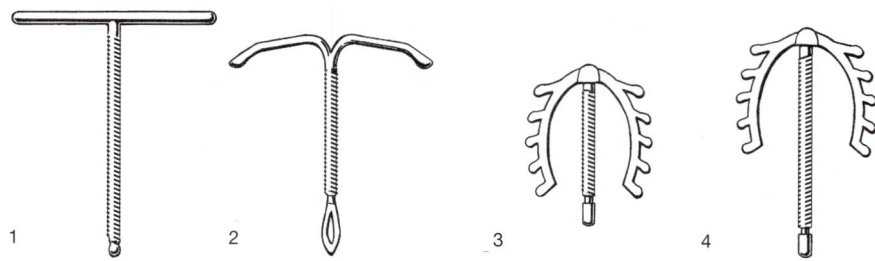

■ Abb. 5: Verschiedene IUP-Formen: 1 = Nova T® (Schering), 2 = IUP Kupfer (Cilag), 3 = Multiload® Cu 250 short (Nourypharma), 4 = Multiload® Cu 250 (Nourypharma). [8]

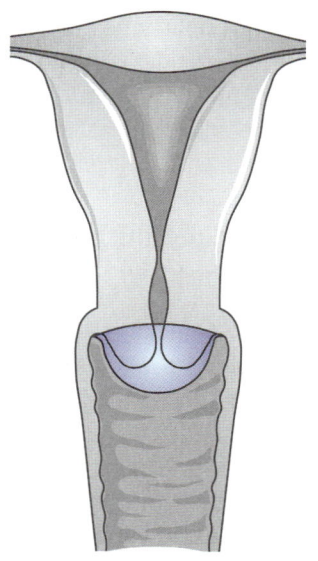

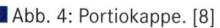

■ Abb. 4: Portiokappe. [8]

Portiokappe

Die aus Kunststoff bestehende Portiokappe saugt sich durch Kapillaradhäsion am Muttermund fest und schließt diesen ab. Sie ist in verschiedenen Größen erhältlich und muss der Frau angepasst werden (■ Abb. 4). Die Kappe wird nach der Periode eingesetzt und verbleibt bis einige Tage vor der nächsten Menstruation. Erlernt die Frau das Einsetzen und Entfernen nicht selbst, ist sie immer auf den Arzt angewiesen.

Lea Contraceptivum®

Dieses aus Silikon bestehende Verhütungsmittel entspricht einer Kombination aus Portiokappe und Diaphragma, kann mit einem Spermizid kombiniert werden. Das Lea Contraceptivum® umschließt den Muttermund und stützt sich auf der hinteren Scheidenwand ab. Es besitzt ein Ventil, durch das beim Einsetzen Luft austritt. Dadurch wird ein Unterdruck erzeugt, der es in Position hält. Es kann bis zu 48 Std. liegen bleiben und darf frühestens 8 Std. nach dem Geschlechtsverkehr entfernt werden. Es wird von der Frau selbst eingeführt, eine Anpassung durch den Arzt ist nicht erforderlich.

Intrauterinpessar (IUP)

Bei modernen IUPs („Spiralen") handelt es sich um Kunststoffgebilde, die mit einem Kupferdraht umwickelt sind (■ Abb. 5) oder Gestagene enthalten, die langsam an die Umgebung abgegeben werden. Sie werden in das Cavum uteri eingelegt.

Der Wirkmechanismus der Kupfer-IUPs ist noch nicht vollständig geklärt. Diskutiert werden mechanische Irritation der Schleimhaut, die die Nidation verhindert, und/oder Behinderung der Spermienmobilität durch freigegebene Kupferionen. Bei den gestagenhaltigen IUPs (intrauterines System = IUS, Mirena®) steht die lokale proliferationshemmende Gestagenwirkung auf das Endometrium (wie bei der Minipille) im Vordergrund. Wegen besserer Verträglichkeit und 5-jähriger Liegedauer wird heute meist diese „Hormonspirale" verwendet.

Das IUP kann auch bis zu 6 Tage postkoital eingesetzt werden und verhindert so die Einnistung der befruchteten Eizelle.

Nebenwirkungen und Komplikationen: Die IUP-Methode ist sehr zuverlässig, aber nicht ohne Nebenwirkungen. Spontanausstoßungen ereignen sich v. a. während der ersten beiden Menstruationen nach der Einlage. Bei einer von 1.000 Trägerinnen kommt es zu einer Perforation in die freie Bauchhöhle. Außerdem kann es zu Blutungsanomalien und erhöhter Infektionsrate kommen. Bei sehr jungen Frauen sollte das IUP wegen der Gefahr aufsteigender Infektionen und anschließender Infertilität nicht angewendet werden. Andere Kontraindikationen sind Kupferallergie, Immunsuppression, rezidivierende Genitalinfektionen, Uterusanomalien, Gerinnungsstörungen und Nulliparae.

Zusammenfassung

✶ Die häufigsten Nebenwirkungen von **Gestagenpräparaten** sind Schmierblutungen. Das kardiovaskuläre Risiko ist bei Gestagenpräparaten im Gegensatz zu Kombinationspräparaten niedrig.

✶ Die innerhalb von 48 Std. eingenommene **„Pille danach"** verhindert die Nidation.

✶ Um die Sicherheit auf ein annehmbares Maß zu erhöhen, sollten **mechanische und chemische Barrieremethoden** miteinander kombiniert werden.

✶ Das **IUP** ist eine der zuverlässigsten Verhütungsmethoden, ist aber aufgrund möglicher Infektionsrisiken bei jüngeren Frauen mit späterem Kinderwunsch nur nach strenger Indikationsstellung empfehlenswert.

Schwangerschaftsverhütung III

Natürliche Methoden

Unter natürlichen Verhütungsmethoden fasst man solche zusammen, die ohne Hilfsmittel mechanischer Art und ohne Hormonsubstitution bzw. Chemikalien auskommen.

Periodische Enthaltsamkeit (Zeitwahlmethode)

Eine Eizelle ist nach dem Eisprung ca. 6–12 Std. befruchtungsfähig, Spermien überleben im weiblichen Körper etwa 2–3 Tage. Deshalb kann man bei bekanntem Ovulationstermin die unfruchtbaren und damit für den Geschlechtsverkehr „sicheren" Tage bestimmen. Der Zeitraum vom 2. Tag nach der Ovulation bis zum Beginn der Menstruation (13 Tage) ist sicher unfruchtbar. Bei Einbeziehung der ersten Zyklushälfte ist mit einer höheren Unsicherheit der Methode zu rechnen, da die Dauer der ersten Zyklushälfte variabel ist.

> Die fruchtbare Zeit reicht von 3 Tagen vor der Ovulation bis zum 1. Tag danach. In der Praxis stellt die sichere (!) Bestimmung der Ovulation das Hauptproblem dar.

Die verschiedenen Methoden der „Zeitwahl" unterscheiden sich lediglich in der Art, wie sie den Ovulationstermin bestimmen: Alle sind nur bei weitgehend stabilem Zyklus und „disziplinierten" Partnern praktikabel. Stress, ungewohnte körperliche Aktivitäten (z. B. eine durchwachte Nacht), starker Gewichtsverlust (bei einer Diät), aber auch Klimawechsel oder Krankheiten können den Hormonhaushalt verändern und so die Methoden unsicher machen. Die Kombination verschiedener Methoden erhöht die Sicherheit signifikant (z. B. symptothermale Methode = Temperaturmethode kombiniert mit Billings-Methode).

Methode nach Knaus-Ogino (Kalendermethode)

Ogino (1932) nahm an, dass die Ovulation zwischen dem 16. und 12. Tag vor dem 1. Tag der nächsten Menstruation

stattfindet; nach Knaus (1960) liegt sie genau am 15. Tag. Daraus ergeben sich unterschiedliche Grundlagen, die fruchtbare Zeit auf der Basis von mindestens 12 vergangenen Zyklen zu berechnen.

Temperaturmethode

In der zweiten Zyklushälfte ist die Körpertemperatur rund 0,2–0,6 °C höher als im ersten Teil (s. S. 16). Durch regelmäßige Messung der Basaltemperatur (nach 6 Std. Ruhe, meist morgens vor dem Aufstehen; ■Abb. 6) lässt sich der Ovulationstermin auf 1–2 Tage genau bestimmen. Durchschnittlich liegt er 0–2 Tage vor dem Temperaturanstieg. Mit Hilfe eines Tagebuchs (mind. 12 Monate) kann bei regelmäßigem Zyklus der ungefähre Ovulationstermin vorhergesagt werden.

Methode nach Billings

Nach Billings lässt sich der Ovulationstermin durch Untersuchung des Zervikalschleims genauer eingrenzen. Durch die Östrogenwirkung verflüssigt sich dieser ca. 1 Tag vor dem Eisprung. Außerdem ist die Spinnbarkeit periovulatorisch erhöht. Abstinenz ist geboten, sobald die Frau diese Veränderungen bei sich beobachtet und bis zu 4 Tagen danach.

Zykluscomputer

Der erste Tag der Periode sowie die Basaltemperatur werden in den Computer (z. B. Persona®) eingegeben. Daraus errechnet dieser die fruchtbaren und unfruchtbaren Tage. An fraglich fruchtbaren Tagen wird mittels eines Teststreifens der Morgenurin auf Östrogene und Lutealhormone (LH) untersucht.

Coitus interruptus

Der Mann zieht den Penis vor der Ejakulation aus der Vagina der Frau zurück.

Diese Methode stellt hohe Anforderungen an die Disziplin des Partners. Außerdem können auch im „Gleittropfen", der bereits vor der Ejakulation abgegeben wird, Spermien enthalten sein.

Sterilisation (definitive Kontrazeption)

Die operative Sterilisation ist eine irreversible Methode der Verhütung. Die Indikation wird in vielen Kliniken nach bestimmten Kriterien gestellt, z. B. Alter über 30 und abgeschlossene Familienplanung. Eine ausführliche Aufklärung über alle Risiken und die weitreichenden individuellen Folgen dieses Schrittes ist essentiell, zumal Regressansprüche bei Unterlassung möglich sind. Die Sicherheit liegt bei Mann und Frau bei fast 100 %.

Bei der Frau

Durch die Tubenligatur wird der Transport des befruchtungsfähigen Eies zum Uterus verhindert. Der laparoskopische Eingriff wird unter Vollnarkose durchgeführt, kann aber auch im Rahmen eines Kaiserschnitts oder einer anderen Laparotomie erfolgen.

Beim Mann

Bei der Vasektomie wird der Ductus deferens unterhalb des Leistenkanals unterbrochen. Auch nach der Vasektomie findet eine Ejakulation statt, da Prostata und Samenblase den größten Teil des Ejakulats produzieren. Sexuelles Empfinden und Erektion werden nicht beeinflusst! Der Eingriff wird meist unter Lokalanästhesie durchgeführt und ist nebenwirkungsarm. Nach der Operation können in den Samenwegen noch Spermiendepots vorhanden sein, so dass bis zum Nachweis der Spermienfreiheit des Ejakulats zusätzlich verhütet werden sollte (ca. 6–12 Wochen nach dem Eingriff).

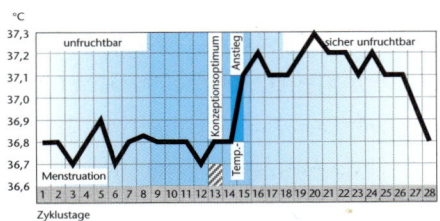

■Abb. 6: Basaltemperaturkurve. [8]

Methode	Pearl-Index
Pille	0,1 – 0,9
Gestagen-IUP	0,05 – 0,1
IUP	0,9 – 3
Minipille	0,5 – 3
Depotgestagene	0,3
Temperaturmethode	0,8 – 3
Symptothermale Methode	2
Diaphragma + Spermizid	2,1 – 6 (nur Diaphragma: bis 20)
Kondom	2 – 12
Vaginalschaum	1 – 5
Vaginalschwamm	4 – 8
Spermizide	3 – 21
Portiokappe	6
Coitus interruptus	4 – 18
Knaus-Ogino („Kalendermethode")	9 (15 – 35)
Billings-Methode	25
Zykluscomputer	6 (5% Schwangerschaften)
Sterilisation	0,1
Ungeschützter Verkehr	80 – 90
„Pille danach"	1 (abhängig vom Zeitpunkt der Einnahme)

Tab. 3: Ungefähre Zuverlässigkeit verschiedener Verhütungsmethoden.

Bewertung und Auswahl einer Methode

Mit dem **Pearl-Index** kann man die Zuverlässigkeit einer Methode abschätzen (Tab. 3). Er gibt die Anzahl der Schwangerschaften in 1.200 Frauenzyklen (entspricht 100 Frauenjahren) an, in denen mit dieser Methode verhütet wurde. Allerdings werden dabei die Häufigkeit des Verkehrs, Sexualgewohnheiten, Bildungsniveau, Alter und Erfahrung mit der jeweiligen Methode nicht berücksichtigt. Deshalb gehen in diese Bewertung nicht nur die tatsächliche Versagerquoten, sondern auch Einnahme- bzw. Anwendungsfehler ein. Bei den üblichen Tabellen finden sich daher auch etwas unterschiedliche Werte. Bei falscher Anwendung (z. B. Beschädigung des Kondoms durch Fingernägel, falsches Einlegen des Diaphragmas) kann das Risiko einer ungewollten Schwangerschaft weit über dem Pearl-Index liegen!

Der Pearl-Index allein kann keine Grundlage für die Auswahl einer Methode sein. Bestimmte Methoden sollten jedoch wegen des hohen Risikos der ungewollten Schwangerschaft von vornherein ausgeschlossen werden (Pearl-Index > 5). Es ist jedoch zu beachten, dass bei Kombination zweier Methoden der Index weit unter den Einzelindizes liegen kann (z. B. Kondom und Spermizide). Grundsätzlich gilt Folgendes:

▶ Besonders für **junge Frauen,** für die eine möglichst hohe kontrazeptive Sicherheit wichtig ist, ist die hormonelle Verhütung das Mittel der Wahl. Sie ist einfach anzuwenden und hat keinen negativen Einfluss auf die spätere Fertilität. Außerdem können sich diese Präparate positiv auf Akne auswirken, den Zyklus und Dysmenorrhöen regulieren. Außerhalb von festen Partnerschaften sollte die zusätzliche Verwendung von Kondomen empfohlen werden, da nur so auch Infektionen (STD, s. S. 44) vermieden werden können. Kombipräparate sind der Minipille wegen der einfacheren und unkomplizierteren Einnahmemodalitäten vorzuziehen.
Spermizide und natürliche Verhütungsmethoden kommen für die meisten Frauen dieser Altersgruppe weniger in Frage. Besonders junge Frauen haben häufig einen unregelmäßigen Zyklus und Lebenswandel. Sie gehen im Allgemeinen noch nicht so ungezwungen mit ihrer Sexualität um. IUPs kommen für junge Frauen nur in Ausnahmefällen in Frage.

▶ Für **Frauen mittleren Alters** sind im Prinzip alle reversiblen Methoden geeignet. Persönliche Vorlieben und Gewohnheiten spielen eine große Rolle (z. B. kommen natürliche Verhütungsmethoden nur in Frage, wenn die Bereitschaft zu aufwändiger „Vorarbeit" gegeben ist). Sollte die „Schicksalsentscheidung" Schwangerschaft akzeptiert werden, kann eine weniger sichere Methode durchaus sinnvoll sein. Risikofaktoren für hormonelle Kontrazeption sollten auch bei unter 30-Jährigen minimiert werden. In der Stillzeit können Gestagenpräparate (Minipille) oder IUPs verwendet werden.

▶ Bei **Frauen über 40** werden hormonelle Verhütungsmethoden v. a. bei zusätzlichen Symptomen (z. B. sekundäre Anämie bei Hypermenorrhö) eingesetzt. Liegen keine weiteren Erkrankungen vor, kann bei einer Nichtraucherin ein modernes Pillenpräparat bis zu den Wechseljahren verordnet werden – Methoden, die auf alleiniger Gestagengabe beruhen (Minipille und Depotgestagene), sind aber vorzuziehen. Das IUP ist das klassische Verhütungsmittel dieser Altersgruppe, das Eintreten der Menopause kann damit bei sicherer Kontrazeption „in Ruhe" beobachtet werden. Auch eine Sterilisation kann nach intensiver Abklärung der Familienplanungssituation in Frage kommen. Die Sterilisation beim Mann ist bei weitem unkomplizierter und risikoärmer als bei der Frau.

Zusammenfassung

✖ **Natürliche Verhütungsmethoden** erfordern ein hohes Maß an Disziplin.

✖ Die **Sterilisation** ist irreversibel. Sie kann sowohl bei der Frau als auch beim Mann durchgeführt werden.

✖ Der **Pearl-Index** ist die Grundlage zur Bewertung der Zuverlässigkeit einer Methode.

✖ **Auswahl:** Je nach Alter, zukünftigem Kinderwunsch, Vorlieben und Persönlichkeit der Frau sollten entsprechende Verhütungsmethoden empfohlen werden – nur eine gut informierte Patientin kann die für sie optimale Verhütungsmethode wählen!

Ungewollte Kinderlosigkeit I

Prinzipiell ist bei Fertilitätsproblemen zwischen Sterilität und Infertilität zu unterscheiden. Laut WHO liegt eine Sterilität vor, wenn nach 2 Jahren ungeschützten Verkehrs keine Schwangerschaft eingetreten ist. Als primär wird die Sterilität bezeichnet, wenn noch nie eine Schwangerschaft vorgelegen hat, als sekundär, wenn früher bereits eine Schwangerschaft eingetreten ist. Als infertil wird eine Frau bezeichnet, die nicht in der Lage ist, eine Schwangerschaft auszutragen.

10–20% der Paare in den Industrieländern bleiben kinderlos. In Deutschland sind etwa 2 Millionen Paare betroffen.

Ursachen der Sterilität

> **Verteilung der Ursachen:**
> 30% der Störungen liegen bei der Frau, 25% beim Mann, 40% der Störungen sind kombiniert (bei Mann und Frau), und 5% bleiben ungeklärt.

Als Ursachen kommen in Frage:

▶ Ovarielle Insuffizienzen (s. S. 22 und 24)
▶ Uterine Störungen: Fehlbildungen, Myome, Polypen etc.
▶ Endometriose
▶ Tubenfaktor: Veränderungen des Tubenepithels oder der Motilität; Tubenverschluss nach Entzündungen
▶ Zervixfaktor: Ausbleiben der periovulatorischen Schleimveränderungen, Spermaantikörper im Sekret, Zervixstrikturen etc.
▶ Andrologische Faktoren: anatomische Veränderungen des männlichen Genitales, Oligo- oder Azoospermien, endokrine Störungen, Erektionsstörungen, Kryptorchismus oder Gleithoden, retrograde Ejakulation in die Blase etc.
▶ Psychosomatische Faktoren: Stress, „Erfolgsdruck", Partnerschaftsprobleme
▶ Allgemeinerkrankungen der Frau oder des Mannes (z. B. Diabetes mellitus)
▶ Manchmal lassen sich keine Ursachen finden (idiopathisch).

Diagnostik

Ein Paar, das wegen ungewollter Kinderlosigkeit den Arzt aufsucht, hat oftmals schon eine Zeit intensiver Konzeptionsversuche hinter sich. Meistens ist es schon sehr gut über die Physiologie der Konzeption und das Konzeptionsoptimum informiert. Nicht selten hat es schon mehrfach versucht, Geschlechtsverkehr „nach Plan" durchzuführen, d. h. am periovulatorischen Konzeptionsoptimum.

In den ersten Gesprächen mit dem Paar sollte neben der ausführlichen Anamnese vor allem die psychische Belastung evaluiert werden. Was bedeutet es für das Paar, kinderlos zu bleiben? Wann sieht es für sich persönlich die Grenze der Behandlung? Wie geht es weiter, wenn die Therapie nicht erfolgreich ist? Wie ist die Einstellung zu Adoption, Pflegekindern oder Kinderlosigkeit? Solche Fragen werden frühzeitig in die Gespräche mit dem betroffenen Paar einbezogen, nicht erst im Fall eines Scheiterns. Die Patienten sollten so früh wie möglich psychologisch bzw. psychosomatisch betreut werden, wenn möglich vom behandelnden Arzt selbst. Als nützlich haben sich auch Selbsthilfegruppen erwiesen.

> Da androgene und kombinierte Störungen häufig sind, sollten von Anfang an beide Partner in die Diagnostik einbezogen werden.

Bei der Frau

▶ **Anamnese und gründliche Untersuchung**
▶ **Abstrichentnahme** zum Ausschluss von Entzündungen
▶ **Hormonelle Diagnostik:** Zwischen dem 6. und 9. Zyklustag sollte ein Basisstatus bestimmt werden, dazu gehören Östradiol, LH, FSH, Progesteron, Prolaktin, Testosteron, (DHEA-S, Androstendion); bei Adipositas zusätzlich SHBG, T_4, fT_4 (s. Ovarialinsuffizienz, S. 22 und 24). Zur Beurteilung der Corpusluteum-Funktion sollte ca. 7 Tage prämenstruell der Progesteronwert kontrolliert werden.
▶ **Transvaginale Sonographie:** Gibt es Hinweise auf Myome, Polypen, Endometriose?
▶ **Zyklusmonitoring:** Basaltemperaturkurve, sequentielle Hormonanalysen (Östradiol, LH, Progesteron), Ultraschalluntersuchung zur Beurteilung der Follikelgröße, des Endometriums und zur Ovulationskontrolle, Zervixscore etc. (s. a. S. 10)
▶ **Hysterokontrastsonographie** (HKSG): Über einen intrauterinen Katheter wird eine Glukoselösung appliziert, die in die Tuben fließt und diese besser darstellbar macht. Beurteilt werden Wandung und Form des Uterus, das Vorliegen von Myomen oder Polypen und Länge, Lumen und Durchgängigkeit der Tuben. Ist das HKSG auffällig, sollte dies im folgenden Zyklus durch Hysteroskopie und Laparoskopie abgeklärt werden. Die früher übliche Hysterosalpingographie ist heute obsolet.
▶ **Hysteroskopie:** Fehlbildungen, Myome, Polypen und Verwachsungsstränge können diagnostiziert werden.
▶ **Diagnostische Laparoskopie:** Myome, Endometriose, Fehlbildungen etc. können diagnostiziert werden. Durch die Chromopertubation kann die Durchgängigkeit der Tuben überprüft werden (Farbstoff wird über die Portio injiziert und entleert sich bei durchgängigen Tuben in die freie Bauchhöhle). Mittels einer Salpingoskopie kann man die innere Beschaffenheit der Tuben (Adhäsionen etc.) beurteilen. Der große Vorteil der Laparoskopie ist, dass man zugleich therapeutisch eingreifen kann.

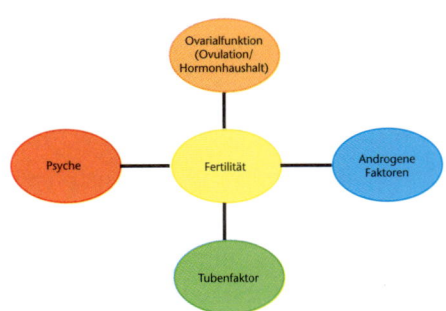

■ Abb. 1: Mehrere Faktoren wirken auf die Fertilität. [10]

Oligozoospermie	Spermienkonzentration < 20 Mio./ml
Asthenozoospermie	< 50% der Spermien motil, Morphologie und Anzahl aber o.B.
Teratozoospermie	> 50% morphologisch abnormale Spermien
OAT-Syndrom	Oligoasthenoteratozoospermie
Azoospermie	Keine Spermien im Ejakulat
Aspermie	Kein Sperma
Hämospermie	Rötlichbraune Farbe durch Blutbeimengung
Pyospermie	Gelbliche Farbe durch Eiter

Tab. 1: Begriffe zur Beurteilung eines Spermiogramms.

Beim Mann

▶ **Urologische Untersuchung**
▶ **Spermiogramm:** Das Ejakulat wird nach 4- bis 5-tägiger sexueller Karenz durch Masturbation gewonnen. Beurteilt werden Verflüssigung, Viskosität, pH, Farbe, Geruch und Volumen. Im Nativpräparat wird es auf Erythrozyten, Leukozyten und Keime geprüft. Die Spermien selbst werden auf Beweglichkeit, Morphologie und Anzahl untersucht. Der Anteil toter Spermien kann durch den Eosintest festgestellt werden. Anschließend werden biochemische Parameter, z. B. der Fruktosegehalt und saure Phosphatase, bestimmt, die weitere diagnostische Hinweise liefern.

Spermiogramm-Normwerte (WHO)
20 – 70 Mio. Spermien/ml; > 50% morphologisch unauffällig ; Globalmotilität > 50%, Vorwärtsbeweglichkeit > 30%; pH 6 – 8

Mit Hilfe des Spermiogramms können schon sehr differenzierte Aussagen über Erkrankungen der Samenwege oder Hormonstörungen getroffen werden.

▶ **Hormonanalysen:** Testosteron, Androstendion, DHEA-S
▶ **Hodenbiopsie** mit testikulärer Spermienextraktion (TESE): Bei Azoospermie werden direkt aus dem Hoden Spermien gewonnen, um die Spermiogenese zu beurteilen.
▶ **Mikrochirurgische epididymale Spermienaspiration** (MESA): Gewinnung von Spermienmaterial aus den Nebenhoden bei Azoospermie und Ejakulationstörungen infolge einer Querschnittslähmung

Die aus MESA und TESE gewonnenen Spermien können auch für die assistierte Reproduktion (IVF und ICSI) verwendet werden.
Zusätzlich können Spermiogramm im Urin (Verdacht auf retrograde Ejakulation), Sonographie des Hodens, Doppler-Untersuchung bei Verdacht auf Varikozele und genetische Untersuchungen nötig werden.

Funktionelle Test

▶ **Kurzrok-Miller-Test:** Periovulatorischer Zervixschleim bzw. Sperma wird mit Spendermaterial zusammengebracht, das sicher fertil ist. Beide Partner müssen wenigstens 3 Tage sexuelle Karenz geübt haben. Der Test hat nur noch historischen Wert; der SCMPT (Kremer-Test) ist ein aussagekräftigeres Verfahren.

▶ **Postkoitaltest (Sims-Huhner-Test):** 4 – 12 h nach dem Geschlechtsverkehr wird der Zervixschleim (aus dem oberen Zervikalkanal) auf das Vorhandensein und die Mobilität von Spermien mikroskopisch untersucht. Der Test wird periovulatorisch nach 3-tägiger Ejakulationskarenz durchgeführt. Er ist positiv bei beweglichen Spermien im Schleim. Der Test fällt negativ aus, wenn eine Penetrationsstörung der Spermien durch den Zervixschleim vorliegt. Der Test ist nur bei unauffälligem Spermiogramm sinnvoll.
▶ **SCMC-Test:** Der Spermien-Zervix-Mukus-Kontakt-Test klärt die Beweglichkeit der Spermien im Zervikalsekret ab. Der periovulatorische Zervikalschleim wird in Kapillaren gesaugt, die auf einer Platte mit Millimeterangaben befestigt werden. Das untere Ende wird in das Spermareservoir getaucht, und nach definierten Zeitabständen werden Beweglichkeit, Dichte und Eindringtiefe der Spermien bestimmt. Der Test kann auch gekreuzt, d. h. mit Donormaterial sicher fertiler Spender durchgeführt werden. Er ist in erster Linie nach fragwürdigem Postkoitaltest und bei Verdacht auf Antikörper sinnvoll.
▶ **Nachweis von Spermaantikörpern (ASA)** im Sperma und Zervikalschleim.

Ungewollte Kinderlosigkeit II

Therapie der ungewollten Kinderlosigkeit

 ### Behandlung bei Ovulationsstörungen

Bei Störungen der Ovulation wird nach Ausschöpfen naturheilkundlicher Maßnahmen in Abstimmung mit dem Paar eine Stimulationstherapie mit Clomifen, Gonadotropinen oder GnRH (s. S. 25) durchgeführt. Über die möglichen Komplikationen und deren Folgen ist ausführlich aufzuklären. Zur Unterstützung der Corpus-luteum-Funktion in stimulierten Zyklen wird eine HCG- oder Progesteronsubstitution postovulatorisch empfohlen. Bei Eintritt einer Schwangerschaft sollte diese Therapie noch zwei Wochen weitergeführt werden, bis die Trophoblastendifferenzierung beendet ist.
Voraussetzung für eine Stimulationstherapie sind eine unauffällige Tubenfunktion und gute männliche Parameter. Die Schwangerschaftsrate liegt bei 25%, die Mehrlingsrate bei 2–30%; das Abortrisiko beträgt 20–25%.

 ### Technisch assistierte Reproduktion

Für die Durchführung technisch assistierter Reproduktion bestehen strenge rechtliche Grundlagen. Die zuständige Ärztekammer muss ihre Zustimmung erteilen, mindestens drei auf diesem Gebiet ausgebildete Ärzte müssen zusammenarbeiten, eine spezielle Laborausstattung muss vorhanden sein, und der gesamte Vorgang muss ausführlich dokumentiert werden. Der Verbleib der Ei-

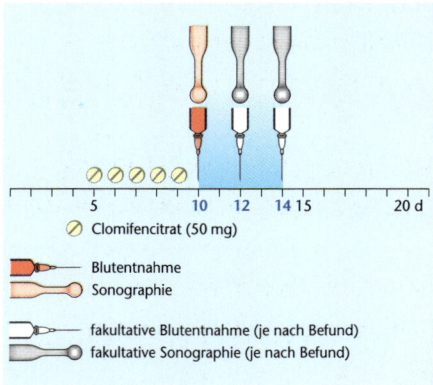

Abb. 2: Clomifenstimulationstherapie. [7]

zellen und Embryonen kann jederzeit behördlich überprüft werden.
Laut Embryonenschutzgesetz sind Manipulationen an der Keimbahn nicht erlaubt. Es dürfen auch nicht mehr als drei Embryonen simultan transferiert bzw. diese nach Qualitätskriterien ausgewählt werden. Die Lagerung überzähliger Oozyten oder Embryonen bedarf der persönlichen Einwilligung.

Intrauterine Insemination

Das durch Masturbation gewonnene Sperma wird speziell aufbereitet und direkt in das Cavum uteri eingebracht. Man unterscheidet zwischen homologer Insemination (mit Sperma des Partners) oder heterologer Insemination (mit Spendersperma). Grundsätzlich ist die heterologe Insemination erlaubt, wenn alle Beteiligten eingewilligt haben. Zivilrechtlich kann der behandelnde Arzt jedoch zu Alimentationen verpflichtet werden, falls keine vertraglichen Vereinbarungen getroffen wurden. Der Samenspender muss auf Verlangen bekannt gegeben werden; das so gezeugte Kind ist erbberechtigt.
Indikationen sind ein pathologischer Zervixschleim, leichtes OAT-Syndrom, retrograde Ejakulation, Genitalfehlbildungen und Vaginismus. Eine unauffällige Tubenfunktion ist Voraussetzung. Die Erfolgsaussichten sind relativ gering: Es entstehen 5–10% Schwangerschaften pro Behandlungszyklus.

In-vitro-Fertilisation (IVF)

Die Ovulation wird nach Stimulation medikamentös (HCG-Bolus i. v.) ausgelöst. 36 Stunden später folgt die ultraschallgesteuerte vaginale Punktion des Follikels. Aus der entnommenen Flüssigkeit werden die Oozyten „gefischt" und auf ein spezielles Kulturmedium transferiert. Nach weiteren 3–6 Stunden wird das aufbereitete Sperma hinzugefügt. Vorkerne können nach 16–29 Stunden entdeckt werden. Max. drei Embryonen dürfen weiter kultiviert werden; im 4- bis 8-Zell-Stadium werden sie in den Uterus retransferiert. Die Corpus-luteum-Phase sollte im Anschluss durch Gestagene unterstützt werden.
Indikationen sind die tubäre Sterilität, andrologische Sterilität, „idiopathische"

Sterilität, Endometriose, immunologische Sterilität (durch Spermaantikörper) oder mehrere erfolglose Inseminationen. Die IVF ist homolog und heterolog (nach Genehmigung durch die Ethikkomission) möglich. Uterusfehlbildungen dürfen nicht vorliegen. Die Hauptkomplikation dieser Methode ist das Überstimulationssyndrom, Infektionen und Verletzungen aufgrund der Follikelpunktion. Die Erfolgsaussichten liegen bei 15–20% Schwangerschaften pro Behandlungszyklus.

Intrazytoplasmatische Spermieninjektion (ICSI)

Die Gewinnung der Oozyten erfolgt wie bei der IVF. Anschließend werden die Eizellen von den Granulosazellen befreit und wie das Sperma speziell vorbereitet. Ein immobilisiertes Spermium (durch Schlag auf den Halsteil) wird komplett in die Eizelle injiziert.
Indikationen sind die hochgradige androgene Sterilität und erfolglose IVF. Der Erfolg liegt bei 30–35% Schwangerschaften pro Behandlungszyklus. Neuere Forschungen ergaben jedoch den Hinweis, dass das Fehlbildungsrisiko doppelt so hoch ist wie bei „natürlich" entstandenen Kindern. Die Komplikationen sind die gleichen wie bei der IVF.

Das ovarielle Überstimulationssyndrom (OHSS)

Das OHSS ist eine potentiell lebensbedrohliche Komplikation reproduktionsmedizinischer Maßnahmen. Es wird hervorgerufen durch das Zusammenwirken mehrerer Gelbkörper nach Stimulationstherapie. Extrem hohe Östrogenspiegel erhöhen die Gefäßpermeabilität, wodurch Flüssigkeit in den extravasalen Raum verschoben wird. Als Folge treten Hämokonzentration mit Thrombosegefahr, Elektrolytverschiebungen, Aszites oder ein Hydrothorax auf, oft begleitet von vegetativen Reaktionen. Das OHSS tritt etwa bei 0,3–0,5% aller stimulierten Zyklen auf.
Zur **Prävention** sollte die HCG-Dosis zur Ovulationsinduktion so niedrig wie möglich gehalten sowie die Follikelentwicklung engmaschig überwacht werden. Des Weiteren wirkt eine Unterbre-

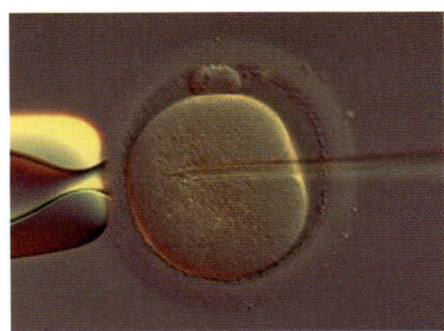

■ Abb. 3.: Intrazytoplasmatische Spermieninjektion (ICSI). [9]

chung des Stimulationszyklus oder der Verzicht auf den Embryotransfer im Entnahmezyklus präventiv, da das OHSS zusätzlich von endogenem HCG getriggert werden kann. Wird ein OHSS befürchtet, kann der Verlauf durch Albumingaben bei der Punktion und beim Embryotransfer abgemildert werden.

Klinik
Laut WHO werden 3 Schweregrade unterschieden:

◗ **Grad 1:** zystisch vergrößerte Ovarien < 5 cm Durchmesser, Übelkeit, abdominales Spannungsgefühl, Östradiolkonzentration im Serum > 3.000 pg/ml
◗ **Grad 2:** zystisch vergrößerte Ovarien < 10 cm Durchmesser, Übelkeit, Erbrechen, Durchfall, ggf. Aszites, Östradiolkonzentration > 5.000 pg/ml, Hämatokrit < 45%
◗ **Grad 3:** zystisch vergrößerte Ovarien > 10 cm Durchmesser, Aszites, evtl. Pleura- und/oder Perikarderguss, Übelkeit, Erbrechen, Durchfall, Hämatokrit > 50%, Thrombozytose, Leukozytose, Transaminasenanstieg durch Leberaffektion um 100 U/l, CRP↑, Oligurie, evtl. Nierenversagen

Die größte Gefahr liegt in thromboembolischen Komplikationen.

Diagnostik und Therapie
Die Diagnosestellung erfolgt durch die typische Klinik nach einem Embryotransfer (IVF oder ICSI). Das OHSS kann aber auch ohne vorausgegangene Stimulationstherapie entstehen, dies ist jedoch sehr selten! Die **Sonographie** dient der Beurteilung der Ovargröße,

eines Aszites oder von Pleuraergüssen. Tachykardie, Jugularvenenstauung, Oberbauchschmerzen und Dyspnoe weisen auf einen Perikarderguss hin, der mittels **EKG** diagnostiziert werden kann. **Laborchemische Untersuchungen** dienen der Einschätzung möglicher Komplikationen. Folgende Parameter sollten täglich bestimmt werden: Blutbild und Hämatokrit, Elektrolyte, Eiweiß, Transaminasen (bei V. a. Leberfunktionsstörungen), Retentionswerte (bei V. a. Nierenfunktionsstörungen), Entzündungsparameter, Östradiol im Serum.

Eine vaginale Untersuchung ist kontraindiziert, da dies zur Ruptur der Ovarien führen kann!

Die Therapie richtet sich nach dem Schweregrad der Erkrankung:

◗ OHSS Grad 1: Die Kontrolle kann ambulant erfolgen. Neben erhöhter oraler Flüssigkeitszufuhr sollte der Patientin eiweißreiche Kost und Ruhe, kein Sport oder Geschlechtsverkehr empfohlen werden.
◗ OHSS Grad 2: Je nach klinischem Bild und Blutwerten kann die Kontrolle ambulant, jedoch engmaschiger, z. T. täglich erfolgen (analog der Grad-1-Therapie) oder eine Krankenhauseinweisung nötig sein.
◗ OHSS Grad 3: muss immer stationär behandelt werden

Wichtigste Maßnahmen der stationären Therapie sind die Eindämmung der Hämokonzentration durch Hämodilution und die Thromboseprophylaxe (Heparin, Strümpfe). Die Nieren- und Leberfunktion sollte engmaschig überwacht werden, um einem drohenden Organversagen rechtzeitig begegnen zu können. Der Patientin kann evtl. durch Punktion des Aszites oder des Pleuraergusses, durch Schmerzmittel und Antiemetika Erleichterung verschafft werden. Als letzte Möglichkeit bei nicht zu beherrschendem OHSS bleibt nur noch der Schwangerschaftsabbruch!

Zusammenfassung
✖ Männliche und weibliche Ursachen der Infertilität sind ungefähr gleich verteilt; häufig liegen kombiniert weiblich-männliche Störungen vor.
✖ Zur Basisdiagnostik gehört bei beiden Partnern neben der Anamnese die Untersuchung.
✖ Tubenverschlüsse, Hormonimbalancen und Ovulationsstörungen sind häufige Infertilitätsursachen bei der Frau.
✖ Hauptdiagnostikum beim Mann ist das Spermiogramm.
✖ Therapie der Fertilitätsstörungen:
– Störungen der Ovulation können durch eine Stimulationstherapie behoben werden.
– Bei der intrauterinen Insemination werden die Spermien direkt in das Cavum uteri eingebracht.
– Im Rahmen der In-vitro-Fertilisation (IVF) werden Spermien und Oozyten außerhalb des Körpers zusammengebracht; bis zu drei Embryonen dürfen wieder eingesetzt werden.
– Bei der intrazytoplasmatischen Spermieninjektion (ICSI) wird ein Spermium direkt in die Eizelle injiziert; evtl. ist mit dieser Methode ein erhöhtes Fehlbildungsrisiko verbunden.
✖ Das OHSS ist eine potentiell lebensbedrohliche Komplikation der Stimulationstherapie, die durch Hyperöstrogenismus infolge mehrerer Gelbkörper entsteht.

Entzündungen der Vulva und Vagina

Ursachen	Beispiele
Neoplasien (!)	Carcinoma in situ, Karzinom
Vulvadystrophien	Lichen sclerosus et atrophicus, hyperplastische und gemischte Dystrophie
Allergische Reaktionen	Intimsprays, Seife
Mechanische Reize	Zu enge Höschen, sexuelle Exzesse, Onanie, Selbstsäuberungszwang, Aneinanderreiben der Haut bei Adipositas
Chemische Reize	Desinfektionsmittel, Seife
Allgemeinerkrankungen	Diabetes mellitus
Dermatologische Erkrankungen	Lichen ruber planus, Psoriasis vulgaris
Hormonelle Störungen	Östrogenmangel im Alter, Schwangerschaft, Menstruation
Infektionen	Herpes genitalis, sekundär bei Trichomonaden- oder Soorkolpitis

Tab. 1: Ursachen der unspezifischen, nichtinfektiösen Vulvitis.

Vulvitis

Die Vulvitis ist eine Dermatitis im Bereich des äußeren Genitales der Frau. Durch die anatomischen Gegebenheiten ist hier die Haut besonders gefährdet (feuchte Kammer!).

Ätiologie

Die Ursachen sind vielfältig (Tab. 1). **Juckreiz** (Pruritus) an der Vulva kann auch als eigenständiges Krankheitsbild ohne Entzündungszeichen auftreten. Mögliche Ursachen sind prinzipiell die gleichen wie bei der Vulvitis. Bei Kindern muss man in erster Linie an Würmer, unspezifische oder allergische Vulvitis und einen Diabetes denken. In der Geschlechtsreife sind Mykosen, Herpesinfektionen und Kontaktekzeme, Dystrophien und STD (s. S. 44) am häufigsten. Im Alter stehen atrophische Dystrophien, Diabetes mellitus und Karzinome als Ursache im Vordergrund.

Klinik und Diagnostik

Typisch ist gerötete, juckende, warme Haut. Manche Frauen haben Schmerzen beim Wasserlassen und/oder beim Geschlechtsverkehr. Infektiöse Ursachen stehen meist in Verbindung mit Entzündungen der Vagina oder der inneren Geschlechtsorgane. Deshalb sollten bei Verdacht auf infektiöse Vulvitis immer auch Abstriche aus dem hinteren Scheidengewölbe entnommen werden. Eine genaue Anamnese liefert die entscheidenden Hinweise!

Therapie

Bei der Behandlung gehen allgemeine und spezifische Maßnahmen Hand in Hand: Kamillen- oder Eichenrindensitzbäder und Kühlung führen zu Erleichterung. Hygienische Maßnahmen wie das Tragen kochbarer Baumwollunterwäsche (2× täglich wechseln) sind unerlässlich, jedoch sollte auf Seife verzichtet werden, da sie die Haut zusätzlich

reizen könnte. Kortisonsalben lindern die Beschwerden sehr schnell. Postmenopausal ist eine lokale Östrogentherapie (Salbe) erfolgversprechend. Bei infektiösen Ursachen setzt man zusätzlich oft lokale Therapeutika ein.

Umschriebene Entzündungsprozesse

Nicht selten treten Haarbalginfektionen (**Follikulitis**; häufigster Erreger Staphylococcus aureus) auf. Seltener kommt es zu richtigen Furunkeln, meist nur in Zusammenhang mit einem Diabetes mellitus. Sitzbäder mit Kaliumpermanganat und lokale Desinfektion helfen, größere Furunkel oder Karbunkel müssen chirurgisch versorgt werden. Entzündungen der Bartholin-Drüse (**Bartholinitis**) sind relativ häufig. Eine einseitige, schmerzhafte, stark gerötete Schwellung im hinteren Bereich der Schamlippen ist das typische klinische Bild. Im Inneren der Drüse sammelt sich Eiter. Vor der Spontanperforation und zur Vermeidung einer Chronifizierung, wird bei einer akute Bartholinitis marsupialisiert: Der Zystenbalg wird mit

der Vulvahaut vernäht, so dass die Öffnung bestehen bleibt und die Drüse nach der Abheilung funktionstüchtig bleibt. Der Einsatz von Antibiotika ist meist nicht nötig.

Bakterielle Vaginose, Aminkolpitis

Die bakterielle Vaginose (BV) stellt eine Fehlbesiedelung mit einer Mischflora aus anaeroben und/oder fakultativ anaeroben Keimen und Gardnerella vaginalis auf Kosten der physiologischen Flora dar. Das Synonym Aminkolpitis ist irreführend, da keine Entzündung vorliegt. Die BV ist die häufigste Vaginalerkrankung der geschlechtsreifen Frau.

Klinik und Diagnostik

Im Vordergrund steht ein fischig riechender (durch Bakterien produzierte Amine), weißlicher Ausfluss (Fluor), im Fall der BV ohne Entzündungszeichen. Typischerweise findet man Werte um pH 5,0 und einen positiven Amintest. Im Nativpräparat (Methylenblaufärbung) kann man die Bakterienbesiede-

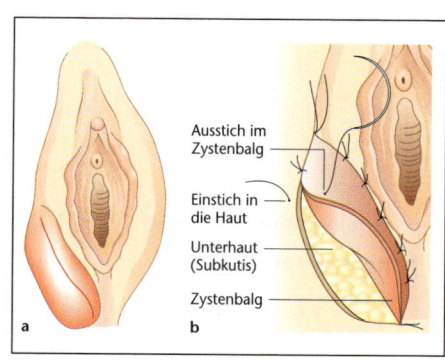
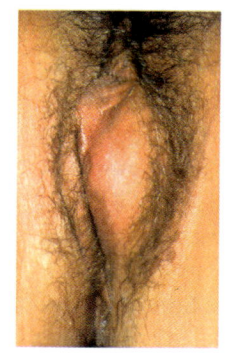

Ausstich im Zystenbalg

Einstich in die Haut

Unterhaut (Subkutis)

Zystenbalg

a b

Abb. 1: Bartholinitis. [22]

lung beurteilen: Die physiologischen Döderlein-Stäbchen sind fast vollständig verdrängt. An ihre Stelle treten vermehrt kokkoide Bakterien (Gardnerella vaginalis), die einzelne Zellen übersäen. Dies wird als „clue cells" bezeichnet.

Therapie

Durch den erhöhten pH werden aufsteigende Infektionen begünstigt. Es besteht ein 5fach erhöhtes Frühgeburtsrisiko. Deshalb sollte – besonders in der Schwangerschaft – konsequent behandelt werden. Antibiotikum der Wahl ist außerhalb der Schwangerschaft Metronidazol, das, ohne die Döderlein-Flora zu beeinträchtigen, ein weites Spektrum der Anaerobier und fakultativen Anaerobier abdeckt. Als Ausweichpräparat steht Amoxicillin zur Verfügung. Bei symptomarmen Frauen ohne Risikofaktoren (Schwangerschaft, Wochenbett und vor OP) können auch nur Präparate zur Ansäuerung des Scheidemilieus verwendet werden. Dies empfiehlt sich besonders bei Frauen mit multiplen Rezidiven zur Vorbeugung.

Kolpitis

Eine Entzündung der Vagina nennt man Kolpitis. Häufig tritt sie auf dem Boden einer bakteriellen Vaginose auf. Häufige Erreger sind Pilze und Trichomonaden, oft gemeinsam mit einer BV. Des Weiteren kommen Staphylokokken, Streptokokken, Enterokokken und seltener Proteus und Klebsiellen als Erreger in Frage.

Klinik

Hauptsymptome sind Juckreiz (v. a. bei Mykosen) und Fluor vaginalis. Bei der Untersuchung ist die Vagina diffus gerötet, druckschmerzhaft und geschwollen. Bei Mykosen können weißliche Beläge vorkommen. Schmerzen oder Abwehrspannungen während der Palpation des oberen Genitaltraktes weisen auf eine Aszension der Keime hin.

Diagnostik und Therapie

Für ein Nativpräparat und bakteriologische Untersuchungen sollten Abstriche

aus dem hinteren Scheidengewölbe entnommen werden. Bestimmte Staphylococcus-aureus-Stämme bilden Toxine, die zum toxischen Schocksyndrom führen können.
Unterstützend zur spezifischen Antibiotikatherapie können Ansäuerungspräparate verwendet werden.

Diagnostisches Vorgehen beim Leitsymptom Fluor

▶ Beurteilung des Ausflusses: Menge, Farbe und Geruch, pH, Amintest (KOH verstärkt fischartigen Geruch bei BV)
▶ Differenzierung zwischen vaginalem und zervikalem Fluor
▶ Anfertigung eines Nativpräparates; ggf. Gram-Färbung/Kultur
▶ Ggf. Abstrich auf Chlamydien, Gonokokken, Herpes (spezielle Abstrichsets beachten)
▶ Ggf. serologische Diagnostik bei Verdacht auf Chlamydien, Herpes, Syphilis oder HIV
▶ Palpation der inneren Genitalien – Ausschluss aufsteigende Infektion!

Bei erfolgloser Erregerdiagnostik: Diabetes mellitus, Karzinom, Östrogenmangel u. a. ausschließen!

Erreger (Therapie)	Nativpräparat	Fluor/pH
Gardnerella vaginalis (BV) (Metronidazol)	Döderlein-Flora – , Kokken +++, Clue cells ++	Fischiger Geruch, flüssig, gelblich, pH 5 – 5,5
Trichomonaden (Metronidazol)	Döderlein-Flora – , Kokken +++, Geißeltierchen +++	Gelblich, schaumig, cremig, pH > 4,5
Candidose (Candida albicans)	Döderlein-Flora +, Leukos ++, Sprosszellen, Pseudomyzelien ++	Weißlich, krümelig, pH oft normal bei 4 – 4,4
E. coli, Enterobakterien, Staphylokokken, Streptokokken	Döderlein-Flora +, Leukos +++, evtl. Kokken	Gelblich bis grünlich (eitrig), pH > 5

▌Tab. 2: Differentialdiagnostische Kriterien des vaginalen Fluors.

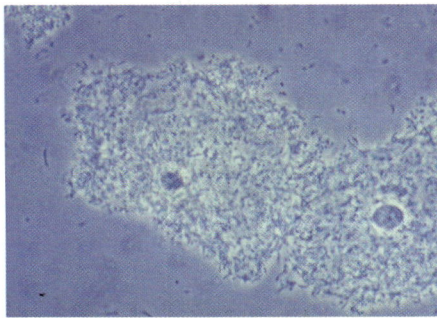

▌Abb. 2: Clue cells bei bakterieller Vaginose. [7]

Zusammenfassung

✖ **Vulvitis:** hat oft nichtinfektiöse Ursachen.
✖ **BV:** eine häufige, meist asymptomatische Störung, erhöht das Risiko für aufsteigende Entzündungen und Frühgeburtlichkeit.
✖ **Kolpitis:** Häufigste Erreger sind Pilze und Trichomonaden.
✖ **Fluor:** Das Nativpräparat bietet erste Anhaltspunkte für die Diagnose.

Entzündungen des inneren Genitales

Die Zervix stellt eine physiologische Barriere gegenüber aszendierenden Infektionen dar. Dazu tragen die anatomische Verengung, das mit Zilien besetzte Epithel (transportiert Erreger nach außen), die Schleimhautimmunität (IgA) und der bakteriostatisch und bakterizid wirkende Schleim bei. Entzündungen des oberen Genitaltraktes kommen daher meist bei Beeinträchtigung dieser Barriere vor (Menstruation, nach Abort, Geburt, Wochenbett, IUP).
Die häufigsten Erreger (s. a. S. 44) sind Chlamydien, Gonokokken, HSV und HPV. Daneben kommen Streptokokken, Staphylokokken, Mykoplasmen, E. coli und Mischinfektionen vor.

Zervizitis

Zervizitis ist eine Entzündung der Zervix, häufig vergesellschaftet mit einer bakteriellen Vaginose. Meist findet man sie bei jungen, sexuell aktiven, nicht schwangeren Frauen. Besondere Risikofaktoren sind – neben der BV – häufiger Partnerwechsel und hohe Kohabitationsfrequenz ohne Benutzung von Kondomen.

Klinik und Diagnostik

Leitsymptom ist zervikaler Fluor, der blutig (Chlamydien) oder eitrig (Gonokokken) sein kann; ansonsten ist die Zervizitis symptomarm. Eine begleitende Kolpitis kann, muss aber nicht vorliegen. Je nach gesuchtem Erreger muss bei Abstrichentnahme auf spezielle Transportmedien geachtet werden! Bedeutung hat die Zervizitis hauptsächlich als Ausgangspunkt für aufsteigende Infektionen (■ Abb. 1).

Pelvic inflammatory disease (PID)

Im Amerikanischen hat sich als Sammelbegriff für alle Infektionen des Uterus und der Adnexe der Begriff „Pelvic inflammatory disease" (PID) durchgesetzt. Er umfasst sowohl leichtere Formen als auch schwere, lebensbedrohliche Adnexitiden mit Pelveoperitonitis.

Endometritis

Die Entzündung der Gebärmutterschleimhaut tritt meist nach Abort oder postpartal auf.

Klinik, Diagnostik und Therapie

Typische Symptome gibt es nicht. Das Spektrum reicht von diffusen Unterbauchbeschwerden über Blutungen, eitrigen Ausfluss bis zu schwerem Krankheitsgefühl. Der Uterus ist bei der Palpation druckschmerzhaft. Im Serum findet man erhöhte Entzündungszeichen (CRP und Leukos, BSG ist im Zusammenhang mit SS immer erhöht, daher wenig aussagekräftig). Häufig bestehen vermehrte uterine Blutung und Fieber. Der Erregernachweis gelingt durch einen Zervikalabstrich. Neben Antibiotika werden Kontraktionsmittel gegeben.

Komplikationen

Bei fortschreitender Krankheit kann sich in der Uterushöhle Eiter sammeln (Pyometra) und eine Endo-Myometritis bis hin zur lebensbedrohlichen Puerperalsepsis nach Geburt entwickeln. Dies ist aber heute sehr selten geworden.

Sonderformen

Dazu zählen die IUP-Endometritis und die senile Endometritis: Bei Letzterer sammelt sich nach Verklebung der Zervix Flüssigkeit im Cavum uteri, die zur Entzündung führt. Häufig tritt dies in Zusammenhang mit einem Endometriumkarzinom auf, weshalb eine diagnostische Abrasio durchgeführt werden muss.

Adnexitis

Die Entzündung der Tuben, des Ovars und des umgebenden Gewebes entsteht meist durch eine aufsteigende Infektion, wobei das Endometrium kaum oder gar nicht involviert ist. Es sind hauptsächlich jüngere Frauen betroffen. Die Infektion breitet sich von innen nach außen aus. In der Tube kann sich Eiter oder seröse Flüssigkeit (■ Abb. 2) ansammeln.

Komplikationen

Die Entzündung kann chronifizieren, in mehreren Schüben verlaufen und auf das umgebende Gewebe übergreifen. Folgen können eine Pelveoperitonitis und/oder ein Tuboovarialabszess sein (■ Abb. 3). Die Schädigung der Tubenschleimhaut kann Kinderlosigkeit bzw. erhöhte Raten an Eileiterschwangerschaften zur Folge haben. Entzündliche Verklebungen unter Beteiligung des Darms (Konglomerattumoren) sind für den gelegentlich vorhandenen Defäkationsschmerz verantwortlich.

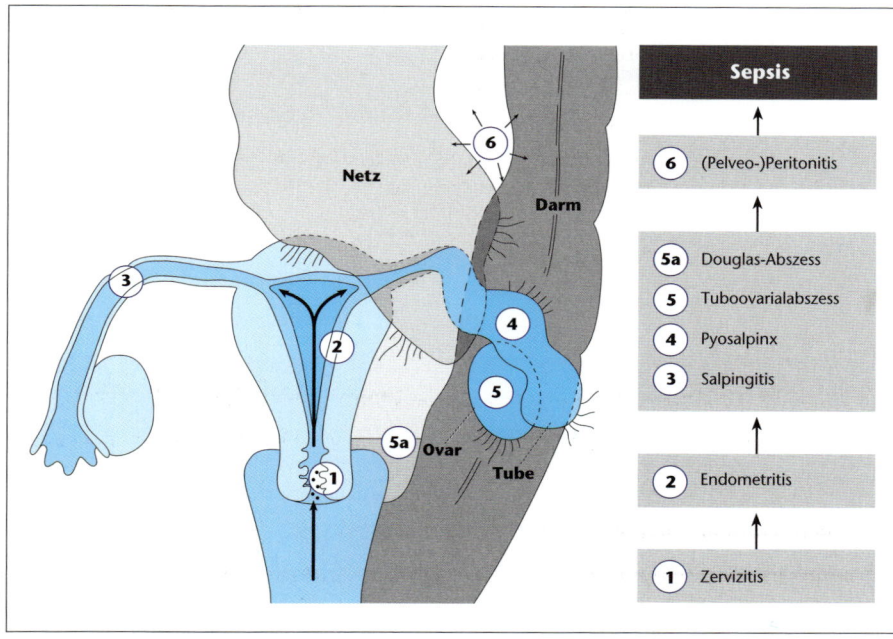

Sepsis

6	(Pelveo-)Peritonitis
5a	Douglas-Abszess
5	Tuboovarialabszess
4	Pyosalpinx
3	Salpingitis
2	Endometritis
1	Zervizitis

Netz · Darm · Ovar · Tube

■ Abb. 1: Keimaszension nach Zervizitis (nach Petersen, 1997). [6]

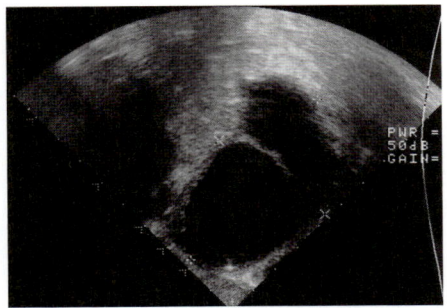

■ Abb. 2: Sonographischer Befund bei seröser Flüssigkeit in der Tube. [6]

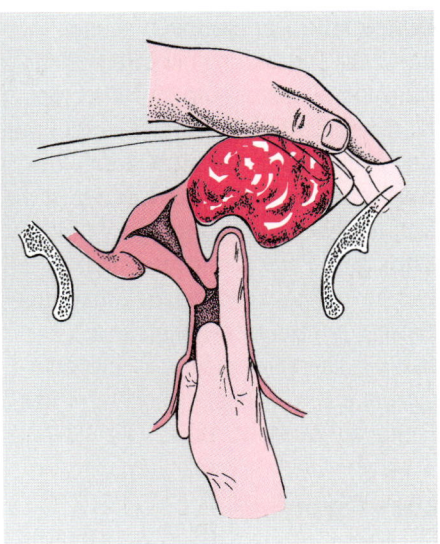

■ Abb. 3: Palpationsbefund bei Tuboovarialabszess. [5]

Klinik

Symptome der **akuten Adnexitis** sind plötzlicher, meist einseitig betonter, bei Bewegung verstärkter Schmerz im Unterbauch und eitriger zervikaler Fluor. Begleiterscheinungen können Fieber, Schwindel, Abgeschlagenheit und Übelkeit sein (DD ■Tab. 1). Leitsymptom der **chronischen Adnexitis** ist der anhaltende Unterbauchschmerz. Bei chronischen Unterbauchbeschwerden ist differentialdiagnostisch immer auch an Tumoren, Endometriose oder psychosomatische Erkrankungen zu denken (s. S. 54)!

Therapie

Neben Bettruhe und Antiphlogistikagabe wird eine mindestens 10-tägige Antibiotikatherapie durchgeführt. Das Wirkspektrum muss die häufigsten Erreger erfassen (Anaerobier, Streptokokken, gramnegative Stäbe, Chlamydien, Gonokokken). Bei schwereren Verläufen oder sehr jungen Patientinnen sollte eine breites Wirkspektrum abgedeckt werden, ggf. durch Kombination mehrerer Antibiotika. Pyosalpinx (Eiter in der Tube), Abszesse, Verwachsungen oder Konglomerattumoren müssen sehr häufig operativ behandelt werden.

Die Behandlung erfolgt meist stationär.

Genitaltuberkulose

Bei der Genitaltuberkulose handelt es sich immer um eine sekundäre Tbc nach hämatogener Streuung. Die Erkrankung ist in Deutschland sehr selten. Laut WHO kommen mehr als 90% der Erkrankten aus Entwicklungsländern. Dort ist Tbc noch heute Hauptursache der weiblichen Sterilität.

Klinik und Diagnostik

Die Symptome sind uncharakteristisch, wie Blutungsanomalien oder Unterbauchbeschwerden. Bei anamnestischem Verdacht auf Urogenital-Tbc gibt der Tuberkulintest erste Hinweise. Außerdem sollten Morgenurin und Menstrualblut zur Mykobakteriendiagnostik gewonnen werden.

	Schmerzcharakter	Befund/Diagnostik	Therapie
Akute Adnexitis	Ziehend, protrahiert	Fieber, eitriger zervikaler Fluor; druckdolente Adnexe, Portioschiebeschmerz; Entzündungszeichen im Blut; Sono, Laparoskopie	Antibiose
Extrauteringravidität	Protrahiert, stechend, bei Ruptur vernichtend	Portioschiebeschmerz, druckdolente Adnexe; HCG positiv! Sono: keine intrauterine SS, evtl. freie Flüssigkeit im Douglas-Raum	Laparoskopie/ Laparotomie
Stieldrehung (Ovar/Zyste)	Plötzlich einsetzend, oft nach körperlicher Belastung	Druckdolente, vergrößerte Adnexe einseitig; Sono	Operative Laparoskopie
Zystenruptur	Plötzlich einsetzend	Sono	Beobachtung, ggf. Laparoskopie
Akute Appendizitis	Rechts; vorher evtl. viszeral; periumbilikale Schmerzen	McBurney; Rosving-Zeichen; rektal-axilläre Temperaturdifferenz > 1°C; Fieber, Entzündungszeichen im Blut	OP

■ Tab. 1: Wichtige Differentialdiagnosen der akuten Adnexitis.

Zusammenfassung

✖ Ursache entzündlicher Erkrankungen der oberen Genitalien sind meist aufsteigende Keime auf dem Boden einer Zervizitis, meist Chlamydien, Gonokokken, HSV und HPV.

✖ Die bakterielle Vaginose begünstigt das Aufsteigen von Keimen.

✖ Frühzeitige konsequente Therapie vermindert Spätkomplikationen wie Verwachsungen oder Sterilität.

Sexuell übertragbare Krankheiten (STD)

Unter STD (*engl.* sexually transmitted disease) versteht man das Spektrum der durch Geschlechtsverkehr übertragbaren Infektionskrankheiten (s. a. S. 40 und 42).

> Die vier klassischen Geschlechtskrankheiten sind: Gonorrhö (Tripper), Lues (Syphilis), Lymphogranuloma inguinale und das Ulcus molle.
> Sie sind anonym, bei Therapieverweigerung auch namentlich meldepflichtig.

Weitere sexuell übertragbare Krankheiten sind:

▶ Urogenitale Chlamydieninfektion
▶ Herpes genitalis
▶ Trichomonadenkolpitis (s. S. 41)
▶ Condylomata acuminata (Papillomaviren, s. S. 48)
▶ Filzläuse und Milben
▶ Candida (fraglich)

Wichtig ist der sexuelle Übertragungsweg auch bei AIDS, Hepatitis B (und C) und Zytomegalie.

> **Differentialdiagnose infektiöser, ulzeröser Läsionen**
>
> ▶ Ulcus durum (harter, schmerzloser Schanker) bei Syphilis
> ▶ Ulcus molle (weicher, schmerzhafter Schanker)
> ▶ Herpes genitalis
> ▶ Lymphogranuloma venereum oder inguinale (sehr selten in Deutschland)

Gonorrhö (Tripper)

Erreger der Gonorrhö sind Neisseria gonorrhoeae, gramnegative aerobe Diplokokken. Sie dringen in Zylinderepithel ein. Das gesunde Plattenepithel der Vagina kann – außer bei postmenopausalen Frauen und Kindern – nicht infiziert werden. Man unterscheidet eine untere (Urethritis, Bartholinitis, Rektumbefall) von einer oberen Gonorrhö (Zervizitis, Endometritis, Adnexitis). Beide Formen können auch gemeinsam auftreten. Viele Infektionen verlaufen symptomarm oder sogar symptomlos. Die Inkubationszeit beträgt 2–4 Tage. Ihr Auftreten ist in den Industrieländern seltener geworden.

Diagnostik: Der Nachweis gelingt durch die Darstellung der intrazellulär gelegenen Diplokokken im Nativpräparat (Methylenblaufärbung). Bei der Frau sind allerdings nur ca. 50% der mikroskopischen Befunde positiv. Meist ist die Kultur beweisend.

Therapie: Penicillin (cave: zunehmende Resistenzbildung. Bei unkomplizierten unteren Infektionen erstreckt sich die Therapie beider Geschlechtspartner auf 1–3 Tage, bei oberen Infektionen auf bis zu 10 Tage.

Lues (Syphilis)

Der Erreger der Syphilis ist Treponema pallidum. Er benötigt nur kleinste Verletzungen, um in Gewebe eindringen zu können. Die Inkubationszeit beträgt 3–4 Wochen.

Klinik
Die Lues verläuft typischerweise in 3 Stadien:

▶ **Lues I** (Auftreten und Abheilen des Primäraffektes): Der Primäraffekt, das schmerzlose Ulcus durum (▮Abb. 1), entsteht an der Eintrittspforte des Erregers, also typischerweise an Vulva, Vagina, Portio oder Anus, aber auch extragenital an Lippen, Brust oder Fingern. Aus ihm entwickelt sich der Primärkomplex, d. h. eine zusätzliche schmerzlose Schwellung des lokalen Lymphknotens. Der Primärkomplex bildet sich spontan nach 4–6 Wochen zurück.

▶ **Lues II:** Der Erreger breitet sich auf dem Blut- und Lymphweg aus. Dies geschieht unbemerkt oder mit unspezifischen Symptomen wie Kopfschmerzen und Fieber. Danach treten die Hauptsymptome des Stadium II auf: Polylymphadenopathie, wegdrückbares papulöses Exanthem am Rumpf, Roseola syphilitica, Enantheme an den Schleimhäuten und Condylomata lata an den Genitalien oder am Anus. Typisch ist auch ein Palmoplantarsyphilid. Seltener tritt das sog. Stirnband der Venus (Exanthem an der Stirn-Haar-Grenze) oder die syphilitische Alopezie auf. Die Läsionen heilen mit oder ohne Therapie aus. Es bleiben oft Pigmentveränderungen.

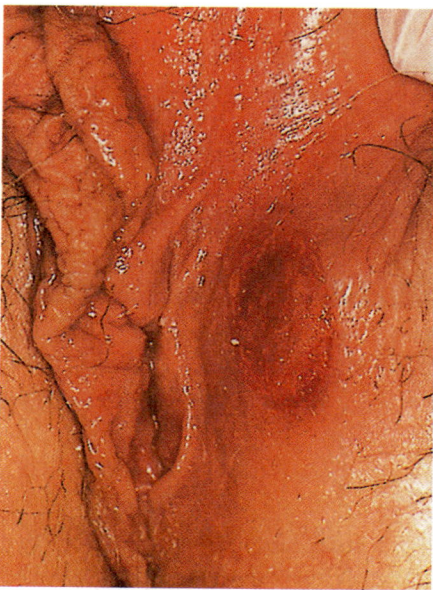
▮ Abb. 1: Syphilis Stadium I: Ulcus durum. [9]

▶ **Lues III:** Diese Phase folgt nach einem oft mehrjährigen (2–5 Jahre) Stadium der Beschwerdefreiheit. Der Erreger hat sich im ganzen Körper ausgebreitet und befällt die Organe. Als Zeichen der chronischen granulomatösen Reaktion bilden sich an der Haut und an den inneren Organen sog. Gummen, knotige Veränderungen, die mit einer starken Gewebsdestruktion einhergehen. Eine weitere Manifestation ist die Mesaortitis luetica, mit der Gefahr einer Aneurysmenbildung und Aortenruptur. Greift die Infektion auf das ZNS über (dies wird manchmal als **Stadium IV**

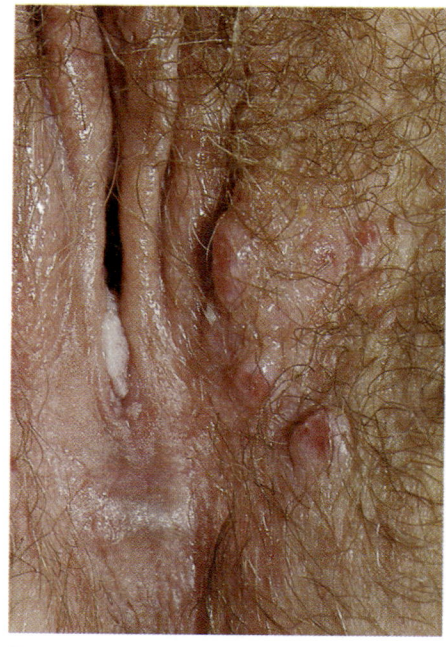
▮ Abb. 2: Syphilis Stadium II: Condylomata lata. [11]

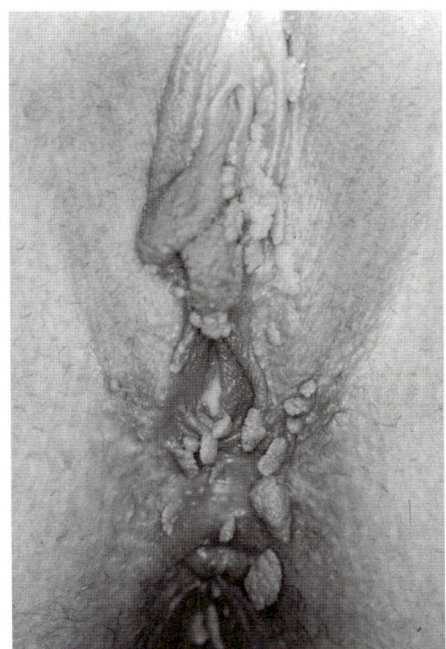

Abb. 3: Differentialdiagnose: Condylomata acu-minata, durch HP-Viren ausgelöst. [8]

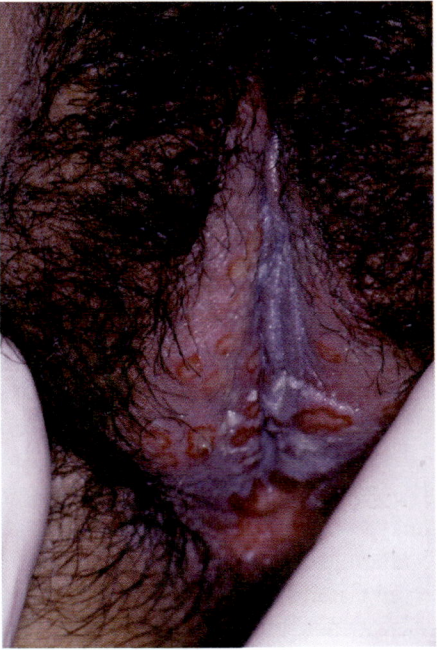

Abb. 4: Herpesinfektion: schmerzhafte, teilweise ulzerierte Bläschen. [7]

Chlamydia trachomatis L1–L3 sind die Erreger des **Lymphogranuloma venereum.** Die in Deutschland sehr seltene Erkrankung ist durch eine massive LK-Schwellung mit anschließender Einschmelzung gekennzeichnet. Therapeutikum der Wahl ist Doxycyclin.

Herpes-simplex-Virus-Infektion (HSV)

Genitale Infektionen durch HSV treten meist durch Typ 2 auf. HSV Typ 1 tritt hauptsächlich im Mundbereich auf, kann aber auch Genitalinfektionen auslösen. Der Erreger persistiert lebenslang in den Ganglien und kann jederzeit rekurrieren. Die Durchseuchung mit Herpesviren ist insgesamt sehr hoch. 3–9 Tage nach Erstinfektion kommt es an Vulva, Introitus, Vagina, Portio und/oder Anus zu der typischen, sehr schmerzhaften, Bläschenbildung mit nachfolgender Ulzeration. Der Bläscheninhalt ist hochkontagiös. Die regionären Lymphknoten sind geschwollen, und allgemeine Symptome wie Fieber, Muskelschmerzen oder Kopfweh können auftreten. Sehr selten kann es bei einer Erstinfektion auch zur Herpesenzephalitis kommen. Nach 11–21 Tagen heilen die Bläschen ab. Rekurrierende Infektionen sind leichter und dauern kürzer.
Gefährlich ist eine Erstinfektion in der Schwangerschaft, da sich das Virus während der Geburt auf das Kind übertragen kann, s. TORCH-Infektionen, S. 102. Die Therapie mit Aciclovir mildert den Verlauf, trifft aber nicht die in den Ganglien ruhenden Viren.

bezeichnet), kann sich eine luetische Meningitis, eine progressive Paralyse (Wesensveränderungen und Intelligenzverlust) und/oder die Tabes dorsalis (Degeneration der Rückenmarkshinterstränge) entwickeln. Bei Schwangeren kann der Fetus ab dem 5. Schwangerschaftsmonat infiziert werden.

Diagnostik und Therapie
Die **Diagnose** wird durch die Syphilis-Serologie gesichert: TPHA-Suchtest und FTA-Abs-Test. Der VDRL-Test dient der Verlaufskontrolle. Nur in den kontagiösen Stadien (I + II) kann der Erreger aus dem Ulkus oder den Hautläsionen entnommen und im Dunkelfeldmikroskop nachgewiesen werden. Die **Therapie** wird über 15 Tage – bei länger zurückliegender Infektion auch 21 Tage – mit Penicillin durchgeführt. Nach der ersten Dosis kann es zu einer anaphylaktischen Reaktion aufgrund des Erregerzerfalls kommen (Jarisch-Herxheimer-Reaktion). Prophylaktisch können Kortikosteroide verabreicht werden.

Urogenitale Chlamydieninfektion

Chlamydia trachomatis D–K sind die häufigsten Erreger der Zervizitis, Hauptverursacher aufsteigender Infek-tionen (PID, s. S. 42) und Infektionen der Sexualdrüsen des Mannes. In den westlichen Ländern sind sie Hauturs-che der Sterilität bei Mann und Frau. Chlamydien vermehren sich ausschließlich intrazellulär bevorzugt im Zylinderepithel der Zervix und der Urethra. Daher ist beim Abstrich sicherzustellen, dass auch tatsächlich Zellmaterial gewonnen wird. Die Diagnose wird durch PCR gesichert. Zur antibiotischen Therapie stehen Tetrazykline, Doxycyclin und Erythromycin zur Verfügung. Wichtig ist eine ausreichend lange Behandlung über mindestens 10–14 Tage. Wegen der Gefahr der perinatalen Infektion (40% Einschlusskonjunktivitis, 20% Pneumonie) ist laut Mutterschaftsrichtlinien ein Zervixabstrich auf Chlamydien vorgeschrieben (s. S. 82).

Zusammenfassung
* Die Verwendung von Kondomen ist der einzige sichere Schutz gegen STD.
* Gonokokken und v. a. Chlamydien gehören zu den häufigsten Erregern der Zervizitis und Adnexitis.
* Chlamydieninfektionen sind in den westlichen Ländern Hauptursache für Sterilität bei Frau und Mann.
* Lues verläuft typischerweise in 3 Stadien, atypische Verläufe kommen aber vor!

Tumoren der Vulva und Vagina

Gutartige Neubildungen

Die Vulva ist ein Teil der äußeren Haut und damit möglicher Manifestationsort einer Vielzahl von Hauterkrankungen. Hierzu gehören z. B. allergische Kontaktdermatitis, Psoriasis, maligne Melanome oder Nävi. Gelegentlich finden sich zystische Veränderungen wie Retentions- oder Endometriosezysten. Verursachen diese Beschwerden, sollten sie in toto entfernt werden. Solide gutartige Tumoren sind abgesehen von Kondylomen (Condylomata acuminata, s. S. 48) sehr selten. Es finden sich u. a. Hidradenome, Papillome und Fibrome. Sie werden bei Beschwerden entfernt.

Vulvadystrophien

> Leitsymptome sind Juckreiz, Brennen und Schmerzen.

Man unterscheidet atrophische Dystrophien (Lichen sclerosus), hypertrophische Dystrophien (mit oder ohne Atypien) und gemischte Dystrophien (mit oder ohne Atypien).

> Die Vulvadystrophien selbst sind keine Präkanzerosen, erhöhen jedoch das Risiko, an einem Vulvakarzinom zu erkranken.

Atrophische Dystrophien

Der Lichen sclerosus ist gekennzeichnet durch degenerative Veränderungen der Dermis und Bindegewebsschwund, vermutlich ausgelöst durch Östrogenmangel. Meist sind postmenopausale Frauen betroffen, seltener präpubertäre Mädchen.

Klinik: Bei der Untersuchung fallen symmetrische weißliche Verfärbungen der dünnen, oftmals rissigen Haut auf. In vielen Fällen ist die Perianalregion mitbetroffen. Im fortgeschrittenen Stadium bilden sich die kleinen Labien zurück.

Diagnostik und Therapie: Die Diagnosesicherung erfolgt durch die Biopsie. In der akuten symptomatischen Phase helfen hochdosierte Östrogene und ggf. lokale Kortikosteroide. Die Therapie sollte durch Testosteronsalbe

(1–2%) ergänzt werden, eine Besserung ist aber erst nach mehreren Wochen zu erwarten.

Hypertrophische Dystrophien

Hypertrophische Dystrophien treten ebenfalls gehäuft bei postmenopausalen Frauen auf.

Klinik: Die Haut der Vulva ist verdickt und verhornt, oftmals rissig oder ödematös geschwollen. Die Hornschollen können als Leukoplakie imponieren.

Diagnostik und Therapie: Die Diagnose sollte durch mehrere Biopsien (an verschiedenen Stellen) gesichert werden, da auch beim Vulakarzinom hyperplastische Hautveränderungen vorkommen können. Treten Zellatypien auf, ist die Läsion den Präkanzerosen zuzurechnen. Sind keine vorhanden, besteht die Therapie in lokaler Kortikosteroidtherapie (Salbe).

Gemischte Dystrophien

Klinisch imponieren sowohl atrophische als auch hyperplastische Hautveränderungen. Zellatypien sind häufiger als bei den anderen beiden Formen. Bestehen keine Zellatypien, steht die Lokaltherapie mit Testosteron- und Kortikosteroidsalbe im Vordergrund, ansonsten sollte die Läsion entfernt werden.

Präkanzerosen der Vulva (Vulvadysplasien)

Zu den Präkanzerosen der Vulva zählt man die **vulvären intraepithelialen Neoplasien (VIN)** und den **M. Paget**, bzw. hypertrophische Dystrophien mit Zellatypien. Die **vaginale intraepitheliale Neoplasie (VAIN)** ist sehr selten. Aus einer Präkanzerose kann ein invasives Karzinom entstehen, manche bleiben jedoch stabil oder bilden sich spontan zurück.

Die Inzidenz steigt mit zunehmendem Alter stetig. Man vermutet ähnlich wie beim Zervixkarzinom, dass humane HPV eine entscheidende Rolle bei der Entstehung spielen.

Klassifikation: Die VIN bzw. VAIN werden je nach Schweregrad in Grad I – III unterteilt:

▶ **Grad I:** entspricht leichten Dysplasien und Atypien im unteren Epitheldrittel.
▶ **Grad II:** die Veränderung erstreckt sich bis auf die Mitte des Epithels.
▶ **Grad III:** die intraepitheliale Neoplasie wird auch als Carcinoma in situ bezeichnet. Die Atypien betreffen das gesamte Epithel, die Basalmembran ist aber intakt.

Einen Sonderfall stellt der M. Paget der Vulva dar. Neben den im Bereich der Papillen liegende Nestern von sog. Paget-Zellen finden sich in bis zu 20% der Fälle gleichzeitig Adenokarzinome. Eine maligne Entartung der Paget-Zellen kann nur in wenigen Fällen nachgewiesen werden.

Klinik und Diagnostik: Die VAIN sind in aller Regel asymptomatisch, die VIN ist gekennzeichnet durch unspezifische Symptome wie Juckreiz, Brennen oder Schmerzen. Daneben zeigen sich klinisch diffuse Hautveränderungen mit variabler Farbe (rötlich, schwarz oder weißlich). Die Präkanzerosen treten oft multizentrisch auf. In allen suspekten Arealen sollten zum Ausschluss eines invasiven Wachstums und zur Sicherung der Diagnose multiple Biopsien entnommen werden.

Therapie: Kleinere Läsionen werden mit ausreichendem Sicherheitsabstand (1 cm) entfernt, bei größeren Herden oder Multifokalität ist eine einfache Vulvektomie zu diskutieren. Die Lasertherapie ist besonders bei klitorisnahen oder perianalen Befunden empfehlenswert, da Wundheilung und kosmetisches Ergebnis meist besser sind. Rezidive sind auch nach adäquater Therapie sehr häufig (bis 30%).

Bösartige Neubildungen

Vulvakarzinom

Das Vulvakarzinom ist ein Tumor des höheren Lebensalters und tritt meist als Plattenepithelkarzinom auf. Das Risiko ist für Frauen mit Vulvadysplasien, Präkanzerosen und Genitalwarzen (HPV 16) erhöht. Gesichert wird die Diagnose durch die Biopsie.

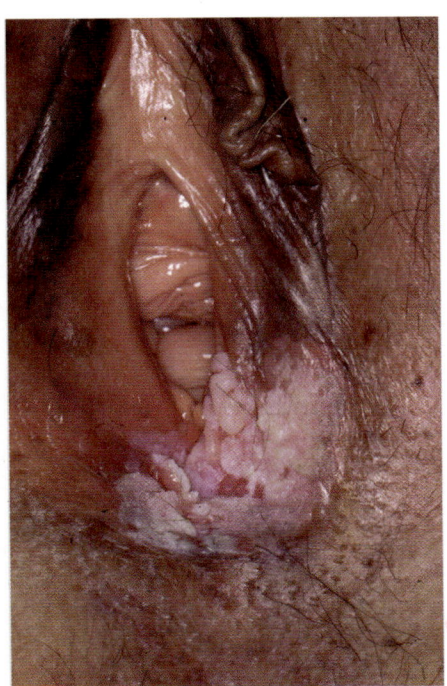

Abb. 1: Suspektes Areal am Introitus (VIN III). [7]

Ausbreitungswege:

▶ **Direkte Ausbreitung:** auf die angrenzenden Strukturen wie Vagina, Urethra, Anus, Blase oder Rektum

▶ **Lymphogene Metastasierung:** ipsi- und kontralateral zu den tiefen und oberflächlichen inguinalen, femoralen und selten zu den pelvinen LK. Eine lymphogene Ausbreitung kann bereits ab einer Infiltrationstiefe von > 1 mm erfolgen

▶ **Hämatogene Metastasierung:** sehr selten; in Leber, Lunge oder Knochen

Klinik: Das Vulvakarzinom bietet ein sehr heterogenes Bild mit hyperplastischen Hautveränderungen, warzenartige Knoten, rötlichen, weißlichen oder schwarzen Erhabenheiten, Ulzera oder sehr selten auch gar keinen sichtbaren Hautveränderungen.

> Unspezifische Symptome wie Juckreiz, Dysurie, Schmerzen oder Blutungen führen die Patientin zum Arzt. 20% der Vulvakarzinome verlaufen jedoch asymptomatisch!

Therapie: Wesentlich ist die stadienabhängige Behandlung sowie die Berücksichtigung des Gesamtzustandes der oft multimorbiden Patientinnen. Standard-therapie ist die radikale Vulvektomie mit bilateraler Lymphknotenentfernung. Bei sehr kleinen Tumoren (< 1 mm Invasionstiefe) kann auf die Lymphknotenentfernung verzichtet werden, wenn die ipsilateralen Lymphknoten tumorfrei sind, können die kontralateralen Lymphknoten belassen werden. Die primäre operative Therapie ist der Strahlentherapie in den meisten Fällen vorzuziehen und ist oft auch bei alten und multimorbiden Patientinnen durchführbar. Die Radiatio des Beckens und der Lymphabflusswege wird bei 3 befallenen inguinalen Lymphknoten diskutiert.

Prognose: Das Vulvakarzinom zählt zu den Genitalkarzinomen mit der schlechtesten Prognose. Die wichtigsten prognostischen Kriterien sind der Lymphknotenbefall und die Größe des Primärtumors sowie die Invasionstiefe. Metastasen sind bei 30% der Patientinnen nachzuweisen. Insgesamt liegt die 5-JÜR bei 70%, wobei sie bei N0 auf 80–90% ansteigt und bei Lymphknotenbefall auf 50% absinken kann.

Vaginalkarzinom

Das primäre Vaginalkarzinom ist sehr selten. In 90% der Fälle lassen sich Plattenepithelkarzinome identifizieren, meist am hinteren oberen Scheidendrittel lokalisiert. Im Kindesalter tritt das sehr seltene sog. **Traubensarkom** (Sarcoma botryoides) auf, das sich klinisch meist durch vaginale Blutungen äußert. Aufgrund des schnellen Wachstums führt es fast immer zum Tod.

Ätiologie: Etwa 60% der Vaginalkarzinome gehen von angrenzenden Organen aus (sekundäres Vaginal-Ca.), meist als ein sich kontinuierlich ausbreitendes Karzinom von Vulva, Zervix, Blase oder Rektum. Bei lymphogener oder hämatogener Absiedelung können die Primärtumoren im Endometrium, Choriongewebe, Ovar oder in der Niere liegen. Eine Biopsie kann die Herkunft meist klären.

Klinik und Diagnostik: Das Vaginalkarzinom ist ein Tumor der älteren Frau (60–79 Jahre). Ausnahme ist das Adenokarzinom mit einem Altersgipfel bei 17–32 Jahren. Erste Anzeichen können nichtentzündliche vaginale Blutungen, Kontaktblutungen, Ulzera oder Leukoplakien sein. Wegweisend sind die Kolposkopie mit Essigsäuretest (3%) sowie Toluidinblau-Probe, der zytodiagnostische Vaginalabstrich bzw. die gezielte Biopsie (s. S. 10).

Therapie und Prognose: Kleinere Karzinome werden operiert – bei Befall der oberen zwei Drittel analog dem Zervixkarzinom (mit größerer Vaginalmanschette), bei Befall des distalen Drittels wie beim Vulvakarzinom. In seltenen Fällen wird eine Exenteration durchgeführt, bei der neben Vagina und Uterus auch die Blase und/oder das Rektum entfernt werden. Wegen der guten Strahlensensibilität wird die Strahlentherapie jedoch am häufigsten angewendet. Falls möglich, sollte bei sekundärem Karzinom eine Primärtumortherapie eingeleitet werden. Die Prognose ist sehr schlecht, da die Karzinome oftmals erst in fortgeschrittenen Stadien entdeckt werden. Die 5-JÜR wird mit 40% angegeben.

Zusammenfassung

✖ **Vulvadystrophien** können atrophisch, hypertrophisch oder gemischtförmig sein.

✖ **Vulvadysplasien:** VIN, VAIN und M. Paget sind Präkanzerosen.

✖ Das **Vulvakarzinom** ist ein Tumor der älteren Frau und zeigt nur unspezifische Symptome wie Juckreiz, Brennen oder Dysurie.

✖ Das **Vaginalkarzinom** ist sehr selten. Das **Traubensarkom** ist eine sehr seltene Sonderform des Vaginalkarzinoms bei Mädchen und führt zu vaginalen Blutungen (präpubertär). Die Prognose ist sehr schlecht.

CIN, HPV und sonstige Veränderungen der Zervix

Zervikale intraepitheliale Neoplasie (CIN)

Die zervikale intraepitheliale Neoplasie ist eine prämaligne Veränderung der Zervix. Sie entsteht vorwiegend an der Transformationszone und ist charakterisiert durch bestimmte histologische und zytologische Veränderungen. Der Zusammenhang mit einer HPV-Infektion (s. u.) ist mittlerweile gesichert. Man weiß heute, dass bei Präkanzerosen bzw. invasivem Karzinom v. a. HPV Typ 16 und 18 häufig nachgewiesen werden können.

Die intraepitheliale Neoplasie kann sich spontan zurückbilden oder weiter bis zum invasiven Karzinom entwickeln. Man unterscheidet je nach Schweregrad CIN I–III (▌Tab. 1). Risikofaktoren sind dieselben wie für die Entstehung des Zervixkarzinoms. In den letzten Jahren hat sich das Verhältnis invasiver zu prä-invasiver Veränderungen stark zu Gunsten der Letzteren verschoben. Dies wird auf die verbesserten Screeningmethoden zurückgeführt.

Diagnostik

> Die drei Säulen der Diagnostik sind Kolposkopie, Zytologie und Histologie.

Kolposkopie

Abnorme kolposkopische Befunde sind z. B. abnorme Transformationszone, Mosaik, Punktierungen oder Leukoplakie, Erosion, irreguläre Gefäßzeichnung, Ulzerationen (s. S. 8). Andere Befunde wie Kondylome, Polypen und entzündliche Veränderungen sind abzugrenzen. In manchen Fällen ist die Beurteilbarkeit durch eine intrazervikale Lage der Transformationszone oder schwere Entzündungen eingeschränkt.

Durch den Essigsäuretest wird die kolposkopische Beurteilung vereinfacht. Mit der Schiller-Jodprobe (s. S. 10) können Erosionen und dysplastische Bezirke erkannt werden. Ausfluss weist auf eine Entzündung hin (s. S. 40). Mittels der HPV-Typisierung können Risikopatientinnen genauer identifiziert werden.

Zytologie

Die Zervixzytologie nach Papanicolaou (PAP) dient gemeinsam mit der kolposkopischen Untersuchung als Screeningmethode (einmal jährlich ab 20. LJ) zur Früherkennung dysplastischer Veränderungen und des Zervixkarzinoms. Mit einem Watteträger oder einer kleinen Bürste werden Zellen der Transformationszone abgenommen (idealerweise unter kolposkopischer Sicht – eine Fraktion aus dem Zervikalkanal und eine Fraktion von der Portiooberfläche), fixiert und nach Papanicolaou gefärbt.

> Der PAP-Abstrich sollte immer vor allen anderen Manipulationen an der Zervix abgenommen werden!

Beurteilt werden:

▶ Kernveränderungen (z. B. Chromatinveränderungen, erhöhte Mitosezahl)
▶ Plasmaveränderungen (z. B. Vakuolisierung)
▶ Kern-Plasma-Relation (eine Verschiebung zu Gunsten des Kerns ist malignitätsverdächtig)
▶ Bei der geschlechtsreifen Frau sollten nur Superfizialzellen im Abstrich enthalten sein.

Histologie

Zur Sicherung der Diagnose (ab PAP IVa und/oder stark auffälliger Kolposkopie) dient die **histologische Untersuchung nach Konisation** (s. S. 10). Andere Verfahren wie Biopsien oder Abrasionen lassen eine umfassende histopathologische Beurteilung nicht zu.

Die Einteilung der zytologischen Befunde kann nach Papanicolaou (▌Tab. 2) oder im deutschsprachigen Raum nach der Münchner Nomenklatur II durchgeführt werden. Beide Systeme entsprechen einander weitgehend.

> Besteht der klinische Verdacht auf ein Karzinom (s. S. 50), sollte trotzdem eine Biopsie der Konisation vorgezogen werden!

Humane Papillomaviren (HPV)

Genitale HPV-Infektionen gehören zu den am häufigsten übertragenen sexuellen Infektionen (s. S. 44). Die Viren werden sexuell übertragen und infizieren nur Haut- und Schleimhautzellen, eine Virämie findet nicht statt. Von den über 70 Vertretern, die als **kutane Typen** und **Mukosatypen** Haut oder Schleimhäute befallen und dort Warzen erzeugen, wurden im Genitalbereich

Koeffizient Progression/Remission	WHO-Einteilung	Histologische Beschreibung
0,3	CIN I	Leichte Dysplasie
0,8	CIN II	Mäßige Dysplasie
7,0	CIN III	Schwere Dysplasie (erhaltende Epithelschichtung) oder Carcinoma in situ

▌Tab. 1: Nomenklatur und Verlauf der Zervixdysplasien.

Gruppe (PAP)	Befund/Bedeutung
0	Zellabstrich unbrauchbar
I	Normales Zellbild
II	Entzündliche, degenerative oder metaplastische Veränderungen, Hyper- und Parakeratosen → evtl. Lokaltherapie!
III	Unklarer Befund: schwere entzündliche oder degenerative Veränderungen bzw. auffällige Drüsenzellen, die eine sichere Beurteilung nicht zulassen
IIID	Leichte bis mäßige Dysplasie (CIN I + II)
IVa	Schwere Dysplasie oder Carcinoma in situ (CIN II – III)
IVb	Wie IVa, aber invasives Karzinom nicht auszuschließen (CIN III)
V	Invasives Karzinom

▌Tab. 2: Einteilung der zytologischen Befunde.

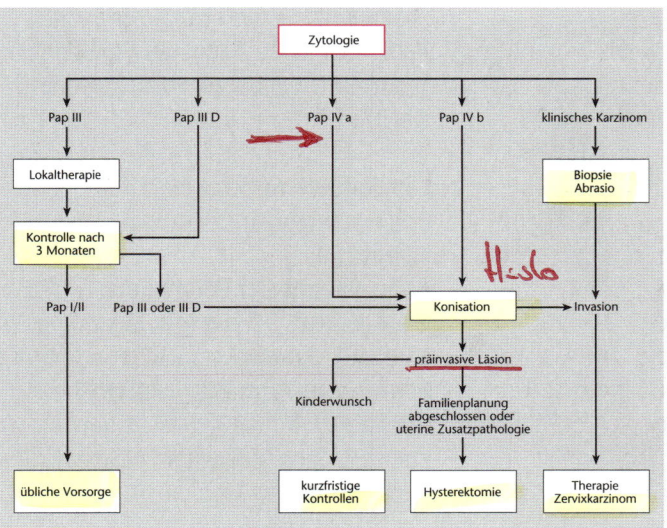

aulwirde Therapie

Abb. 1: Vorgehen und Therapie in Abhängigkeit vom zytologischen Befund: Wurden bei der Konisation eine prä-invasive Veränderung entfernt (CIN I – III), eine Multizentrizität ausgeschlossen und die Ränder als veränderungsfrei beurteilt, ist die Konisation zugleich die definitive Therapie. [6]

bisher mehr als 40 Subtypen identifiziert. An Vulva, Vagina und Portio sowie im Perianalbereich verursachen sie **Condylomata acuminata (Feigwarzen)**. HP-Viren verursachen außerdem:

▶ **Spitze Kondylome** sind sehr infektiös und wachsen als blasse oder rötliche Knötchen typischerweise beetförmig oder blumenkohlartig (exophytisch) in Gruppen. Die Warzen können bei Beschwerden entfernt werden.
▶ **Flache Kondylome** (Condylomata plana) finden sich v. a. an der Zervix oder in der Vagina. Die Effloreszenzen sind eher diskret, meist auf Schleimhautniveau oder leicht papulös, weißlich, bräunlich oder hautfarben und rasenförmig gestreut. Sie erhöhen das Risiko für ein Zervixkarzinom bis auf das 130fache. *HPV 18 + 16*
▶ **Riesenkondylome** (Condylomata gigantea = Buschke-Löwenstein-Tumoren) wachsen zu riesigen Gebilden und zerstören dabei das umliegende Gewebe. In seltenen Fällen können sie entarten (Plattenepithelkarzinom).

Bei 90% der Zervixkarzinome werden Papillomaviren gefunden. Inzwischen gilt ihre Beteiligung an der Entstehung von Dysplasien und Karzinomen im Bereich der Zervix als gesichert. Typ 16 und 18 (aber auch 31, 33, 45) werden als **High-Risk-Subtypen** bezeichnet, eine Entartung ist relativ wahrscheinlich. Die Immunantwort spielt eine

wichtige Rolle bei der HPV-Infektion. Bei **Low-Risk-HPV-Subtypinfektion** und leichten dysplastischen Veränderungen gibt es bis zu 70% spontane Remissionen. Bei Beeinträchtigung der T-Zell-Funktion wachsen Warzen häufiger und schneller, das Entartungsrisiko ist größer.

Rauchen = tabak...

> **Beeinträchtigung der T-Zell-Funktion bei:**
> HIV-Infektion, Z. n. Organtransplantation, immunsuppressiver Chemotherapie, Hormontherapie, Schwangerschaft, Rauchen, Ko-Infektionen.

Therapie: Je nach Größe, Ausbreitung und Lokalisation der Warzen und Vorliegen einer Schwangerschaft kommen verschiedene Methoden zum Einsatz. Möglich sind Lasertherapie, Elektrokoagulation, chemische Mittel (Trichloressigsäure, Podophyllin, 5-Fluorouracil),

Interferon-α; ggf. chirurgische Abtragung. Der Partner sollte untersucht und ggf. mitbehandelt werden!

Sonstige gutartige Veränderungen der Zervix

An der Portio geht das Plattenepithel der Vagina in das Zylinderepithel des Uterus **(Transformationszone)** über. Bei der geschlechtsreifen Frau, insbesondere in der Schwangerschaft, liegt diese Zone auf der Portiooberfläche. Zylinderepithel außerhalb der Zervix wird als **Ektopie** bezeichnet und ist meist physiologisch. Sehr große Ektopien können leichte Beschwerden wie Ausfluss und Kontaktblutungen verursachen. Überwächst das Plattenepithel einen Teil der Drüsen, kann ein Ovulum Nabothi, eine Zyste, entstehen. Dies ist eine harmlose Veränderung, die nur selten der Therapie bedarf.
Durch lokale Hyperplasie des endozervikalen Zylinderepithels entsteht ein **Polyp.** Er verursacht selten Beschwerden (evtl. vermehrten Fluor oder Blutungen) und wird meist bei einer Routineuntersuchung entdeckt. Polypen entarten selten (< 0,5%), sicherheitshalber werden sie zur histologischen Untersuchung abgetragen. In der Schwangerschaft sollten Polypen nicht entfernt werden, da dies ein erhöhtes Abort- und Infektionsrisiko birgt.
Zervixmyome sind gutartige, von der glatten Muskulatur ausgehende Tumoren. Sie können durch ihre Größe Beschwerden verursachen und werden dann chirurgisch entfernt.

Zusammenfassung

✖ **CIN:** präinvasive Veränderungen der Zervix, die durch histologische und zytologische Veränderungen gekennzeichnet sind. Sie sind gewöhnlich asymptomatisch und werden meist bei Screeninguntersuchungen diagnostiziert. Ein Zusammenhang mit einer HPV-Infektion ist gesichert. Spontane Remissionen sind häufig – beobachtendes Vorgehen ist möglich.

✖ **HPV, Condylomata acuminata:** Genitale HPV-Infektionen gehören zu den am häufigsten übertragenen STD. Unterschieden werden High-Risk- und Low-Risk-Typen. Erhöhtes Risiko für Zervixkarzinome.

✖ **Gutartige Zervixveränderungen:** v. a. Ektopie, Polypen, Myome.

Das Zervixkarzinom

Die Transformationszone ist die Prädilektionsstelle für das Zervixkarzinom. Meist geht es aus einer zervikalen intraepithelialen Neoplasie (CIN, s. S. 48) hervor. In 90% der Fälle handelt es sich um ein Plattenepithelkarzinom. Beim Zervixkarzinom unterscheidet man:

▶ Frühformen, mit geringer Stromainvasion < 3 mm
▶ Mikrokarzinome mit einer Tiefenausdehnung von max. 5 mm (Ausdehnung in der Länge und Breite max. 7 mm)
▶ Invasive Karzinome

Weltweit ist es nach dem Mammakarzinom das zweithäufigste Karzinom der Frau. In Deutschland erkranken pro Jahr 13–15/100.000 Frauen. Der Altersgipfel liegt zwischen 55 und 60 Jahren.

Risikofaktoren

Häufiger, früher Geschlechtsverkehr mit häufig wechselnden Partnern erhöht das individuelle Risiko. Andere Faktoren sind Rauchen, Virusinfektionen (v. a. HPV), schlechter Immunstatus (HIV) und ethnische Einflüsse. Das Zervixkarzinom ist überzufällig häufig mit anderen Tumoren, wie z. B. Kaposi-Sarkom, Analkarzinom oder Hodgkin-Lymphom, assoziiert.

Klinik

Das Zervixkarzinom ist wie die CIN meist ein Zufallsbefund bei einer Screeninguntersuchung, da es zunächst in der Regel keine Symptome verursacht. Erst in sehr fortgeschrittenen Stadien treten irreguläre Blutungen, Kontaktblutungen beim Geschlechtsverkehr und blutiger Fluor auf. Außerdem können Schmerzen beim Gehen, beim Geschlechtsverkehr oder Fistelungen zum Darm oder zur Blase auftreten, ferner Lymphödeme, Urinstau, Urämie oder Thrombosen (▪ Abb. 1). Solche fortgeschrittenen Tumoren sind heute ausgesprochen selten, da durch regelmäßige Vorsorgeuntersuchungen die meisten Karzinome früh entdeckt werden.

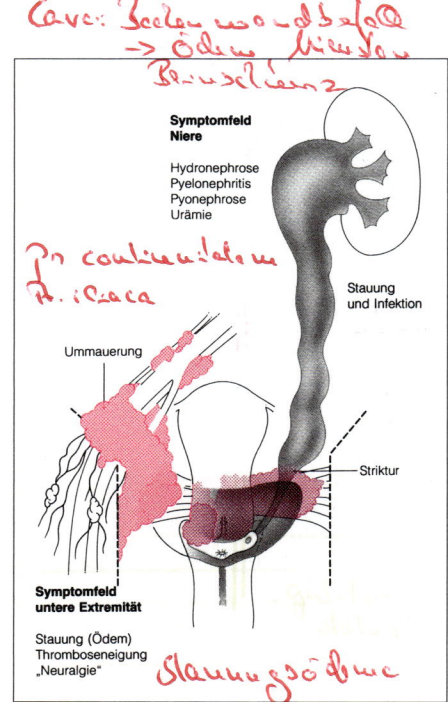

Symptomfeld Niere
Hydronephrose
Pyelonephritis
Pyonephrose
Urämie

Ummauerung

Stauung und Infektion

Striktur

Symptomfeld untere Extremität
Stauung (Ödem)
Thromboseneigung
„Neuralgie"

▪ Abb. 1: Komplikationen des fortgeschrittenen Zervixkarzinoms. [6]

Diagnostik und Stadieneinteilung

Die Diagnose wird wie bei der CIN durch Kolposkopie, Zytologie und Histologie gestellt (s. S. 48). Es wird nach klinischem Befund und Zytologie nach FIGO (▪ Tab. 1) und histologisch nach TNM eingeteilt. Präoperativ sollten folgende Untersuchungen durchgeführt werden:

▶ Bimanuelle rektovaginale Tastuntersuchung zur Beurteilung der Parametrien
▶ Sonographie zur Beurteilung der Abgrenzbarkeit zu Blase und Rektum
▶ Röntgen-Thorax und Labor
▶ Ausschluss eines Nierenstaus (Sono)
▶ Bei Verdacht auf fortgeschrittene Tumorstadien: Zytoskopie, Rektoskopie und Ureterographie.

Metastasierung

Invasive Karzinome breiten sich meist per continuitatem in Scheide, Blase, Rektum oder Parametrien aus. Lymphogene Metastasierung, hauptsächlich in Lymphkoten entlang der A. iliaca externa und in paraortale Lymphknoten, ist häufiger als hämatogene Metastasierung (▪ Abb. 2).

Therapie

Die Behandlung richtet sich nach dem Stadium des Karzinoms (▪ Tab. 1).

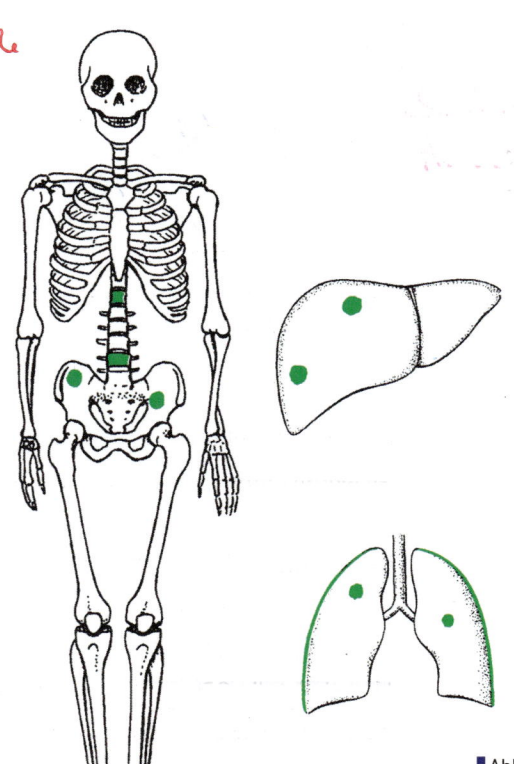

▪ Abb. 2: Metastasierung beim Zervix-Ca. [8]

FIGO	Erläuterung	Therapie
I – Ia1	Karzinomfrühformen und Mikrokarzinom	Einfache Hysterektomie; bei Kinderwunsch ggf. nur Konisation (▶ Abb. 3) und Kürettage; bei Einbruch in das Lymph- oder Blutsystem: Hysterektomie und Lymphknotenentfernung
Ia2 – IIb	Uterus überschritten, Parametrien und/oder obere 2/3 der Vagina befallen, aber nicht die Beckenwand	Wertheim-Meigs-Operation
III und IV	Beckenwand und/oder unteres 1/3 der Vagina befallen; Infiltration der Blase oder des Rektums; Metastasen	Primäre Radiatio, Radiochemotherapie, ggf. Exenteration

■ Tab. 1: Stadienbezogene Therapie.

Stadium	Mittlere 5-JÜR
I	80%
II	70%
III	45%
IV	15%

■ Tab. 2: Prognose des Zervixkarzinoms.

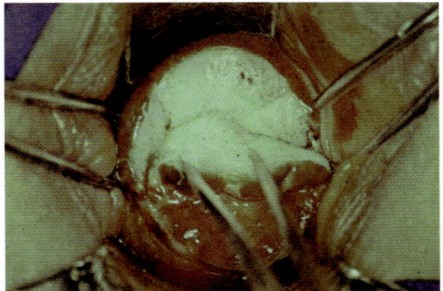

■ Abb. 3: Operationssitus bei der Konisation; der Konus wird gerade entfernt. [7]

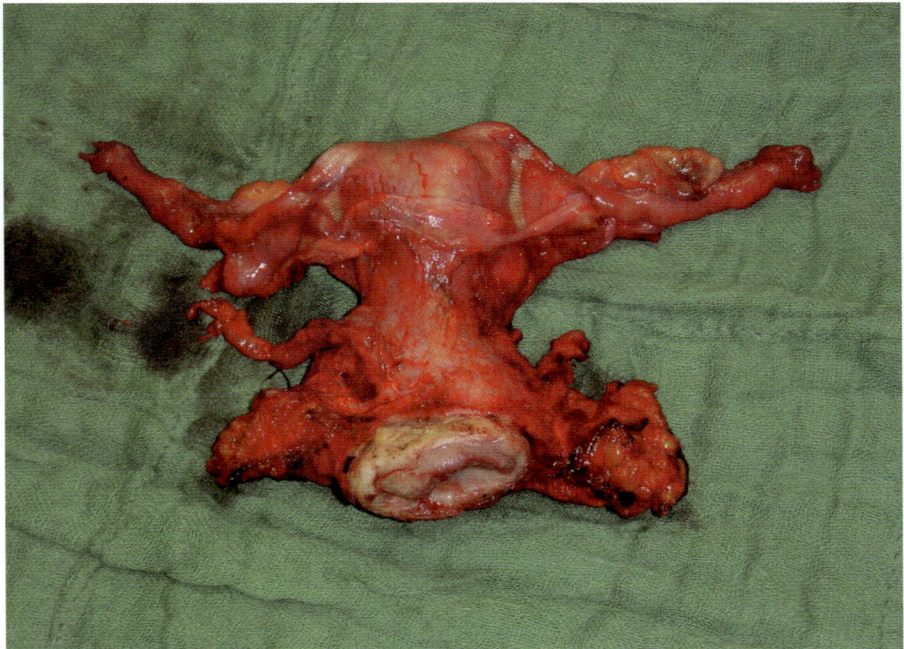

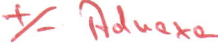

■ Abb. 4: Operationssitus bei der OP nach Wertheim-Meigs. [7]

OP nach Wertheim-Meigs

Die Operation nach Wertheim-Meigs gehört zu den größten Eingriffen in der Gynäkologie. Es werden Uterus, Scheidenmanschette, Parametrien, parakolpisches Gewebe und pelvine Lymphknoten entfernt (■Abb. 4). Die Lymphknotenentfernung dient dem exakten Staging, der therapeutische Nutzen konnte noch nicht bewiesen werden. Bei postmenopausalen Frauen kann eine zusätzliche Entfernung der Adnexe erwogen werden.

Ziel ist immer die komplette Entfernung des Tumors. Daher ist die Operation bei klinischem Verdacht auf Beckenwandbefall (Lymphödem, Nierenstau, Beinschmerzen) bzw. bei in der Bildgebung diagnostiziertem Beckenwandbefall kontraindiziert!

Radiochemotherapie

Eine Therapie mit Cisplatin plus simultaner Bestrahlung ist momentan der Standard zur Behandlung fortgeschrittener Tumorstadien. Die Radiatio erfolgt in der Regel durch Kontaktbestrahlung (Afterloading) und perkutane Bestrahlung der Lymphknotenregionen.

Prognose

Sowohl das Rezidivrisiko als auch die Prognose sind abhängig von Tumorgröße, Differenzierungsgrad, Einbruch in das Lymph- oder Blutsystem und Alter der Patientin.
Tabelle 2 zeigt aktuelle Werte der 5-Jahres-Überlebensrate.

Zusammenfassung

✖ Es werden Frühformen, Mikrokarzinome und invasive Karzinome unterschieden.

✖ HPV werden mit der Pathogenese in Verbindung gebracht.

✖ Das Zervixkarzinom ist meist ein Zufallsbefund, da es oft keinerlei Symptome verursacht.

✖ Therapie ist die OP nach Wertheim-Meigs oder die Radiochemotherapie bei fortgeschritteneren Stadien.

Uterusmyome, -polypen und Endometriumhyperplasie

Uterusmyome

Myome sind gutartige Tumoren der glatten Muskulatur. Uterusmyome sind die häufigsten Unterbauchtumoren vor der Menopause und meist symptomarm. Sie können einzeln oder multipel auftreten. Hinsichtlich der Größe gibt es enorme Unterschiede: Manche Myome sind und bleiben senfkorngroß, andere wachsen, bis sie das gesamte kleine Becken ausfüllen. Etwa 20% aller Frauen über 30 Jahren sind betroffen. Sarkomatöse Entartungen sind selten (< 0,5%). Histologisch kann man drei Typen unterscheiden:

▶ **Leiomyome:** bestehen fast nur aus Muskelzellen – mit Abstand häufigste Form
▶ **Fibromyome:** mit quantitativ vorherrschenden Bindegewebszellen – sehr selten
▶ **Adenomyome:** mit Endometriosezellen

Lokalisation und Klinik

Je nach Lokalisation ergeben sich unterschiedliche Differentialdiagnosen und Symptome.

> **Wichtige Differentialdiagnosen:**
> Endometriose, Tumoren von Zervix, Rektum, Blase oder Endometrium oder Ovar, Schwangerschaft, Uterusfehlbildungen, Zysten, Korpuspolyp

Man unterscheidet folgende Lokalisationen (▮Abb. 1):

▶ **Myome, die nach außen wachsen:** subseröse (1), intraligamentäre und submuköse (2) Myome
▶ **Myome, die nach innen wachsen:** intrakavitäre (4) Myome, die auch aus der Zervix herausragen können (Myoma in statu nascendi, 5); sie verursachen häufig Blutungsstörungen (oft Hypermenorrhö mit Anämie) und Infertilität.
▶ **Myome in der Uteruswand:** intramurale (3) Myome treten am häufigsten auf.

Einen Uterus mit multiplen Myomen nennt man **Uterus myomatosus.**

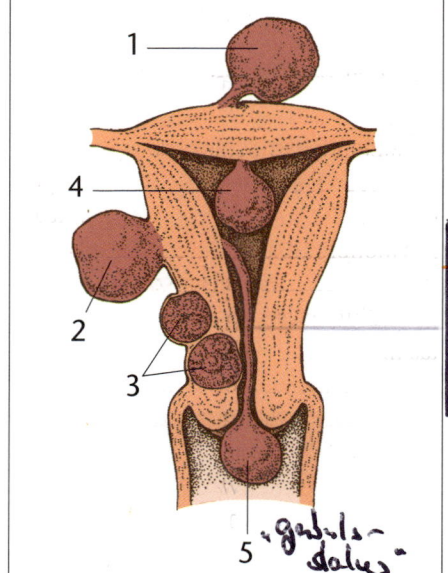

■ Abb. 1: Lokalisation der Myome: 1) subserös, 2) submukös, 3) intramural, 4) intrakavitär, 5) in statu nascendi. [7]

Hauptsymptome sind Blutungsstörungen in Form von Hypermenorrhö, prä- und postmenstruellen Spottings, mit evtl. sekundärer Anämie. Heftige Dysmenorrhöen können die betroffenen Frauen stark beeinträchtigen.
Alle Myome verursachen ab einer bestimmten Größe Beschwerden durch Druck oder Kompression benachbarter Strukturen wie Darm, Blase (Entleerungsstörungen), Ureter (besonders bei der intraligamentären Form), Zirkulationsstörungen oder Ischialgien. Die sehr seltenen subserösen und In-statu-nascendi-Myome können nach einer Stieldrehung infarzieren. Die Stieldrehung beim subserösen Myom kann Ursache eines akuten Abdomens sein.

Diagnostik und Therapie

Im Rahmen der palpatorischen Untersuchung ergeben sich erste Hinweise auf Vergrößerung bzw. Knoten des Uterus. Wichtigstes Instrument zur Beurteilung von Größe, Ausdehnung und Wachstumsverhalten ist die transvaginale Sonographie (▮Abb. 2). Lassen sich klinisch und sonographisch Adnextumoren nicht sicher abgrenzen, dienen eine MRT-Untersuchung bzw. eine Laparoskopie oder Hysteroskopie der genaueren Beurteilung. Bei größeren Myomen sollte die Funktion der

umliegenden Organe und Strukturen (z. B. Blase, Darm) genau beobachtet bzw. getestet werden, um Einschränkungen frühzeitig zu erkennen. Prinzipiell gibt es zwei Therapieoptionen:

▶ **Konservative Therapie** mit zyklischer Gestagensubstitution bzw. Depotgestagen, gestagenbetonten Ovulationshemmern oder GnRH-Agonisten (senken den Östrogenspiegel) verkleinert die Myome um bis zu 70%. Die Wirkung beschränkt sich jedoch meist auf die Zeit der Hormoneinnahme. Bei Frauen über 40 kann durch Hormongabe und bei Wunsch zur Organerhaltung häufig die Zeit bis zum Klimakterium überbrückt und so eine Operation vermieden werden.
▶ **Operation:** Myomenukleation bei Kinderwunsch oder Hysterektomie (bei multiplen, großen Myomen) bei abgeschlossener Familienplanung

> **Indikationen zur Operation:**
> ▶ Starke Blutungsanomalien (mit Anämie) und/oder heftige Dysmenorrhö
> ▶ Zusätzlicher Descensus uteri mit Inkontinenz
> ▶ Funktionseinschränkung der Nachbarorgane oder -strukturen, Infertilität oder gehäufte Aborte
> ▶ Nekrotische, zentrale Einweichung des Myoms oder akutes Abdomen bei Stieldrehung eines subserösen Myoms (▮Abb. 3)
> ▶ Unklare Abgrenzung zu Karzinomen: schnelles Wachstum (Sarkom?), unklare Organzugehörigkeit (Ovarialtumor?) oder Myomwachstum in der Menopause

Sehr viele Myomträgerinnen mit mäßigen Beschwerden wünschen heute ein abwartendes Vorgehen. Hier sind regel-

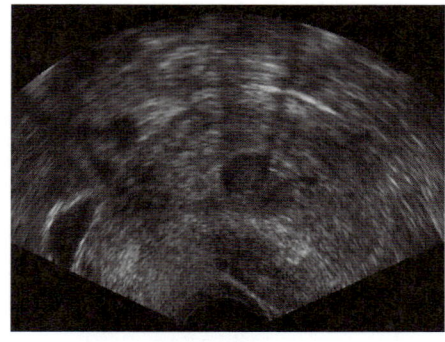

■ Abb. 2.: Typisches submuköses Myom: echoarm mit Schallschatten (Vaginalsonographie). [6]

mäßige Kontrollen (alle 3–6 Monate) durch Palpation und Ultraschall ausreichend. Ovulationshemmer können das Wachstum von Myomen fördern oder bremsen. Normalerweise kommt es in der Postmenopause mit Wegfall der Östrogenstimulation zur Verkleinerung der Myome.

Myome und Schwangerschaft

Myome können zum einen das Eintreten einer Schwangerschaft verhindern, zum anderen bergen sie bei eingetretener Schwangerschaft gelegentlich Risiken für das Ungeborene und die Mutter (klinische Symptomatik bei ca. 1 % aller Schwangeren). Tief sitzende Myome können ein Geburtshindernis darstellen. Post partum erhöhen sie das Risiko für Uterusatonie. Große Myome sollten vor geplanter Schwangerschaft entfernt werden. Bei bereits eingetretener Schwangerschaft wird meist abwartend vorgegangen und ggf. der Geburtsmodus angepasst.

Uteruspolypen und Endometriumhyperplasie

Leitsymptome sind Blutungsunregelmäßigkeiten oder postmenopausale Blutungen. Wichtigste Differentialdiagnose ist das Endometriumkarzinom (s. S. 56).

Uteruspolypen

Uteruspolypen sind lokale Hyperplasien der Gebärmutterschleimhaut. Sie treten meist perimenopausal bzw. im Klimakterium auf. Da Polypen auch häufig mit einem Endometriumkarzinom vergesellschaftet sind, ist eine histologische Abklärung sowohl des Polypen selbst als auch der abgetragenen Schleimhaut notwendig.

Endometriumhyperplasie

Durch übermäßige, andauernde Stimulation mit Östrogenen kommt es zur Proliferation der Schleimhaut (Abb. 4). Dies ist z. B. bei Östrogenmonotherapie im Klimakterium oder bei extragenitaler Hormonproduktion durch Tumoren (z. B. bei Follikelpersistenz oder Granulosazelltumoren, s. S. 60) oder Adipositas möglich. Der Häufigkeitsgipfel liegt in der Postmenarche sowie in der Perimenopause. Histologisch unterscheidet man eine glandulär-zystische Form (Drüsen zystisch erweitert) von einer adenomatösen Form (vermehrte Drü-

sen), die sich in verschiedene Schweregrade einteilen lässt. Maligne Entartungen sind möglich.
Bei konservativem Vorgehen sollte die Quelle der erhöhten Östrogenzufuhr beseitigt werden. Bei jungen Mädchen sowie bei Frauen mit Kinderwunsch kann ein Behandlungsversuch mit einem Östrogen-Gestagen-Präparat gemacht werden. Bei Therapieversagen ist eine schonende Abrasio angezeigt. Im Klimakterium oder bei abgeschlossener Familienplanung sollte der Patientin eine Hysterektomie empfohlen werden, da Hyperplasien als Präkanzerosen einzustufen sind.

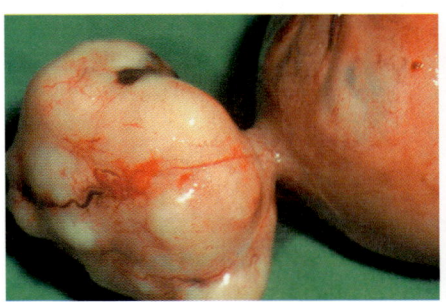

Abb. 3: OP-Präparat: gestieltes subseröses Myom. [5]

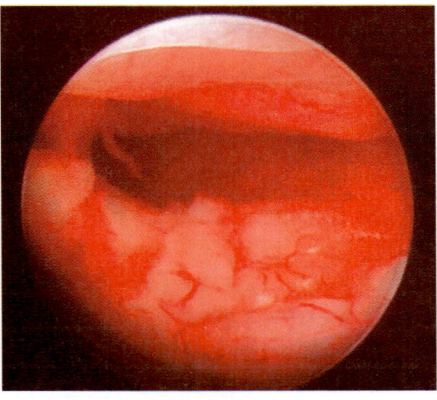

Abb. 4: Hysteroskopisches Bild einer Endometriumhyperplasie (an der Uterushinterwand, unten im Bild). [5]

Zusammenfassung

Myome

✖ Myome werden bei 20% der über 30-Jährigen gefunden.

✖ Sie sind im Allgemeinen symptomarm. Mögliche Symptome sind Blutungsstörungen, Dysmenorrhö und Funktionseinschränkungen der umliegenden Strukturen.

✖ Die Diagnose wird vaginalsonographisch gestellt. Ist dies nicht eindeutig möglich, werden bildgebende Verfahren, Laparoskopie und Hysteroskopie eingesetzt.

✖ Myome können medikamentös verkleinert werden, bei starken Beschwerden werden sie operativ entfernt.

Polypen und Endometriumhyperplasien

✖ Sie sind karzinomverdächtig und werden deshalb abgetragen und histologisch untersucht.

Endometriose

Unter Endometriose versteht man heterotope Schleimhaut-inseln, die histologisch dem Endometrium sehr ähnlich sind. Diese Zellen unterliegen genau wie das normale Endo-metrium hormonabhängigen, zyklischen Veränderungen (s. S. 18). Ca. 2–4% der geschlechtsreifen Frauen sind betroffen, Sterilitätspatientinnen (15–25%) und überge-wichtige Frauen häufiger.

[handschriftlich: sehr häufig   Adipositas?   10% d. Frauen!]

Ätiologie

Die genauen Ursachen der Endometriose sind nicht bekannt. Verschiedene Mechanismen werden diskutiert:

▸ Verschleppung von Zellen während der Menstruation (retrograde Menstruation)
▸ Metaplasie differenzierter Zellen und Umformung zu Endometriumzellen
▸ Lymphogene oder hämatogene Streuung
▸ Iatrogene Verschleppung bei Eingriffen (Sectio, Myom-enukleation)
▸ Embryonale Anlagestörung

[handschriftlich: Immunologische Theorie]

Einteilung und Lokalisation

Je nach Lokalisation werden folgende Formen unterschieden (▮Tab. 1):

▸ **Endometriosis genitalis interna:** Endometriosezellen in der Uteruswand (oder Eileiter = Adenomyose)
▸ **Endometriosis genitalis externa:** Endometriosezellen an den Ovarien, Vagina, Vulva, Peritoneum, an den Haltebän-dern des Uterus oder im Douglas-Raum
▸ **Endometriosis extragenitalis:** Endometrioseherde im Bauchraum oder (sehr selten) am Nabel, Leistenkanal oder in Gehirn, Lunge, Darm oder Blase

Am häufigsten sind Herde am Lig. sacrouterinum, am Ovar (dann Bildung von sog. Schokoladenzysten) und im Douglas-Raum.

Klinik

[handschriftlich: Crescendoschmerz]

Typischerweise treten ein bis zwei Tage vor der Menstruation Beschwerden auf (▮Tab. 2): Durch den Abfall des Progesteron-spiegels gehen einige Zellen eines Endometrioseherdes zu-grunde, meist füllt sich die entstandene Zyste mit Blut. Die Kapselspannung führt zu Schmerzen. Endometriosezysten können auch Anschluss an andere Hohlorgane bekommen und so zu Schmierblutungen (v. a. prämenstruell), Makro-hämaturie, blutigen Stühlen oder Hämoptoe führen. Die Endo-metriose löst auch während der Periode vermehrt Schmerzen aus (Dysmenorrhö). Typisch ist der „Crescendoschmerz": Die Schmerzstärke steigt über einige Tage, erreicht ihren Höhe-punkt und nimmt mit dem Einsetzen der Menstruation ab. Bei beidseitigem Befall der Tuben oder der Ovarien kann die Endo-metriose zur Sterilität führen. Retrozervikal gelegene Herde oder Douglas-Herde verursachen oft Schmerzen beim Ge-schlechtsverkehr. Die Symptomatik kann jedoch völlig aty-pisch bis asymptomatisch sein. Man schätzt, dass bis zu 10% der Frauen im reproduktionsfähigen Alter in den Industrielän-dern Endometrioseherde aufweisen.

Diagnostik

Endometrioseherde sind nur selten tastbar. Oftmals fallen aber druckschmerzhafte Veränderungen bei der vaginalen und rektalen Tastuntersuchung auf. In der **Laparoskopie** kann man bläulich schimmernde Knötchen bzw. Schokola-denzysten (eingedicktes Blut innerhalb einer größeren Zyste) gut erkennen (▮Abb. 1). Der Eingriff sollte prämenstruell durchgeführt werden, weil zu diesem Zeitpunkt die Endome-trioseherde am größten sind.
Differentialdiagnostisch kommen andere Adnextumoren, Ent-zündungen, chronische Adnexitis, Rektumkarzinome und chronische Appendizitis in Frage.

Therapie

Die Therapie richtet sich grundsätzlich nach den Beschwer-den, der Kinderwunschsituation und dem Alter der Patientin.

Stadium	Definition
I	Herde im kleinem Becken < 5 mm
	Herde an der Portio < 5 mm
	Tuben beidseits frei durchgängig
II	Herde im kleinem Becken > 5 mm
	Herde an der Portio > 5 mm
	Blutsee im Douglas-Raum
	Herde auf dem Blasendach
	Verwachsungen mit Stenose der Tube
III	Adenomyosis uteri (intramurale Endo-metrioseherde)
	Tubenwinkel-Endometriose
	Ovarielle Schokoladenzysten
	Herd am Lig. sacrouterinum
IV	Extragenitale Endometriose

[handschriftlich bei II: ø reversibel]

▮ Tab. 1: WHO-Stadieneinteilung der Endometriose.

Symptom	Häufigkeit
Dysmenorrhöen	50–60%
Sterilität	30–50%
Zyklische Beckenschmerzen	30–40%
Dyspareunie (Schmerzen beim Geschlechtsverkehr)	15–20%
Zyklusunregelmäßigkeiten	5–15%
Dysurie, Darmkrämpfe, zyklische Hämaturie, zyklische blutige Defäkation, Hypermenorrhö	< 5%

▮ Tab. 2: Häufigkeit der Symptome bei Endometriose.

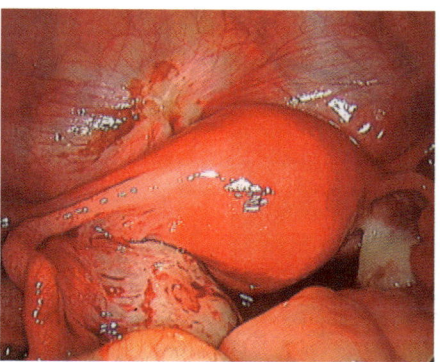

Abb. 1: Endometrioseherde am Uterus und Ovar (Laparoskopie). [5]

Operation

Bei Patientinnen mit Beschwerden können meist im Rahmen einer Laparoskopie die Herde koaguliert bzw. ausgeschält werden.

Diagnose und Therapie können während eines einzigen Laparoskopietermin durchgeführt werden. Nur in seltenen Fällen ist eine Laparotomie, evtl. auch mit Organteilresektion, notwendig.

> Bei der Operation ist darauf zu achten, dass Zysten und Herde nicht aufbrechen und durch Streuung der Endometriosezellen neue Herde entstehen!

Medikamentöse Therapie

Die medikamentöse Therapie wird zur primär kombinierten Therapie, zur Rezidivprophylaxe und bei stark gestreutem inoperablem Endometriosebefall über 3–6 Monate durchgeführt. Rezidive sind relativ häufig (~ 30%).

Die Proliferation der Endometrioseherde ist abhängig von der Östrogenkonzentration. Durch Unterdrückung der Ovarialfunktion wird versucht, die Herde atrophieren zu lassen. Dafür stehen verschiedene Möglichkeiten zur Verfügung:

▶ Gestagenbetonte Ovulationshemmer
▶ Gestagene (nicht zur Primärbehandlung ovarieller Schokoladenzysten!)

Gestagene
↳ Sekretionsphase → Atrophie ⇒ Abbruchsblutung

▶ **Danazol:** Äthinyltestosteron hemmt die ovarielle Steroidsynthese vollständig.

Danazol

▶ **GnRH-Analoga:** Hemmung der Freisetzung von FSH und LH und damit Senkung der ovariellen Steroidsynthese

Clomifen

Natürlicherweise kommt es zur Regression der Herde während der Schwangerschaft, der Stillzeit und in der Postmenopause.

Prolaktin ↑

Kombinationstherapie

Bewährt hat sich eine Kombination aus medikamentöser Therapie und Operation. Ausgedehnte Herde können präoperativ verkleinert werden; bei unvollständiger Operation wird nachbehandelt und dann evtl. nochmals operiert.

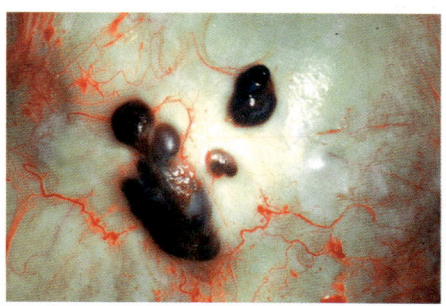

Abb. 2: OP-Präparat: fast schwarze Herde, die einer 12 cm großen, entfernten Ovarialzyste aufliegen (der Bildausschnitt entspricht einer Größe von ca. 6 cm). [5]

Zusammenfassung

✳ Endometriose ist eine pathologische Streuung von endometriumähnlichen Zellen.

✳ Häufige Symptome sind Dysmenorrhöen, Sterilität und zyklusabhängige Beckenschmerzen.

✳ Durch eine Laparoskopie kann die Diagnose gesichert werden.

✳ Die Herde und Zysten können operativ entfernt oder durch Unterdrückung der ovariellen Hormonproduktion „ausgehungert" werden.

Endometriumkarzinom und Uterussarkom

Endometriumkarzinom

willwurd? das häufigste?

Das Endometriumkarzinom ist das zweithäufigste Genitalkarzinom der Frau (nach dem Zervixkarzinom). In den westlichen Industrieländern nimmt die Häufigkeit zu. Hauptsächlich sind Frauen zwischen 55 und 60 Jahren betroffen, 15 % aller Patientinnen sind jedoch unter 50 Jahre alt.
Am häufigsten sind Adenokarzinome (60 %), gefolgt von Adenokankroiden (21 %). Adenosquamöse, klarzellige und papilläre Karzinome kommen seltener vor.

Risikofaktoren

Da das Endometrium einer hormonellen Regulation unterliegt, führt längerfristige übermäßige Östrogenstimulation zur Hyperplasie (s. S. 16) und zum Karzinom. Dies tritt im Rahmen einer östrogenbetonten Hormonsubstitution im Klimakterium, bei Adipositas, hormonproduzierenden Tumoren oder häufigen anovulatorischen Zyklen (Follikelpersistenz) auf. Weitere Risikofaktoren sind

z. B. Ovarial Ca

▶ Diabetes mellitus
▶ Hypertonus
▶ Infertilität
▶ Frühe Menarche, späte Menopause
▶ Myome entwickeln sich ebenfalls unter erhöhtem Östrogenstimulus; sie treten gehäuft mit Endometriumkarzinomen auf.

Klinik

Symptome treten schon früh auf, weshalb die meisten Karzinome bereits im Stadium I diagnostiziert werden!
Im Vordergrund der Symptomatik stehen postmenopausale Blutungen bzw. bei prämenopausalen Frauen Zwischenblutungen. Des Weiteren können eitriger oder blutiger zervikaler Fluor und in fortgeschrittenen Stadien Unterbauchschmerzen und Gewichtsverlust auftreten.

30 % Ca
Menorrhagie

> Postmenopausale Blutungen werden in 30 % der Fälle von Endometriumkarzinomen ausgelöst und sind deshalb ein Alarmzeichen!

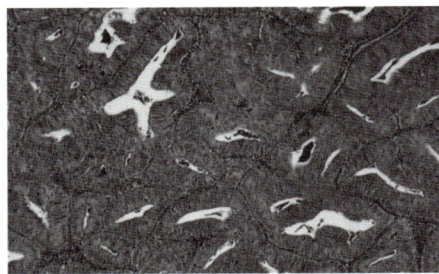

Diagnostik

Fraktionierung → Zuordnung der Region

Eine Endometriumdicke von > 10 mm bei der Vaginalsonographie ist verdächtig. Diagnostische Maßnahme der Wahl ist die **Hysteroskopie** mit anschließender fraktionierter Abrasio.
Das getrennt gewonnene Material von Zervix und Korpus wird eingeschickt und histologisch untersucht, um die Ausbreitung zu beurteilen (■Abb. 2, ■Tab. 1).

> Der zytologische Nachweis (PAP) gelingt nur in 30 % der Fälle. Das Endometriumkarzinom tritt bevorzugt in den Tubenecken auf!

Metastasierung

Das Endometriumkarzinom metastasiert erst spät. Lymphknotenmetastasen finden sich meist erst bei einer Ausbreitung bis zum äußeren Myometriumdrit-

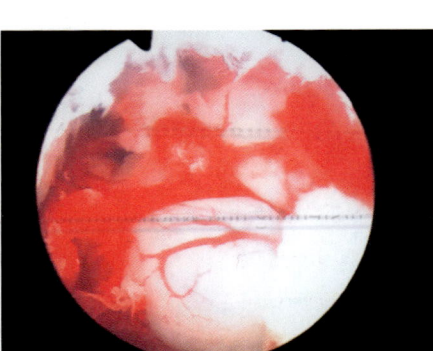

Abb. 2: Hysteroskopisches Bild eines Endometriumkarzinoms. [5]

In continuidate n

tel. Häufiger sind Vaginal-, Tuben- und Ovarialmetastasen. Hämatogene Streuung ist ausgesprochen selten und betrifft dann vorwiegend die Lunge.

Adnextomie!

Therapie

Das operative Vorgehen ist abhängig vom Tumorstadium:

▶ **Stadium I:** abdominelle Hysterektomie, Adnektomie und Resektion einer kleinen Scheidenmanschette. Bei undifferenzierten Typen pelvine Lymphonodektomie und Bestrahlung des Scheidenstumpfes
▶ **Stadium II und III:** Operation nach Wertheim-Meigs (Hysterektomie, Adnektomie, Resektion der Parametrien, pelvine Lymphonodektomie, Entfernung einer Scheidenmanschette) und evtl. zusätzliche paraaortale Lymphknotenentfernung

das Cervix Ca Ø Adnextomie

Abb. 1: Histologisches Bild eines gut differenzierten Adenokarzinom des Endometriums: fast vollständiger Stromaverlust, dicht gelagerte Drüsen mit hochprismatischem, atypischem Epithel. [6]

Stadium	Kriterien
0	Carcinoma in situ
I	Tumor auf das Korpus begrenzt
II	Tumorausdehnung auch auf die Zervix, aber noch auf den Uterus begrenzt
III	Tumorausdehnung über den Uterus, aber noch auf das kleine Becken begrenzt
IV	Infiltration von Blase oder Darm bzw. Wachstum über das kleine Becken hinaus

Hysterektomie, Adnektomie, Sch.ch
Wertheim Meigs + Parametrie evtl. paraaortale LK
Abrasio, Infilt. Darm

Tab. 1: Stadieneinteilung nach FIGO.

+ evtl. Gestagene

Kriterium	5-JÜR
Myometriuminfiltration < 1/3	90%
Myometriuminfiltration < 2/3	67%
Myometriuminfiltration > 2/3	33%
Kein Lymphgefäßeinbruch	85%
Lymphgefäßeinbruch	53%

▌Tab. 2: Prognose des Endometriumkarzinoms.

Wurden die Lymphknoten nicht entfernt, wird zusätzlich eine perkutane Bestrahlung des kleinen Beckens vorgenommen. Inoperable Patientinnen werden mit einer primären Radiatio (Afterloading) und perkutaner Bestrahlung behandelt.
Bei Fernmetastasen, inoperablen und nicht bestrahlbaren Patientinnen bleibt als Option eine hochdosierte Gestagentherapie, die zumindest zu kurzfristigen Remissionen führt. Die Chemotherapie hat bei der Behandlung des Endometriumkarzinoms keine Bedeutung.

Prognose

Die Überlebensrate ist abhängig vom histologischen Typ, Grading (Differenzierung) und von der Ausbreitung des Tumors.
Die 5-JÜR nimmt analog der Häufigkeit des histologischen Typs (▌Tab. 2) ab. Das bedeutet, dass das Adenokarzinom die beste Prognose hat.

Uterussarkom

1–3% der malignen Uterustumoren sind Sarkome.
In erster Linie sind sie von den gutartigen Myomen abzugrenzen, da sie die gleichen Symptome zeigen, nur dass sie schneller wachsen.

> Ein schnell wachsendes Myom ist immer sarkomverdächtig!

Diagnostik und Therapie

Sarkome lassen sich nicht so einfach durch eine Kürettage diagnostizieren (nur in 50% der Fälle). Einzige diagnostische und gleichzeitig therapeutische Option ist die **Hysterektomie**.
Zusätzlich werden die Adnexe, das Netz sowie iliakale und paraaortale Lymphknoten entfernt. Nach der Operation wird eine Chemotherapie angeschlossen (Sarkome sind nicht strahlensensibel).
Die Prognose ist sehr schlecht.

Zusammenfassung

Endometriumkarzinom

✖ Entstehung und Wachstum des Endometriumkarzinoms sind abhängig vom Östrogenspiegel.

✖ Symptome treten früh auf: Leitsymptom sind Blutungsunregelmäßigkeiten bzw. die Postmenopausenblutung.

✖ Die Diagnose wird durch Hysteroskopie und fraktionierte Kürettage gestellt oder ausgeschlossen.

✖ Therapie der Wahl ist die Operation, evtl. mit nachfolgender Bestrahlung des Scheidenstumpfes und der LK.

Uterussarkom

✖ Seltener maligner Uterustumor mit sehr schlechter Prognose, DD Myom

✖ Therapie: Operation plus Chemotherapie

Tumoren der Ovarien

Neubildungen der Ovarien sind relativ häufig. Man unterscheidet:

▶ Funktionelle Zysten
▶ Echte Neoplasien
▶ Ovarvergrößerungen anderer Genese

Etwa 20% aller Ovarialtumoren sind maligne. Bei vielen primär benignen Prozessen besteht ein erhöhtes Entartungsrisiko (s. u.).

Diagnostik

Neben der Erkennung eines Ovarialtumors ist vor allem die Unterscheidung von funktionellen Zysten und echten Neoplasien sowie deren Dignitätsbeurteilung von Bedeutung.

Anamnese und Klinik

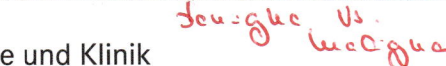

Wird ein Ovarialtumor festgestellt, dient zur ersten Einschätzung des Prozesses vor allem das Alter der Patientin:

▶ Im Kindes- und Jugendalter und in der Postmenopause gilt jeder Tumor als abnorm und bedarf der sofortigen Abklärung. Einzige Ausnahme stellen Follikel- und Luteinzysten bei Neugeborenen dar.
▶ Bei der geschlechtsreifen Frau haben Zysten eine große Bedeutung. Zwischen 25 und 45 Jahren sind gutartige Prozesse etwa zehnmal häufiger als bösartige.

Risikofaktoren für ein Ovarialkarzinom sind Kinderlosigkeit, hoher sozialer Status und weiße Hautfarbe. Das Risiko wird durch viele Geburten und langjährige Einnahme von Ovulationshemmern gesenkt.
Sowohl gutartige als auch bösartige Prozesse sind häufig symptomarm. Akute abdominale Schmerzen können durch eine Ruptur oder Stieldrehung eines Tumors (meist Zysten) hervorgerufen werden. Meist werden Symptome aber erst ausgelöst, wenn der Prozess so gewachsen ist, dass er andere Strukturen in ihrer Funktion beeinträchtigt. Als Spätsymptome maligner Tumoren können Aszites, B-Symptomatik (Fieber, Nachtschweiß, Gewichtsverlust) und Darmpassagestörungen auftreten. Hormonproduzierende Tumoren (v. a.

Stromatumoren, s. S. 60) induzieren Zyklusunregelmäßigkeiten, Sterilität, Virilisierung, Endometriumhyperplasie sowie bei Kindern Pubertas praecox (durch Hyperöstrogenismus oder Hyperandrogenismus).

Klinische Untersuchung

Einen Tumor im kleinen Becken beschreibt man nach:

▶ Lokalisation und Begrenzung
▶ Beweglichkeit (in Bezug auf andere Strukturen)
▶ Konsistenz (weich, prall, derb)
▶ Schmerzhaftigkeit (dolent, nicht druckdolent)

Durch die Kombination der abdominellen sowie der bimanuellen vaginalen und rektalen Tastuntersuchung kann man sich über Vorhandensein und Beschaffenheit des Tumors orientieren.
Der typische Tastbefund eines Ovarialkarzinoms ist ein derber, nicht mobiler, unregelmäßig begrenzter, meist schmerzfreier Tumor im Adnexbereich. Oft kann man derbe Auflagen auf dem Douglas-Perineum (Peritonealkarzinose) ertasten.

Transvaginale Sonographie

Bei der geschlechtsreifen Frau beträgt die Ovarialgröße im Durchschnitt $2 \times 3 \times 1{,}5$ cm. Die Ovarien sind etwas echoreicher als der Uterus. Die zyklusabhängigen Veränderungen (Follikelreifung) lassen sich leicht darstellen: Ein Graaf-Follikel kann bis zu 2 cm groß werden! In der Postmenopause sind die Ovarien schlechter darstellbar, da sie echoärmer und kleiner sind. Ovarialzysten lassen sich im Ultraschall als echoleere, scharf begrenzte Strukturen recht gut von soliden Tumoren abgrenzen. Eine Abschätzung der Dignität eines Prozesses (▮Tab. 1) ist oftmals schwierig.
Große Tumoren können unter Umständen bei der vaginalen Sonographie schlecht beurteilt werden, weshalb bei Verdacht zusätzlich eine abdominelle Sonographie durchgeführt werden sollte.

Weiteres Vorgehen

Die Indikation zur diagnostischen Laparoskopie wird nach folgenden Kriterien gestellt:

▶ Ovarialtumor bei Kindern und in der Menopause
▶ Größenzunahme einer Zyste oder Persistenz einer Zyste > 5 Monate
▶ Beschwerden (Stieldrehung, Ruptur)
▶ Klinischer oder sonographischer (solide Struktur) Verdacht auf eine echte Neoplasie (s. S. 60)

Differentialdiagnosen

Auch eine Vielzahl anderer Erkrankungen kann eine Raumforderung im kleinen Becken verursachen:

	Benigne	Maligne
Größe	< 5 cm	> 5 cm
Binnenstruktur	Homogen	Inhomogen
Kontur	Glatt	Unscharf
Echogenität	Echoleer	Solide
Septen	Schmaler als 3 mm	Breiter als 3 mm
Wandbeschaffenheit	Glatt	Papilläre Auflagerungen
Aufbau	Rein zystisch	Zystisch-solide
Freie Flüssigkeit im Douglas-Raum	Nein	Ja

▮ Tab. 1: Sonographische Dignitätskriterien (nach Sohn 1998).

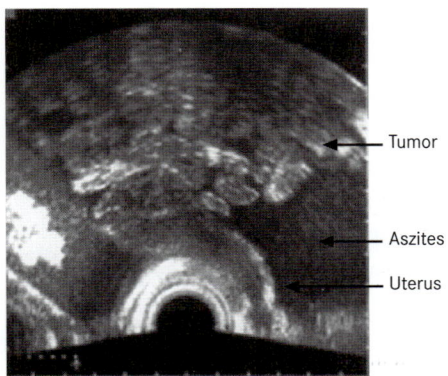

Abb. 1: Unterbauchtumor, bestehend aus einem soliden und einem zystischen Anteil. Der zystische Anteil zeigt eine verdickte, unregelmäßige Begrenzung sowie hypo- und hyperdense intrazystische Strukturen. Histologisch fand sich ein muzinöses Ovarialkarzinom. [7]

▸ Entzündungen:
– Abszesse ausgehend von einer Appendizitis oder Divertikulitis
– Hydro-Saktosalpinx (Flüssigkeitsansammlung in der Tube nach Entzündungen)
– Tuboovarialabszess
▸ Extrauteringravidität (HCG erhöht)
▸ Endometriose
▸ Myome (gestielt und intraligamentär)
▸ Andere Tumore der Tuben, des Rektums oder Sigmas oder der Blase

Zysten

Zysten stellen mit 65% der Ovarialtumoren die häufigste Ursache dar. Sie finden sich vor allem bei geschlechtsreifen Frauen. Man unterscheidet:

▸ Physiologische Zysten: Follikel, Corpus luteum (bis 3 cm groß, zyklusabhängig)
▸ Retentionszysten: weisen kein eigenständiges Wachstum auf; ihre Größe bleibt oft über Jahre konstant.
▸ Endometriosezysten (s. S. 54) Schokoladenzyste
▸ Funktionelle Zysten, die unter dem Einfluss von Hormonen entstehen:

– Follikelzysten: nach ausbleibendem „Springen" eines Graaf-Follikels. Diese Zysten erreichen eine Größe von bis zu 8 cm. Manche produzieren Östrogene. Dies kann zu einer glandulär-zystischen Endometriumhyperplasie ?? (s. S. 52) führen. Follikelzysten treten gehäuft zu Beginn der Geschlechtsreife und in der Perimenopause auf, da zu diesem Zeitpunkt oft hormonelle Dysbalancen vorliegen.
– Thekaluteinzysten: nicht gesprungener Graaf-Follikel, der nachträglich luteinisiert und Gestagene sezerniert. Die Zysten können bis zu 30 cm groß werden. Prädisponierend wirken erhöhte HCG-Werte, wie bei Mehrlingsgravidität, Blasenmole oder Überstimulationssyndrom.
– Corpus-luteum-Zyste: Flüssigkeitsansammlung im Corpus luteum (menstruationis oder graviditatis) mit einer Größe von bis zu 8 cm
– Polyzystisches Ovar (PCO, s. S. 32) Ovarialtumor mit multiplen Zysten "
▸ Zystische Neoplasien (s. S. 60)

Therapie

Wird klinisch und/oder sonographisch eine funktionelle Zyste vermutet, ist eine abwartende Haltung mit vierwöchigen Kontrollen indiziert. Nach max. 5 Monaten sollten sich funktionelle Zysten zu 90% zurückbilden. Eine zusätzliche Hormontherapie (Ovulationshemmer zur „Ruhigstellung" der Ovarien) scheint kaum Vorteile zu bringen.

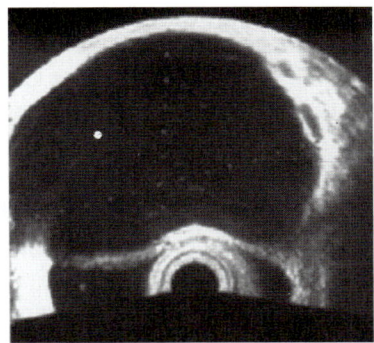

Abb. 2: Zystischer Tumor im Ultraschall: großer echoarmer Tumor ohne papilläre Binnenstrukturen mit glatter Begrenzung, keine freie Flüssigkeit. Hierbei könnte es sich um eine funktionelle Zyste, aber auch um eine echte Neoplasie handeln, ein maligner Tumor ist unwahrscheinlich. [7]

Zusammenfassung

✖ 80% aller Raumforderungen im Ovar sind gutartig.
✖ Die Diagnose wird mittels Anamnese, Palpation und vaginaler Sonographie eingegrenzt.
✖ Bei Kindern und nach der Menopause sind alle Ovarialtumoren verdächtig.
✖ Funktionelle Zysten bilden sich meist innerhalb von 5 Monaten spontan zurück.
✖ Bei auffälligen oder verdächtigen Befunden wird eine Laparoskopie bzw. Laparotomie durchgeführt.

Echte Neoplasien der Ovarien

Kystom → Karzinom

① Die Oberfläche der Ovarien besteht aus kubischem Epithel, das sich aus dem Müller-Epithel (Zölomepithel) ableitet und nicht vom Peritonealepithel unterscheidet. Das Epithel der Tuben und des Uterus hat denselben Ursprung. ② Die Tunica albuginea (faserreiche Bindegewebsschicht) begrenzt das Stroma nach außen. Am ③ Stroma unterscheidet man die Markregion (mit Gefäßen etc.) und die Rindenregion (Ort der Follikelreifung, Keimgewebe).

Klassifikation

Von den unterschiedlichen Zellpopulationen leiten sich die verschiedenen histologischen Tumortypen des Ovars ab (die WHO unterscheidet 9 Hauptgruppen). Die häufigsten sind:

▶ Epitheliale Tumoren (60–65%)
▶ Keimzelltumoren (20–25%)
▶ Keimstrang-Stroma-Tumoren (5–8%)

Außerdem sind Metastasen anderer Tumoren im Ovar (ca. 10%, immer bösartig) nicht selten.
Des Weiteren werden die vom Ovar ausgehenden Tumoren in gut- und bösartige Formen sowie „Zwischenstufen", also Tumoren mit niedrigmaligner Potenz (LMP = low malignant potential) oder Borderline-Tumoren eingeteilt. Hier kann die Dignität aufgrund histologischer Kriterien allein nicht sicher abgeschätzt werden. Allgemein ist die Prognose weitaus günstiger als bei invasiven Malignomen.

> Häufigster maligner Ovarialtumor ist das seröse Karzinom (50%).
> Die zweithäufigsten malignen Tumoren sind Metastasen.

① Epitheliale Ovarialtumoren

Vom Epithel des Ovars gehen 66% der Ovarialtumoren (OT) aus; 90% der malignen OT sind epithelialen Ursprungs. Gutartige Formen werden als **Kystome** bezeichnet (Tab. 1).
Man unterscheidet folgende histologische Typen:

Epitheliale-Tumoren

Tumoren	Entartungsrate
Seröses Kystom	20%
Muzinöses Kystom	5–10%
Brenner-Tumor	1–2%
Endometroides Kystom	1–2%

■ Tab. 1: Entartungsrisiko der primär benignen epithelialen Ovarialtumoren.

Epithel.

▶ **Seröse OT:** Es gibt gut- und bösartige Formen. Das seröse Ovarialkarzinom ist das häufigste ovarielle Karzinom, das früh intraabdominal und lymphogen metastasiert.

▶ **Muzinöse OT:** Wie beim serösen OT gibt es auch beim muzinösen OT gutartige und bösartige Formen.

▶ **Endometroide OT:** Sie sind selten gutartig. In ~25% der Fälle findet sich gleichzeitig ein Endometriumkarzinom mit ähnlichem histologischen Erscheinungsbild. Wahrscheinlich handelt es sich nicht um Metastasen, sondern um zwei Primärtumoren. Eine spezielle Gruppe stellen die malignen mesodermalen Mischtumoren (Karzinosarkome) dar. Sie gehören zu den aggressivsten und meist therapieresistenten Ovarialkarzinomen.

▶ **Hellzelliges OK:** ist oft mit einer Endometriose des Ovars vergesellschaftet und besitzt eine besonders schlechte Prognose.

▶ **Kleinzelliges OK:** sehr seltenes hochmalignes Karzinom, das hauptsächlich junge Frauen betrifft.

▶ **Brenner-Tumor:** Diese Tumoren bestehen aus urothelähnlichen Zellen und sind fast immer gutartig (95%).

▶ **Extraovarielles OK:** Bei diesem Karzinom handelt es sich um eine maligne Transformation der peritonealen Deckzellen des Ovars. Meist findet sich eine ausgedehnte peritoneale Dissemination.

② Keimzelltumoren = Teratome

Keimzelltumoren leiten sich aus embryonalen Vorläuferzellen ab. Mit einer Häufigkeit von 25% stellen sie die zweithäufigste Gruppe der Ovarialtumoren dar.

> Über 90% der Keimzelltumoren sind gutartige, zystische Teratome.
> Diese enthalten Elemente aus allen drei Keimblättern.

Fast immer handelt es sich um reife zystische Teratome (Dermoidzysten) ohne embryonale Gewebsanteile. Sie können Talgzysten, Haare, Zähne sowie andere Gewebetypen enthalten (■ Abb. 1). Andere Formen enthalten nur Zellen eines Keimblattes (z. B. Karzinoid, mit gastrointestinalem oder respiratorischem Epithel, als Struma ovarii, die ausschließlich aus Schilddrüsengewebe besteht [Thyreotoxikose möglich]).
Die malignen Keimzelltumoren sind extrem selten und fast ausschließlich auf das Kindes- und Jugendalter begrenzt. Hierzu zählen das Dysgerminom, das maligne Teratom, der endodermale Sinustumor (Dottersacktumor) und das Chorionkarzinom. Allen gemeinsam ist eine frühe Metastasierung (lymphogen und hämatogen) vor allem in Leber und Lunge.

③ Stromatumoren *Hormonprod.*

Ursprungsgewebe der Stromatumoren sind einerseits Zölomepithelstränge (Sertoli- und Leydig-Zellen), andererseits das endokrin aktive Ovarialstroma (Granulosa- und Thekazellen). Etwa 30% der Stromatumoren verhalten sich maligne.

> Mehr als 50% der Stromatumoren bilden Hormone!

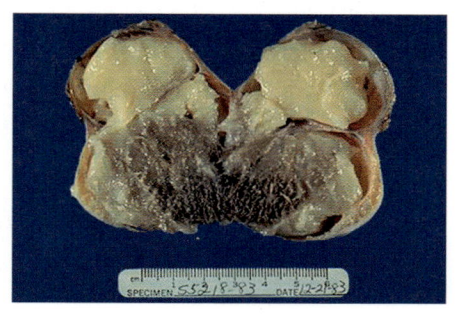

■ Abb. 1: Pathologisches Präparat einer Dermoidzyste: Talg und Haarbalganteile sind zu erkennen. [22]

Erstes Symptom sind meist durch die begleitende Endometriumhyperplasie (s. S. 52) verursachte Blutungsstörungen. Da die Hyperplasie in ein Endometriumkarzinom übergehen kann, sollte bei jeder Patientin mit östrogenproduzierendem Stromatumor auch eine fraktionierte Abrasio erfolgen. Granulosazelltumoren sind die häufigsten östrogenproduzierenden Geschwülste. Thekazelltumoren (Thekom) und Ovarialfibrome sind ausnahmslos gutartig. Fibrome können mit einem Aszites einhergehen und zusätzlich einen Hydrothorax (Meigs-Syndrom) verursachen. →

Als Androblastome werden die meist gutartigen Tumoren der Zölomepithelstränge bezeichnet. Je nach vorherrschendem Zelltyp werden Sertoli-Zell-Tumoren (produzieren hauptsächlich Östrogene), Sertoli-Leydig-Zell-Tumoren (vor allem Androgensekretion) und Leydig-Zell-Tumoren (vor allem Androgensekretion) unterschieden.

Borderline-Tumoren (LMP)

10–15% der malignen Ovarialtumoren werden zu den LMP-Tumoren (low malignant potential) gezählt.

> Kriterien des LMP sind Gewebe- und Zellatypien, aber kein invasives, destruierendes Wachstum.

Im Gegensatz zu den Carcinomata in situ werden die Borderline-Tumoren als eigenständige Gruppe betrachtet und nicht als Präkanzerose. Der Übergang zum invasiven Wachstum ist nicht zwingend. Histologisch finden sich unter den Borderline-Tumoren vor allem seröse und muzinöse epitheliale Formen, aber auch hellzellige, endometroide und Brenner-Tumoren. Insgesamt ist die Prognose sehr gut (10-JÜR: 70–90%). Bei serösen Borderline-Tumoren finden sich in 20% der Fälle ausgedehnte peritoneale Infiltrate. Wachsen diese invasiv, sinkt die 10-JÜR auf 33%. Das Pseudomyxoma peritonei ist eine Sonderform des muzinösen Borderline-Tumors. Sie geht mit einer ausgeprägten intraabdominalen Schleimbildung einher und hat eine schlechtere Prognose.

Metastasen anderer Tumoren

10–15% der malignen Tumoren des Ovars sind Metastasen. Meist treten sie beidseitig auf. Der Primärtumor ist häufig ein Endometriumkarzinom (30%), ein Mammakarzinom (15–20%) oder ein gastrointestinales Karzinom. Beim Krukenberg-Tumor ist das Stroma mit Siegelringzellen durchsetzt. In 90% der Fälle liegt als Primärtumor ein Magenkarzinom vor, seltener Tumoren von Rektum, Kolon, Appendix, Mamma, Zervix, Gallenblase, Pankreas, Blase oder Gallengängen.

Diagnostik und Therapie

Die histologische Abklärung ist bei allen echten Neoplasien des Ovars indiziert. Die Experten diskutieren die Indikationen für laparoskopisches Vorgehen bzw. primäre Laparotomie mit Längsschnitt, die bei Bedarf zur Lymphonodektomie nach oben erweitert werden kann.

Nach **Ausschluss von Malignität**

durch Schnellschnittuntersuchung kann bei jungen Frauen versucht werden, den Tumor auszuschälen und dabei das Ovar zu erhalten. Postmenopausal empfiehlt sich die beidseitige Adnektomie. Intraoperativ muss die Eröffnung der Tumoren unbedingt vermieden werden, da auch gutartige Formen (v. a. das muzinöse Kystom) intraperitoneal streuen und schwerwiegende Krankheitsbilder (Pseudomyxoma peritonei bis hin zur Kachexie) auslösen können. Bei einem malignen Tumor kann durch Verteilung von Tumorzellen iatrogen ein ungünstigeres Tumorstadium verursacht werden.

Ergibt die Schnellschnittuntersuchung einen **malignen Prozess,** ist ein radikales operatives Vorgehen indiziert. Ziel ist die möglichst komplette Entfernung des Tumorgewebes. Die Operation umfasst beidseitige Adnektomie, Hysterektomie, Entfernung der pelvinen und evtl. paraaortalen LK, Resektion des Douglas-Peritoneums und aller makroskopisch sichtbaren Tumorreste (am Darm, Anus etc.) und des Netzes; anschließend peritoneale Spülzytologie.

Nach der OP schließt sich meist – abhängig vom histologischen Stadium – eine Polychemotherapie an. Eine routinemäßige „second-look"-Laparotomie wird heute nicht mehr durchgeführt. Operative Folgeeingriffe werden stadiengerecht indiziert. Dysgerminome sind sehr strahlensensibel, unreife bzw. maligne Teratome dagegen chemosensibel. Die Behandlung in einem onkologischen Zentrum ist gerade bei malignen Ovarialtumoren für die Prognose wesentlich, da die Therapie sehr komplex ist.

Zusammenfassung

✖ Echte Neoplasien leiten sich vom Epithel-, Stroma- oder Keimzellgewebe des Ovars ab. Eine histologische Abklärung ist immer indiziert!

✖ Am häufigsten sind epitheliale Neoplasien. 90% der malignen Ovarialtumoren sind epithelialen Ursprungs, Metastasen die zweithäufigsten malignen Prozesse im Ovar. Sie gehen meist von Endometrium-, Mamma- oder gastrointestinalen Karzinomen aus.

✖ Die Diagnose wird histologisch gesichert. Bei gutartigen Prozessen wird nur das betroffene Ovar bzw. der Tumor entfernt. Bei bösartigen Prozessen wird möglichst radikal operiert. Eine chemotherapeutische Nachbehandlung erfolgt stadien- und tumorabhängig.

✖ Borderline-Tumoren sind niedrigmaligne Prozesse (LMP), die zwar die histologischen Kriterien eines Karzinoms erfüllen, aber nicht invasiv wachsen.

Gutartige Erkrankungen der Brust

Entzündungen

Thelitis

Entzündungen der Mamille treten nach Mikroverletzungen beim Stillen oder durch mangelnde Hygiene auf. Eine einfache desinfizierende und/oder pflegende Salbenbehandlung reicht meist aus.

Mastitis

Die Entzündung des Drüsenkörpers ist gekennzeichnet durch eine einseitig gerötete, geschwollene und druckschmerzhafte Brust. Begleiterscheinungen sind oft geschwollene axilläre Lymphknoten und Fieber.

Mastitis puerperalis

Bei einer Mastitis während des Wochenbettes sind in 95% der Fälle Staphylococcus aureus aus dem Mund des Säuglings die Erreger. Sie breiten sich entweder über das Milchgangsystem aus (Milchstau ist prädisponierend) oder dringen über Mikroverletzungen in die Haut ein und breiten sich im Parenchym aus.

Therapie: Die Brust sollte entleert (Abpumpen), ruhig gestellt (Hochbinden mit engem BH) und gekühlt werden. Niedrigdosierte Prolaktinhemmer (Bromocriptin, Lisergid) reduzieren die Milchbildung. Führen diese Maßnahmen innerhalb von 24 h zu keiner wesentlichen Besserung oder liegen ausgedehnte Befunde, hohes Fieber oder starke Schmerzen vor, ist der Einsatz geeigneter Antibiotika indiziert (penicillinasefeste Penicilline oder Cephalosporine). Vor Beginn der Antibiose sollte aus einem Mamillenabstrich oder ggf. aus der Milch eine Erreger- und Resistenzbestimmung erfolgen. Ziel der Behandlung ist die Verhinderung der Abszessbildung; kann die Einschmelzung jedoch nicht mehr verhindert werden (sonographische Kontrolle), wird sie durch Wärme gefördert. Der reife Abszess wird dann drainiert und mit antiseptischen Lösungen gespült.
Bei kleineren, lokal begrenzten Prozessen ist das Abstillen nicht notwendig. Bei ausgedehnteren, therapieresistenten Formen oder bei Abszessbildung kann eine völlige Ruhigstellung der Brust durch Abstillen erforderlich werden.

> Fieber im Wochenbett kann auf eine beginnende Mastitis hinweisen!

Mastitis nonpuerperalis

Diese Form ist seltener und hat zwei Altersgipfel – Frauen unter 30 sowie Frauen zwischen dem 50. und 60. Lebensjahr. Oft besteht ein weniger schweres Krankheitsbild (mäßiges oder kein Fieber) mit subakuten Verläufen und Rezidiven. Häufig führt eine Hyperprolaktinämie bzw. eine erhöhte Sensibilität der Prolaktinrezeptoren oder eine Mastopathie zu Sekretstau. Die Folge sind granulomatöse Entzündungen (abakterielle Mastitis, in rund 1/3 der Fälle); ein sekundärer Bakterienbefall ist möglich.

Therapie: Bei der bakteriellen Mastitis werden in 40% der Fälle Staphylococcus aureus und in bis zu 10% der Fälle Anaerobier als Erreger nachgewiesen. Daher muss sich die antibiotische Therapie auch auf diese Keime erstrecken (Cephalosporine). Die weitere Behandlung ist prinzipiell die gleiche wie bei der Mastitis puerperalis, jedoch ist die Prognose hauptsächlich von der Beseitigung der zugrunde liegenden Ursachen (z. B. erhöhter Prolaktinspiegel oder Mastopathie) abhängig. Demzufolge sind Chronifizierungen, Abszessbildung und Spontanperforationen relativ häufig.

> Bei jeder Mastitis nonpuerperalis muss differentialdiagnostisch ein inflammatorisches Mammakarzinom ausgeschlossen werden!

Mastopathie

Unter einer Mastopathie (Synonym laut WHO: Mammadysplasie) versteht man alle Veränderungen proliferierender oder regressiver Art außerhalb der physiologischen Umwandlungsprozesse (Laktation, Alter). Die Mastopathie stellt mit ihrem Auftreten bei 40–50% aller Frauen die häufigste Brusterkrankung dar. Die genauen Ursachen sind bis heute nicht geklärt. Hormonelle Faktoren (Ungleichgewicht zwischen Östrogenen und Gestagenen mit Östrogendominanz), latente oder manifeste Hyperprolaktinämien und Schilddrüsenfunktionstörungen werden beobachtet. Histopathologisch unterscheidet man:

▶ **Grad I:** einfache Mastopathie ohne Epithelproliferation (zystisch-fibröse Form), 70% der Mastopathien
▶ **Grad II:** mit Epithelproliferation, aber ohne Zellatypien, ca. 20%
▶ **Grad III:** mit atypischen Epithelproliferationen, aber ohne die das Carcinoma in situ definierenden Veränderungen, ca. 10% (s. S. 64)

Klinik: Die Erkrankung tritt nur während der Geschlechtsreife auf. Das klinische Bild ist geprägt von zyklusabhängiger, prämenstrueller schmerzhafter Schwellung beider Brüste, bei dominierendem Östrogenspiegel. Je nach Ausprägung können Zysten und Verhärtungen in der Brust getastet werden (meist im oberen äußeren Quadranten – wenn gesamte Brust betroffen oft sog. Schrotkugelbrust). Zum Ausschluss eines Karzinoms sollten im Zweifel eine Sonographie und/oder Mammographie und evtl. eine Biopsie durchgeführt werden.

Therapie: Sie ist symptomatisch, eine echte Ausheilung ist selten. Günstig wirken sich oft zyklusabhängige Gestagensubstitution oder gestagenbetonte Ovulationshemmer aus. Auch der Prolaktinhemmer Bromocriptin kann die Symptome lindern. Bei der Mastopathie Grad III besteht das Risiko (5fach erhöht) der malignen Entartung. Deshalb sollte speziell diese Form regelmäßig kontrolliert werden.

Mastodynie

Treten beidseitige prämenstruelle Brustschmerzen ohne palpatorische Hinweise auf eine Mastopathie auf, spricht man von einer Mastodynie. Differentialdiagnostisch sollte man an HWS-Syndrom, Pleuritis und Kardiopathien denken. Der Ausgleich des relativen Gestagenmangels steht wie bei der Mastopathie im Vordergrund, häufig wird bei dieser Indikation gut wirksamen pflanzlichen Präparaten der Vorzug gegeben.

Brustschmerzen bei Mastopathie oder Mastodynie treten typischerweise immer beidseitig auf. Einseitiger, umschriebener Brustschmerz ist ein Leitsymptom des Mammakarzinoms!

Mamillensekretion

Spontane oder provozierbare Sekretion einer oder beider Mamillen ist immer abklärungsbedürftig. Das Sekret kann milchig, blutig, eitrig oder serös sein. Eine beidseitige, milchige Sekretion wird als Galaktorrhö bezeichnet und wird häufig durch einen erhöhten Prolaktinspiegel (s. S. 24) ausgelöst. Man kann jedoch nicht von der Art und Beschaffenheit des Sekrets auf den zugrunde liegenden Prozess schließen! Häufige Ursachen sind Milchgangspapillome (~50%), Mastopathien (~30%) und Karzinome (~10%). Zur Abklärung sollte eine Sekretzytologie und Galaktographie durchgeführt werden. Mit Letzterer lassen sie sich durch Aussparungen, Gangabbrüche oder Kaliberschwankungen lokalisieren. Je nach Befund sollte ein Karzinom durch Feinnadelpunktion oder Biopsie ausgeschlossen werden.

Gutartige Tumoren und tumorartige Veränderungen

▶ **Fibroadenome** sind die häufigsten gutartigen Tumoren der weiblichen Brust und treten vorwiegend zwischen dem 20. und 40. Lebensjahr auf. Es handelt sich um eine gemischt bindegewebige und epitheliale Geschwulst. Meist wird ein gut abgrenzbarer, beweglicher, gummiartiger, derber Knoten getastet, der sich im Gegensatz zur Mastopathie nicht zyklusabhängig verändert. In der Sonographie zeigt sich ein solider, homogener, scharf abgrenzbarer Tumor mit typischem Randauslöschphänomen (s. S. 12). In der Mammographie kann man gelegentlich Kalkeinlagerungen erkennen (▌Abb. 1). Eine histologische Klärung kann mittels Stanzbiopsie erfolgen. Es besteht eine langsame Wachstumstendenz, Beschwerden treten nur auf, wenn der Tumor nicht mehr ausreichend versorgt wird und nekrotisiert. Maligne Entartung ist ausgesprochen selten! Bei Wachstum oder Beschwer-

den bzw. diagnostischer Unsicherheit sollte der Tumor auf alle Fälle entfernt werden. Bei jungen Frauen und eindeutigen benignen Kriterien kann ein abwartendes Verhalten gerechtfertigt sein.

▶ **Fettgewebsnekrosen** imponieren palpatorisch als derbe, verschwommene Resistenz. Sie entstehen durch Degeneration des Fettgewebes aufgrund nutritiver Störungen oft nach Trauma. Der Herd ist entzündlich infiltriert und kann sog. Ölzysten enthalten. Probleme kann die Abgrenzung zum inflammatorischen Karzinom bereiten. Besteht auch nur die geringste Unsicherheit, sollte eine Exzision durchgeführt werden!

▶ **Lipome** dagegen sind echte Fettgewebsneubildungen. Sie verursachen nur selten Beschwerden. Eventuell kann eine glatt berandete, eher weiche Resistenz getastet werden. Liegt das Lipom sehr oberflächlich, kann sich die (gut verschiebliche) Haut etwas vorwölben. Die Diagnose kann durch Punktion gesichert werden.

▶ **Solitäre Zysten** lassen sich ab etwa 1 cm Durchmesser tasten. Sonographisch wird zuerst im gefüllten Zustand die Wand auf Auffälligkeiten untersucht. Bei Beschwerden kann die Zyste unter sonographischer Kontrolle punktiert

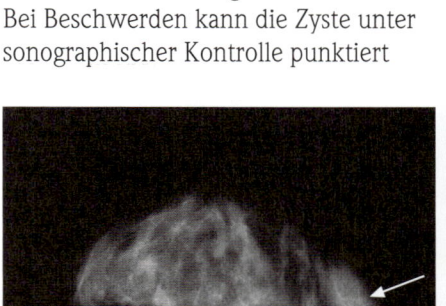

▌Abb. 1: Fibroadenom in der Mammographie, kraniokaudale Aufnahme. [5]

und vollständig entleert werden. Das Punktat wird zytologisch untersucht. Sind alle Befunde unauffällig, erfolgt in dreimonatigem Abstand die Kontrolle zum Ausschluss von Rezidiven. Bei häufigen Rezidiven, auffälligem sonographischem oder zytologischem Befund sollte auf jeden Fall eine Mammographie durchgeführt werden. Im Zweifel muss die Zyste entfernt und histologisch untersucht werden.

▶ Der **Phylloidestumor** (Cystosarcoma phylloides) ist eine sehr seltene, meist gutartige Geschwulst. Das typische Bild ist ein großer (manchmal monströser, ▌Abb. 2), solitärer Tumor mit wechselnder Konsistenz (fest und ödematös-weich), der die darüber liegende Haut spannt und livide erscheinen lassen kann. Ulzerationen sind jedoch selten. Histologisch handelt es sich um einen fibroadenomatösen Tumor. Formen mit mehr als drei Mitosen pro Gesichtsfeld weisen eine erhöhte Rezidivrate auf. Die Therapie besteht in der Entfernung des Tumors weit im Gesunden, bei monströsen Formen durch Mastektomie. Rezidive sind häufig.

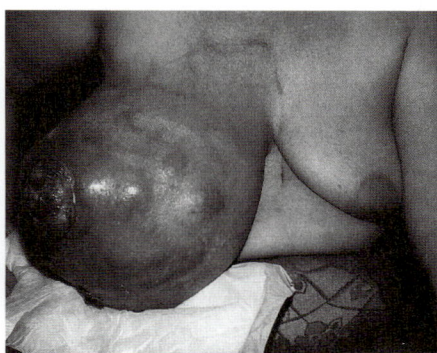

▌Abb. 2: Phylloidestumor (monströse Form). [6]

Zusammenfassung

✱ Bei der Mastitis puerperalis sollte eine Abszessbildung unbedingt verhindert werden.

✱ Die Mastitis nonpuerperalis muss immer von einem inflammatorischen Karzinom abgegrenzt werden.

✱ Mastopathien sind gutartige proliferative Vorgänge, die fast die Hälfte aller Frauen betreffen.

✱ Maligne Prozesse müssen differentialdiagnostisch immer ausgeschlossen werden!

Mammakarzinom

Mammakarzinome sind eine sehr heterogene Tumorgruppe, die sich in Verlauf, Prognose und Ansprechen auf die Therapie unterscheiden kann.

Epidemiologie

Das Mammakarzinom ist das häufigste Karzinom der Frau. Besonders betroffen ist die weiße Bevölkerung der Industrienationen. In Deutschland ist mit etwa 47.000 Neuerkrankungen jährlich zu rechnen.
Die wichtigsten Risikofaktoren sind (RR = relatives Risiko):

▸ Alter: Am häufigsten sind Frauen im 5. und 6. Lebensjahrzehnt betroffen.
▸ Brustkrebs bei Verwandten 1. Grades (RR: 3–4)
▸ Adipositas (RR: 1–8)
▸ Vorangegangenes Mammakarzinom der anderen Brust (RR: > 10)
▸ Ovarialkarzinom (RR: 3–4)
▸ Nullipara (RR: 1,5–4)
▸ Mastopathie Grad III, s. S. 62. (RR: 2,5–4)

In einigen Fällen können bestimmte Genmutationen nachgewiesen werden (in 5–10% im BRCA1- oder BRCA2-Gen).

Carcinoma in situ (CIS)

> Grundsätzlich unterscheidet man lobuläre (Drüsenepithel) und duktale (Gangepithel) Neoplasien.

Das Carcinoma in situ stellt die Frühform des Mammakarzinoms dar. Es durchbricht die intakte Basallamina nicht.

▸ Das **duktale Carcinoma in situ (DCIS)** ist am häufigsten (95% der CIS). Typisch sind Mikroverkalkungen in den Milchgängen (nekrotisierte Zellen). Bei 10–30% der Betroffenen tritt es beidseitig und multizentrisch auf. Die Latenzzeit bis zur Entstehung eines invasiven Karzinoms beträgt oft weniger als 10 Jahre.
▸ Beim **Carcinoma lobulare in situ (CLIS)** treten die Veränderungen häufig multizentrisch (60%) und in bis zu

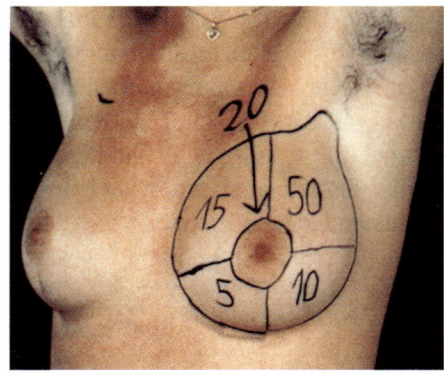

■Abb. 1: Häufigkeit des Mamma-Ca. in den verschiedenen Brustabschnitten. [3]

30% der Fälle in beiden Brüsten auf. Mikroverkalkungen finden sich selten. Die Latenzzeit bis zum invasiven Karzinom beträgt ca. 25 Jahre.

Ein Carcinoma in situ führt zu keiner Geschwulstbildung und kann deshalb nicht getastet werden. Wichtigster und oft einziger Hinweis auf ein DCIS sind die in der Mammographie erkennbaren Mikroverkalkungen. Ein sehr erfahrener Untersucher kann die verdickten Milchgänge des DCIS, besonders bei jüngeren Frauen, auch sonographisch darstellen. Derzeitige Standardtherapie ist die Operation. Ist das CIS nicht zu weit ausgedehnt, wird es im Gesunden entfernt. Handelt es sich jedoch um einen multizentrischen Prozess oder ist die Mamille mitbetroffen, bleibt evtl. nur die Entfernung der ganzen Brust (Mastektomie). In Studien wird die Behandlung mit Radiatio und Antiöstrogengabe überprüft.

Invasives Mammakarzinom

Im typischen Fall ist ein druckunempfindlicher, unscharf begrenzter, harter Knoten zu tasten. Bei einer Greisin wird ein Knoten in der Brust so gut wie immer ein Karzinom sein, bei jüngeren Frauen ist jedoch meist eine Zyste oder ein Fibroadenom die Ursache.
Des Weiteren sprechen Einziehungen in der Haut, Nichtverschiebbarkeit der Brust auf dem M. pectoralis, eingezogene Mamille oder Mamillenfurche für ein Karzinom. Bei fortgeschrittenem Wachstum ulzeriert die Haut über dem Tumor, oder es kommt zur Hautmetastasierung (zahlreiche kleine Knötchen). Manche Patientinnen klagen auch über

serös-blutige Sekretion (s. S. 62) oder apfelsinenschalenartige Hautveränderungen („peau d'orange"; infolge Lymphstau).
Bei weitem am häufigsten (80%) ist das duktale Mamma-Ca., gefolgt vom lobulären Typ (10%). In bis zu weiteren 10% treten das tubuläre, medulläre, muzinöse Mamma-Ca. oder der **Morbus Paget** auf. Dieser ist durch eine entzündliche Rötung der Mamille und nässende, krustige Beläge gekennzeichnet. Tumorzellen (Paget-Zellen) infiltrieren die Mamille in Form eines DCIS. In der Tiefe finden sich häufig invasive Formen des duktalen Karzinoms. Eine besondere Wachstumsform stellt das **inflammatorische Karzinom** dar. Es breitet sich entlang den Lymph- und Blutgefäßen diffus im Gewebe aus und führt zu reaktiven Entzündungen, die oft nur schwer von einer nonpuerperalen Mastitis zu unterscheiden sind. Das Mamma-Ca. metastasiert häufig und früh. Erste Station der Ausbreitung sind fast immer die axillären Lymphknoten, anschließend die Knochen (in 70% der Fälle; meist findet man die osteolytischen Herde in Wirbelsäule, Becken und langen Röhrenknochen). Metastasen in Pleura, Lunge und Leber sind ebenfalls sehr häufig. Oft wachsen Mammakarzinome sehr langsam, weshalb auch noch nach vielen Jahren Metastasen auftreten können.

Diagnostik (s. a. S. 12) und Therapie

Liegt ein Tastbefund vor, können mittels **Sonographie** Zysten und Fibroadenome mit hoher Sicherheit gegen Karzinome abgegrenzt werden. Mit der **Mammographie** gelingt auch die Darstellung von Mikrokalk (DCIS). **Biopsien** sind bei allen fraglichen Befunden angezeigt. So kann im Fall eines Karzinoms auch der Hormonrezeptorstatus, Differenzierungstyp (Grading) und histologische Typ (invasives duktales, lobuläres, inflammatorisches Karzinom) bestimmt werden. Bei jeder Patientin ergeben Staging, Grading, der Rezeptorstatus, Lymphknotenbefall und Metastasenstatus einen individuellen Therapieplan.

Operation

Brusterhaltende OP (BET): Das Karzinom (Tumor und umgebendes Carcinoma in situ) muss weit im Gesunden (mindestens 1 cm Sicherheitsabstand) entfernt werden. Wenn möglich, sollte immer versucht werden, brusterhaltend zu operieren, da der Krankheitsverarbeitungsprozess für die Frau so stark erleichtert werden kann und die Heilungsraten bzw. Überlebenszeiten bei korrekter Indikation von der lokalen Radikalität unbeeinflusst sind. Gegen eine brusterhaltende OP sprechen multizentrische Herde, eine ungünstige Brust-Tumor-Größenrelation, Infiltration in Haut, Muskel oder Mamille, ausgedehnte Einbrüche in Blut- oder Lymphgefäße invasives lobuläres Karzinom, Kontraindikationen für Nachbestrahlung, Makromastie oder der Wunsch der Patientin.

> Nach einer brusterhaltenden OP muss die verbleibende Brust immer bestrahlt werden, um das Risiko eines Lokalrezidivs zu senken (ohne Bestrahlung 3- bis 4fach erhöht).

Mastektomie: Am häufigsten wird heute die modifizierte radikale Mastektomie nach Patey praktiziert. Hier werden neben dem gesamten Brustdrüsenkörper die Pektoralisfaszie sowie die axillären Lymphknoten bis an die V. axillaris entfernt. Je nach Situation und Wunsch der Patientin ist ein Brustaufbau in gleicher Narkose möglich.

Die **Entfernung der Lymphknoten** hat sowohl diagnostische als auch therapeutische Bedeutung. Sie kann nach zwei verschiedenen Methoden durchgeführt werden: Konservativ werden mind. 10 LK der Level I und II (s. S. 7) entfernt und untersucht. Die selektive Entfernung des Sentinel-Lymphknotens (Wächter-LK) kann ggf. die unangenehmen Nachwirkungen der Axilladissektion (z. B. Lymphödeme, Bewegungs- oder Empfindungsstörungen im betroffenen Arm) stark senken. Er wird mit einem Farbstoff markiert und intraoperativ mittels Schnellschnitt histologisch untersucht. Nur im Fall einer Tumorinfiltration oder wenn die eindeutige Identifizierung nicht möglich ist, werden weitere LK entfernt.

Systemische Therapie

An die OP evtl. mit Bestrahlung schließt sich die adjuvante (bei bekannten Fernmetastasen palliative) systemische Therapie an. Es sollen dadurch mögliche Mikrometastasen zerstört werden. Je nach Alter, Hormonrezeptorstatus und Lymphknotenbefall erfolgt eine ablative oder additive hormonelle Behandlung und/oder eine Polychemotherapie. Es werden GnRH-Analoga („chemische Kastration"), Antiöstrogene (Tamoxifen) bzw. Aromataseinhibitoren oder Gestagene eingesetzt. Bei Befall mehrerer LK bzw. bei hohem Rezidivrisiko wird besonders bei jüngeren Frauen versucht, die Prognose mittels hochaggressiver Chemotherapie zu steigern. Neu ist die Immuntherapie mit einem spezifischen Antikörper (Trastuzumab) bei Tumoren mit hoher Überexpression von HER2. Das inflammatorische Mamma-Ca. wird zunächst chemotherapeutisch behandelt und dann erst mastektomiert.

Weiteres Vorgehen

Fernmetastasen können je nach Lokalisation bestrahlt, operiert oder chemotherapeutisch behandelt werden. Aus kosmetischen, aber insbesondere aus psychologischen Gründen kann auf Wunsch der Betroffenen die Brust nach einer Mastektomie mit Silikonimplantaten oder mit Eigengewebe wieder aufgebaut werden.
In den ersten 1 – 3 Jahren werden alle 3 Monate, danach bis zum 6. Jahr halb-jährliche, anschließend jährliche Untersuchungen zur Früherkennung von Rezidiven und/oder Metastasen durchgeführt; daneben lebenslang jährlich eine Mammographie.

Vorsorge

Zur Vorsorge werden regelmäßige Mammographien (einmal jährlich) in der Altersgruppe mit dem höchsten Risiko empfohlen. Gesetzlich verankert ist dies bis jetzt nur in Bayern.

Prognose

Die durchschnittliche Lebensdauer unbehandelter Fälle ist 3,5 Jahre (10-JÜR: 5%). Die Prognose unter Behandlung variiert in Abhängigkeit von Lymphknotenbefall (wichtigster Faktor!), Fernmetastasierung und Differenzierungsgrad des Tumors. Unter Therapie liegt die 5-JÜR bei 75%, die 10-JÜR bei 52%. Die Gesamtüberlebensrate liegt bei etwa 50%.

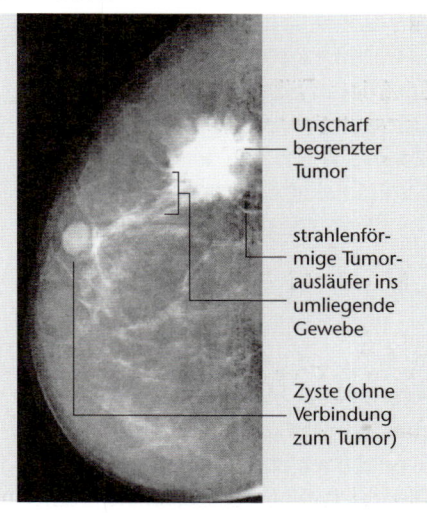

Unscharf begrenzter Tumor

strahlenförmige Tumorausläufer ins umliegende Gewebe

Zyste (ohne Verbindung zum Tumor)

■ Abb. 2: Mamma-Ca. in der Mammographie. [5]

Zusammenfassung

✖ Das Mammakarzinom ist der häufigste Tumor der Frau.

✖ In einigen Fällen können Genmutationen nachgewiesen werden.

✖ Das Carcinoma in situ ist die Frühform des invasiven Karzinoms.

✖ Die epithelialen Neoplasien gehen entweder von Drüsenzellen (lobulär) oder vom Milchgangsepithel (duktal; 95%) aus.

✖ Prognose und Therapie sind individuell abhängig von Tumorgröße, Lymphknotenbefall, histologischem Typ, Grading, Metastasen und Hormonrezeptorstatus.

Harninkontinenz

Die Kontrolle der Blasenfunktion ist durch ein kompliziertes Zusammenspiel muskulärer und nervaler Faktoren geregelt. Funktioniert dies störungsfrei, spricht man von Kontinenz. Harninkontinenz, d. h. unfreiwilliger Harnabgang, ist ein häufiges Problem bei Frauen. Ungefähr 75 % der Inkontinenzpatienten sind Frauen. Rund 1/3 aller Frauen hat in der zweiten Lebenshälfte solcherlei Probleme. Man unterscheidet Stress-, Drang-, Reflex- und Überlaufinkontinenz. Gynäkologisch sind vor allem Stress- und Dranginkontinenz von Bedeutung. Sie treten auch häufig in gemischter Form auf. Die Differenzierung ist notwendig, da unterschiedliche Therapiekonzepte bestehen.

Anatomie und Physiologie der Blasenfunktion

Die Harnblase ist mit einschichtigem, mehrreihigem Epithel, dem Urothel, ausgekleidet. Urethra und Vagina entstammen entwicklungsgeschichtlich den Müller-Gängen. Sie sind beide mit Östrogenrezeptoren ausgestattet und unterliegen hormonellen Einflüssen. Östrogene wirken hier vor allem proliferativ, weshalb in der Postmenopause das Epithel atrophiert.
Die Blasenwand ist durch einen dreischichtigen glattmuskulären Aufbau gekennzeichnet (M. detrusor vesicae). Die Blase wird durch den Sphincter internus und den Sphincter externus verschlossen. Wesentlich für deren Funktion ist der Winkel zwischen Blasenboden und hinterer Harnröhre. Die Innervation der Blasenfunktion wird durch ein kompliziertes Zusammenspiel autonomer und somatischer Impulse geregelt (◗ Abb. 1):

◗ Der Sympathikus innerviert über den N. hypogastricus (Th10–L2) α-adrenerg die glatte Muskulatur des Blasenhalses, gleichzeitig hemmt er die β-Rezeptoren am Detrusor, d. h. die Blasenkontraktion.
◗ Der Parasympathikus (S2–4) innerviert über den N. pelvicus cholinerg den Detrusormuskel und den inneren Sphinkter; so sorgt er für die Blasenentleerung.

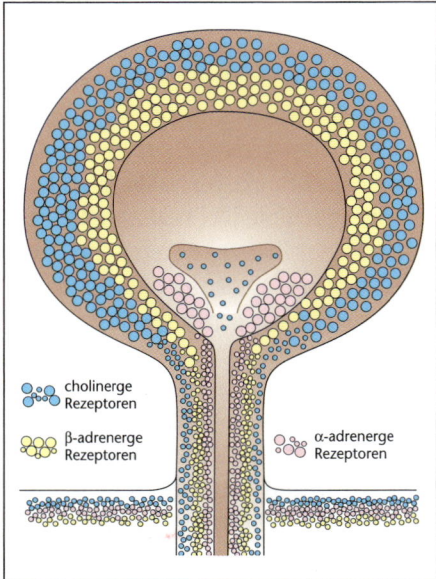

◗ Abb. 1: Parasympathische und sympathische Rezeptoren an der Blase. [7]

◗ Willkürmotorik: Somatisch (aus den Vorderhörnern S2–4) werden die quergestreiften Muskeln am unteren Urethralabschnitt (Sphincter externus) durch den N. pudendus innerviert.
◗ Dehnungsrezeptoren in der Blasenwand melden den Füllungszustand der Blase.

Diagnostik

Anamnese
Im Rahmen der Anamnese lässt sich häufig schon eine Verdachtsdiagnose stellen, die aber unbedingt durch Untersuchungen untermauert werden sollte. Die Patientin wird zu ihren normalen Trink- und Miktionsgewohnheiten befragt und was sich genau und seit wann verändert hat. Wichtig ist es auch, nach den Auswirkungen auf das Alltagsleben (besonders die Partnerschaft!) zu fragen, da sich so der Leidensdruck gut abschätzen lässt. Inkontinenz kann auch psychosomatische Ursachen haben. Daher ist darauf zu achten, ob der unfreiwillige Harnabgang bzw. der Beginn der Symptomatik mit belastenden Situationen zeitlich zusammenfällt oder -fiel.

Untersuchungen
◗ Durch die **gynäkologische Untersuchung** lassen sich Senkungszustände (s. S. 8) erkennen.

◗ Eine orientierende **neurologische Untersuchung** liefert Hinweise auf eine Innervationsstörung:
– Bulbokavernosusreflex: Bei Berührung der Klitoris kontrahiert normalerweise der Sphincter ani externus. Mit dem Reflex lassen sich die Funktionen des N. pudendus und der Segmente S3–4 überprüfen.
– Analreflex: Beim Bestreichen der perianalen Haut kontrahiert der Sphincter ani externus. Getestet werden so der N. pudendus und die Segmente S3–S5.
– Sind andere vegetative Funktionen (Schwitzen, Defäkation, Sexualität) gestört?
◗ **Restharnbestimmung:** Nach Entleerung der Blase wird sonographisch oder mit einem Einmalkatheter die Restharnmenge bestimmt. Ab 50 ml ist sie als pathologisch zu bewerten; es können vermehrt Harnwegsinfekte auftreten!
◗ **Harn-Schnelltests** mittels Teststreifen zur Feststellung eines Harnwegsinfektes

> Vor jeder operativen Inkontinenztherapie sollte zur genauen Differenzierung zwischen Stress- und Urge-Inkontinenz bzw. zur Aufdeckung von Mischformen eine urodynamische Untersuchung durchgeführt werden.

◗ **Uroflow:** Es wird das entleerte Harnvolumen pro Zeiteinheit bestimmt.
◗ **Urethrozystometrie:** Eine Drucksonde misst die Druckverhältnisse in Ruhe und unter Belastung (Husten, Niesen). Sie liefert Erkenntnisse über die Verschlusskraft der Urethra (bei einer hypotonen Urethra findet sich oft eine Stressinkontinenz). Bei einer Urge-Inkontinenz treten beim Husten Detrusorkontraktionen auf, bei einer Stressinkontinenz nicht.
◗ **Beckenbodenelektromyogramm:** Durch Ableitung der Gruppenaktionspotentiale der Muskulatur werden neurologische Schädigungen, die zu einer Fehlinnervation des Beckenbodens führen, und Muskeldyssynergien diagnostiziert.
◗ **Zystoskopie:** zur Diagnostik einer interstitiellen Zystitis, eines Tumor, von Blasensteinen

▶ **Sonographie** als Perineal- oder Introitussonographie (Darstellung von Senkungszuständen, Harnröhrenstrikturen etc.)

Inkontinenzformen

Stressinkontinenz

Der Urin geht in kleinen Mengen bei Erhöhung des intraabdominalen Druckes ab. Man unterscheidet 4 Schweregrade:

▶ **Grad I:** Urinabgang bei schweren körperlichen Belastungen wie Hüpfen, Springen, Husten, Niesen oder Lachen
▶ **Grad II:** Urinabgang bei leichten körperlichen Belastungen wie Treppensteigen, Gehen, Hinsetzen oder Aufstehen
▶ **Grad III:** Urinabgang im Stehen
▶ **Grad IV:** Urinabgang auch im Liegen

> Ursache der Stressinkontinenz ist eine eingeschränkte Funktionsfähigkeit des Verschlussapparats (Sphincter urethrae).

Die Funktion des Sphincter urethrae ist durch eine Beckenbodeninsuffizienz beeinträchtigt. Senkungszustände (s. S. 68) sind häufig mit einer Stressinkontinenz vergesellschaftet.

Therapie

Die Stressinkontinenz Grad I – II sollte so lange wie möglich konservativ behandelt werden. Die Eindämmung begünstigender Faktoren wie chron. Husten oder Adipositas und die Stärkung des Beckenbodens stehen im Vordergrund. Der Trainingseffekt stellt sich erst nach 3 – 6 Monaten täglichen Übens ein. Tritt keine Besserung ein, kann eine operative Therapie erwogen werden. Ab einer Stressinkontinenz Grad III wird bei Vorliegen einer hypotonen Urethra oder bei einem Deszensus ein abdominaler Zugangsweg gewählt. Bei der Kolposuspension wird die Vagina je nach Technik an definierten Strukturen im kleinen Becken fixiert. Geläufig sind die Techniken nach Burch, nach Hirsch und früher nach Marshall-Marchetti-Krantz. Eine neuere Methode ist die TVT-Plastik: Unter Lokalanästhesie wird

ein Band um die Urethra geschlungen und je nach Bedarf während des Hustens der Patientin eleviert.
Alle operativen Verfahren gehören in die Hand eines erfahrenen Operators, da die Rezidivrate sehr hoch ist. Wesentlich für den Erfolg ist die klare präoperative Diagnostik.

Drang-(= Urge-)Inkontinenz

Bei der Urge-Inkontinenz erfolgt ein Urinabgang in größeren Mengen aufgrund nicht willkürlich kontrollierbarer Kontraktionen des M. detrusor vesicae. Die Patientinnen klagen über plötzlichen Harndrang, bei dem sie es kaum oder gar nicht mehr rechtzeitig zur Toilette schaffen. Man unterscheidet motorische und sensorische Urge-Inkontinenz:

▶ **Sensorische Urge-Inkontinenz:** Senkung der Reizschwelle der Dehnungsrezeptoren der Blase. Die Blase meldet „ich bin sehr voll", obwohl sie es nicht ist. Häufige Ursachen sind **Blasenentzündungen,** Blasensteine, Tumoren der Blasenwand, postmenopausaler Östrogenmangel oder Z. n. Strahlentherapie.
▶ **Motorische Urge-Inkontinenz:** Hyperreflexie des Detrusors. Verantwortlich ist ein Mangel an hemmenden Impulsen (oft psychosomatisch).

Beide Formen können nach Traumen oder Operationen mit Denervierung der Blase und bei neurologischen oder neuromuskulären Erkrankungen (z. B. multiple Sklerose) auftreten.

Therapie

In erster Linie müssen die zugrunde liegenden Ursachen beseitigt werden. Das bedeutet z. B. Therapie der Blasenentzündung oder der Blasensteine, bessere Proliferation der Urethralschleimhaut durch Östrogenvaginalsuppositorien. Motorische Urge-Inkontinenzen können auch medikamentös behandelt werden: Anticholinerga (Parasympatholytika) senken den Blasentonus, mit α-Adrenergika kann der Sphinktertonus gesteigert werden.

Andere Inkontinenzformen

Eine **Überlaufinkontinenz** tritt auf, wenn trotz starker Blasenfüllung eine Spontanmiktion nicht möglich ist und so die Blase „überläuft". Oft ist der Abfluss mechanisch behindert, z. B. durch Tumoren, Gravidität oder Myome, oder die nervale Steuerung der Blasenentleerung ist gestört (z. B. bei Rückenmarksverletzungen oder nach OPs). Therapeutisch werden der Harn abgeleitet und das Abflusshindernis beseitigt. Als **Reflexinkontinenz** wird bezeichnet, wenn die Miktion nur noch dem spinalen Reflexbogen, nicht mehr der Willkür unterliegt. Dies tritt z. B. bei hoher Querschnittslähmung ein. Die **extraurethrale Inkontinenz** entsteht durch ungewollten Urinverlust über Fisteln (zur Vagina). Die Patientinnen berichten über kontinuierlichen Harnabgang bei gleichzeitig regelmäßiger normaler oder verminderter Blasenentleerung. Die Fisteln werden in einer Kontrastmitteluntersuchung dargestellt und verödet oder verklebt.

> ### Zusammenfassung
> ✖ Harninkontinenz ist ein häufiges Problem in der Postmenopause.
> ✖ Bei der Stressinkontinenz ist die Funktion des Sphinkters durch Senkungsvorgänge im kleinen Becken eingeschränkt.
> ✖ Bei der Urge-Inkontinenz unterscheidet man eine sensorische und eine motorische Form: Die sensorische Form entsteht durch eine gesenkte Rezeptorschwelle der Dehnungsrezeptoren der Blase, die motorische Form durch Hyperreflexie des M. detrusor.

Senkungszustände

Bei einer Insuffizienz des Halteapparates der Beckenorgane und/oder des Beckenbodens kommt es zu einem Tiefertreten (Deszensus) des Uterus und/oder der Vaginalwände. Eine Senkung der Vaginalwand wird je nach Lokalisation als Zystozele (vorn), Rektozele (hinten) oder Enterozele (oben hinten) bezeichnet.

Ätiologie

Die Pathogenese der Beckenbodeninsuffizienz ist multifaktoriell. Mögliche Ursachen sind:

▶ Schwere, viele oder lang dauernde Geburten, evtl. in kurzen Abständen
▶ Nicht ausreichende Rückbildungsgymnastik im Wochenbett
▶ Angeborene konstitutionelle Bindegewebsschwäche: Zeichen hierfür können Varikosen, Hämorrhoiden oder ausgeprägte Schwangerschaftsstreifen sein.
▶ Adipositas
▶ Chronische intraabdominelle Druckerhöhung z. B. durch schwere körperliche Arbeit, insbesondere das Heben schwerer Lasten; chronischer Husten z. B. bei Asthma bronchiale
▶ Die Menopause: Atrophie der Bindegewebsstrukturen

Diagnostik

Anamnese

Im Allgemeinen berichten Patientinnen über das Gefühl, „als ob etwas nach unten drücken bzw. herausfallen würde". Gewöhnlich tritt dieses Gefühl verstärkt abends auf, v. a. nach längerem Stehen. Oftmals wird auch über diffuse Unterbauchschmerzen oder Rückenschmerzen (durch Zug an den Haltebändern) berichtet. Weitere Symptome können Kohabitationsschmerzen (Dyspareunie) und Neigung zur Kolpitis (durch klaffenden Introitus) sein. Häufig werden auch Symptome des Blasen-/Rektumbereichs beschrieben:

▶ Pollakisurie, Dysurie, Neigung zur Zystitis durch Restharnbildung oder Stressinkontinenz, besonders bei Zystozele

▶ Defäkationsprobleme (Obstipation, selten Stuhlinkontinenz)

Im Fall eines totalen Prolapses des Uterus können Schmerzen und Blutungen durch Ulzeration der Portio und Scheidenwand auftreten.

> Bei einem totalen Prolaps darf nicht ein parallel bestehendes Endometriumkarzinom übersehen werden!

Die Miktion ist oftmals erst wieder nach Reposition des Prolapses möglich (Harnverhalt durch Abklemmen der Urethra); auch eine Zystozele kann zum Abklemmen der Urethra führen („Quetschhahnphänomen"). Verschiedene Senkungsphänomene zeigt ▪ Tab. 1.

Untersuchung

Im Rahmen der gynäkologischen Untersuchung sind bei fortgeschrittenem Deszensus bereits bei der einfachen Inspektion eine vorgewölbte vordere und/oder hintere Vaginalwand oder eine Zervixsenkung zu beobachten (▪ Abb. 1). Leichtere Formen und das volle Ausmaß der Störung lassen sich besser beurteilen, wenn man die Patientin wie zum Stuhlgang pressen lässt: Liegt eine Zystozele vor, senkt sich bei liegendem hinterem Spekulum die vordere Vaginalwand, bei der Rektozele genau andersherum. Im Rahmen der bimanuellen Tastuntersuchung lässt man die Patientin wiederum pressen, um das Absinken des Uterus zu erfühlen und zu quantifizieren. Um ungefähr die Kraft der Beckenbodenmuskulatur abzuschätzen, lässt man die Patientin bei liegendem hinterem Spekulum die

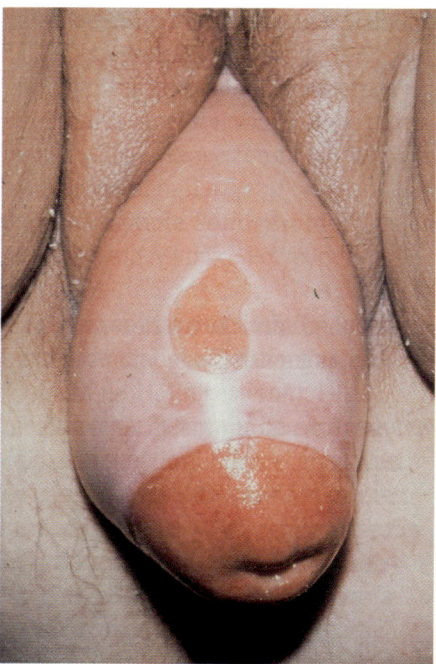

▪ Abb. 1: Descensus uteri Grad III (Uterusprolaps): An der vorderen Scheidenwand ist bereits ein Ulkus entstanden. [5]

Scheide „zusammenkneifen"; normalerweise hebt sich dabei das Spekulum.

> Die einfache gynäkologische Untersuchung in Ruhe und beim Pressen ist zur Diagnostik eines Senkungszustandes und dessen Ausprägung ausreichend.

Untersuchungen, die im Rahmen einer eventuellen zusätzlich bestehenden Inkontinenz nötig sind, werden auf Seite 66 beschrieben.

Therapie

Erstmaßnahmen beinhalten z. B. die Harnentleerung mittels Einmalkatheter bei Harnverhalt und die Behandlung etwaiger Entzündungen.

Name	Beschreibung
Zystozele	Senkung der vorderen Vaginalwand und der Blase
Ureterozystozele	Wie Zystozele, mit Beteiligung der Harnröhre
Rektozele	Senkung der hinteren Vaginalwand
Enterozele/Douglasozele	Senkung der oberen, hinteren Vaginalwand (Ausstülpung des Douglas-Raums)
Descensus uteri, Grad I	Die Zervix senkt sich bis ins mittlere Vaginaldrittel, tritt aber auch beim Pressen nicht aus dem Introitus heraus
Descensus uteri, Grad II	Die Zervix senkt sich beim Pressen bis an den Introitus
Descensus uteri, Grad III (Uterusprolaps)	Totaler Uterusprolaps: Uterus und Zervix befinden sich außerhalb des Introitus

▪ Tab. 1: Verschiedene Senkungszustände. Kombinationen sind möglich.

Konservative Maßnahmen bei leichten Senkungszuständen sind Beckenbodengymnastik und ggf. lokale Östrogengabe zur Verbesserung der Durchblutung und des Tonus des Sphincter urethrae externus.

Die **operativen Maßnahmen** sind in aller Regel mit einer Hysterektomie verbunden, da sonst das Rezidivrisiko einer Harninkontinenz sehr hoch ist (60–70%). Eine gleichzeitige Harninkontinenz muss beim operativen Vorgehen berücksichtigt werden (s. S. 66). Klassische Vorgehensweise beim Descensus uteri und/oder vaginae ohne Harninkontinenz ist die vaginale Hysterektomie mit Raffung der Scheidenhaut vorn bzw. hinten (Kolporrhaphia anterior/posterior = „vordere bzw. hintere Plastik").

> Vor Senkungsoperationen wird die Blasen- und Urethralfunktion mittels Urodynamik beurteilt, um eine maskierte Stressinkontinenz bzw. Urge-Inkontinenz aufzudecken.

Bei inoperablen Patientinnen oder wenn ein operativer Eingriff möglichst lange herausgezögert werden soll, können Pessare verwendet werden. Es gibt schalen-, ring- und würfelförmige Pessare (◼ Abb. 2), die mindestens alle 6 Wochen gewechselt werden müssen, um Druckatrophie und Ulzerationen zu vermeiden. Sie können aber auch von der betroffenen Frau selbst bei Bedarf eingelegt und am Abend wieder entfernt werden.

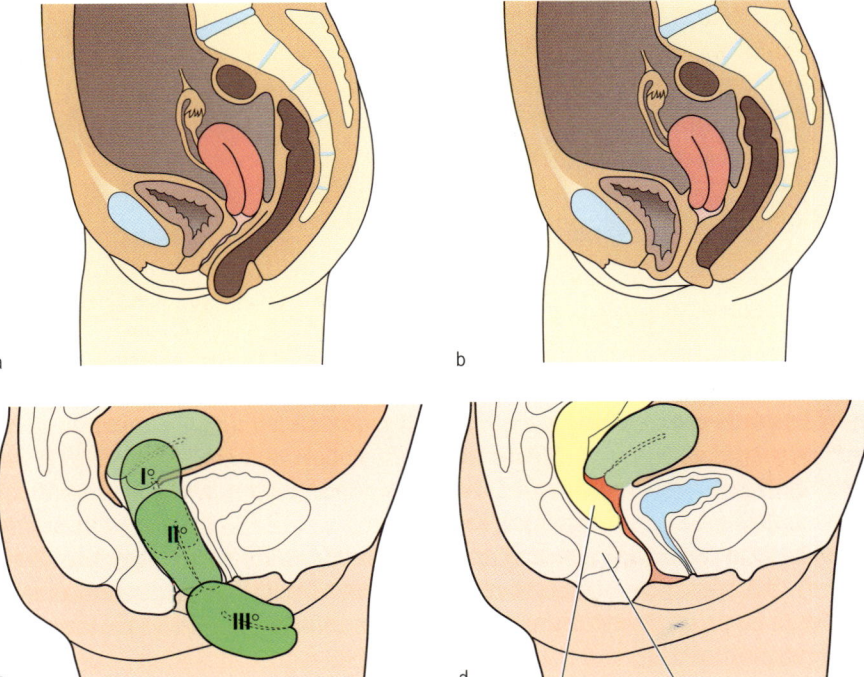

Enterozele   Rektozele

◼ Abb. 3: Verschiedene Senkungszustände: a) Rektozele, b) Zystozele, c) Descensus uteri Grad I–III, d) Enterozele. [7, 9]

Uterusprolaps

Beim Uterusprolaps wird operativ prinzipiell genauso vorgegangen, jedoch kann bei sehr ausgeprägten Befunden eine Teilentfernung der Scheide (Kolpektomie) mit anschließender Rekonstruktion nötig sein. Als kleinstmögliche operative Korrektur kommt bei wegen hohen Alters oder anderer Narkoserisiken nur eingeschränkt operablen Patientinnen der Verschluss der Scheide (Kolpokleisis) ohne Hysterektomie in Frage. Nach dem Verschluss der Scheide ist kein Geschlechtsverkehr mehr möglich. Eine Kolpokleisis wird nur vorgeschlagen, wenn keine anderen Möglichkeiten in Betracht gezogen werden können. Als behandelnder Arzt ist man oftmals überrascht, wie aktiv das Sexualleben älterer Patientinnen noch ist.

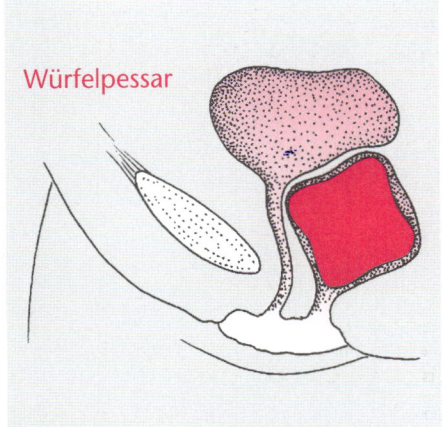

Würfelpessar

◼ Abb. 2: Würfelpessar zur Verbesserung des Blasen-Harnröhren-Winkels. [5]

Zusammenfassung

✖ Ein Tiefertreten des Uterus nennt man Descensus uteri, eine Senkung der Vaginalwand je nach Lokalisation Zystozele (vorn), Rektozele (hinten) oder Enterozele (oben hinten).

✖ Ursächlich ist eine Insuffizienz des Halteapparates (Beckenboden).

✖ Senkungszustände werden am besten vermieden durch ausreichende Rückbildungsgymnastik im Wochenbett und Beckenbodentraining v. a. im Alter.

✖ Therapeutisches Ziel bei leichteren Senkungszuständen ist die Stärkung des Beckenbodens mit gleichzeitiger Verminderung von Risikofaktoren (Adipositas, chronischer Husten).

✖ Schwerere Krankheitsbilder müssen operiert werden.

C Spezieller Teil – Geburtshilfe

Entstehung einer Schwangerschaft

Beginn und Dauer

Der genaue Zeitpunkt des Schwangerschaftsbeginns (Gravidität) ist theoretisch sehr einfach, praktisch aber kaum festzulegen. Folgende Begriffe sind abzugrenzen:

▶ **Konzeption:** Unter Konzeption versteht man den gesamten Vorgang der Empfängnis. Synonym wird oft der Begriff Fertilisation benutzt, der jedoch nur die Befruchtung der Eizelle durch das Spermium beschreibt. Zeitmessungen ab der Befruchtung werden als „post conceptionem (p. c.)" bezeichnet. Synonym wird der Begriff Entwicklungsalter (EW = Entwicklungswochen) verwendet.

▶ **Implantation:** Etwa 6 Tage nach der Befruchtung beginnt die Frucht, sich einzunisten. Für den Körper der Frau beginnt die Schwangerschaft.

▶ **Beginn der letzten Menstruation** (post menstruationem, p. m.): Klinisch wird das Schwangerschaftsalter meist ab diesem Zeitpunkt gemessen, obwohl die Befruchtung etwa 2 Wochen später stattfand.

▶ **Erwartete, nicht eingetretene Menstruation:** Zu diesem Zeitpunkt beginnt für die meisten Frauen subjektiv ihre Schwangerschaft, obwohl die Frucht zu diesem Zeitpunkt schon ungefähr zwei Wochen alt ist.

Die Geburt findet etwa 268 Tage nach der Befruchtung statt (p. c.). Dies entspricht einem Menstruationsalter von etwa 40 Wochen (p. m.; ▮ Abb. 1). Die Schwangerschaft wird in 3 Trimenona unterteilt (jeweils 3 Monate). Das Gestationsalter wird in vollendeten Schwangerschaftswochen (SSW) plus Tage angegeben.

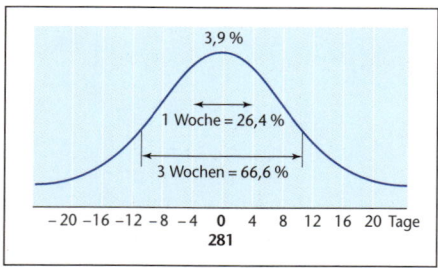

▮ Abb. 1: Mittlere Schwangerschaftsdauer p. m.: Die Verteilung entspricht einer Gauß-Kurve. [7]

Präembryonalperiode	1.–3. EW: von der Befruchtung bis zur dreiblättrigen Keimscheibe
Embryonalperiode (Embryo)	4.–8. EW: Zeitraum der Organogenese
Fetalperiode (Fetus)	8.–38. EW: Wachstums- und Reifungsvorgänge (bis zur Geburt)
Frucht, Leibesfrucht	Gesamte intrauterine Entwicklungszeit
1. Trimenon	1.–13. SSW
2. Trimenon	14.–26. SSW
3. Trimenon	27.–39. SSW

▮ Tab. 1: Terminologie (EW = Entwicklungswoche der Frucht, SSW = Schwangerschaftswoche).

Konzeption

Spermienaszension

Nach dem Geschlechtsverkehr wandern die Spermien aus dem hinteren Scheidengewölbe durch die Zervix und den Uterus bis in die Tuben:
In der Vagina herrscht ein saures Milieu (pH 4–5), das Sperma und der Zervixschleim sind alkalisch (pH 6–8). Nur durch diese Pufferung können die Spermien in diesem „feindlichem" Milieu überleben. Trotzdem gelingt es nur wenigen (100.000–300.000 von 3–5 Mio.), das Innere der Zervix zu erreichen. Der zervikale Schleim stellt ein weiteres Hindernis dar. Er „filtert" atypische, nicht so gut schwimmfähige Spermien heraus und liefert Energie für die übrigen. In den Buchten der Zervixschleimhaut können Spermien bis zu sieben Tage überleben. Der Uterus unterstützt durch Uteruskontraktionen die weitere Aszension. Nur etwa 500–800 Spermien gelangen schließlich in die Tuben. Die ovarwärts gerichteten Kontraktionen erleichtern den Spermien das Durchschwimmen. Die Spermatozoen durchlaufen auf ihrem Weg zur Tube verschiedene Reifungsschritte (Kapazitation).

> Die durchschnittliche Geschwindigkeit, mit der sich Spermien im Geschlechtstrakt fortbewegen, beträgt 40 µm/s.

Befruchtung

Die Tube fängt, chemotaktisch gesteuert, die Eizelle (Oozyte) nach der Ovulation auf, indem sie ihren Fimbrientrichter über das Ovar stülpt. Die Oozyte besteht aus einem Zellkern, umgebendem Zellplasma (Ooplasma) und den Eihüllen: Die innere Eihülle wird Zona pellucida, die äußere Eihülle Corona radiata (Strahlenkranz) genannt. Nach der Ovulation beendet die Oozyte die erste meiotische Teilung und wird in die Ampulle transportiert. Etwa 200 Spermien konkurrieren hier miteinander. Der Kopf der Spermien ist von einer Proteinhülle umgeben, dem sog. Akrosom, das die Befruchtung verhindert. Fertilisin, ein von der Eizelle produziertes Glykoprotein, löst diese auf (Akrosomreaktion). Die im Spermienkopf enthaltenen Enzyme, Hyaluronidase, Neuramidase und Akrosin, werden freigesetzt. Mehrere Spermien durchdringen die Corona radiata der Oozyte, aber nur einem gelingt es mit Hilfe des Enzyms Akrosin, die Zona pellucida aufzulösen und in die Eizelle einzudringen. Unmittelbar danach verändert sich die Zona pellucida so, dass weitere Spermien nicht mehr eindringen können (Polyspermieblock). Die Oozyte vollzieht, durch die Spermotozoe aktiviert, die zweite meiotische Teilung. Die Gameten verschmelzen etwa 12 Stunden nach der Ovulation. Die entstandene diploide Zelle wird Zygote genannt.

Frühentwicklung der Frucht bis zur vollendeten Implantation

Präimplantationsstadien

Auf ihrem Weg durch den Eileiter in die Gebärmutter teilt sich die Zygote mitotisch. Dies ist durch eine Furchung erkennbar, weshalb diese Teilungsschritte Furchungsteilungen genannt werden. Die Tubenpassage dauert etwa 3 Tage. Die Tochterzellen sind bis zum 8-Zell-Stadium omnipotent. Zum Zeitpunkt des Eintritts in das Uteruslumen ist das 32-Zell-Stadium erreicht. Die Frucht wird nun als Morula (Maulbeere) bezeichnet. Durch Flüssigkeitsaufnahme

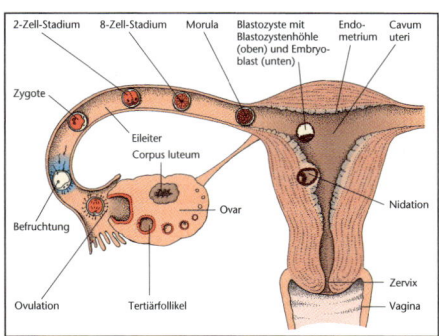

Abb. 2: Konzeption und Implantation. [7]

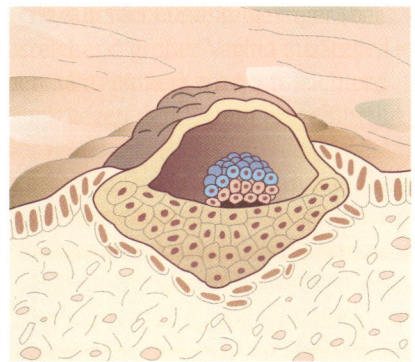

a   5.–6. Tag

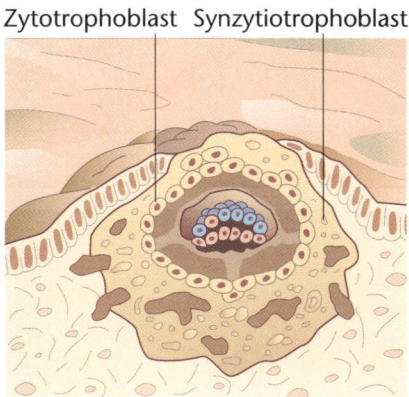

b   7. Tag

Zytotrophoblast   Synzytiotrophoblast

c   10. Tag

Abb. 3: Implantation der Blastozyste: a) Anheftung, b) partielle Einbettung, c) eingenistete Frucht. [7]

und Zellteilung entwickelt sich die Blastozyste (Abb. 2): Die äußere Zellschicht entwickelt sich zum Trophoblasten, und an einer Seite entsteht ein Zellhaufen, der Embryoblast. In der freien Blastozyste differenziert sich bereits der Embryoblast in zwei Zellschichten, inneres und äußeres Keimblatt (Entoderm und Ektoderm). Ungefähr eine Woche nach der Ovulation beginnt die Einnistung der Blastozyste in das Endometrium.

Implantation (Nidation)

Dezidua

Durch Sekretionsprodukte der Blastozyste gesteuert, entwickelt sich aus dem sekretorisch transformierten hoch aufgebauten Endometrium die Dezidua. Als Dezidualisierung wird eine vermehrte Vaskularisierung der Schleimhaut mit Transformation der Zellen zu polygonalen oder runden Zellen bezeichnet. Abgeschlossen wird dieser Vorgang erst etwa sieben Tage nach der Nidation. Die Dezidualisierung ist unabhängig vom Nidationsort, sie findet auch bei einer Extrauteringravidität statt. Man unterscheidet:

▶ Decidua capsularis: wölbt sich über der Frucht in das Uteruslumen
▶ Decidua basalis: unterhalb der Frucht
▶ Decidua parietalis: kleidet das übrige Uteruskavum aus
▶ Decidua vera: D. parietalis und D. capsularis verschmelzen zwischen der 14. und 16. SSW.

In der avaskulären Phase übernimmt die Dezidua die Ernährung der Blastozyste (histotrope Phase), bis nach Eröffnung der mütterlichen Gefäße durch den Trophoblasten im Rahmen der Plazentaentwicklung eine hämatotrope Ernährung möglich ist.

Nidation (6.–12. Tag p. c.)

Bevorzugt nistet sich die Blastozyste an der oberen hinteren Uteruswand ein (Abb. 3). Die Zona pellucida löst sich auf, und die Blastozyste „klebt" an der Schleimhaut (Apposition), dabei wird immer der Embryonalpol dem Endometrium zugewandt. Aus dem Trophoblasten entwickeln sich zwei Zellschichten:

▶ Außen der Synzytiotrophoblast: vielkernige Protoplasmamasse
▶ Innen der Zytotrophoblast: Zellmembranen erhalten, teilungsaktive Schicht

Der Trophoblast „gräbt" sich immer tiefer in die Dezidua, die Blastozyste sinkt so immer tiefer in die Schleimhaut, bis sie vollständig von dieser bedeckt ist. Im Trophoblasten bilden sich Hohlräume aus, die sog. Lakunen. Der Trophoblast arrodiert mütterliche Gefäße, und das Blut strömt in die Lakunen ein. Die Nidation verletzt die Endometriumschleimhaut. Manche Frauen beobachten eine sog. Nidationsblutung um den 23. Tag p. m., die mit einer Regelblutung verwechselt werden kann.

Zusammenfassung

✖ Die Spermien gelangen aus dem Scheidengewölbe über Zervix und Uterus in die Tube. Die Oozyte wird nach dem Eisprung von der Tube aufgefangen. In der Ampulle findet die Befruchtung statt.

✖ In der Präimplantationsphase entwickelt sich die Zygote zur Blastozyste, die sich ca. 10 Tage nach der Befruchtung im Uterus vollständig einnistet.

✖ Man unterscheidet Embryoblast und Trophoblast. Aus dem Trophoblasten entwickelt sich die Plazenta.

✖ Das Schwangerschaftsalter wird ab der Konzeption (p. c.), meist aber ab dem ersten Tag der letzten Regelblutung der Frau angegeben (p. m.).

✖ Eine Schwangerschaft dauert etwa 268 Tage p. c., 280 Tage p. m. bzw. 40 Wochen p. m.

Entwicklung der Frucht

Präembryonal- und Embryonalentwicklung

Schon während des Implantationsvorganges bilden sich im Keim drei Hohlräume.

Die frühere Blastozystenhöhle entwickelt sich zum primären Dottersack. Die Keimscheibe trennt diesen von der Amnionhöhle. Dottersack, Keimscheibe und Amnionhöhle sind am Haftstiel (Vorläufer der Nabelschnur) in der Chorionhöhle aufgehängt. Die Chorionhöhle, gefüllt mit extraembryonalem Mesoderm, reicht bis zum Trophoblasten, der nun als Zottenhaut (= Chorion) bezeichnet wird.

Durch die Faltung der Keimscheibe entsteht das Darmrohr aus einem Teil des Dottersackes. Die Amnionhöhle schlägt sich um den Embryo herum und legt sich an den Haftstiel. Sie bildet nun die Fruchthöhle. Das Darmrohr und der Dottersack sind noch durch den Dottergang verbunden. Der Dottersack und der Dottergang bilden sich nach und nach zurück.

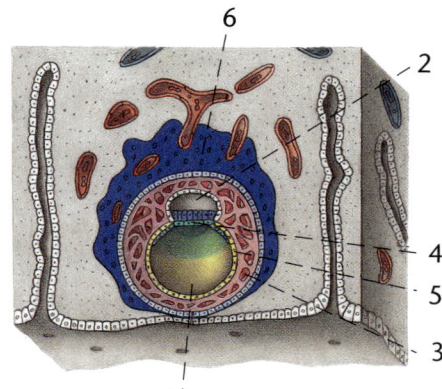

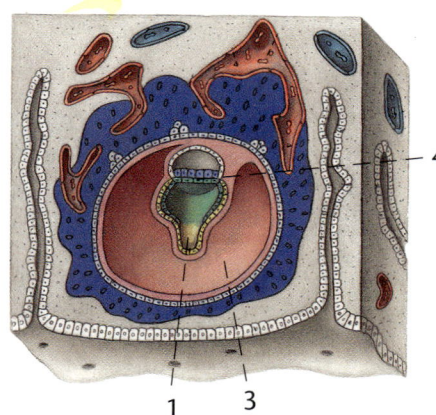

Abb. 1: Entwicklung der Frucht in der Präembryonalperiode: 1) Dottersack, 2) Amnionhöhle, 3) Chorionhöhle, 4) Keimscheibe, 5) Zytotrophoblast, 6) Synzytiotrophoblast; oben etwa 9. Tag, unten etwa 13. Tag. [3]

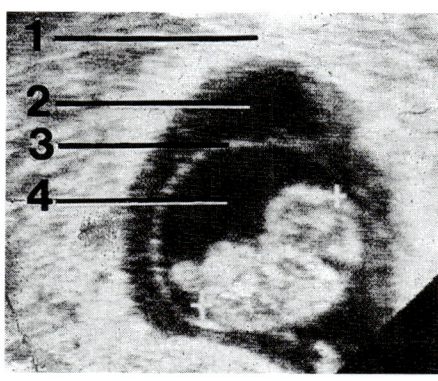

Abb. 2: Frühschwangerschaft im Ultraschall: 1) Chorion, 2) Chorionhöhle, 3) Amnion, 4) Amnionhöhle (8. SSW p. m.). [3]

> Im Keim bilden sich 3 Hohlräume: Chorionhöhle, Amnionhöhle und Dottersack.

Ektoderm, Entoderm und Mesoderm: Die meisten Organe gehen aus mehreren Keimblättern hervor, eine grobe Merkhilfe ist aber Folgendes:

▶ Aus dem Ektoderm: Nervensystem, Haut, Hautanhangsgebilde, Augen und Ohren („alles, was außen ist").
▶ Aus dem Mesoderm: Knochen, Muskeln, Bindegewebe, Gefäße und Genitalien („alles, was innen ist")
▶ Aus dem Entoderm: Magen-Darm-Trakt, Leber, Gallenblase, Bauchspeicheldrüse, Schilddrüse und Lunge („innere Körperoberfläche").

1. EW	Präimplantationsstadien: Zygote, Morula, freie Blastozyste
2. EW	Implantation, Entwicklung von Entoderm und Ektoderm, Entstehung der 3 Keimhöhlen, primäre Chorionzotten
3. EW	Gastrulation (Bildung des Mesoderms), Neurulation, metamere Gliederung beginnt, Herzanlage, sekundäre und tertiäre Chorionzotten, Größe: 2 mm
4. EW	3 Schlundbögen, 29 Ursegmente, Abfaltung und Längskrümmung des Embryos, Schluss des Neuralrohres, Armknospen, Augenbläschen und Ohrgruben, Vorniere und Urniere, Lungenknospen, Leberwulst, Größe: 4 mm
5. EW	44 Ursegmente, medialer und lateraler Nasenwulst, Handplatte, Beinknospen, Linsenbläschen, Augenbecher, Ohrbläschen, regelmäßige Herzkontraktionen, wirksamer Kreislauf, Größe: 8 mm
6. EW	Knorpelige Wirbelsäule, Fußplatten, Arm dreigliedrig, Ohrhöcker, Größe: 12 mm
7. EW	Bein dreigliedrig, Beginn der Ossifikation, Fingerknospen, Ovarien und Hoden schon zu unterscheiden, Beginn des physiologischen Nabelbruchs, Größe: 18 mm
8. EW	Nase, Augenlider, Ohr erkennbar, Beginn des Gaumenschlusses, Herzseptierung beendet, Körperform und alle Organe angelegt, äußeres Genitale noch indifferent, Größe: 29 mm

Tab. 1: Primitiventwicklung des Embryos.

Embryopathien

Embryopathien sind pränatale Erkrankungen, die zu schweren Entwicklungsstörungen der Frucht führen können. Mögliche Ursachen sind z. B.:

▶ Infektionen (v. a. Röteln)
▶ Stoffwechselerkrankungen der Mutter (Diabetes mellitus, Schilddrüsenerkrankungen)
▶ Chronischer Sauerstoffmangel (z. B. durch Anämie)
▶ Noxen (z. B. Medikamente, Alkohol, Zytostatika, Strahlen)

Die Art der Schädigung richtet sich weniger nach der Ursache, sondern mehr nach dem Zeitpunkt der Einwirkung (vor der 8. EW) und damit nach dem Entwicklungsstadium, in dem die Schädigung auftrat.

Fetalentwicklung (ab 9. EW)

In der Fetalperiode reifen die in der Embryonalperiode angelegten Organsysteme aus. Der Fetus nimmt an Größe zu.
Schädigungen der Frucht in der Fetalperiode führen zu Ausreifungsstörungen und Funktionseinschränkungen. Die Prognose ist variabel und abhängig von Art und Dauer der Störung. Mögliche Ursachen sind:

▶ Infektionen (s. S. 102)
▶ Blutgruppen- oder Rhesusinkompatibilitäten (s. S. 112)
▶ Mütterliche Stoffwechselerkrankungen
▶ Medikamente, Noxen (s. S. 84)

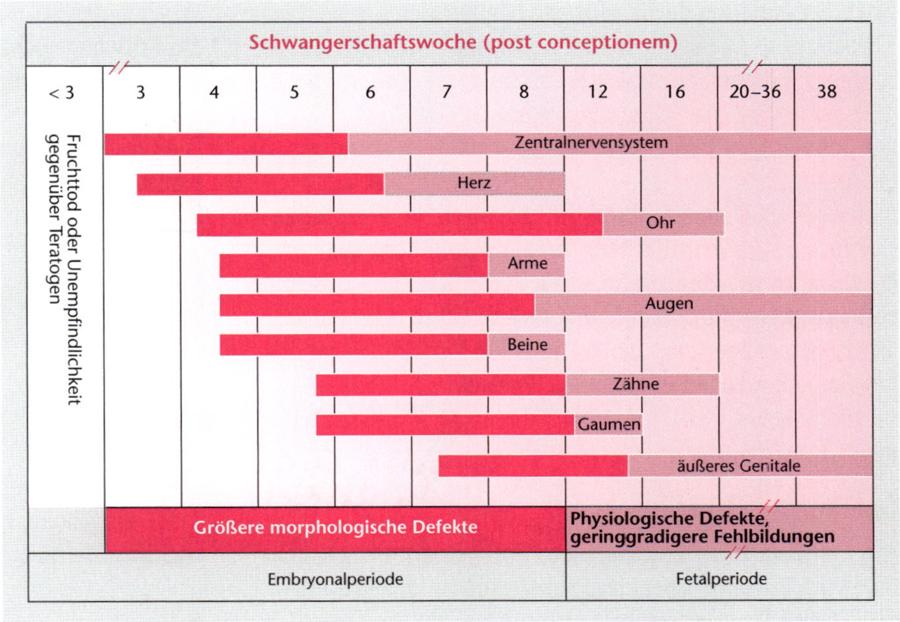

Abb. 3: Organogenese und vulnerable Phasen: dunkel = besonders empfindlich, heller = mäßig empfindlich. [5]

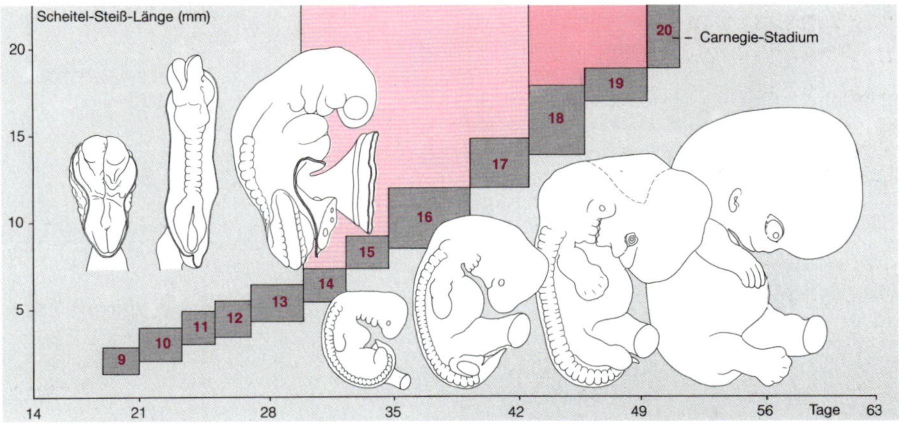

Abb. 4: Wachstum in der frühen Fetalperiode (Zeitskala in EW). [3]

Für die Scheitel-Fersen-Länge gilt als grobe Faustregel:

▶ In den ersten 5 Monaten: Die Länge entspricht dem Quadrat der Monatszahl: 1 – 4 – 9 – 16 – 25 in cm. Allerdings führt diese Regel in der ersten Schwangerschaftshälfte zu falsch hohen Werten (▮Tab. 1).
▶ In den folgenden 5 Monaten kommen je 5 cm hinzu: 30 – 35 – 40 – 45 – 50 cm am Ende des jeweiligen Monats.

Zusammenfassung

✖ Die Embryonalperiode umfasst die Entwicklung der Frucht nach der Implantation bis zum Abschluss der Organogenese (ca. 8. EW).

✖ Schädigungen in der Embryonalperiode, sog. Embryopathien, führen zu schwerwiegenden Fehlbildungen, die oft letal enden.

✖ Die Fetalperiode ist durch Wachstum und Reifung gekennzeichnet.

✖ Jedes Organsystem hat eine sensible Phase, in der es besonders empfindlich auf schädliche Einflüsse reagiert. Schädigungen in dieser Phase, sog. Fetopathien, sind unterschiedlich schwerwiegend, oft schwere ZNS-Schäden.

Adaption des mütterlichen Organismus

Nach der Nidation der Blastozyste beginnt sich der weibliche Körper auf seine bevorstehenden Aufgaben, nämlich die Versorgung und den Schutz der Frucht in der Schwangerschaft, die Geburt und die Stillperiode, vorzubereiten.
Die Schwangerschaft erfordert eine erhöhte Leistung des Gesamtorganismus. Gegen Ende der Schwangerschaft nehmen auch mechanische Belastungen durch die wachsende Frucht zu. Die Kenntnis der normalen Veränderungen (■ Tab. 1) ist die Voraussetzung für ein frühzeitiges Erkennen pathologischer Zustände. Durch fachgerechte Information lernen Schwangere mit den natürlichen Veränderungen ihres Körpers umzugehen (s. a. häufige Probleme, S. 100).

Endokrinologie

Gelbkörper/Ovarien

[handschriftliche Notiz:]
1. Corpus luteum
2. Trophoblast + C.C.
3. Synzyt-Trophoblast
4. Plazenta

Aus den Resten des gesprungenen Follikels entwickelt sich im Ovar der Gelbkörper, der Progesteron produziert. Entsteht keine Schwangerschaft, stirbt dieser ab. Nistet sich jedoch eine Zygote in das Endometrium ein, stimuliert das vom Trophoblasten produzierte HCG den Gelbkörper weiter; das Corpus luteum graviditatis entsteht. In den ersten acht Wochen der Schwangerschaft ist dieses der Hauptproduzent des schwangerschaftserhaltenden Hormons Progesteron, bis es vom Synzytiotrophoblasten in dieser Funktion abgelöst wird.
Die Ovarien atrophieren ab dem 3. SSM reversibel, da die Plazenta als Hauptproduktionsort der Steroide zentral die FSH- und LH-Sekretion hemmt.

> Der Umsatz sämtlicher Hormone ist während der Schwangerschaft gesteigert.

Hypophyse

Die Hypophyse vergrößert sich in der Schwangerschaft um das 2- bis 3fache. Hauptprodukt ist das Prolaktin, das die Entwicklung der Brustdrüsen stimuliert. Seine Konzentration

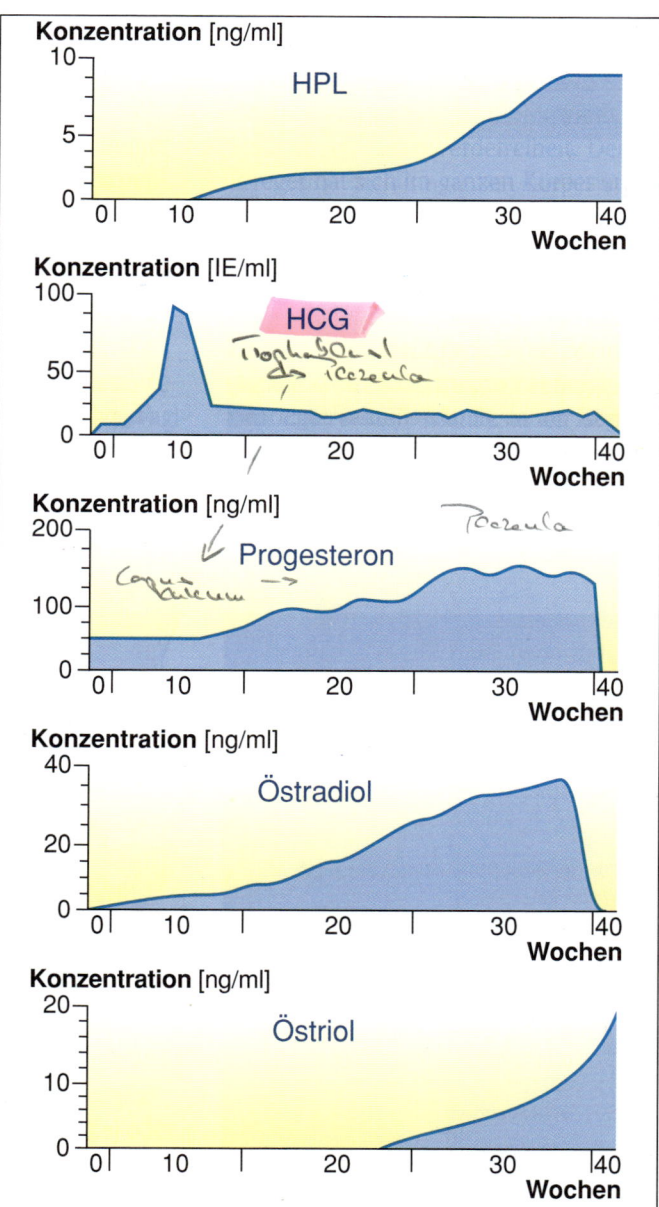

■ Abb. 1: Konzentrationsveränderungen der Hormone im Verlauf der Schwangerschaft. [7]

Herz-Kreislauf-System; s. a. SIH, S. 110	Puls ↑ Zentraler Venendruck (ZVD) ↑ Herzzeitvolumen ↑ (von ca. 4 l/min auf bis zu 6 l/min) Herzfrequenz ↑ (von 65/min auf ca. 80/min) Akzidentielle Herzgeräusche Gesamtkörperwasser ↑ (Zunahme um ca. 7 l, davon 1,5 l Blutplasma) Blutdruck im 1. Trimenon ↓ Blutdruck im 3. Trimenon ↑
Blut (Veränderungen hauptsächlich durch den Verdünnungseffekt); s. a. hämatologische Erkrankungen, S. 108	Hämatokrit ↓ Hämoglobin ↓ Leukozyten ↑ Thrombozyten ↓ (bis 10.000/µl) Extravasalvolumen ↑↑ (40–50%) Erythrozyten ↑ (25%) Koagulabilität ↑ Albuminkonzentration ↓ → Ödemneigung Eiweiß und Gammaglobuline ↓ Transaminasen = Transportproteine ↑ (z. B. Ferritin)
Lunge	Atemfrequenz = Atemzugvolumen ↑ (40% = leichte Hyperventilation) Lungenperfusion ↑ Sauerstoffbedarf ↑ (20–30%) Totalkapazität ↓ Funktionelle Reservekapazität ↓ Inspiratorisches Reservevolumen ↓ Später: Kurzatmigkeit durch den Druck der Frucht auf das Zwerchfell (Dyspnoe)
Nieren; s. a. SIH, S. 110	Durchblutung ↑ Glomeruläre Filtrationsrate ↑ Physiologische Proteinurie/Glukosurie, Dilatation der Nierenbecken und -kelche
Stoffwechsel s. a. Diabetes, S. 106	Grundumsatz ↑ (20%) Glukosetoleranz ↓ Hyperlipidämie, Hyperinsulinämie
Schilddrüse und Hypophyse	Größe ↑, Jodaufnahme ↑

■ Tab. 1: Physiologische Veränderungen.

Hormon	Funktion	Diagnostische Bedeutung
Östrogene (Östradiol und Östriol)	Proliferation, Zervix- und Myometriumreifung, Ödematisierung	Östriol: Überwachung der fetoplazentaren Einheit bei V. a. Plazentainsuffizienz
Progesteron	Mammo- und Laktogenese, Wehenhemmung, Schwangerschaftserhaltung	Frühschwangerschaft: Beurteilung des fetalen Zustandes
Humanes Choriongonadotropin (HCG)	Stimulation des Corpus luteum graviditatis und der fetalen Gonaden	Schwangerschaftsnachweis
Humanes Chorionsomatomammotropin (HCS) = Humanes Plazentalaktogen (HPL)	Proliferation, Mammaentwicklung, Stimulation der mütterlichen Erythropoese und Anabolismus	HPL: Überprüfung der metabolischen Plazentafunktion
Weitere Hormone sind GnRH, CRH, TRH, Prolaktin, MSH und Glukokortikoide		

Tab. 2: Endokrine Funktion der Plazenta.

steigt während der Schwangerschaft kontinuierlich an und erreicht am Termin Spitzenwerte um 200 ng/ml. Die Gonadotropine LH und FSH sind stark vermindert. ACTH, TSH und STH nehmen an Konzentration im Serum zwar zu, sind aber fast vollständig plazentaren Ursprungs.

Schilddrüse

Die Plazenta produziert thyreotrope Stoffe. Die Produktion von T_3 und T_4 nimmt zu, aber gleichzeitig auch die Sekretion des thyroxinbindenden Globulins (TBG). Dadurch verändert sich die freie Konzentration der Schilddrüsenhormone kaum, es herrscht eine euthyreote Stoffwechsellage. Durch erhöhte Produktion hyperplasiert die Drüse, und der Jodbedarf ist gesteigert.

Nebenschilddrüse

Der um das 2- bis 4fach gesteigerte Kalziumbedarf der Schwangeren wird durch eine funktionelle Hyperplasie der Nebenschilddrüse mit vermehrter PTH-Bildung gesichert. Um gleichzeitig den Knochenabbau der Schwangeren zu verhindern, wird auch vermehrt Kalzitonin gebildet.

Nebenniere

Auch die Nebennierenrinde zeigt eine funktionelle Hyperplasie durch vermehrte Produktion von Kortisol und Aldosteron (5- bis 6facher Spiegel). Die freie Testosteronmenge bleibt unverändert, obwohl die absolute Testosteronmenge zunimmt (aber auch die Produktion der Bindungsproteine).

Plazenta (s. a. S. 78)

Als endokrines Organ (Tab. 2) ist die Plazenta in der Lage, aus fetalen Vorstufen Steroidhormone (Östrogen und Progesteron) zu bilden, so dass ab dem 3. Monat die Eierstöcke „stillgelegt" werden. Grundlage hierfür ist die Rückkoppelungshemmung der endokrinen Achsen der Mutter (s. o. Hypophyse). Ab der 4. EW bildet die Plazenta HCS (humanes Chorionsomatotropin), das die Wirkungen von Somatotropin und Prolaktin vereinigt und so das Wachstum der Frucht fördert. Die endokrinen Organe des Fetus sind also an der Hormonproduktion beteiligt, was als fetoplazentare Einheit bezeichnet wird. In der Frühschwangerschaft werden auch maternale Präkursoren zur Östrogenproduktion verwendet.

Zusammenfassung

✖ Die Adaption des mütterlichen Organismus dient der Anpassung an die Anforderungen der Schwangerschaft und der Stillzeit.

✖ Wesentlich beteiligt an dieser Umstellung sind Hormone, insbesondere die plazentaren Hormone.

✖ Die Plazenta produziert in Zusammenarbeit mit der Frucht (fetoplazentare Einheit) Östrogene, Gestagene, humanes Plazentalaktogen (HPL) und humanes Choriongonadotropin (HCG).

Plazenta, Nabelschnur, Eihäute und Fruchtwasser

Plazenta

Die Plazenta stellt die Verbindung zwischen Mutter und Fetus her. Über sie laufen die Austauschvorgänge, die der Versorgung des Fetus mit Nährstoffen und dem Abtransport von Stoffwechselendprodukten dienen. Gleichzeitig stellt sie eine Barriere dar, und sie produziert Hormone.

Entwicklung und Zottenreifung

Der Trophoblast wächst in die Dezidua (Schleimhaut des Endometriums) ein und eröffnet mütterliche Gefäße. Das Blut strömt durch Hohlräume im Trophoblasten, die Lakunen. Als Zottenhaut (Chorion) werden der Trophoblast und das extraembryonale Mesoderm bezeichnet.

Mit wachsender Größe der Frucht wird mehr Austauschfläche benötigt, daher werden Zotten gebildet. In die einfachen Trophoblastenzotten (primäre Zotten) wächst extraembryonales Mesoderm ein (sekundäre Zotten), und schließlich bilden sich Kapillaren (tertiäre Zotten). Auf der Oberfläche der Tertiärzotten werden Mikrovilli ausgebildet, die die Austauschfläche auf ca. 15 m² vergrößern. Der Reifungsprozess der Zotten dauert bis zum Ende der Schwangerschaft an und dient der laufenden Anpassung an die fetalen Bedürfnisse. Die Austauschfläche wird durch Zottenbaumverzweigung vergrößert. Die einzelnen Zotten werden immer dünner, und das Stroma nimmt ab, so dass die nun vergrößerten fetalen Zottengefäße wandständig liegen.

Zu Beginn der Schwangerschaft bildet das gesamte Chorion Zotten. Durch die günstigeren Wachstumsbedingungen in der Decidua basalis proliferieren die Zotten an dieser Stelle besonders, während sie sich sonst zurückbilden (Zottenreduktion). Die Plazenta entsteht. Nach unvollständiger Zottenreduktion entstehen als sehr seltene Variation mehrere Plazentas.

Aufbau der reifen Plazenta

Man unterscheidet zwei Anteile: Placenta fetalis, den kindlichen Anteil, und Placenta materna, den mütterli-

chen Anteil. Lediglich die Decidua basalis stammt ursprünglich von der Mutter.

> Die reife Plazenta ist scheibenförmig, oval, mit einem Durchmesser von ca. 20 cm und einer Dicke von ca. 2 cm. Ihr Gewicht beträgt 400 – 600 g.

Die reife Plazenta besteht aus drei Schichten:

▶ **Chorionplatte:** Amnionepithel, Chorionstroma, Gefäße, Chorionepithel und Zotten
▶ **Intervillöser Raum:** wird von mütterlichem Blut durchspült, die Zotten ragen in diesen hinein
▶ **Basalplatte:** Trophoblastenschale mit Septen, die die mütterliche Seite in Funktionseinheiten unterteilen, Decidua basalis

Austauschvorgänge

Als maternofetale Diffusionsbarriere wird die Schranke zwischen mütterlichem und kindlichem Kreislauf bezeichnet. Sie wird gegen Ende der Schwangerschaft immer dünner und flächenmäßig größer. Folgende Austauschmechanismen liegen vor:

▶ **Passive Stoffbewegung** aufgrund von Konzentrationsunterschieden:
– Diffusion: Gase, Wasser, Bilirubin, Harnstoff, manche Medikamente und Vitamine
– Erleichterte Diffusion: Glukose, Laktat
– Diapedese (durch Lücken in der Gefäßwand): Erythrozyten, Leukozyten, Viren, Bakterien, Protozoen und Medikamente und evtl. fetale Zellen
▶ **Aktiver Stofftransport:** Der aktive, energieabhängige Stofftransport wird

zur Übertragung hochmolekularer Stoffe oder zur Anreicherung gegen ein Konzentrationsgefälle genutzt.
– Pinozytose: IgG, Proteine, Lipide
– Enzymatisch: anorganische Ionen, Fettsäuren, Aminosäuren, Vitamine, Hormone

Die Diffusionsbarriere ist normalerweise für bestimmte Stoffe undurchlässig (**Plazentaschranke**), die Diapedese ist in der Regel pathologisch.

Der Gasaustausch wird durch die fetale Tachykardie und die Eigenschaften des fetalen Hämoglobins erleichtert: Fetales Hämoglobin hat eine höhere Sauerstoffbindungskapazität und Abgabefähigkeit, die unter hypoxischen Bedingungen noch weiter steigt.

Endokrine Funktionen
Siehe S. 76.

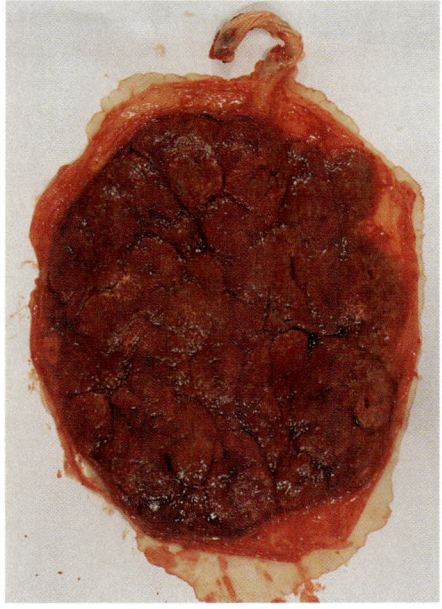

◾ Abb. 1: Schema der Plazenta – dunkel: fetale Anteile, hell: mütterliche Anteile. [4]

V. umbilicalis
Nabelschnur
Aa. umbilicalis
Amnionepithel
Chorionplatte
Plazentasepten
Decidua basalis
Uterusarterien
Zottenbaum
intervillöser Raum (mütterliches Blut)
Uterusvenen

◾ Abb. 2: Reife Plazenta (mütterliche Seite). [7]

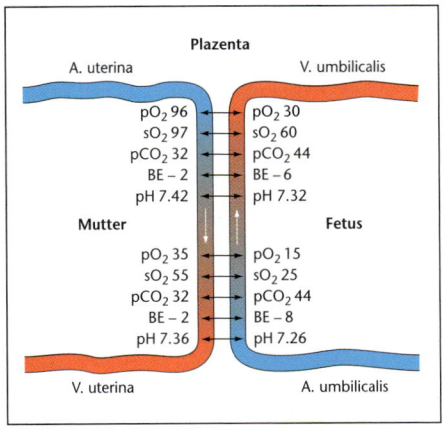

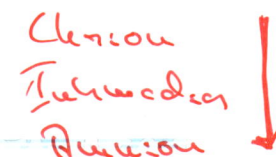

Abb. 3: Diaplazentare Wechselwirkungen. [7]

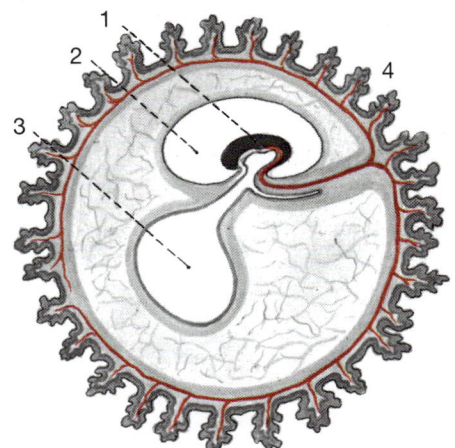

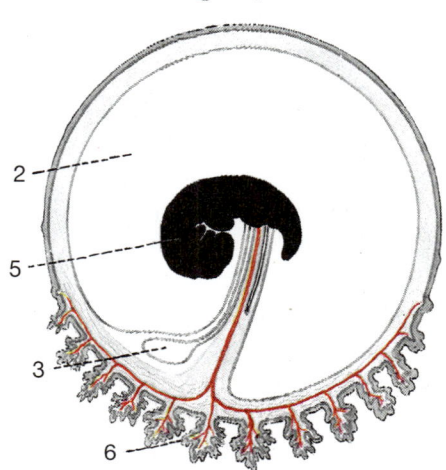

Abb. 4: Entwicklung der Eihäute und Nabelschnur: oben frühes, unten späteres Stadium. Im Laufe der Entwicklung stülpt sich die Amnionhöhle über die Frucht und vergrößert sich. Der Dottersack verkleinert sich parallel. Die Amnionhöhle ist mit Fruchtwasser gefüllt. 1) Keimscheibe, 2) Amnionhöhle, 3) Dottersack, 4) Chorion, 5) Embryo, 6) Plazenta. [7]

Nabelschnur und Eihäute

Die **Nabelschnur** ist ungefähr so lang wie die Frucht, d. h. am Ende der Schwangerschaft ca. 60 cm lang, 1,5 cm dick und spiralig gewunden. Sie verbindet den Fetus mit der Plazenta. In ihr sind drei Gefäße enthalten: zwei Nabelarterien, die sauerstoffarmes, nährstoffarmes Blut zur Plazenta transportieren, und eine Nabelvene, die sauerstoffreiches, nährstoffreiches Blut zum Fetus transportiert. Die Blutstillung nach der Nabelschnurdurchtrennung erfolgt durch den intravasalen Druckabfall infolge der Kreislaufumstellung.
Die **Eihäute** umgeben die Fruchthöhle. Diese enthält das Fruchtwasser mit dem Embryo und der Nabelschnur. Man unterscheidet drei Schichten (von außen): Chorion, Intermediärschicht, Amnion. Die Eihäute sind ab der 16. SSW verklebt.

Fruchtwasser

Zu Beginn der Schwangerschaft wird das Fruchtwasser vom Amnionepithel gebildet und wieder resorbiert. Ab der 12. SSW produziert zusätzlich die kindliche Niere Fruchtwasser, später auch die kindliche Lunge. Der Fetus schluckt das Fruchtwasser, resorbiert es im Gastrointestinaltrakt und in der Lunge und scheidet über die Nieren wieder Flüssigkeit aus. Es findet ein ständiger Flüssigkeitsaustausch statt. Gegen Ende der Schwangerschaft wird die komplette Flüssigkeit innerhalb von drei Stunden ausgetauscht. Die Fruchtwassermenge hängt vom Gestationsalter ab.

Fruchtwassermenge in Abhängigkeit vom Gestationsalter:

- 9. SSW: ca. 10 ml
- 36. SSW: ca. 1.000 ml
- Bei der Geburt: ca. 800 ml; pH 7,0

Das Fruchtwasser dient dem Transport und Austausch von Stoffen, als Austrocknungs- und als mechanischer Schutz des Fetus. Es enthält Käseschmiereflocken (Vernixflocken), Epidermisschuppen und Haare. Störungen der Produktion oder Resorption führen zu Oligo- oder Polyhydramnion (< 100 ml bzw. > 2.000 ml), s. S. 94. Können die Ursachen nicht beseitigt werden, kann entweder überschüssiges Fruchtwasser abgelassen oder fehlendes zur besseren Diagnostik der Grundstörung substituiert werden. Dies schafft vorübergehend Abhilfe.

Zusammenfassung

- ✖ Die Plazenta ist Hauptstoffwechselorgan des Fetus. Sie liefert mütterliche Nährstoffe und Sauerstoff und transportiert kindliche Abbauprodukte ab. Darüber hinaus hat sie wichtige endokrine Funktionen.
- ✖ Die Eihäute sind Chorion, Intermediärschicht und Amnion. Sie umschließen die Fruchthöhle mit dem Fruchtwasser und der Frucht.
- ✖ Das Fruchtwasser unterliegt ständigen Austauschvorgängen: Der Fetus trinkt es und scheidet anschließend wieder Flüssigkeit über die Nieren aus.
- ✖ Die Nabelschnur ist etwa so lang wie die Frucht. Sie enthält drei Gefäße: zwei Arterien mit sauerstoffarmem Blut und eine Vene mit sauerstoffreichem Blut.

Statistik und Mutterschutz

Perinatalsterblichkeit

Unter Berücksichtigung der Todesfälle ab der 22. SSW bis zum 7. Lebenstag ermittelt man für Deutschland eine perinatale Mortalität von 6,4‰. Dies ist verglichen mit Entwicklungsländern ein extrem geringer Wert (in Zentralafrika z. B. bis zu 10%!), doch scheint nun eine Stagnation eingetreten zu sein, die schwierig zu beeinflussen ist. Zwar sind zahlreiche Faktoren bekannt, die Einfluss auf die Perinatalsterblichkeit haben, doch ist es schwierig, diese unter Kontrolle zu bringen. Zu nennen sind:

▶ **Frühgeburt:** Dies ist die häufigste Todesursache. Möglicherweise kann durch ein besseres Verständnis der Wehenregulation hier ein entscheidender Schritt getan werden.

▶ **Geringes Geburtsgewicht:** Entwicklungsdefizite trotz normal verlaufener Schwangerschaft sind ein direkter Indikator für den Gesundheitszustand der Mutter. Oft sind Infektionen die Ursache, aber auch die Ernährung, Rauchverhalten und Alkoholkonsum spielen eine wichtige Rolle.

▶ **Fehlbildungen:** Zwar kann eine Behinderung frühzeitig per Ultraschall festgestellt werden, leider sind jedoch Interventionen mit kurativer Absicht nicht wirklich möglich.

▶ **Soziale Faktoren:** Trotz eines modernen Gesundheitssystems können soziale Diskrepanzen und die damit verbundenen Nachteile nicht geleugnet werden. Es bedarf großer Reformen, um diese Missstände zu beseitigen.

▶ **Mehrlingsschwangerschaften:** Die zu beobachtende Zunahme ist auch auf moderne Verfahren wie In-vitro-Fertilisation zurückzuführen. Zur Verbesserung des Überlebens kann die Anzahl der Mehrlinge reduziert werden, doch muss dabei der ethische Konflikt berücksichtigt werden.

Müttersterblichkeit

Die Müttersterblichkeitsrate ist das Kriterium für die Qualität der Geburtshilfe im jeweiligen Land und folglich auch dem Entwicklungsstand angepasst. In Deutschland sterben heute noch 12

Welt gesamt	400
Europa	24
Afrika gesamt	830
Nordafrika	130
Afrika südlich der Sahara	920
Asien gesamt	330
Ostasien	55
Südliches Zentralasien	520
Südostasien	210
Westasien	190
Lateinamerika und Karibik	190
Ozeanien	240

von 100.000 Müttern während der Schwangerschaft bis 42 Tage nach Geburt. Die Letalität bei einem primären Kaiserschnitt liegt dabei 2- bis 3-mal so hoch wie bei einer vaginalen Geburt. Die häufigsten Ursachen sind:

▶ Blutung
▶ Hypertonie
▶ Thromboembolie
▶ Sepsis
▶ Extrauteringravidität
▶ Kardiologische Probleme
▶ Selbstmord

Um die Müttersterblichkeitsrate in Deutschland weiter zu senken, stehen

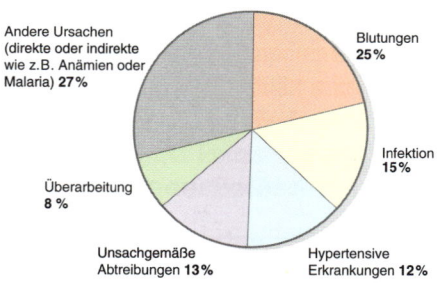

▮ Tab. 1: Müttersterblichkeitsrate (Todesfälle pro 100.000 Lebendgeburten) in verschiedenen Regionen der Welt (Quelle: Weltbevölkerungsbericht 2004): Jede Minute stirbt eine Frau durch Komplikationen in der Schwangerschaft oder bei der Geburt.

pharmakologische Weiterentwicklungen von Antikonvulsiva, Oxytocin/Bluttransfusionen und Antibiotika zur Verfügung. Die hohe Müttersterblichkeit in den Entwicklungsländern (Zentralafrika 1.200 : 100.000 Geburten) konnte auch durch Projekte wie „Safe motherhood" nicht zufrieden stellend verbessert werden. Diese Initiative hat die gerade genannten Ursachen der Müttersterblichkeit im Laufe von zehn Jahren zu bekämpfen versucht, jedoch keine wesentliche Verbesserung gebracht. So steht jetzt die Verbesserung der Lebensbedingungen im Vordergrund, um eine gesundheitliche Grundversorgung zu gewährleisten.

▮ Abb. 1: Hauptursachen der Müttersterblichkeit weltweit (Quelle: Unicef 1998). [9]

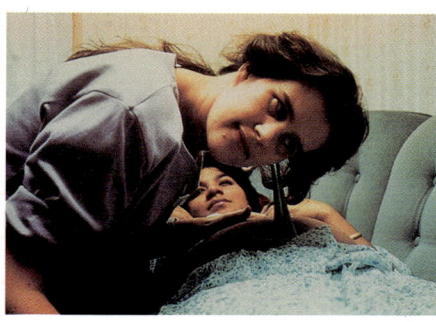

▮ Abb. 2: Qualifizierte Betreuung senkt die kindliche und mütterliche Morbidität und Mortalität. [9]

Die weltweite Müttersterblichkeit könnte durch eine bessere Betreuung wesentlich beeinflusst werden.

Mutterschutz in Deutschland

In einem Land, das unter Geburtenrückgang leidet, ist die Familie für den Staat ein dringendes Anliegen und die gesetzliche Lage infolgedessen verglichen mit armen Ländern günstig. Werdende Mütter haben die Möglichkeit, sich in Beratungsstellen über eventuelle Hilfen zu informieren, und die Mutterschutzgesetze regeln das Verhältnis zwischen Mutter und Arbeitgeber.
Sie gelten für

▶ Vollzeitbeschäftigte
▶ Teilzeitbeschäftigte
▶ Arbeitnehmerinnen in Familienhaushalten
▶ Heimarbeiterinnen
▶ Angestellte und Arbeiterinnen im öffentlichen Dienst
▶ Auszubildende

Für Beamtinnen gelten besondere Regelungen.

Folgende Punkte sind Teil des Mutterschutzes

▶ **Mutterschaftsgeld** wird 6 Wochen vor bis 8 Wochen nach Geburt gezahlt und errechnet sich aus dem durchschnittlichen Nettoeinkommen der vorangegangenen drei Monate.
▶ **Kündigungsschutz** genießt die Mutter während der Schwangerschaft sowie

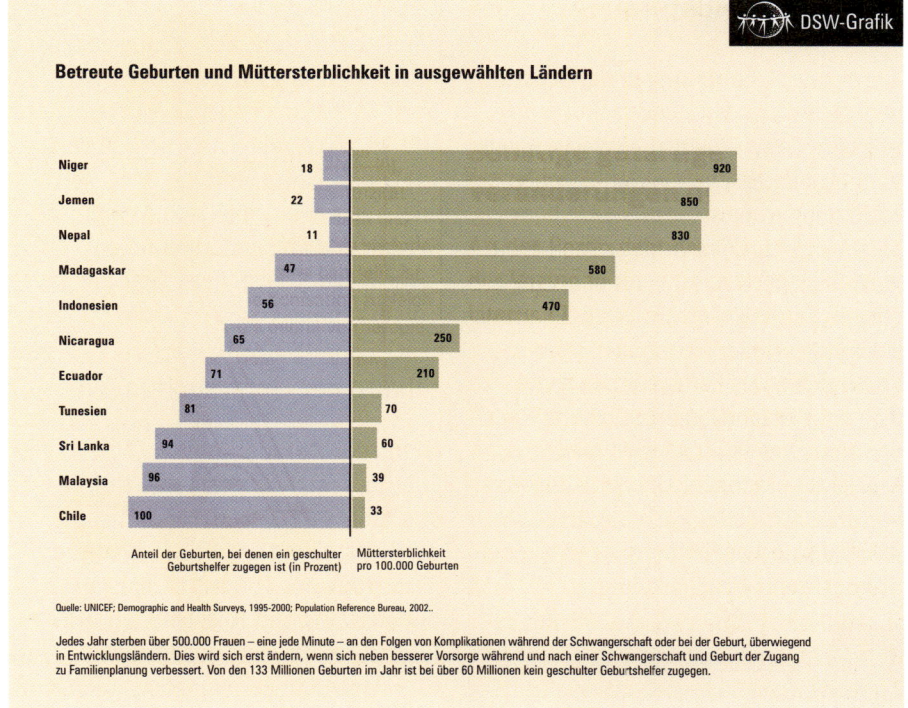

Betreute Geburten und Müttersterblichkeit in ausgewählten Ländern

DSW-Grafik

Land	Anteil der Geburten, bei denen ein geschulter Geburtshelfer zugegen ist (in Prozent)	Müttersterblichkeit pro 100.000 Geburten
Niger	18	920
Jemen	22	850
Nepal	11	830
Madagaskar	47	580
Indonesien	56	470
Nicaragua	65	250
Ecuador	71	210
Tunesien	81	70
Sri Lanka	94	60
Malaysia	96	39
Chile	100	33

Quelle: UNICEF; Demographic and Health Surveys, 1995-2000; Population Reference Bureau, 2002..

Jedes Jahr sterben über 500.000 Frauen – eine jede Minute – an den Folgen von Komplikationen während der Schwangerschaft oder bei der Geburt, überwiegend in Entwicklungsländern. Dies wird sich erst ändern, wenn sich neben besserer Vorsorge während und nach einer Schwangerschaft und Geburt der Zugang zu Familienplanung verbessert. Von den 133 Millionen Geburten im Jahr ist bei über 60 Millionen kein geschulter Geburtshelfer zugegen.

▮ Abb. 3: Die Müttersterblichkeit hängt v. a. in den Entwicklungsländern maßgeblich von der Möglichkeit qualifizierter geburtshilflicher Betreuung ab. Fast die Hälfte aller Geburten (weltweit) findet ohne einen geschulten Geburtshelfer statt (Quelle: Unicef). [10]

bis einschließlich vier Monate nach der Entbindung.
▶ **Gestaltung des Arbeitsplatzes** muss ermöglicht werden – Kind und Mutter sollen vor etwaigen Gefahren geschützt sein. Ständiges Stehen oder Sitzen ist nicht erlaubt, Pausen müssen gewährleistet werden.
▶ **Beschäftigungsverbote** betreffen Arbeiten, bei denen schwer, im Akkord und mehr als 8,5 Stunden pro Tag gearbeitet wird. Zudem sind Beschäftigungen in ständiger Hocke

oder mit Sturzgefährdung zu vermeiden.
▶ **Erziehungsgeld** wird z. T. einkommensunabhängig z. T. einkommensabhängig, in den ersten 24 Monaten, in manchen Bundesländern zusätzlich ein weiteres Jahr gezahlt.
▶ **Erziehungsurlaub** können beide Elternteile (aber nicht gleichzeitig) bis zum dritten Lebensjahr des Kindes nehmen. Sie genießen während dieser Zeit Kündigungsschutz.

Zusammenfassung

✖ Die Perinatalsterblichkeit hängt in Europa maßgeblich mit der Anzahl von Frühgeburten zusammen.

✖ Die Müttersterblichkeit ist bei Sectio um den Faktor 3 erhöht und sagt viel über die Qualität der Geburtshilfe aus.

✖ Der Mutterschutz regelt das Verhältnis zwischen Arbeitgeber und Mutter.

Schwangerenvorsorge I

Schwangerenbetreuung

Die ärztliche Betreuung in der Schwangerschaft dient der Überwachung des regelgerechten Ablaufs: Abweichungen vom physiologischen Verlauf können rechtzeitig festgestellt und ggf. therapiert werden. Werden Risiken erkannt, wird die Überwachung der Schwangeren noch intensiviert. Schwangerschaftsassoziierte Neuerkrankungen oder Erkrankungen des Fetus können somit frühzeitig diagnostiziert und behandelt werden. Dies senkt Morbidität und Mortalität erheblich. Die Schwangerenvorsorge beinhaltet auch die Beratung in Bezug auf Lebensstil und pränatale diagnostische Möglichkeiten.

> Anamnese und Untersuchung dienen der Abschätzung vorbestehender und zu erwartender Risiken (█ Tab. 2).

Häufigkeit der Untersuchungen

Die Betreuung der Schwangeren (und Wöchnerin) erfolgt nach den Mutterschaftsrichtlinien, die vom Bundesausschuss der Ärzte und Krankenkassen verfasst wurden (1999). In den Richtlinien ist von „Sollbestimmungen" die Rede („der Arzt soll …"), im Schadensfall führt die Unterlassung jedoch zur Beweislastumkehr, d. h., der Arzt muss nachweisen, dass die Unterlassung kein Sorgfaltsmangel war. Die Mutterschaftsrichtlinien legen Anzahl und Vorgehen der Vorsorgeuntersuchungen fest. Bei normaler Schwangerschaft sind $10-12$ Termine vorgesehen, bei einer Risikoschwangerschaft sind mehr Untersuchungen möglich. Die Kosten werden von der Krankenkasse getragen. Weitere Vorsorgetermine in der unkomplizierten Schwangerschaft richten sich nach den Wünschen der Schwangeren.

> **Routineuntersuchungen nach den Mutterschaftsrichtlinien:**
>
> ▶ Bis zur 32. SSW alle 4 Wochen
> ▶ Danach bis zum errechneten Termin alle 2 Wochen
> ▶ 3 Ultraschalluntersuchungen, s. S. 90.

Das Vorsorgeschema nach Saling sieht häufigere Termine vor: In den ersten 4 Monaten (bis 16. SSW) alle 4 Wochen, in den folgenden 3 Monaten (bis 28. SSW) alle 3 Wochen, in den folgenden 2 Monaten (bis 36. SSW) alle 2 Wochen. Im letzten Monat jede Woche und ab dem errechneten Termin alle 2 Tage (insgesamt mind. 16 Termine).

Inhalte der Untersuchungen

Die Erstuntersuchung

Die Erstuntersuchung sollte so früh wie möglich stattfinden. Sie dient der Feststellung der Schwangerschaft, Festlegung des voraussichtlichen Geburtstermins und Abschätzung evtl. Risikofaktoren; eine ausführliche Familienanamnese (genetische Risiken?), allgemeine Anamnese, Schwangerschaftsanamnese (vorangegangene und jetzige), Arbeits- und Sozialanamnese sind obligat. Die Schwangere wird allgemein internistisch, geburtshilflich (äußerlich und innerlich) und gynäkologisch (Infektionen, Krebsvorsorge, auch Mammae) untersucht. Vorsichtig sollte festgestellt werden, ob die Schwangerschaft akzeptiert oder ggf. ein Abbruch in Betracht gezogen wird.

Bestandteil der Erstuntersuchung ist in der Regel auch eine ausführliche Lebensstilberatung (s. S. 84). Ergeben sich Anhaltspunkte für ein erhöhtes genetisch bedingtes Risiko, erfolgt eine genetische Beratung bzw. die Überweisung an eine entsprechende Beratungsstelle oder einen qualifizierten Kollegen. Aufgabe des behandelnden Arztes ist auch die ausführliche Beratung in Bezug auf pränatale Diagnostik, auch bei Niedrigrisikopatientinnen.

> **Zu jeder Vorsorgeuntersuchung gehört:**
>
> ▶ Gewichtskontrolle (Zunahme normal $250-400$ g/Woche bzw. $1-1,5$ kg/ Monat)
> ▶ Blutdruckmessung (diastolischer Blutdruck < 90 mmHg, s. a. S. 110)
> ▶ Urinstix (Eiweiß, Zucker, Leukozyten, Blut), Sediment, ggf. bakteriologische Untersuchung
> ▶ Kontrolle des Gebärmutterfundusstandes und der Kindslage
> ▶ Kontrolle der kindlichen Herzaktion
>
> Die vaginale gynäkologische Untersuchung ist laut Mutterschaftsrichtlinien nicht vorgeschrieben, jedoch sehr sinnvoll, um Infekte und Zervixveränderungen rechtzeitig zu entdecken.

Laboruntersuchungen
Im Rahmen der **Erstuntersuchung** werden Hb und Blutgruppe (s. S. 112)

█ Abb. 1: Ausgefülltes Gravidogramm eines Mutterpasses: Alle wichtigen Befunde werden eingetragen. [7]

Gravidität	
Nulligravida	Bisher keine Schwangerschaften
Primigravida/ Erstgravida	Erste Schwangerschaft
Plurigravida	2 – 5 Schwangerschaften zuvor
Multigravida	> 5 Schwangerschaften zuvor
Parität	
Nullipara	Noch keine Geburten
Primipara	Erstgebärende
Pluripara	Mehrgebärende (2 – 5 Geburten)
Multipara	Mehr als 5 Geburten

■ Tab. 1: Klinische Bezeichnungen für Schwangerschaft und Geburt.

Anamnestische bzw. vorbestehende Risikofaktoren	
Familiäre Belastungen	Fehlbildungen, Hypertonie, psychiatrische oder genetische Erkrankungen, Diabetes mellitus, familiäre Häufung von Geburts- oder Schwangerschaftskomplikationen
Allgemeinerkrankungen der Mutter	Nieren-, Herz-, Kreislauf- oder endokrinologische Erkrankungen, Malignome, Infektionen, psychiatrische Erkrankungen, Allergien, Lungenerkrankungen, Krampfleiden, Colitis ulcerosa, M. Crohn, Adipositas, Kleinwuchs, Skelettanomalien, besondere familiäre oder berufliche Belastungen
Uterusanomalien	Myome, Fehlbildungen, Z. n. OP
Parität	Mehr als 5 Entbindungen
Frühere Schwangerschaften	Z. n. > 2 Aborten, Abbrüchen Z. n. Totgeburt, Frühgeburt oder geschädigtes Kind Z. n. Geburtskomplikationen, wiederholte Aborte oder Frühgeburten Z. n. Sectio caesarea Z. n. Sterilitätsbehandlung Z. n. Rhesusinkompatibilität Z. n. Geburt eines hypertrophen (> 4.000 g), hypotrophen (SGA) Kindes oder von Mehrlingen
Rasche Schwangerschaftsfolge	< 1 Jahr
Alter der Mutter	< 18 Jahre, > 35 Jahre
Risiken, die im Schwangerschaftsverlauf entstehen	
Allgemeinerkrankungen	Harnwegsinfekte, Anämie u. a.
Belastungsabhängig	Beruflich, sozial, psychisch, familiär
Medikamente/Drogen	Rauchen, Alkohol, Medikamente, Drogen, Koffein
Fruchtwasser	Polyhydramnion, Oligohydramnion
Andere	Mehrlinge, Lageanomalien, Blutungen, drohende Fehl- oder Frühgeburt, Zervixinsuffizienz, Diskrepanz zwischen Uterus- bzw. Kindsgröße und Gestationsalter, Präeklampsie, schwangerschaftsinduzierte Hypertonie, Gestationsdiabetes, Placenta praevia, Blutgruppeninkompatibilität
Geburt	Terminunklarheit, Übertragung, Missverhältnis zwischen Kind und Geburtskanal

■ Tab. 2: Faktoren einer Risikoschwangerschaft.

bestimmt und ein Rhesusantikörpersuchtest durchgeführt.

Möglichst frühzeitig, am besten auch bei der Erstuntersuchung, sollten **serologische Untersuchungen** auf Lues (TPHA-Suchtest), Röteln (Titerbestimmung) und – nach Einverständnis der Schwangeren – HIV erfolgen. Die Überprüfung der Toxoplasmose-Immunität ist zwar nicht vorgeschrieben, aber sinnvoll (s. S. 102); zur Infektionsdiagnostik s. S. 42.

Spätere Laboruntersuchungen:

▶ 24. – 27. SSW: Wiederholung des Antikörpersuchtests
▶ Möglichst nahe am Geburtstermin (ab 34. SSW) HBs-Serologie bei allen nicht immunisierten Schwangeren
▶ Screening auf Gestationsdiabetes (24. – 28 SSW) mit einem oGTT
▶ Kontrolle des Hb-Werts in regelmäßigen Abständen zur frühen Diagnostik einer Anämie

Mutterpass

Der 1968 eingeführte Mutterpass dient der Dokumentation der Schwangerschaft. Er wird bei der Erstvorstellung ausgestellt und fasst bis zu zwei Schwangerschaften. Alle wichtigen Untersuchungsergebnisse und evtl. Risi-

kofaktoren sind hier dokumentiert (jedoch nicht die Ergebnisse der HIV- und Lues-Diagnostik). Er dient in erster Linie der Kommunikation zwischen dem Frauenarzt, der Geburtsklinik und evtl. dem Notarzt und sollte von der Frau immer mitgeführt werden.

Die Risikoschwangerschaft

Finden sich anamnestisch Hinweise oder Untersuchungsbefunde, die auf ein Risiko für Mutter oder Kind deuten, spricht man von einer Risikoschwangerschaft.

Zusammenfassung

✖ Risiken werden frühzeitig erkannt und in die weitere Vorsorgestrategie mit einbezogen.

✖ Schwangerschaftsassoziierte Erkrankungen und fetale Entwicklungsstörungen können rechtzeitig erkannt und ggf. behandelt werden.

✖ Die Mutterschaftsrichtlinien sehen in der unkomplizierten Schwangerschaft 10 – 12 Vorsorgetermine und 3 Ultraschalluntersuchungen vor.

✖ Alle wichtigen Befunde werden in den Mutterpass eingetragen, den die Schwangere immer bei sich tragen sollte. Er dient dem behandelnden Kliniker oder Notarzt als Information und der Frau als Gedächtnisstütze.

Schwangerenvorsorge II

Beratung der Schwangeren

Dem betreuenden Geburtshelfer obliegt die Aufgabe, die Schwangere auf mögliche Risiken in ihrer Lebensführung und ihrem Verhalten aufmerksam zu machen. Dabei ist darauf zu achten, keine unnötigen Ängste zu wecken und dennoch objektiv und sachlich aufzuklären. Zu strikte Verhaltensanweisungen belasten die Schwangere stark. Dies kann zu Abwehrreaktionen mit psychosomatischen Symptomen (s. S. 98) oder auch zu „Trotz"-Verhalten mit entgegengesetzten Ergebnissen führen. Kann eine bestimmte Art der Lebensführung nicht geändert werden, erarbeiten Arzt und Patientin gemeinsam den bestmöglichen Umgang mit dieser Situation (z. B. Methadonsubstitution bei Drogenabhängigen).

Die Beratung umfasst auch die Aufklärung über physiologische Veränderungen (s. S. 76), normale Probleme in der Schwangerschaft (s. S. 100) und „Alarmzeichen", welche die Schwangere sofort zum Arzt führen sollten. Grundsätzlich gibt es sehr wenig, das in der Schwangerschaft „nicht erlaubt" ist.

Infektionen, Impfungen und Reisen

Normalerweise harmlose Infektionen (s. S. 102) gefährden Mutter und Kind in der Schwangerschaft. Die Schwangere sollte auf etwaige Übertragungswege und Möglichkeiten, wie sie sich und ihr Kind schützen kann, hingewiesen werden. Eine Serumtiterbestimmung klärt die Immunitätslage für die jeweilige Infektion.

Die Impfmöglichkeiten in der Schwangerschaft sind sehr eingeschränkt. Idealerweise werden Neu- und Auffrischungsimpfungen schon vor der Konzeption durchgeführt. Lebendimpfstoffe sind generell kontraindiziert (Ausnahme: die Polioschluckimpfung nach Sabin). Impfungen mit Totimpfstoffen und Toxoiden sind – nach Risiko-Nutzen-Abwägung – als unbedenklich einzustufen, wenn eine Exposition zu erwarten ist. Besteht kein Impfschutz und kommt es zu Kontakt mit Masern, Mumps, Röteln, FSME, Hepatitis B, Varizellen oder Tollwut, bleibt nur die passive Immunisierung.

Die beste Reisezeit ist das 2. Trimenon. Reisen in tropische Länder oder Entwicklungsländer bergen jedoch eine erhöhte Infektionsgefahr. Außerdem kann ein Klimawechsel eine große Belastung für eine Schwangere sein. Als Transportmittel sind Flugzeug und Bahn geeignet. Längere Autofahrten sowie Höhenaufenthalte (> 2.500 m) sind zu vermeiden.

Ernährung

Die Schwangere sollte sich möglichst abwechslungsreich, hochwertig und ballaststoffreich ernähren, viel trinken und weitgehend auf schnell resorbierbare Kohlenhydrate (wegen der herabgesetzten Glukosetoleranz) verzichten.

> Nahrungsmittel können auch Infektionen übertragen: Daher sollte auf den Genuss von rohem Fisch, Fleisch und Eiern verzichtet werden (v. a. Gefahr der Toxoplasmose). Infizierte Milchprodukte können Quelle einer Listeriose sein.

Eine vegetarische Ernährung ist bei sorgfältiger Auswahl der Nahrungsmittel (viele Milchprodukte, Eier) möglich, von einer rein veganen Ernährungsform ist jedoch abzuraten.

Der Bedarf an Vitaminen und Mineralstoffen ist gesteigert, aber bei ausgewogener Ernährung (viel Milch: 500 ml/d) ist die Versorgung in aller Regel kein Problem. Lediglich Iod (100 µg/d) und Eisen (25 mg/d, ab 3. SSM) sollten substituiert werden. Folsäuremangel erhöht das Risiko kindlicher Neuralrohrdefekte, eine Substitution (400 µg/d) ist vor dem 28. Tag p. c., am besten präkonzeptionell, sinnvoll, da danach die Neuralrohrentwicklung abgeschlossen ist. Die Einnahme während der Schwangerschaft scheint das Risiko der Frühgeburtlichkeit zu senken.

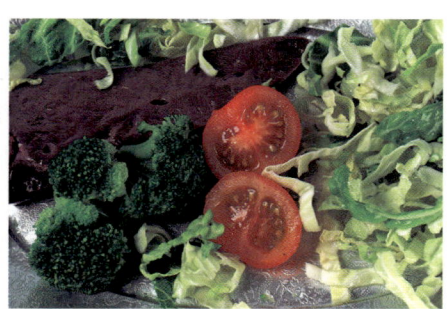

◼ Abb. 2: Eisenreiche Nahrungsmittel. [9]

Der Energiebedarf ist auf 2.000 bis 2.500 kcal/d leicht erhöht, im Wochenbett (v. a. beim Stillen) auf 3.000 kcal/d. Der Gewichtsgewinn (insgesamt etwa 11 – 16 kg) beginnt erst im 2. Trimenon (250 g/Woche) und steigt im 3. Trimenon auf bis zu 400 g/Woche.

Genussmittel und Drogen

Alkohol

Alkohol erhöht das Fehlbildungs- und Abortrisiko. Derzeit kann keine Schwellendosis angegeben werden, unterhalb deren kein Risiko für das Kind besteht. Sicherheitshalber sollte in der gesamten Schwangerschaft auf Alkohol verzichtet werden. Die Alkoholembryopathie ist die häufigste Embryopathie (1 : 1.000). Neben Fehlbildungen, Teilleistungsstörungen, Verhaltensauffälligkeiten und hypertrophen bzw. hypoplastischen Veränderungen der Organe treten Schädigungen des Immunsystems auf, die das Kind im späteren Leben infektanfälliger machen.

Rauchen

20 – 50 % der Schwangeren rauchen. Das aufgenommene Nikotin (auch durch Passivrauchen!) wirkt vasokonstriktorisch. Es folgt eine Minderperfusion des Uterus und der Plazenta und damit eine Minderversorgung der Frucht. Nikotin führt zu erhöhten Frühgeburtsraten und fetaler Mangelentwicklung. Nach der Geburt leiden diese Kinder unter dem Nikotinentzug und sind insgesamt anfälliger für Infekte und Allergien. Außerdem ist Rauchen ein Risikofaktor für den plötzlichen Kindstod (SID).

Koffein

Die Datenlage zu Koffeinkonsum in der Schwangerschaft (Kaffee, Cola, Tee, Schokolade) ist widersprüchlich. Bei hohem Konsum sollen fetale Mangelentwicklung und erhöhtes Abortrisiko bzw. Frühgeburtlichkeit vorkommen. Gegen bis zu 3 Tassen Kaffee pro Tag ist jedoch nichts einzuwenden.

Drogen

Die drogenabhängige Schwangere benötigt professionelle, interdisziplinäre Hilfe in ihrer veränderten Lebenssituation. Häufige Begleitprobleme der Abhängigkeit sind Mangelernährung, instabile soziale Verhältnisse oder Leben in der Beschaffungskriminalität.

▶ **Opiatabhängigkeit:** Ein abrupter Entzug birgt ein höheres Risiko für den Embryo als weiterer Konsum. Eine Teratogenität ist aber nicht auszuschließen. Wenn möglich, sollte die Schwangere auf Methadon umgestellt werden und langsam die Dosis reduzieren, um ein kindliches postpartales Entzugssyndrom zu vermindern.

▶ **Kokain und Crack:** Hauptprobleme sind ein vermindertes kindliches Geburtsgewicht und perinatale Komplikationen (Abort, Frühgeburt, vorzeitige Plazentalösung etc.). Außerdem ist eine teratogene Wirkung bekannt (Fehlbildungen).

▶ **Amphetamine:** Die genauen Auswirkungen von Amphetaminen und deren Derivaten (Ecstasy) auf das Kind sind noch wenig erforscht. Ein Risiko stellen jedoch die Auswirkungen auf die Mutter (vermindertes Hungergefühl, Hypotonie, Herzrhythmusstörungen u. a.) dar. Außerdem ist das Risiko einer intrauterinen Mangelentwicklung erhöht.

Medikamente

Fast alle Medikamente können die Plazenta passieren und gehen in die Muttermilch über. 70% aller Schwangeren berichten im 1. Trimenon über eine Medikamenteneinnahme. Lediglich 3% der Fehlbildungen sind auf exogene Noxen zurückzuführen. Dennoch ist eine strenge Risiko-Nutzen-Analyse notwendig, und die Indikationsstellung sollte sehr streng erfolgen. Vor allem bei chronischen und gravierenden Erkrankungen ist oftmals das Risiko bei unbehandelter Krankheit für Mutter und Kind größer als die Medikamenteneinnahme selbst (Epilepsie, Infektionen u. a.). Bei regelmäßiger Medikamenteneinnahme und Kinderwunsch sollte schon vor der Konzeption auf ein weniger embryo- bzw. fetotoxisches Präparat umgestellt werden. Gerade in der Frühschwangerschaft, vor Abschluss der Organogenese (bis 8. W p. c.), ist die Frucht besonders gefährdet (s. S. 74). Generell unterscheidet man drei Gefahrengruppen: weitgehend unbedenklich, nur mit strenger Indikation und ungeeignete Medikamente (▮Tab. 3). Nur bestimmte Medikamente besitzen eine Zulassung zur Verwendung in der Schwangerschaft.

Strahlenbelastungen

Das Fehlbildungsrisiko ist schwer zu quantifizieren. Es ist abhängig von der Art, Dauer und Dosis der Strahlen sowie der Applikationsform und persönlichen Risikofaktoren. Generell sollte auf Röntgenuntersuchungen verzichtet werden.

Körperpflege und Sexualität

Duschen und Vollbäder sind während der gesamten Schwangerschaft möglich, jedoch sollten zu heiße Bäder vermieden werden. Als Stillvorbereitung ist im 2. bzw. spätestens im 3. Trimenon tägliches kaltes Abbrausen und Massieren der Brüste sinnvoll, wenn kein Frühgeburtsrisiko besteht. In der normalen Schwangerschaft spricht nichts gegen Geschlechts-verkehr. Bei Risikoschwangerschaften ist eine Absprache mit dem Arzt notwendig, da je nach Situation die mechanische Reizung bei der Penetration, die Uteruskontraktionen beim Orgasmus oder das prostaglandinhaltige Sperma problematisch sein können.

Sport und Beruf

Sport ist grundsätzlich positiv. Besonders Schwimmen, Radfahren, Gymnastik und Wandern eignen sich für die Schwangere. Kraft- und Leistungssport, Sportarten, die ein erhöhtes Unfallrisiko beinhalten (z. B. Skifahren, Reiten), und Sportarten, die nicht spontan abgebrochen werden können (z. B. Segeln, Bergsteigen) sollten vermieden werden.

Besteht für eine Schwangere im Beruf eine starke körperliche Belastung, Strahlen-, Chemikalien-, Unfall- oder Infektionsgefahr, kann ein Beschäftigungsverbot (s. S. 80) ausgesprochen werden.

Die Schwangere sollte über den Inhalt der bestehenden Gesetze informiert werden.

Weitgehend unbedenklich	Nur mit strenger Indikation	Ungeeignet
Paracetamol	Antiepileptika	Zytostatika
Insulin	Nifedipin	Orale Antidiabetika
Heparin	β-Blocker	Kumarine
Makrolide	NSAR (v. a. 3. Trimenon)	Aminoglykoside
Cephalosporine	Furosemid	Tetrazykline
Penicilin	Haloperidol	ACE-Hemmer
Ältere Antihistaminika	Trizyklische Antidepressiva	Perchlorat
Acetylsalicylsäure	Opiate	Cyproteronacetat
(niedrigdosiert)	Glukokortikoide	Androgene

▮ Tab. 3: Gefahrengruppen von Medikamenten in der Schwangerschaft mit Beispielen.

Zusammenfassung

✖ Die Beratung der Schwangeren umfasst Lebensstilberatung, Aufklärung über die physiologischen Veränderungen ihres Körpers, harmlose Probleme in der Schwangerschaft und „Alarmzeichen".

✖ Bei einer ausgewogenen Ernährung mit viel Flüssigkeitszufuhr ist lediglich die Substitution von Eisen, Iod und Folsäure sinnvoll.

✖ Infektionen, insbesondere sonst harmlose, können eine große Gefährdung darstellen. Die Impfmöglichkeiten sind stark eingeschränkt.

✖ Schwere körperliche Anstrengungen, langes Stehen, schweres Heben und Unfallrisiken sind in Beruf und Sport zu meiden.

✖ Alkohol ist häufig Ursache von fetalen Anomalien.

✖ Beim Einsatz von Medikamenten ist sorgfältig zwischen Nutzen und Risiko abzuwägen.

Diagnostische Methoden in der Geburtshilfe

Feststellen der Schwangerschaft

Hinweise auf eine Schwangerschaft geben die sog. Schwangerschaftszeichen. Es werden unsichere, wahrscheinliche und sichere Schwangerschaftszeichen unterschieden (■ Tab. 1).

> Etwa 90% der Schwangerschaften werden heute sonographisch nachgewiesen. Die HCG-Bestimmung ist sehr früh, hochspezifisch und sensitiv möglich. Daher hat die Bedeutung der anderen Schwangerschaftszeichen zur Feststellung einer Schwangerschaft deutlich abgenommen.

Der Schwangerschaftstest
Der Schwangerschaftstest weist das vom Trophoblasten gebildete, schwangerschaftsspezifische hCG (humanes Choriongonadotropin) nach. Es handelt sich um einen Hämagglutinations- bzw. Latexagglutinationshemmtest. Die Antigen-Antikörper-Reaktion wird meist durch eine Farbreaktion sichtbar gemacht. Von Bedeutung ist die Empfindlichkeit des Tests. Bei einer Nachweisgrenze von 500–800 IE HCG/l gelingt der HCG-Nachweis im Urin schon zum Zeitpunkt der ausgebliebenen Periode. Am besten verwendet man Morgenurin, da hier die Hormonkonzentration am höchsten ist. Der Nachweis im Serum gelingt bei gleicher Testempfindlichkeit einige Tage vorher.

Uteruszeichen
Dazu gehören z. B. das Hegar-Zeichen (leichte Komprimierbarkeit des unteren Uterinsegments) oder Piskacek-Zeichen (einseitig aufgelockerte Uterusvorwölbung im Bereich der Einnistungsstelle [5.–11. SSW]).

Voraussichtlicher Entbindungstermin (ET)

Den wahrscheinlichen Geburtstermin kann man mit der **Naegele-Regel** berechnen: Zum ersten Tag der letzten Menstruation rechnet man 7 Tage dazu und zieht 3 Monate

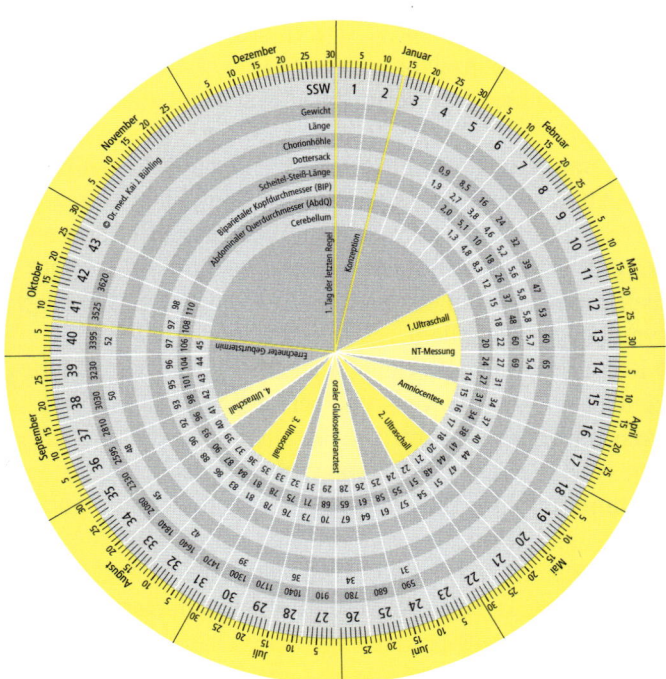

■ Abb. 1: Das Gravidarium ist eine scheibenförmige, rechenschieberartige Berechnungshilfe. Der erste Tag der letzten Regel wird eingestellt, und der voraussichtliche Geburtstermin kann abgelesen werden. Die Normwerte der Ultraschalluntersuchungen sind zu jeder SSW eingetragen und erlauben so eine schnelle Feststellung von Abweichungen. [7]

ab und ein Jahr dazu (X + 7 Tage – 3 Monate + 1 Jahr). Diese Berechnung ist nur bei relativ regelmäßigem Zyklus sinnvoll. Die Schwangerschaftsdauer unterliegt außerdem individuellen Schwankungen, zusätzlich sind die Kalendermonate unterschiedlich lang, daher muss ein Spielraum von ±2 Wochen einkalkuliert werden.

In der Frühschwangerschaft besteht ein nahezu linearer Zusammenhang zwischen Größe und Alter der Frucht. Durch Messung der **Scheitel-Steiß-Länge (SSL)** lässt sich das ge-

Unsichere Schwangerschaftszeichen	Wahrscheinliche Schwangerschaftszeichen	Sichere Schwangerschaftszeichen
Körperliche Veränderungen	Veränderungen der Genitalorgane:	Nachweis einer kindlichen Frucht
▸ Vermehrter Speichelfluss		
▸ Übelkeit, Erbrechen	▸ Sekundäre Amenorrhö	▸ Sonographischer Nachweis des vitalen Fetus (Herzaktion, ab 6. SSW)
▸ Hyperpigmentierung der Linea fusca und/oder im Bereich der Brustwarzen	▸ Nachweis von HCG	
	▸ Vergrößerung der Brüste, Brustspannen	
▸ Orthostatische Dsyregulation	▸ Schwangerschaftsstreifen am Bauch	▸ Hören der fetalen Herztöne (ab 12. SSW)
▸ Appetitstörungen, Heißhunger, abnorme Gelüste	▸ Livide Verfärbungen am Introitus vaginae und an der Vagina	▸ Fühlen von Kindsbewegungen bzw. Kindsteilen (18.–20. SSW)
	▸ Anstieg der Basaltemperaturkurve (0,4–0,6 °C über mehr als 16 Tage)	
	▸ Vergrößerung des Uterus bzw. sog. Uteruszeichen	

■ Tab. 1: Schwangerschaftszeichen.

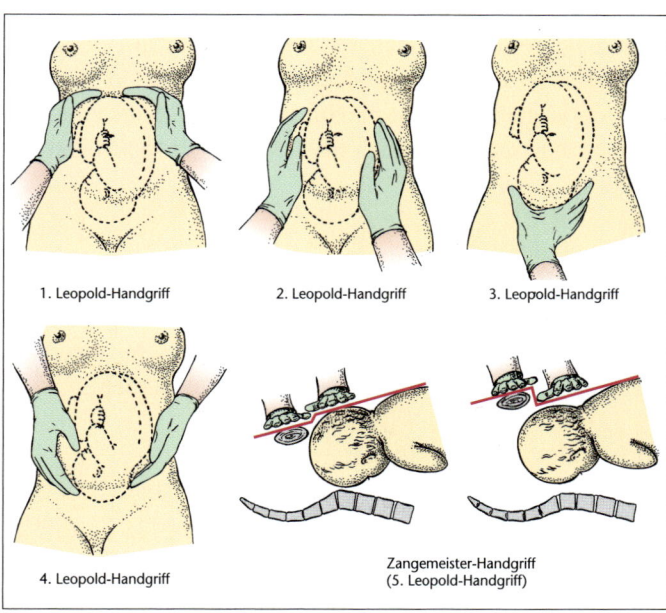

1. Leopold-Handgriff   2. Leopold-Handgriff   3. Leopold-Handgriff

4. Leopold-Handgriff   Zangemeister-Handgriff (5. Leopold-Handgriff)

■ Abb. 2: Ab der 20. SSW kann die kindliche Lage mit den Leopold-Handgriffen (in Rückenlage) beurteilt werden. [7]

naue Gestationsalter festlegen. Weicht der so errechnete Termin um mehr als 3 Tage vom nach der Naegele-Rechnung ermittelten Termin ab, wird der Entbindungstermin entsprechend korrigiert. Korrekturen sind nur einmal und zwar bis zur 12. SSW sinnvoll, da sonst Retardierungen und Makrosomien leicht übersehen werden können.

Äußere Untersuchung

- Allgemeine Untersuchung: Herz, Lunge, Hautveränderungen (Striae etc.), Ödeme, Varizen
- Leopold-Handgriffe (Abb. 2): Ermittlung oder Kontrolle der kindlichen Lage (1.–4. Griff); 5. Griff: Zangemeister-Griff zur Feststellung eines Missverhältnisses zwischen Becken und vorangehendem Kindsteil
- Fundusstandkontrolle (Abb. 3): Die Messung des Symphysen-Fundus-Abstandes ist eine Möglichkeit, die rein subjektive Einschätzung der Fundushöhe zu objektivieren und vergleichbar zu machen. Es existieren Normwerte für jede Schwangerschaftswoche.
- Beurteilung der Michaelis-Raute zur Abschätzung von Beckendeformationen (Abb. 4)

Innere Untersuchung

Die geburtshilfliche vaginale Untersuchung wird bei jedem Vorsorgetermin durchgeführt.

- **Uterus:** Größe, Konsistenz, Lage; Kontraktionen sind während der Untersuchung physiologisch
- **Portio:** Lage (in der Führungslinie?), Länge, Konsistenz (derb, mittelfest, weich)
- **Muttermund:** offen oder geschlossen, evtl. Weite
- **Höhe des vorangehenden Kindsteils:** im Beckeneingang?, noch abschiebbar oder fest?, ggf. Höhenangabe zur Interspinalebene (s. Geburt, S. 130)

Die Beckenaustastung dient der Beurteilung des Geburtskanals und wird nur bei der Erstuntersuchung durchgeführt. Sie umfasst die Ertastung des Schambogenwinkels (~ 90°), die Ertastung der Linea terminalis und des Promontoriums, Untersuchung der Hinterwand der Symphyse auf Exostosen, die Prüfung der Steißbeinbeweglichkeit und Testung der allgemeinen Beweglichkeit (bestehen Narben im Umgebungsgewebe?).

36
40
32
28
24
20
16

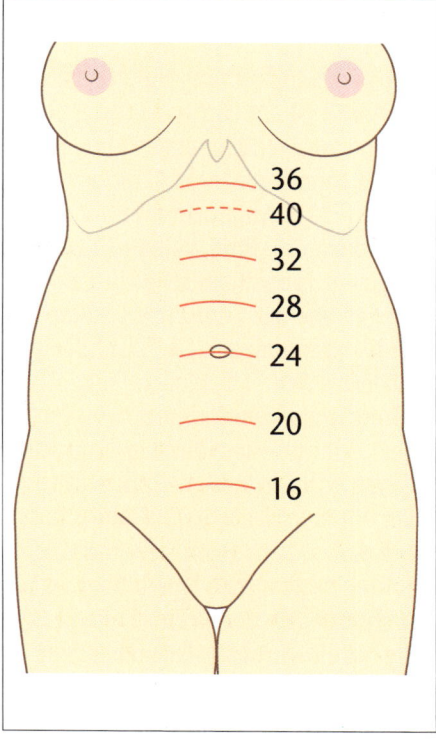

Abb. 3: Der Fundusstand ist abhängig von der SSW. Merke: 24. SSW am Nabel; 36. SSW am Rippenbogen; 40 SSW (= ET) 2 Querfinger unter dem Rippenbogen. [7]

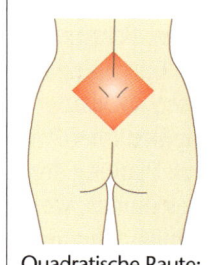

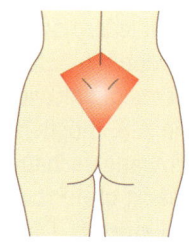

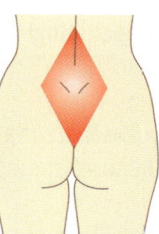

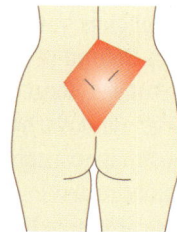

Quadratische Raute: regelrecht gestaltetes Becken
Papierdrachenform: V. a. platt-rachitisches Becken
Längliche, oben und unten spitz zusammenlaufende Raute: V. a. allgemein verengtes Becken
Schräg verengtes Becken: asymmetrische Form, z.B. bei Hüftgelenksluxation

Abb. 4: Michaelis-Raute: Formveränderungen weisen auf Beckenanomalien hin. [7]

Zusammenfassung

- Man unterscheidet unsichere, wahrscheinliche und sichere Schwangerschaftszeichen.
- Die Diagnose vitale, intrauterine Gravidität wird durch die Kombination von Sonographie und HCG-Test gesichert.
- Die Bestimmung des Fundusstandes bzw. des Symphysen-Fundus-Abstandes dient der Einschätzung der zeitgerechten Schwangerschaftsentwicklung.
- Mit Hilfe der Leopold-Griffe kann die Kindslage ab der 20. SSW bestimmt werden.
- Der voraussichtliche Geburtstermin wird mit der Naegele-Rechnung bestimmt und nach Messung der Scheitel-Steiß-Länge in der Frühschwangerschaft ggf. korrigiert.

Pränatale Diagnostik I

Prinzipien und Methoden

Wichtigstes Instrument der pränatalen Diagnostik ist der Ultraschall (s. S. 90). Zu den invasiven pränatalen Untersuchungstechniken zählen Chorionzottenbiopsie (CVS), Amniozentese (AZ) und Chordozentese. Eine weitere Möglichkeit stellen laborchemische Untersuchungen wie der Triple-Test und die AFP-Bestimmung dar. Die Wahl des Verfahrens richtet sich nach Fragestellung und Gestationsalter. Prinzipiell unterscheidet man Hinweiszeichen von Diagnosen. Hinweiszeichen erhöhen das individuelle Risiko einer fetalen Schädigung. Liegt das so ermittelte statistische Risiko über dem Durchschnitt in der Normalbevölkerung, ist eine invasive Diagnostik zur Diagnosestellung indiziert.

Beratung und Aufklärung
▶ Anlass, Ziel und Grenzen der pränatalen Diagnostik (was kann nicht diagnostiziert werden?)
▶ Sicherheit des Ergebnisses, Fehlerquellen
▶ Mögliches Vorgehen bei pathologischen Befund (▮Tab.1)
▶ 3-stufiges Vorgehen:
– prädiagnostische Risikoabschätzung
– postdiagnostische Risikoabschätzung (nichtinvasiv)
– evtl. invasive Diagnosestellung
▶ Alternativen zur pränatalen Diagnostik (postnatale Screeninguntersuchungen etc.)

Möglicher Nutzen, falls eine Erkrankung festgestellt wird	Nachteile
Zeitpunkt, Modus und Ort der Entbindung können den Erfordernissen angepasst werden (z. B. Krankenhaus mit neonatologischer Abteilung)	Aus Angst wird ein nicht gerechtfertigter Schwangerschaftsabbruch durchgeführt
Ggf. wird eine pränatale Therapie möglich; die postnatale Therapie kann geplant und optimiert werden	Risiko von Schwangerschaftskomplikationen
Ggf. kann bei schwerwiegenden Fehlbildungen ein Schwangerschaftsabbruch erwogen werden	Bei negativem Ergebnis fühlen sich die Eltern zu „sicher"
Die Eltern können sich auf die Erkrankung des Kindes vorbereiten	Bei unsicherer Prognose werden die Eltern schon lange vor der Geburt seelisch belastet

▮ Tab. 1: Vor- und Nachteile der pränatalen Diagnostik.

Die Schwierigkeit der umfassenden pränatalen Diagnostik besteht vor allem darin, dass bei allen invasiven Untersuchungsmethoden das Risiko des Schwangerschaftsverlusts vorhanden ist. Die Abwägung zwischen Nutzen der Diagnostik auf der einen Seite und den Nachteilen auf der anderen Seite liegt in erster Linie beim betroffenen Paar. Der behandelnde Arzt hat eine beratende Funktion. Jede pränatale Diagnostik ist nur dann sinnvoll, wenn Vorteile (▮Tab.1) daraus entstehen können bzw. wenn die Eltern dies wünschen!
Nach jedem diagnostischen Schritt werden die Befunde den Eltern erklärt. Die medizinischen Konsequenzen, wie z. B. mögliche Komplikationen im Schwangerschaftsverlauf, Planung der Geburt und Prognose des Kindes, werden erörtert. Die evtl. Indikation zum Schwangerschaftsabbruch wird diskutiert und eine angemessene Bedenkzeit eingeräumt. Eine Kontaktmöglichkeit zu anderen Betroffenen, z. B. im Rahmen einer Selbsthilfegruppe, ist für die Eltern oftmals sehr hilfreich.

Invasive Techniken

Indikationen für die Durchführung invasiver pränataler Diagnostik sind:

▶ Auffälliger Ultraschallbefund (z. B. NT-Messung = nuchale Transluzenz)
▶ Altersindikation zur Chromosomenanalyse (Mütter > 35 Jahre, Väter > 55 Jahre)
▶ Bekannte Chromosomenaberrationen oder Stoffwechselerkrankungen bei einem Elternteil
▶ Auffällige Serumchemie
▶ V. a. Rh-Inkompatibilität: Fetalblutanalyse
▶ Kongenitale Infektionen: Erregernachweis, Antikörpernachweis beim Fetus
▶ Anamnestische Risiken: Drogen, Medikamente, Alkohol, Medikamente, Verwandtenehe, V. a. Thalassämie etc.

Technik	Was?	Ab wann?	Indikationen	Risiko
Chorionzottenbiopsie (CVS = chorionic villus sampling)	Aspiration von Zottengewebe aus der Plazenta erfolgt in der Regel transabdominal, sehr selten transzervikal	Ab 11. vollendeter SSW	Karyotypisierung DNA-Analytik Stoffwechseldiagnostik Erregernachweis	0,5 – 1%
Amniozentese (AZ)	Fruchtwasser (FW) wird transabdominal entnommen	15. SSW (Früh-AZ ab 12. SSW)	Karyotypisierung Insulinmessung im FW Erregernachweis im FW AFP- und AchE-Bestimmung im FW Blasensprungdiagnostik	0,4 – 1%
Chordozentese	Entnahme fetalen Blutes aus der V. umbilicalis (wenn möglich transplazentar), ein sehr anspruchsvolles Verfahren	Ab 18. – 20. SSW	Karyotypisierung Fetale Antikörperbestimmung Fetale Hämatologie Medikamentenapplikation Transfusionen	1 – 5%

▮ Tab. 2: Übersicht der invasiven pränatalen Diagnostik.

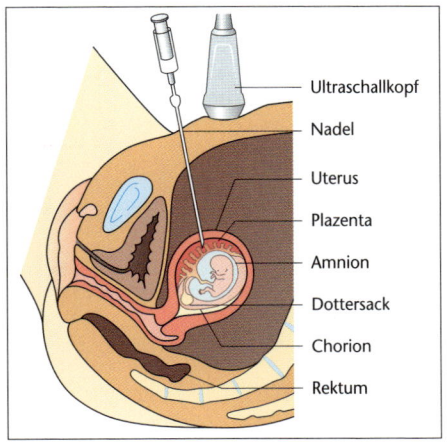

Abb. 1: Transabdominale Chorionzottenbiopsie. [7]

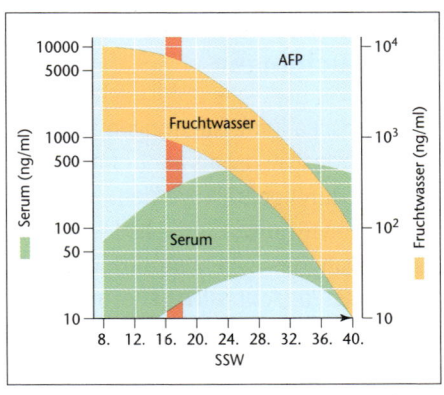

Abb. 2: AFP-Normwerte in der Schwangerschaft. [7]

Alle invasiven Techniken werden unter sonographischer Sicht durchgeführt. Zur Vermeidung von Infektionen ist absolute Sterilität unabdingbar. Eine Übersicht über die verschiedenen Methoden zeigt Tab. 2.

Endoskopische Verfahren: Fetoskopie und Embryoskopie

Bei der Fetoskopie werden Fetus und Plazenta direkt betrachtet, bzw. es können unter Sicht Proben entnommen werden. Der ideale Zeitpunkt für diese Untersuchung liegt zwischen der 17. und 20. SSW, da dann die Fruchtwassermenge (ca. 150 ml) ausreichend, aber noch nicht zu groß ist. Das Verfahren wird heute kaum noch eingesetzt, da inzwischen eine ausgezeichnete

Visualisierung des Fetus auch per Ultraschall möglich ist und Biopsien bzw. fetale Blutentnahmen ebenso unter sonographischer Sicht durchgeführt werden. Einzig zur Entnahme von Hautbiopsien bei Verdacht auf schwerwiegende Hauterkrankungen hat die Fetoskopie noch einen gewissen Stellenwert.
Die Embryoskopie ist ein eher experimentelles Verfahren. Man erhofft sich durch diese Methode schon im 1. Trimenon detailgenauere Diagnosen und evtl. sogar Therapieoptionen, z. B. Stammzelltransplantationen in den Dottersack.

AFP-Bestimmung

AFP (α-Fetoprotein) ist ein niedermolekulares Protein, das in der fetalen Leber

und im Dottersack gebildet wird. Seine Konzentration ist abhängig vom Gestationsalter. Es gelangt durch Ausscheidung in das Fruchtwasser und ist plazentagängig, so dass es auch im mütterlichen Serum nachweisbar ist (Abb. 2).
Zu einer **Erhöhung** der AFP-Konzentration im mütterlichen Serum und im Fruchtwasser kommt es bei gestörter Grenze zwischen Fetus und Fruchtwasser, z. B. bei Spaltbildungen, bei Mehrlingsgravidität, fetomaternaler Transfusion oder nach intrauterinen Eingriffen. Eine **Erniedrigung** der AFP-Konzentration im mütterlichen Serum und im Fruchtwasser tritt gehäuft bei Down-Syndrom und Polyhydramnion auf.

Zusammenfassung

✖ Die pränatale Diagnostik dient der Erkennung fetaler Anomalien und erlaubt so frühzeitig eine Reaktion.

✖ Man unterscheidet invasive von nichtinvasiven Maßnahmen. Bei den invasiven Methoden kann die Schwangerschaft gefährdet werden.

✖ Wichtigste diagnostische Technik ist die Sonographie. Hinweiszeichen auf fetale Anomalien im Ultraschall sind abnorme Fruchtwassermenge, abnorme Körperbinnenstruktur oder Körperkontur, Wachstumsretardierung oder disproportionales Wachstum.

✖ Laborchemische Verfahren beinhalten Hormonanalysen und die AFP-Bestimmung.

✖ Die Chorionzottenbiopsie kann ab der 11. SSW, die Amnionzentese (Fruchtwasserentnahme) ab der 15. SSW und die Chordozentese (fetale Blutabnahme) ab der 18. – 20. SSW durchgeführt werden.

Pränatale Diagnostik II

Ultraschalluntersuchungen

Die Ultraschalluntersuchungen können sowohl transvaginal als auch transabdominal durchgeführt werden. Die transvaginale Sonographie bietet Vorteile bei ungünstigen anatomischen Verhältnissen (Adipositas, Uterus myomatosus etc.) und bei der Erfassung von embryonalen Anomalien (bessere Auflösung als abdominal). Die abdominale Sonographie erlaubt eine bessere Übersicht, besonders etwa ab der 14. SSW.

DEGUM-Mehrstufenkonzept

Zur Effizienzoptimierung hat die Deutsche Gesellschaft für Ultraschall in der Medizin (DEGUM) ein Mehrstufenkonzept etabliert. Je nach Ausbildung gehört der behandelnde Arzt der DEGUM-Stufe I – III an. Stufe-I-Untersucher führen die drei Basisuntersuchungen durch. Bei Auffälligkeiten (s. S. 94) oder anamnestischen Risiken wird die Patientin zu einem Arzt der DEGUM-Stufe II (oder III) überwiesen. Untersucher mit der Qualifikation DEGUM III sind in der Lage, schwierige oder sehr seltene Problemstellungen zu behandeln.

Sicherheitsaspekte

Langzeitstudien haben keine Risiken der Ultraschalldiagnostik gezeigt. Voraussetzung sind jedoch das Einhalten der zulässigen Ultraschallintensitäten. In vitro konnten durch lange Expositionszeiten, hohe Energieintensitäten und hohe Pulsrepititionsfrequenzen Gewebeerwärmungen und Kavitationseffekte gezeigt werden. Empfohlen wird daher der Verzicht auf Doppler-Sonographie im ersten Trimenon.

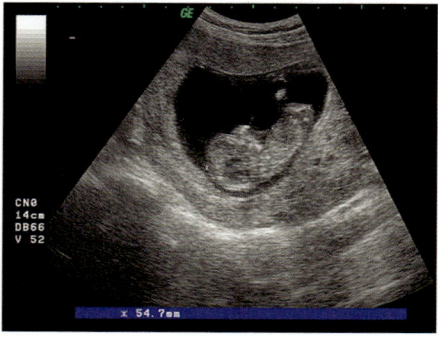

Abb. 3: Scheitel-Steiß-Länge von 54 mm mit 11 + 5 SSW. [22]

Ultraschallscreening nach den Mutterschaftsrichtlinien

Die Mutterschaftsrichtlinien sehen in der unkomplizierten Schwangerschaft drei Ultraschalluntersuchungen vor. Bei jedem Screening werden kontrolliert:

▶ Vitalität der Frucht (Herzaktion)
▶ Einling oder Mehrlinge?
▶ Biometrie zur Beurteilung der Entwicklung

> Die Mutterschaftsrichtlinien sehen Ultraschallscreenings im 1., 2. und 3. Trimenon vor. Indikationen für zusätzliche Ultraschalluntersuchungen sind fetale Entwicklungsstörungen, Fehlbildungsverdacht, Risikoschwangerschaften, Mehrlingsschwangerschaften, Lageanomalien.

Erste Ultraschalluntersuchung (11. – 14. SSW, laut Mutterpass noch 9. – 12. SSW)

Die meisten Frauen kommen schon in der 5./6. SSW zur Erstuntersuchung.
Die erste Ultraschalluntersuchung dient in erster Linie der Bestätigung, dass eine „vitale intrauterine Gravidität" vorliegt (Embryo darstellbar, Herzaktion nachweisbar), und dem Ausschluss einer evtl. gleichzeitig

bestehenden EUG. Die Feststellung einer Mehrlingsgravidität (s. S. 92) und die Bestimmung der Amniozität und Chorizität ist im ersten Trimenon am einfachsten, da zu diesem Zeitpunkt alle Embryonen gleichzeitig dargestellt werden können. Das Phänomen des „vanishing twin", d. h. ein frühes Absterben des zweiten Embryos, kann oft nur durch eine frühe Mehrlingsdiagnostik bestätigt werden.
Die sonographische Bestimmung des Gestationsalters durch SSL-Messung (s. u. Biometrie I, s. a. Bestimmung des voraussichtlichen ET, S. 86) ist sehr genau und sollte so früh wie möglich durchgeführt werden. Außerdem kann zu diesem Zeitpunkt ein Trisomiescreening durchgeführt werden (s. S. 96).

> **Nachweisgrenzen im Ultraschall:**
>
> ▶ Embryonachweis ab 2 – 3 mm Größe möglich (ab 5. SSW)
> ▶ Herzaktion (ab 6. SSW), Kindsbewegungen (ab 8. SSW)

Zweite Ultraschalluntersuchung (19. – 22. SSW)

Die zweite Ultraschalluntersuchung dient in erster Linie der Fehlbildungsdiagnostik (s. S. 94).

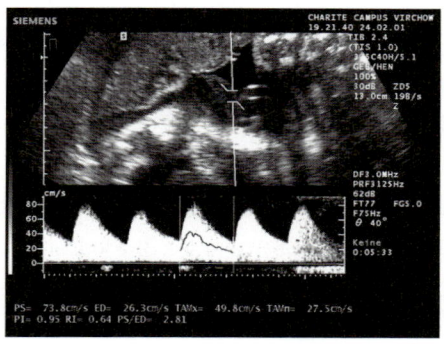

Abb. 4: Normales Doppler-Spektrum der A. umbilicalis. [7]

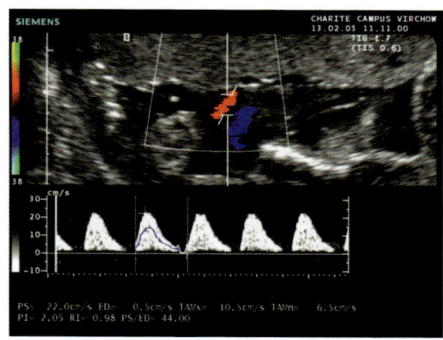

Abb. 5: Pathologisches Doppler-Spektrum der A. umbilicalis mit fehlendem Blutfluss in der Diastole. [7]

Dritte Ultraschalluntersuchung (29. – 32. SSW)

Evtl. vorhandene Hinweiszeichen aus der 2. Untersuchung werden kontrolliert, die Fehlbildungsdiagnostik wiederholt, da sich manche Fehlbildungen erst im 3. Trimenon ausbilden. Die Kindslage wird festgestellt, bei Lageanomalien erfolgt eine Kontrolle in der 36. SSW. Struktur und Lage der Plazenta werden überprüft.

Biometrie

Biometrische Messungen erlauben im Vergleich zur Altersnorm eine Einschätzung des kindlichen Gewichts. Retardiertes Wachstum kann so frühzeitig diagnostiziert werden.

▶ Biometrie im 1. Trimenon (**Biometrie I**): ein Maß.
 – Scheitel-Steiß-Länge (SSL) oder biparietaler Durchmesser (BPD)
▶ Biometrie im 2. und 3. Trimenon (**Biometrie II + III**): vier Maße
 – biparietaler Durchmesser (BPD)
 – frontookzipitaler Durchmesser (FOD) oder Kopfumfang (KU)
 – Abdomen-Thorax-Querdurchmesser (ATD) oder Abdomen-Thorax-a. p.-Durchmesser (APD) oder AU (Abdomenumfang)
 – Femurlänge (FL) oder Humeruslänge (HL)

Ist die Frucht zu klein oder zu groß für ihr Entwicklungsalter, spricht man von SGA (small for gestational age) bzw. LGA (large for gestational age), s. S. 95. Eine Diagnostik ist natürlich nur möglich, wenn das Schwangerschaftsalter genau festgelegt werden konnte. Die Werte werden in den Mutterpass eingetragen. Alle Auffälligkeiten müssen umgehend von einem Spezialisten (Pränatalmediziner) abgeklärt werden.

Doppler-Sonographie fetomaternaler Gefäße

Laut Mutterschaftsrichtlinien sind die Untersuchung der Aa. uterinae, Aa. umbilicales und Aa. cerebri zugelassen. Auffälligkeiten lassen sich bis zu 3 Wochen vor dem tatsächlichen Eintreten der fetalen Notfallsituation feststellen, also vor CTG-Auffälligkeiten. Ihre Bedeutung hat vor allem in Risikoschwangerschaften als Routineuntersuchung zugenommen. So konnte die intrauterine Fruchttodrate erheblich gesenkt werden.
Indikationen sind V. a. uteroplazentare Minderdurchblutung. Anhand des Strömungsprofils kann die Flussgeschwindigkeit (systolisch und diastolisch) des Blutes berechnet werden. Diese lässt Rückschlüsse auf die Nährstoffversorgung des Kindes zu. Bei erhöhtem Gefäßwiderstand sinkt der Fluss (zuerst diastolisch), bei erniedrigten Widerständen ist er erhöht. So sind z. B. bei Plazentainsuffizienz mit Hypoxie des Fetus die Gehirngefäße weitgestellt (Widerstand↓, sog. Brain-sparing-Effekt), die Umbilikalarterien haben einen größeren Widerstand. Die physiologischen Strömungsverhältnisse in den verschiedenen Gefäßen verändern sich im Laufe der Schwangerschaft. Deshalb ist eine Auswertung ohne Kenntnis des Gestationsalters unzulässig.

Fetale Echokardiographie mit Farb- und Spektral-Doppler

Etwa 0,8% der Lebendgeborenen haben einen Herzfehler. Die Mehrzahl der kardialen Anomalien lässt sich im regulären Ultraschall erkennen. Blutflussrichtungen (Shuntrichtung), Ventrikelseptumdefekte < 2 – 3 mm und Herzklappenstenosen oder -insuffizienzen lassen sich aber nur mit Hilfe eines Doppler-Ultraschalls erkennen. Dieser erlaubt auch eine genauere Beurteilung der hämodynamischen Wirksamkeit der Herzanomalie.

Zusammenfassung

✖ Nach den Mutterschaftsrichtlinien sind 3 Ultraschalluntersuchungen (SSW ~10 – 20 – 30) in der unkomplizierten Schwangerschaft vorgeschrieben.

✖ Zu jedem Screening gehören Beurteilung der mütterlichen Organe, Überprüfung der fetalen Vitalität, Entwicklung und Anatomie und Beurteilung extrafetaler Strukturen (Plazenta, Fruchtwasser).

✖ Fetale Anomalien verursachen eine Vielzahl morphologischer Veränderungen, die im Ultraschall erkennbar sind. Die Sonographie ist daher die wichtigste Technik der pränatalen Diagnostik.

✖ Dopplersonographische Techniken werden bei speziellen Indikationen, v. a. in der Risikoschwangerschaft eingesetzt.

Mehrlingsgravidität

Überwiegend handelt es sich bei Mehrlingsgraviditäten um Zwillinge (Gemini), Drillinge werden v. a. nach Sterilitätsbehandlung immer häufiger gefunden.

Nur ~60% der in der Frühschwangerschaft diagnostizierten Zwillinge erreichen ein überlebensfähiges Schwangerschaftsalter. Früh abgestorbene Zwillinge sind in einigen Fällen als „vanishing twin" in den Eihäuten nachzuweisen.

Entstehung

Etwa 1/3 aller Zwillinge ist **eineiig** (monozygot). Das bedeutet, dass sich aus einer befruchteten Eizelle zwei identische Embryonalanlagen entwickeln. Die Teilung erfolgt innerhalb der ersten 14 Tage. Je nachdem, zu welchem Zeitpunkt sich die Anlagen trennen, entstehen verschiedene Verhältnisse von Plazenta (Chorionzität) und Eihäuten (Amniozität): Bei früher Teilung entstehen zwei getrennte, evtl. schon zusammengewachsene Plazentas (dichoriat), bei späterer Teilung liegt eine gemeinsame Plazenta mit evtl. getrennten Eihäuten (diamniot) vor. Je später die Trennung erfolgt, umso mehr haben die Zwillinge „gemeinsam" (▮Abb. 1). Trennen sich die Embryonen erst nach dem 13. Tag, verbleibt die Trennung unvollständig, **„siamesische Zwillinge"** entstehen (▮Abb. 2). Jede 600. Zwillingsschwangerschaft führt zu einer Doppelfehlbildung (1 : 50.000 Geburten). Die Formenvielfalt ist enorm, am häufigsten sind Verwachsungen am Brustbein. Prinzipiell sind Doppelfehlbildungen lebensfähig. Heute bemüht man sich, die Kinder frühzeitig zu trennen. **Zweieiige Zwillinge** sind häufiger (2/3). Sie entwickeln sich aus zwei Eizellen (dizygot), die von zwei Spermien befruchtet werden. Sie sind sich also genetisch nicht ähnlicher als „normale" Geschwister und können auch unterschiedliche Geschlechter haben. Ursache für den doppelten Eisprung ist wahrscheinlich ein erhöhter FSH-Spiegel. Die Wahrscheinlichkeit einer dyzygoten Zwillingsgravidität nimmt mit dem Alter der Mutter zu. Außerdem bestehen Unterschiede abhängig von der geographischen Herkunft (z. B. in Nigeria >> Japan). Zweieiige Zwillinge haben immer getrennte Plazentas (▮Abb. 1). **Höhergradige Mehrlinge** entstehen aus einer oder mehreren Zygoten, häufig kombiniert.

Komplikationen

Mehrlingsgraviditäten sind mit einem erhöhten Risiko für Mutter und Kinder verbunden. Das Frühgeburtsrisiko von Zwillingen ist fünffach erhöht, die perinatale Mortalität 3- bis 4fach. Bei höhergradigen Mehrlingen nimmt das Risiko noch mehr zu.

Folgende Komplikationen treten gehäuft auf: mechanische Funktionsstörungen mütterlicher Organe, Präeklampsie, schwangerschaftsinduzierte Hypertonie, Anämie, Varizen, Stauungsödeme, Aborte, vorzeitige Plazentalösung, Placenta praevia, Plazentainsuffizienz (mit Mangelentwicklung), vorzeitiger Blasensprung, vorzeitige Wehen, Zervixinsuffizienz, Frühgeburten, fetofetales Transfusionssyndrom und Nabelschnurstrangulationen.

Fetofetales Transfusionssyndrom (FFTS)

Monochoriote Zwillinge bilden manchmal plazentare Gefäßverbindungen untereinander aus. In vielen Fällen fließt das Blut nur in eine Richtung, d.h., ein Fetus wird Akzeptor, einer Donor. Gefährdeter ist in der Regel der Akzeptor v. a. durch die Polyglobulie, die sich bei diamnioten Zwillingen als Polyhydramnion äußert. Der Donor wird anämisch, sein Wachstum ist evtl. retardiert. und bei diamnioten Verhältnissen entwickelt er ein Oligohydramnion. Bleibt die Therapie aus, ist die Störung bis zu 100% letal. Die **Diagnose** wird sonographisch gestellt. Hinweiszeichen sind unterschiedliche Fruchtwassermengen bei diamnioten Zwillingen. Ab einem Schätzgewichtsunterschied von mehr als 20% gilt die Diagnose gesichert (diskordantes Wachstum).

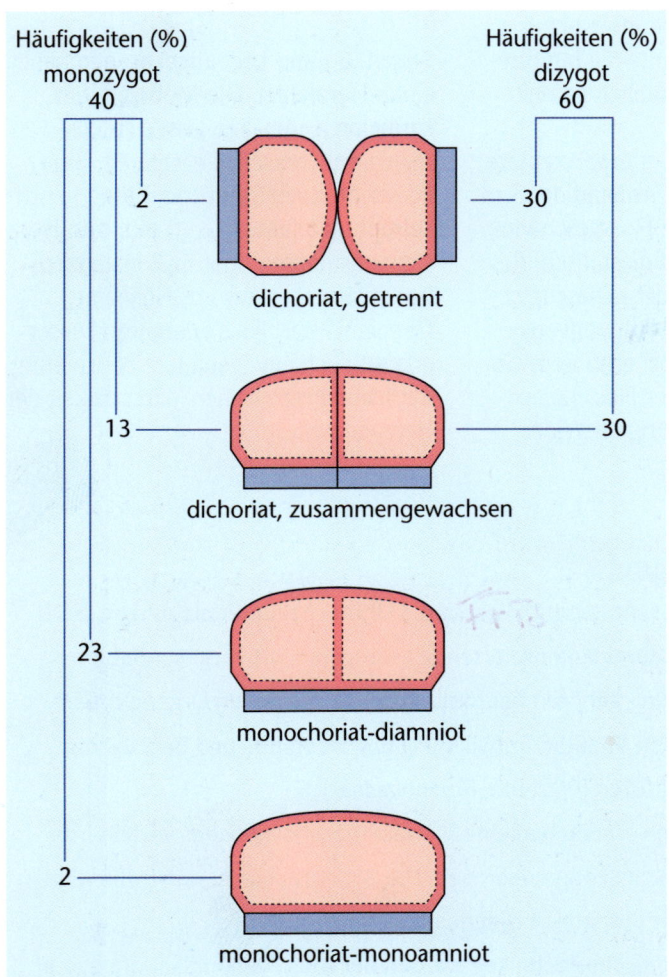

Häufigkeiten (%)
monozygot
40

Häufigkeiten (%)
dizygot
60

2 — dichoriat, getrennt — 30

13 — dichoriat, zusammengewachsen — 30

23 — monochoriat-diamniot

2 — monochoriat-monoamniot

▮Abb. 1: Häufigkeit der verschiedenen Plazentas und Eihautverhältnisse bei eineiigen und zweieiigen Zwillingen. [7]

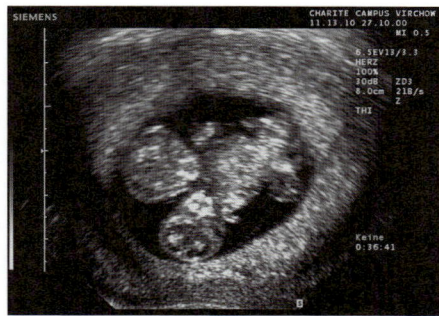

Abb. 2: Doppelfehlbildung (Gemini conjuncti), sog. siamesische Zwillinge in der 10. SSW. [7]

Die **Therapieoptionen** sind gering. An wenigen hoch spezialisierten Zentren wird eine fetoskopische Laserverödung der Verbindungsgefäße durchgeführt. Als Alternative bleiben nur regelmäßige Entlastungspunktionen des Polyhydramnions, Überwachung der Feten mittels Chordozentese und frühzeitige Lungenreifeinduktion. Ist ein überlebensfähiges Schwangerschaftsalter erreicht, wird eine Frühentbindung angestrebt. Eine weitere Möglichkeit, wenigsten einen Fetus zu retten, besteht im selektiven Fetozid (s. u.).

Schwangerschaftsbetreuung

Die Mehrlingsgravidität ist immer eine Risikoschwangerschaft. Die Diagnose sollte so früh wie möglich gestellt werden. Die Feststellung der Plazenta- und Eihautverhältnisse gelingt am besten in der Frühschwangerschaft. Mögliche Risiken (FFTS nur bei monoamnioten Zwillingen) können so abgeschätzt werden. Außerdem bedarf die Geburtsleitung monoamnioter Zwillinge besonderer Aufmerksamkeit.
Die Untersuchungen erfolgen bis zur 28. SSW alle 14 Tage, danach häufiger (alle 1 – 2 Wochen). Bei jedem Termin wird die Zervix auf evtl. Frühgeburtsbestrebungen untersucht. Sonographische Fetometrie und Doppler-Untersuchungen erfolgen bis zur 30. SSW alle 4 Wochen, danach alle 2 Wochen. Die Fehlbildungsdiagnostik wird in der 22. SSW durchgeführt. Ab der 32. SSW wird wöchentlich an allen Feten simultan ein CTG abgeleitet. Prophylaktisch werden Eisen und Vitamine substituiert, und bei Mehrlingen > 2 kann in der 14. – 16. SSW eine prophylaktische Cerclage (s. S. 126) diskutiert werden.

Geburtsleitung

Während in den USA auch Drillinge vaginal entbunden werden, wird dies in Deutschland abgelehnt. Die vaginale Entbindung von Zwillingen wird nur dann angestrebt, wenn beide mind. 1.800 g (Schätzgewicht) wiegen und der geburtshilflich führende Zwilling (1. Zwilling = tiefer liegend) in Schädellage liegt. Eine Ausnahme von dieser Regel besteht bei starkem Größenunterschied, insbesondere wenn der 1. Zwilling der kleinere ist.
Sind die Voraussetzungen für eine vaginale Geburt gegeben, sollte nach der Geburt des 1. Zwillings eine sonographische Kontrolle der Lage des 2. Zwillings erfolgen. Durch geburtshilfliche Manipulation bzw. Oxytocin-Infusion wird der Eintritt in das Becken beschleunigt und dann die Fruchtblase eröffnet. Bei gutem CTG kann bis zu 30 Min. abgewartet werden. Gelegentlich ist aber eine Sectio (s. S. 14) des 2. Zwillings unumgänglich.

Fetozid

Unter einem Fetozid versteht man das selektive Abtöten eines Fetus in utero. Die erhöhten Risiken einer höhergradigen Mehrlingsgravidität, die v. a. nach Sterilitätsbehandlungen entstehen, führen immer wieder zu Diskussionen um die Notwendigkeit und Ethik eines Feto-

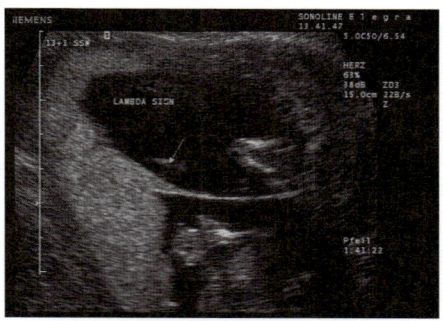

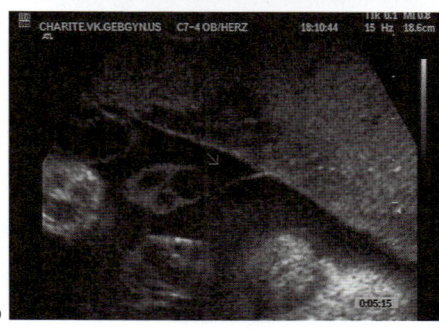

Abb. 3: Sonographische Differentialdiagnose diamnioter Zwillinge durch Beurteilung der Ansatzstelle der Amnionhäute: a) „lambda sign" (dichoriot, dicke Ansatzstelle), b) „T-sign" (monochoriot, dünne Ansatzstelle). [7]

zids. Grundsätzlich herrscht Einigkeit, dass Gemini nicht reduziert werden, jedoch wurden Reduktionen von Drillingen auf Zwillinge schon mehrfach durchgeführt. Der selektive Fetozid ist auch bei Gemini möglich, wenn einer der Zwillinge stark fehlgebildet ist. Unter sonographischer Kontrolle wird in die Nabelschnur Kaliumchlorid injiziert, das sofort zum Herzstillstand führt. Evtl. wird vorher ein Narkotikum verabreicht.

Zusammenfassung

✖ Eineiige (monozygote) Mehrlinge entstehen aus einer Eizelle, die sich in den ersten 14 Entwicklungstagen teilt. Sie sind genetisch identisch.

✖ Früh getrennte Feten haben getrennte Plazentas und Eihäute, später getrennte evtl. gemeinsame. Eine sehr späte Trennung ist oft unvollständig, Doppelfehlbildungen entstehen.

✖ Zweieiige Zwillinge (dizygot) entwickeln sich aus zwei Eizellen und zwei Spermien. Sie sind sich genetisch nicht ähnlicher als normale Geschwister. Sie besitzen immer getrennte Plazentas.

✖ Die Mehrlingsgravidität ist eine Risikoschwangerschaft. Komplikationen bei Mutter und Kindern sind um ein Vielfaches häufiger als bei Einlingsgravidität.

✖ Das fetofetale Transfusionssyndrom (FFTS) tritt nur bei eineiigen Mehrlingen auf. Über eine Shuntverbindung in der Plazenta wird das fetale Blut ungleich auf die Feten verteilt.

Fetale Störungen I

Fetale Anomalien

Der Sonographie kommt besondere Bedeutung in der Erkennung fetaler Abnormitäten zu. Bei den meisten chromosomalen und nichtchromosomalen Anomalien finden sich multiple, sonographisch erfassbare innere und äußere Hinweiszeichen. Werden solche Hinweise festgestellt, ist das per se kein Beweis für eine fetale Fehlbildung, sondern lediglich eine Risikoerhöhung. Ergeben sich solche pathologischen Befunde, ist in 75% der Fälle von einer fetalen Anomalie auszugehen. Die wichtigsten Hinweiszeichen sind:

▶ Abnorme Fruchtwassermenge
▶ Retardierung oder Disproportionen (Biometrie)
▶ Abnorme Körperkontur
▶ Abnorme Körperbinnenstrukturen

Abnorme Fruchtwassermenge

Das Fruchtwasser (s. S. 78) ist für die Entwicklung der Alveolen sehr wichtig. Ein Oligohydramnion, besonders im 2. Trimester, führt zur Lungenhypoplasie, außerdem zu Gesichtsdysmorphien, Kontrakturen und Nabelschnurkompression während der Geburt. Ein Polyhydramnion führt zu vorzeitigen Wehen und Frühgeburten.
Die Fruchtwassermenge wird entweder abgeschätzt, oder ausgemessen: Wenn ein zweiter Fetus in der Fruchthöhle bequem Platz finden würde bzw. ab einem Durchmesser des größten Fruchtwasserdepots vertikal > 8 cm spricht man von

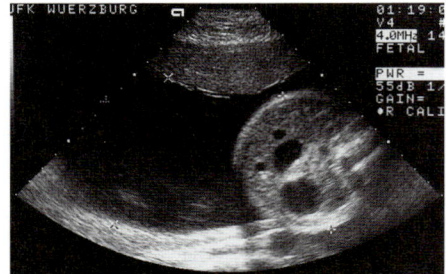

Abb. 1: Polyhydramnion, 32. + 0. SSW p. m.: fetale Duodenalobstruktion mit Dilatation des Magens und des Duodenums. [6]

Polyhydramnion, bei einem Durchmesser des größten Fruchtwasserdepots vertikal < 1 – 2 cm von Oligohydramnion.

Abnorme Körperkontur

Die fetale Körperoberfläche kann durch Tumoren oder Defekte verändert sein. Bei Verlagerung von Organen nach außen resultiert auch eine Verkleinerung der Körperabschnitte, die diese normalerweise enthalten, so z. B. ein kleiner Kopf bei Enzephalozele mit kranialer Raumforderung oder ein kleines Abdomen bei Omphalozele mit ventraler Raumforderung.

Neuralrohrdefekte

Neuralrohrdefekte (NRD) sind Fehlbildungen mit multifaktorieller Ätiologie. Das Neuralrohr schließt sich etwa in der 4. EW. Schließt sich das anteriore Ende nicht, resultiert ein Anenzephalus oder eine Enzephalozele. Schließt sich hingegen das posteriore Ende nicht richtig, entsteht die Spina bifida. Je nach Ausmaß der Verschlussstörung entwickeln sich unterschiedlich schwere Fehlbil-

dungen. In Deutschland sind etwa 0,1 – 0,2% der Lebendgeborenen betroffen. Die häufigsten Defekte (95%) sind die Spina bifida und die Anenzephalie. Folsäuresubstitution, am besten präkonzeptionell, verringert das Risiko.

▶ **Anenzephalie:** Das Schädeldach, die Großhirnhemisphären, die Neurohypophyse und das Zwischenhirn fehlen weitgehend oder vollständig. Das Kind, sollte es lebend geboren werden, stirbt bald nach der Geburt.
▶ **Enzephalozele:** Durch einen Defekt der Schädelkalotte tritt Hirngewebe von Dura mater umgeben sackähnlich aus. Der Defekt kann operativ korrigiert werden. Isolierte Enzephalozelen haben eine gute Prognose.
▶ **Spina bifida:** Die Wirbelsäulenspaltbildung entsteht durch unvollständigen Schluss des Wirbelbogens. Man unterscheidet verschiedene Ausprägungsgrade: die Spina bifida occulta als leichte Form, wobei das Rückenmark und die Rückenmarkshäute nicht betroffen sind, und die Spina bifida aperta. Hierbei werden reine Meningozelen (ohne Rückenmark) von Meningomyelozelen (Rückenmarkshäute mit Rückenmark) unterschieden. Je nach Höhe des Defekts sind neurologische Schäden zu erwarten. Eine Kombination mit anderen Fehlbildungen ist häufig!

Kleinere V-förmige Aufspreizungen der Wirbelsäule und Hautkonturunterbre-

Polyhydramnion > 2.000 ml	Oligohydramnion bzw. Anhydramnion < 100 ml
Fetale Fehlbildungen (20 – 60%): ▶ Gastrointestinale Obstruktionen, Atemwegsobstruktionen, Lungenfehlbildungen, zentralnervöse Fehlbildungen (Anenzephalie), nichtimmunologischer Hydrops fetalis, vermehrte fetale Urinproduktion (z. B. Akzeptor bei fetofetaler Transfusion), kardiale Fehlbildungen u./o. Dekompensation, Schluckstörungen z. B. durch Lippen-Kiefer-Gaumen-Spalte, Infektionen (Syphilis)	Fetale Fehlbildungen (10%): ▶ Harnwegsobstruktionen, Nierenagenesie oder Zystennieren beseits, verminderte Urinproduktion (Donor bei fetofetaler Transfusion)
Blutgruppeninkompatibilität (immunologischer Hydrops fetalis)	Chromosomenaberrationen
Fetale Makrosomie	Plazentainsuffizienz
Mütterlicher Diabetes mellitus	Vorzeitiger Blasensprung
Mütterliche Lithium-Einnahme	Fetale Retardierung (40%)
Unbekannte Ursache (10 – 60%)	

Tab. 1: Ursachen von Polyhydramnion und Oligohydramnion (bzw. Anhydramnion).

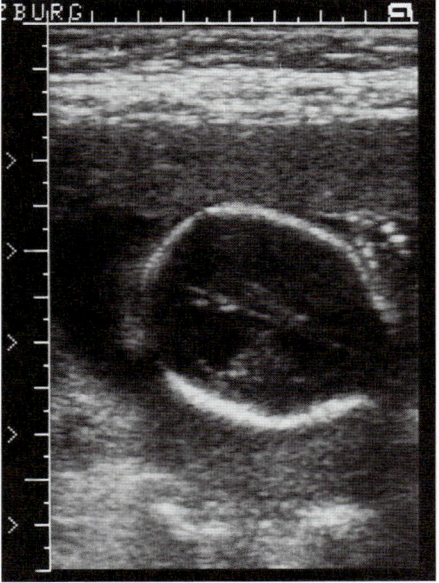

Abb. 2: Lemon-Sign und Hydrozephalie. [6]

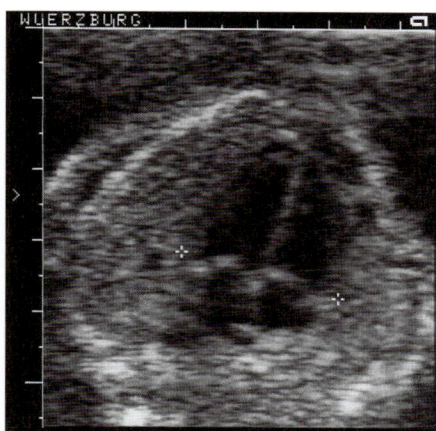

Abb. 3: Normaler Vierkammerblick: 40 – 50% der kongenitalen Herzfehler lassen sich durch diese Einstellung diagnostizieren. Bezieht man die großen Gefäße in die Ultraschalldiagnostik ein, können weitere 20 – 25% erfasst werden. [6]

zeichnet man reduziertes fetales Wachstum unter der 5. Perzentile, aber parallel zur Normkurve (**symmetrische Wachstumsretardierung**). Solche Kinder werden als SGA (small for gestational age) bezeichnet, große Kinder (> 95%-Perzentile) analog als LGA. Etwa 3 – 5% der Geburten sind betroffen. Die perinatale Mortalität und Morbidität der „Kleinen" ist signifikant erhöht. Die konstitutionell kleinen oder großen Kinder haben oft größenmäßig ähnlich abweichende Eltern. Auch aufgrund von Infektionen, Chromosomenstörungen, schweren Fehlbildungen, Drogen, Rauchen, Medikamenten und Stoffwechselstörungen der Mutter oder

des Fetus können Kinder ein unzureichendes Wachstum aufweisen. Alarmierend ist im jeden Fall ein plötzlicher Knick (**asymmetrische Wachstumsretardierung**) in der Wachstumskurve. Bei fetalen Mangelzuständen bleibt zuerst das Wachstum des Körpers zurück und erst spät das des Kopfes. Ursache kann eine Fehl- oder Unterernährung, fetofetales Transfusionssyndrom, Mehrlingsschwangerschaft, Plazentainsuffizienz und mütterliche Anämie oder Hypotonie sein. Die Therapie besteht nach Möglichkeit in der Beseitigung der Ursache bzw. bei entsprechender Reife des Fetus in der vorzeitigen Beendigung der Schwangerschaft.

chung werden häufig übersehen. Jede dorsale Raumforderung ist ein Hinweiszeichen auf einen Neuralrohrdefekt. Indirekte Hinweiszeichen sind das Lemon-Sign (spitz zulaufende frontale Schädelkalotte, █ Abb. 2) und das Banana-Sign (bogig geformtes Kleinhirn).

Abnorme Körperbinnenstruktur

Abnormer Vierkammerblick
Herzfehler sind die häufigsten angeborenen Fehlbildungen (8‰ Lebendgeborene, 2 – 10% der Totgeborenen). Sehr selten verursachen sie präpartale Symptome, nur sehr schwere Fehlbildungen machen sich durch eine fetale Kreislaufdekompensation oder Bradykardien bemerkbar. Der Ventrikelseptumdefekt ist der häufigste Herzfehler (30%). Die pränatale Kenntnis der Herzfehler, insbesondere der zyanotischen Herzfehler (z. B. Fallot-Tetralogie, Transposition der großen Gefäße) erlaubt eine enorme Verbesserung der Prognose durch postnatal verbessertes Management (z. B. Offenhalten des Ductus Botalli durch Medikamente). Zeigen sich sonographisch im Vierkammerblick (█ Abb. 3) Auffälligkeiten, sind weitere Untersuchungen (Doppler-Sonographie etc.) indiziert.

Intrauterine Wachstumsretardierung

Als eine Wachstumsretardierung (intrauterine growth restriction = IUGR) be-

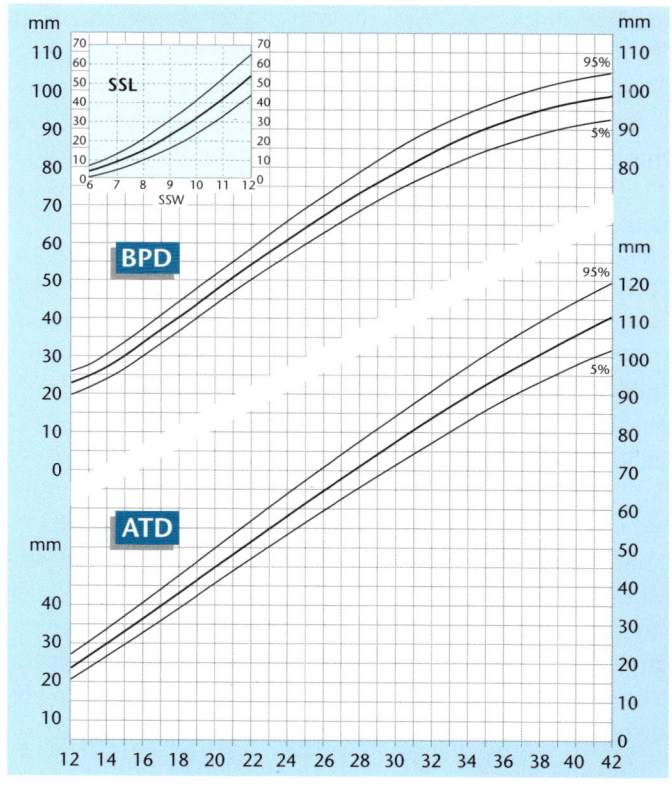

Abb. 4: Normkurven für fetales Wachstum: Scheitel-Steiß-Länge (SSL), biparietaler Kopfdurchmesser (BIP) und Abdomen-Transversal-Durchmesser (ATD). [8]

Zusammenfassung

✖ Morphologische Auffälligkeiten treten bei chromosomalen und nicht-chromosomalen Fehlbildungen auf.

✖ Sonographische Hinweiszeichen sind abnorme Fruchtwassermenge, abnorme Körperkontur, abnorme Körperbinnenstruktur und abnorme Biometrie.

✖ 0,1 – 0,2% der Lebendgeborenen in Deutschland sind von Neurahlrohrdefekten betroffen.

✖ Herzfehler sind die häufigsten angeborenen Fehlbildungen (0,8%).

Fetale Störungen II

Fetale Chromosomenaberrationen

Numerische Chromosomenanomalien entstehen im Rahmen der meiotischen Teilungen der Gameten, den ersten mitotischen Teilungen der Frucht. **Strukturelle Defekte** entstehen durch Strangbrüche. Die größte klinische Bedeutung haben die Trisomien. Monosomien sind mit Ausnahme der Monosomie X, frühzeitig letal, d. h., entweder nistet sich die Frucht erst gar nicht ein, oder es kommt zu einem Frühabort. Die bedeutenden Trisomien (21, 18, 13) entstehen vorzugsweise in der mütterlichen Meiose. Hauptrisikofaktor ist das Alter der Mutter. Man unterscheidet **freie Trisomien** (47 Chromosomen, > 90% Trisomie 21) und **Translokationstrisomien** (46 Chromosomen). Translokationen entstehen, wenn einer der Elternteile eine balancierte zentrische Fusion trägt. Auch Mosaike sind möglich. Ca. 0,6% der Lebendgeborenen sind von Chromosomenaberrationen betroffen.

Risikoscreening

Das Down-Syndrom ist die häufigste Chromosomenanomalie. Durch das herkömmliche Altersscreening (> 35 Jahre) bleibt der größte Teil der Down-Syndrom-Erkrankten unentdeckt, da der überwiegende Teil (80%) der Down-Kinder von jüngeren Müttern geboren wird (da diese insgesamt mehr Kinder gebären). Die kombinierten Tests (Laborchemie – Ultraschall) erlauben eine genauere Einschätzung des persönlichen Risikos und damit eine größtmögliche Erfassung potentiell Betroffener bei Vermeidung unnötiger invasiver Diagnostik.

Serumchemie

Triple-Test (~16. SSW, 2. Trimester-screening): AFP, β-HCG und freies Östradiol (E3) werden unter Berücksichtigung des mütterlichen Alters zur individuellen Risikoberechnung in Bezug auf M. Down bestimmt. Der Test findet heute kaum noch Anwendung, da er eine hohe Störanfälligkeit und viele falsch positive Ergebnisse aufweist,

Name	Synonym	Prognose, Lebenserwartung	Häufigkeit (alle Lebendgeborenen)
Trisomie 21	Down-Syndrom	IQ ↓, Dysmorphien, multiple Fehlbildungen, durch gezielte Förderung lern- und integrationsfähig; ca. 30 Jahre, 8% > 40 Jahre	1 : 700
Trisomie 18	Edwards-Syndrom	Schlecht; 90% Letalität im 1. LJ; durchschnittliche Lebensdauer 2 – 3 Monate	1 : 6.000
Trisomie 13	Pätau-Syndrom	Schlecht; 70% Letalität in den ersten 6 Monaten; Lebenserwartung ~ 3 Monate	1 : 10.000
Partielle Monosomie 5p	Cri-du-chat-(Katzenschrei-)Syndrom	IQ ↓, Dysmorphien	1 : 50.000
Monosomie X	Turner-Syndrom	Dysmorphien, IQ meist normal	1 : 3.000
47, XXY	Klinefelter-Syndrom	Dysmorphien, meist Oligophrenie, oft endokrin bedingtes hirnorganisches Psychosyndrom	1 : 400 der lebend geborenen Knaben

Tab. 2: Prognose und Häufigkeit der wichtigsten Chromosomenanomalien: Der größte Teil der Chromosomenanomalien endet in Spontanabort oder Totgeburt, nur ca. 0,5% werden lebend geboren.

zudem keine Frühdiagnose erlaubt. Weit verbreitet ist mittlerweile das **Ersttrimesterscreening** (ab 11. SSW): β-HCG und PAPP-A (pregnancy-associated plasma protein A) werden mit Ultraschallbefund und Alter der Mutter in Beziehung gesetzt. Die bisherigen Befunde sprechen für eine bessere klinische Relevanz.

Ultraschallscreening im 1. Trimenon Ein **Nackenfaltenödem** kann ein Hinweis auf Trisomie, Turner-Syndrom, Triploidien und Organfehlbildungen sein. Die Nackenfaltentransparenz ist primär physiologisch und nimmt in Abhängigkeit zur SSL zunächst zu und bildet sich später wieder zurück, unabhängig davon, ob eine Störung vorliegt oder nicht. Signifikant ist die Überschreitung eines Perzentilengrenzwertes an der breitesten Stelle der NT. Aus der Kombination mütterliches Alter, Gestationsalter und NT kann die individuelle Risikoerhöhung abgeschätzt werden. Das Nackenfaltenödem hat zwischen der 11. und 13. SSW seine größte Ausdehnung.

Ein weiterer Marker ist die Darstellbarkeit des **Nasenknochens** (bei Chromosomenanomalien oft nicht darstellbar). Außerdem führen Chromosomenanomalien zu einer Vielzahl **morphologischer Veränderungen**, die in späteren Ultraschalluntersuchungen sichtbar werden. Die Veränderung der **Fruchtwassermenge** kann ein weiteres Hinweiszeichen sein (bei Down-Syndrom oft vermindert).

Management
Computerprogramme übernehmen heute weitgehend die Berechnung des relativen Risikos in Abhängigkeit von den Testergebnissen, dem genauen Schwangerschaftsalter und dem Alter bzw. Gewicht der Mutter. Ist das so ermittelte Risiko signifikant gegenüber der normalen Altersnorm erhöht, sollte der Schwangeren eine Karyotypisierung (invasive Diagnostik (s. S. 88) empfohlen werden.

Diagnose

Die Screeningtests sind lediglich eine Risikoabschätzung. Die Diagnose kann

Alter der Mutter	Relatives Risiko in %
< 35	< 0,5
35	0,5
38	1
40	1,5
43	3
45	> 4,5

Tab. 3: Risiko für Chromosomenanomalien in Abhängigkeit von mütterlichem Alter: Das Risiko steigt exponentiell!

nur durch die direkte Chromosomen-untersuchung gestellt werden. Aus fetalen oder plazentaren Zellen, die invasiv gewonnen wurden (s. S. 88), kann das Erbgut isoliert werden. Die mikroskopische Chromosomenanalyse (Karyotypisierung) gelingt einfach durch die Fluoreszenz-in-situ-Hybridisierung (FISH); nach 24 Stunden kann ein Schnelltestergebnis erhoben werden. Der endgültige Befund dauert ca. 2 Wochen.

Einzelgenerkrankungen

Einige Erkrankungen, darunter die meisten Stoffwechselerkrankungen, beruhen auf Mutationen im Erbmaterial. Der Großteil der Gendefekte wird vererbt. Ein **pränatales Screening** ist nur sinnvoll, wenn ein erhöhtes persönliches Risiko vorliegt und sich aus der Diagnose Konsequenzen ergeben. In sehr seltenen Fällen bietet die pränatale Diagnose bessere Therapiemöglichkeiten und so eine bessere Prognose, meist kann die Therapie ohnehin erst nach der Geburt eingeleitet werden oder ist gar nicht möglich. Bei sehr schwerwiegenden Fällen kann ein Schwangerschaftsabbruch erwogen werden.
Prinzipiell ist die Diagnostik für fast alle Defekte möglich. Für molekulargene-

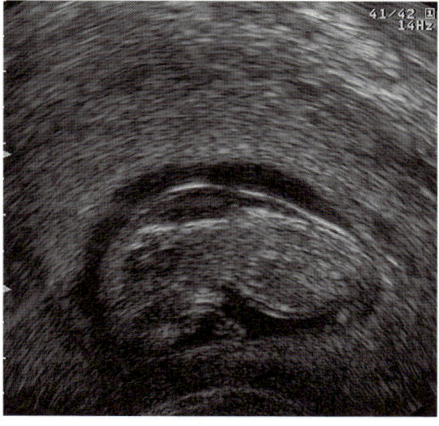

tische Diagnostik muss DNA (meist durch Chorionzottenbiopsie) gewonnen werden. Die Mutation wird mit Hilfe von markierten Gensonden nachgewiesen. Probleme entstehen, da mehrere, teilweise unbekannte Mutationen (z. B. CFTR-Gen bei zystischer Fibrose) verantwortlich sein können und oft auch

keine eindeutige Aussage über den späteren Phänotyp (z. B. Neurofibromatose Typ 1) getroffen werden kann.
Viele Stoffwechseldefekte können auch durch **postnatale Screeningtests** unkompliziert entdeckt und so frühzeitig genug behandelt werden (z. B. Phenylketonurie, Galaktosämie).

■ Abb. 5: Auffällige NT (5 mm); SSL 45 mm; 11. kpl. SSW p. m.; Vaginalsonographie. [6]

Autosomal-dominant		Autosomal-rezessiv	
Achondroplasie, Marfan-Syndrom, myotone Dystrophie, Neurofibromatose, Kugelzellanämie, Chorea Huntington		Zystische Fibrose, AGS, Sichelzellanämie, Phenylketonurie, Tay-Sachs-Krankheit, Galaktosämie, β-Thalassämie, Sichelzellanämie	
X-chromosomal-rezessiv		X-chromosomal-dominant	
Hämophilie A und B, Muskeldystrophie Duchenne, Mukopolysacharidose Typ II, Fragiles-X-Syndrom		Extrem selten, z. B. hypophosphatanämische Rachitis	

■ Tab. 4: Beispiele für Einzelgenerkrankungen.

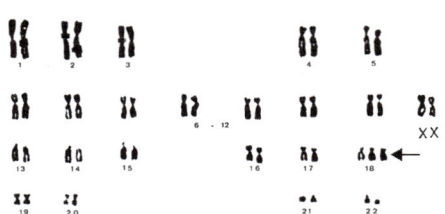

■ Abb. 6: Karyogramm bei Trisomie 18: Edwards-Syndrom. [1]

Zusammenfassung

✖ Chromosomenaberationen treten bei ca. 0,6% der Lebendgeborenen auf. Sie verursachen sehr schwere Fehlbildungen.

✖ Klinisch bedeutend sind v. a. die Trisomien (18, 21, 13) und die Monosomie X. Bei Trisomie 18 und 13 haben die Kinder sehr geringe Lebenserwartungen (< 1 Jahr).

✖ Das 1. Trimesterscreening (Serumchemie + Ultraschall + Alter der Mutter) erlaubt, Risikopatientinnen zu identifizieren, denen eine Karyotypisierung angeboten werden sollte.

✖ Wird eine schwerwiegende Chromosomenaberration oder Einzelgenerkrankung festgestellt, kann ein Schwangerschaftsabbruch aus mütterlicher Indikation durchgeführt werden.

✖ Auch Einzelgendefekte lassen sich pränatal diagnostizieren. Ergibt sich jedoch aus der Diagnose keinerlei Konsequenz, sollte postnatales Screening vorgezogen werden.

Konfliktsituationen in der Schwangerschaft

Psychosomatische Aspekte in der Schwangerschaft

Die Schwangerschaft ist ein Ausnahmezustand für den Körper und die Psyche der Frau. Der Konflikt zwischen den Bedürfnissen der Mutter und denen des Kindes wird im Normalfall dadurch gelöst, dass sich die Mutter dessen bewusst wird und den Bedürfnissen des Kindes anpasst. Man spricht von einer normalen Ambivalenz.

Die Schwangerschaft führt zu Veränderungen im Berufsleben, in der Partnerschaft und im sozialen Umfeld. Ängste in Bezug auf das Kind und die Geburt sind weit verbreitet. Der Mythos der liebenden Mutter lässt die Schwangere ihre ambivalenten Gefühle als schuldhaft erleben. Dies kann zu psychosomatischen Symptomen führen. Chronische Überforderungssituationen und belastende Lebensereignisse sind weitere Faktoren.

Symptome mit möglicherweise psychogenen Ursachen oder Teilursachen sind Hyperemesis gravidarum (> 10 ×/Tag), abnorme Gelüste, Hypersalivation, Heißhunger, Adipositas, Suchttendenzen, Ängste, Erschöpfungszustände, Impulse zum Stehlen, vorzeitige Wehentätigkeit, Abortbestreben, EPH-Gestose.

Schon während der Anamnese lässt sich die Psychodynamik der Erkrankung ansatzweise erkennen. Dies darf aber nicht dazu verleiten, nicht mehr nach körperlichen Ursachen zu suchen. Umgekehrt können auch neben körperlichen Ursachen psychosomatische Probleme bestehen. Einfühlsame psychotherapeutische Gespräche, kreativtherapeutische Ansätze (Maltherapie etc.) und ggf. Entlastung (durch Haushaltshilfe etc.) ergänzen in solchen Fällen die „körperliche" Therapie, falls eine solche nötig ist.

Schwangerschaftsabbruch

Gesetzliche Regelung in Deutschland

1995 wurde vom Bundestag ein Änderungsgesetz verabschiedet, das heute den Umgang mit Schwangerschaftsabbrüchen regelt. Der Abbruch ist grundsätzlich für alle Beteiligten (Frau, Arzt, Anstifter und Helfer) nach § 218 des Strafgesetzbuches rechtswidrig und strafbar. Der Gesetzgeber hat jedoch vorgesehen, dass im Falle eines Schwangerschaftskonfliktes aus Achtung vor der Würde der Frau und ihren Grundrechten ein Abbruch möglich ist. Anerkannt ist, dass bestimmte Umstände die Schwangerschaftsaustragung zu einer individuell unzumutbaren Härte machen. Damit wurde die verantwortliche Entscheidung der Frau an erste Stelle gerückt. Grundsätzlich gibt es zwei Regelungen (▌Tab. 1).

Zulässige Indikationen

▶ Medizinische Indikationen (ohne zeitliche Begrenzung):
„Wenn der Schwangerschaftsabbruch unter Berücksichtigung gegenwärtiger und zukünftiger Lebensumstände notwendig ist, um Lebensgefahr oder die Gefahr einer schwerwiegenden körperlichen oder seelischen Gesundheitsbeeinträchtigung der schwangeren Frau abzuwenden."
▶ Kriminologische Indikationen (bis zur 12. SSW p. c.):
„Wenn dringende Gründe für die Annahme sprechen, dass die Schwangerschaft aus einem Sexualdelikt (Missbrauch, Nötigung, Vergewaltigung) entstanden ist."

Die Indikationsstellung ist keiner ärztlichen Gruppe vorbehalten. Der Abbruch selbst ist jedoch von einem anderen Arzt durchzuführen. Der Arzt macht

sich strafbar, wenn er ohne Indikationsbescheinigung einen Abbruch durchführt oder wider besseres Wissen eine unrichtige Indikationsbescheinigung ausstellt.

Weitere Regelungen

Die Schwangere selbst ist auch dann nicht zu bestrafen, wenn sie die Schwangerschaft ohne Indikation nach der 13. SSW von einem Arzt abbrechen lässt. Ein Abbruch nach der 22. SSW kann straffrei bleiben, falls sich die Schwangere in besonderer Bedrängnis gefunden hat (§ 218a Abs. 4 Satz 2 StGB). Der Arzt und alle anderen Beteiligten machen sich strafbar.
Außerdem ist die Nötigung zum Abbruch strafbar: Gewalt, Androhung von Gewalt oder anderem empfindlichem Übel und Unterhaltsentziehung gelten hier als Nötigung (§ 170b Abs. 2 StGB).

Schwangerschaftsabbrüche nach der 20 SSW p. c.

Wird die Schwangerschaft nach pränataler Diagnostik und mit mütterlicher Indikation beendet, wird der Tod des Kindes als unvermeidbare Folge akzeptiert bzw. gewollt. Ist das Kind jedoch potentiell lebensfähig, müssen Geburtshelfer und Neonatologen alles tun, um das Kind am Leben und weitere Schäden vom ihm fern zu halten. Eine Situation, die für alle Beteiligten sehr problematisch ist. Um diesem ethischen Dilemma zu entgehen, sollte der Zeitpunkt, an dem der Fetus potentiell extrauterin lebensfähig ist, also ab der 20. SSW p. c. bzw. 22. SSW p. m.,

	Beratungsregelung	Indikationsregelung
Gesetzeslage	Rechtswidrig, aber straffrei	Nicht rechtswidrig
Bis wann?	Vor der 12. SSW p. c. bzw. 14. SSW p. m.	Unbegrenzt bei mütterlicher Indikation, bis zur 12. SSW p. c. bei kriminologischer Indikation
Voraussetzungen	Eine Bescheinigung über eine mind. 3 Tage zurückliegende Schwangerschaftskonfliktberatung (nach § 218 StGB) einer anerkannten Beratungsstelle muss vorgelegt werden	Indikationsnachweis
Entscheidungsträger	Schwangere	Schwangere und Arzt
Kostenübernahme	Die Kosten werden nicht von der Krankenkasse übernommen, für finanziell schlecht Gestellte gibt es jedoch Zusatzregelungen. Das Beratungsgespräch selbst ist kostenlos	Übernahme durch gesetzliche Krankenkassen

▌ Tab. 1: Beratungsregelung und Indikationsregelung.

grundsätzlich als zeitliche Begrenzung für einen Schwangerschaftsabbruch angesehen werden.

Methoden des Schwangerschaftsabbruchs

Der Arzt muss die Schwangere über mögliche Risiken, psychische und physische Auswirkungen und den Ablauf des Eingriffs ausführlich aufklären. Bevor er den Eingriff vornimmt, muss er sich vom Schwangerschaftsalter überzeugen.

Saugkürettage
Die Saugkürettage kann bis zur vollendeten 12. SSW gut angewendet werden. Der Muttermund wird durch ein Prostaglandin-Vaginal-Suppositorium entweder am Vortag, mind. aber 4 Stunden vor dem Eingriff vorbereitet. Die Zervix wird schrittweise dilatiert und der Embryo mit Eihäuten und Plazentaanlage abgesaugt. Anschließend werden evtl. Reste der Dezidua mit einer stumpfen Kürette vorsichtig aus dem Kavum entfernt. Der Eingriff erfolgt oft unter Vollnarkose, kann jedoch auch unter Lokalanästhesie stattfinden.

Medikamentös induzierter Schwangerschaftsabbruch
Prostaglandine
Nach der 12. SSW wird die Geburt durch systemische Prostaglandingabe (i. v. oder i. m.) nach lokaler Vorbereitung durch Prostaglandinsuppositorien (bis zu 4 × im Abstand von 4 Stunden) eingeleitet. Eine Nachkürettage erfolgt immer bei einem Abbruch bis zur 23. SSW sowie bei Verdacht auf Plazentareste. Wegen der notwendigen Überwachung erfolgt der Eingriff im Allgemeinen im Kreißsaal. Er kann sich über mehrere Stunden hinziehen und sehr schmerzhaft sein. Die Spätabbrüche werden deshalb oft sehr traumatisch von den betroffenen Frauen erlebt.

Mifepriston
Eine andere Möglichkeit (bis zum 49. Tag p.m.) ist der Abbruch durch Einnahme des Antigestagens Mifepriston nach sonographisch bewiesener intakter intrauteriner Gravidität. Es werden ein-

mal 600 g Mifepriston eingenommen, die Frucht stirbt ab. Nach 2 Tagen werden 400 µg Misoprostol, ein Prostaglandin, eingenommen. Daraufhin wird die Frucht ausgestoßen. Nach einer Woche erfolgt eine Kontrolle (Sono und β-HCG). Sind sonographisch Schwangerschaftsreste erkennbar, wird nachkürettiert.

Nach dem Schwangerschaftsabbruch

> Das Komplikationsrisiko steigt mit dem Schwangerschaftsalter stark an.

Die Patientin sollte sich nach dem Eingriff einige Tage schonen. In den ersten 4 Wochen darf sie keine Wannenbäder nehmen, nicht ins Schwimmbad gehen und keinen Geschlechtsverkehr ohne Kondom haben.

Komplikationen
Die möglichen Komplikationen eines Schwangerschaftsabbruches und damit seine Risiken sind nicht zu unterschätzen. Man unterscheidet:

▸ Sofortkomplikationen: Verletzungen durch die Instrumente an Zervix, Uterus oder den Bauchorganen
▸ Frühkomplikationen: Blutungen, aufsteigende Infektionen und Infektionen durch verbliebenes embryonales Gewebe

▸ Spätfolgen: Zervixinsuffizienz bei späteren Schwangerschaften, Sterilität (organisch/psychosomatisch), Sexualstörungen, Depressionen, Schuldgefühle

Somatische Komplikationen treten nur in 1 % der Fälle auf. Psychosomatische bzw. psychologische Komplikationen treten vorübergehend bei 20 %, längerfristig bei 6 % der Patientinnen auf. Es gilt, dass je bewusster, klarer und selbstbestimmter eine Frau die Entscheidung zum Schwangerschaftsabbruch fällt und ihn für sich derzeit als richtig ansieht, desto seltener sind schwerwiegende psychische oder psychosomatische Folgen. Eine kurze Trauerphase gilt als adäquat und heilsam. Eine weitergehende psychosomatisch orientierte Betreuung wird von vielen Frauen als hilfreich empfunden. Gelegentlich kann auch eine anschließende Psychotherapie notwendig werden.

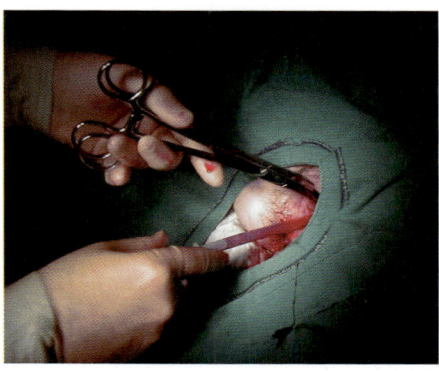

▮ Abb. 1: Saugkürettage. [9]

Zusammenfassung

✖ Die Schwangerschaft ist ein körperlicher und seelischer Ausnahmezustand.

✖ Viele leichtere, aber auch einige schwerere schwangerschaftsassoziierte Erkrankungen haben psychosomatische Ursachen oder Teilursachen.

✖ Der Schwangerschaftsabbruch ist in Deutschland verboten.

✖ Nach der Beratungsregelung kann bis zur 12. SSW p. c. abgebrochen werden, wenn die Schwangere dies wünscht und sich vorher beraten lässt.

✖ Nach der Indikationsregelung ist ein Abbruch einer Schwangerschaft, die aus einem Verbrechen entstanden ist, bis zu 12. SSW p. c. möglich.

✖ Ein Abbruch aus mütterlicher Indikation ist unbegrenzt möglich, sollte aber nicht mehr nach der 20. SSW durchgeführt werden.

Häufige Probleme in der Schwangerschaft

Den meisten Frauen geht es während der Schwangerschaft sehr gut. Kleinere Unpässlichkeiten können gelegentlich als Zeichen der physiologischen Veränderungen auftreten. Die Schwangere sollte von ihrem Arzt über diese möglichen Probleme aufgeklärt und ermutigt werden, auch diese „kleinen" Probleme anzusprechen, da sie manchmal auch Vorboten schwerer Erkrankungen sein können.

Probleme des Verdauungsapparats

Obstipation ist ein sehr häufiges Problem in der Schwangerschaft. Prostaglandine hemmen die Darmmotilität. Reichlich Flüssigkeitszufuhr, ballaststoffreiche Ernährung und Bewegung beugen dem vor. Bei sehr ausgeprägter Symptomatik helfen leichte Laxanzien, Magnesium führt zu weichen Stühlen. Progesteron senkt außerdem den Ruhetonus der Magensphinkteren. Im ersten Trimenon ist darüber hinaus der Magen-pH erniedrigt. Dies führt gelegentlich zu Sodbrennen, v. a. nachts. Viele kleine Mahlzeiten über den Tag verteilt, eine Schlafposition mit erhöhtem Oberkörper und evtl. Antazida schaffen Erleichterung. In der Schwangerschaft treten gehäuft Zahnfleischbluten bzw. Zahnfleischentzündungen auf. Dies ist v. a. auf eine verminderte Speichelbildung zurückzuführen. Eine sorgfältige Mundhygiene ist daher besonders wichtig.

Übelkeit und Erbrechen

Schwindel und Erbrechen treten v. a. im 1. Trimester auf, können aber in einigen Fällen länger persistieren. Am schlimmsten ist die Symptomatik morgens. Regelmäßige, kleine, hochkalorische Mahlzeiten, möglichst wenig Fett und Gewürze sollten empfohlen werden – den meisten Frauen wird so geholfen. Abzugrenzen ist das Krankheitsbild der Hyperemesis gravidarum, auch wenn die Übergänge fließend sind. Exzessives Erbrechen führt hier zu Dehydration, Elektrolytentgleisung und verminderter Nieren- und Leberfunktion. Die meisten Fälle sind idiopathisch, jedoch sollten differentialdiagnostisch Infektionen wie Hepatitis, Pankreatitis, Pyelonephritis und Cholezystitis und im 3. Trimenon das HELLP-Syndrom ausgeschlossen werden. Wenn die Symptome unter Rehydration und Diätanpassung nicht sistieren, kann eine antiemetische Medikation erwogen werden. Die Hyperemesis gravidarum ist oftmals psychosomatischer Genese (s. S. 98).

Veränderungen der Genitalorgane

Die Genitalorgane sind während der Schwangerschaft vermehrt durchblutet. Dies führt zu lividen Verfärbungen an Vagina und Vulva. Die Vagina wird dehnbarer, und der Ausfluss ist physiologisch vermehrt. Solange der Ausfluss klar und geruchsneutral bleibt, besteht kein Grund zur Sorge, auch wenn der vermehrte Ausfluss als sehr unangenehm empfunden werden kann. Infektionen (s. S. 40) treten in der Schwangerschaft gehäuft auf, v. a. durch Pilze, Trichomonaden und als bakterielle Vaginose. Jede Infektion sollte umgehend medikamentös therapiert werden. In der Schwangerschaft sind topische Applikationen vorzuziehen.

Äußerliche Veränderungen

Während der Schwangerschaft wachsen unter dem Einfluss von Östrogen und Prolaktin die Brüste, die Drüsenkörper reifen und differenzieren sich aus. Die Größenzunahme beträgt etwa 1 – 2 BH-Größen. Charakteristisch ist auch die Hyperpigmentation (durch MSH) an den Brustwarzen, aber auch an Narben. Die Linea fusca ist eine hyperpigmentierte Linie zwischen Nabel und Sym-

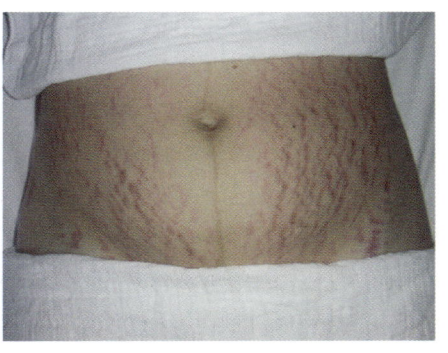

Abb. 1: Linea fusca und frische Striae. [7]

physe. Die Dehnungsstreifen (Striae) am Bauch sind zunächst rötlich (Abb. 1), später weißlich und bilden sich nicht mehr zurück. Hormonelle Schwankungen können zu Haarausfall führen. Eine sorgfältige Pflege kann den Striae zu einem gewissen Maße vorbeugen und Spannungsgefühle in den Brüsten vermindern.

Rückenschmerzen

Rückenschmerzen, v. a. im unteren Rücken, werden durch das „Schwangerschaftshohlkreuz" verursacht. Ohne dieses würde die Schwangere durch das vermehrte Gewicht des Bauches einfach nach vorn umfallen (Abb. 2). Vorbestehende Rückenprobleme verschlechtern sich meist in der Schwangerschaft. Regelmäßige Entlastung des Rückens, ausreichend Bewegung, flache Schuhe und evtl. Massagen und/oder osteopathische Behandlung lindern die Beschwerden.
Die normalerweise festen Verbindungen zwischen den Beckenknochen sind in der Schwangerschaft aufgelockert. Dies hat den Zweck, den Geburtskanal dehnbarer zu gestalten. Manchmal sind die Verbindungen frühzeitig so gelockert, dass Schmerzen, v. a. bei Gehen und Stehen, resultieren. Orthopädische Stützgürtel und Analgetika helfen bei milderen Formen. In schlimmeren Fällen ist Bettruhe notwendig. Die Symptome verschwinden nach der Geburt langsam.

Schwindel und Ohnmacht

Schwindel und Ohnmachten treten zu Beginn der Schwangerschaft auf. Sie sind ein Zeichen der Adaption des mütterlichen Herz-Kreislauf-Systems.

Varikose und Hämorrhoiden

Der schwangere Uterus übt Druck auf die Venen im Becken aus. Dies verursacht einen mehr oder minder starken venösen Rückstau. Bei entsprechend veranlagten Frauen führt dies zu Varizen (v. a. an Beinen, Abdomen und Vulva) und/oder Hämorrhoiden. Hämorrhoiden können schmerzhaft sind leichte Ödeme an den Beinen und straffe jugendliche Haut (durch Wassereinlagerung im Unterhautgewebe). Manche Frauen entwickeln in der Regel nachts ein Karpaltunnelsyndrom. Typischerweise wachen sie frühmorgens aufgrund von Schmerzen in den Händen und Unterarmen auf. Meist reicht es den betroffenen Frauen zu wissen, dass dies ein ganz normaler Vorgang ist und an sich nicht krankhaft. Bei starken Beschwerden helfen Stützhandschuhe oder das Hochlagern der Unterarme im Schlaf. Starke Ödeme mit Gewichtszunahme sind ein Alarmzeichen (HELLP-Syndrom, s. S. 110).

Bauchschmerzen können vielfältige Ursachen in der Schwangerschaft haben. Meist entstehen sie durch Zug an den Uterushaltebändern. Die Schwangere sollte jedoch sicherheitshalber den Arzt konsultieren, da auch schwerwiegende Krankheitsbilder (HELLP-Syndrom, Appendizitis, Plazentalösung) mit Bauchschmerzen einhergehen.

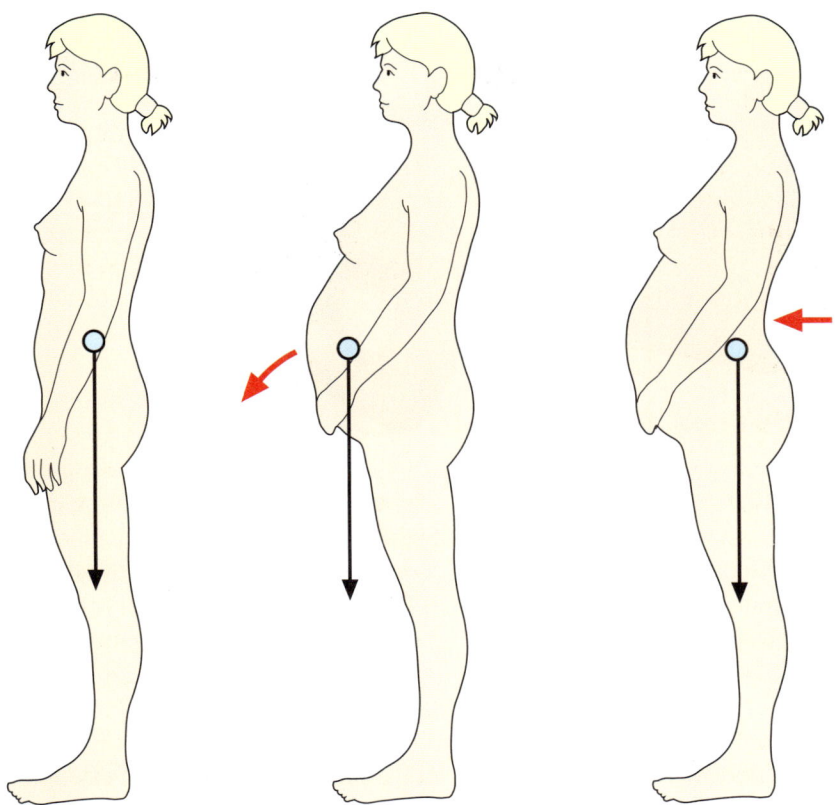

Abb. 2: Die lumbale Lordose (Hohlkreuz) entwickelt sich als Antwort auf den veränderten Körperschwerpunkt in der Schwangerschaft. [9]

sein. Analgetische Cremes oder Suppositorien werden als hilfreich empfunden. In manchen Fällen wird eine chirurgische Sanierung bei Analvenenthrombose notwendig. Die Vulvavarizen sind in der Regel symptomarm und bilden sich nach der Geburt von allein zurück. Im Rahmen einer konstitutionellen Varikose der Beine führt die Schwangerschaft zu Progredienz. Dem kann durch Bewegung, Stützstrümpfe oder eine Schwangeren-Kompressionsstrumpfhose und regelmäßige Entlastung durch Hochlegen entgegengewirkt werden.

Urologische Probleme

Während der Schwangerschaft ist ein vermehrter Harndrang völlig normal. Progesteron verändert die Ansprechbarkeit der glatten Blasenmuskulatur. Diese Symptome gehen um die 12. SSW zurück und verstärken sich wieder gegen Ende der Schwangerschaft, wenn der vergrößerte Uterus zunehmend auf die Blase drückt.
Blasenentzündungen treten in der Schwangerschaft gehäuft auf. Bei

ca. 10% lässt sich eine asymptomatische Bakteriurie feststellen. 20–30% dieser Patientinnen entwickeln ohne Behandlung eine Pyelonephritis. Daher wird bei jeder Vorsorgeuntersuchung der Urin untersucht. Auch eine asymptomatische Bakteriurie wird antibiotisch behandelt.

Andere Probleme

Das Plasmavolumen, aber auch das gesamte Körperwasser nimmt in der Schwangerschaft zu. Dies führt zu einem relativ verminderten onkotischen Druck, mehr Wasser verteilt sich im Gewebe. Zeichen dieser Veränderungen

Alarmzeichen

Die folgenden Beschwerden sollten die Schwangere umgehend zum Arzt führen, da sie durch schwerwiegende Erkrankungen hervorgerufen sein könnten:

▶ Übermäßige Gewichtszunahme und Ödeme
▶ Oberbauchschmerzen evtl. mit neurologischen Symptomen
▶ Kopfschmerzen evtl. mit Augenflimmern oder Ohrensausen
▶ Starkes Druckgefühl nach unten
▶ Regelmäßiges Hartwerden des Bauches
▶ Fieber

Zusammenfassung

✖ Den meisten Schwangeren geht es gut, kleinere Unpässlichkeiten können auftreten.
✖ Information nimmt Ängste. Die Schwangere sollte aber auch wissen, welche Beschwerden sie zum Arzt führen sollten.
✖ Typische unproblematische Beschwerden sind z. B. morgendliche Übelkeit, Rückenschmerzen in der Lendenwirbelsäule, Brustspannen, Varizen.

Infektionen in der Schwangerschaft I

Eine Reihe von Infektionen hat eine besondere Bedeutung in der Geburtshilfe durch mögliche Schädigung der Frucht. Man unterscheidet Erreger, die nach einer konnatalen Infektion fruchtschädigend wirken, Erreger, die nach peripartaler Infektion zu Erkrankungen des Neugeborenen führen, und Erreger, die in erster Linie Frühgeburtlichkeit verursachen. Die meisten Erreger konnataler, fruchtschädigender Infektionen gefährden das Ungeborene nur bei Erstinfektion!

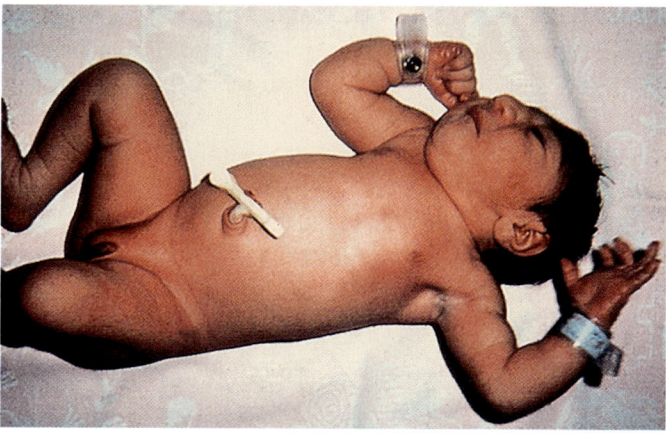

Abb. 1: Mikrozephalie nach kongenitaler Rötelninfektion. [9]

Terminologie

▸ **Konnatale Infektion:** Infektion diaplazentar (in utero)
▸ **Perinatale Infektion:** Infektion unter der Geburt oder aszendierend nach vorzeitigem Blasensprung
▸ **Kongenital:** bei Geburt manifest

Erreger konnataler, fruchtschädigender Infektionen

Syphilis (Lues), s. S. 44

Syphilis ist in Deutschland inzwischen eine Seltenheit. Trotzdem wird in den Mutterschaftsrichtlinien ein Screening vorgesehen (TPHA-Test).
Klinik: Zu einer Infektion der Frucht kann es vermutlich erst nach der 20. SSW kommen. Mit einer nahezu 100%igen Übertragungsrate ist bei mütterlicher Infektion in Stadium I, II und im Latenzstadium zu rechnen. Eine fetale Spirochätensepsis führt in der Regel zum Fruchttod. Infizierte Lebendgeborene entwickeln eine Lues connata mit Symptomen ähnlich dem Sekundärstadium bei erworbener Syphilis. **Therapie** der Wahl ist Penicilin über mind. 14 Tage.

S	Syphilis
T	Toxoplasmose
O	„Others"
R	Röteln
C	CMV (Zytomegalie)
H	Herpes-simplex-Virus
L	Listeriose

Tab. 1: „STORCHL": schwangerschaftsrelevante Infektionen.

Toxoplasmose

Die durch Toxoplasma gondii hervorgerufene Infektion ist sehr häufig. Etwa 50% der Schwangeren haben Antikörper als Zeichen einer früheren Infektion. Die Erreger sind in Katzenkot und rohem Fleisch enthalten. Nach der Aufnahme der Langzeitformen breitet sich der Erreger über die Blutbahn in die Organe aus, um dort als Langzeitform lebenslang zu persistieren. Der Mensch ist Fehlwirt, die Infektion beeinträchtigt ihn in der Regel nicht. Die Symptome der Erstinfektion sind grippeähnlich. Das Toxoplasmose-Screening ist nicht in den Mutterschaftsrichtlinien enthalten. Es ist jedoch sehr sinnvoll, um nichtimmune Schwangere zu identifizieren, die besondere Vorsichtsmaßnahmen befolgen sollten.
Klinik: Nur die Erstinfektion gefährdet den Fetus. Das Ausmaß der Schädigung hängt vom Infektionszeitpunkt ab: Eine frühe fetale Infektion verursacht mehr Schäden als eine spätere. Das fetale Infektionsrisiko ist in den frühen SS-Monaten jedoch geringer. Die im mütterlichen Blut zirkulierenden Erreger infizieren die Frucht und führen zu Fruchttod oder Frühgeburtlichkeit mit körperlicher und geistiger Behinderung und evtl. Epilepsie. Etwa 10% der infizierten Kinder entwickeln das Bild einer kongenitalen Toxoplasmose mit Hydrozephalus, intrazerebralen Verkalkungen und Chorioretinitis. Sonographische Zeichen sind Hydrozephalus, Aszites, Perikarderguss und Hepatomegalie. Subklinische Verläufe mit erst später auftretender Intelligenzminderung, Krampfneigung und Chorioretinitis sind weit häufiger als das Vollbild einer Toxoplasmose.

Therapie: Bis zur 16. SSW wird mit Spiramycin behandelt, danach mit einer Kombination aus Pyrimethamin und Sulfadiazin. Diese Behandlung ist potentiell fruchttoxisch, jedoch unumgänglich.

Röteln

Aufgrund durchgemachter Rötelninfektion oder Impfung sind ca. 95% der Frauen im gebärfähigen Alter antikörperpositiv. Zu Beginn der Schwangerschaft wird der Rötelntiter bestimmt (IgG und IgM). Liegt der IgG-Titer über 1 : 32, ist eine Immunität anzunehmen. Bei negativem oder unzureichendem Titer erfolgt eine Titerkontrolle in der 17. SSW. Eine exaktere Diagnostik ist durch Chorionzottenbiopsie, Amniozentese und v. a. Chordozentese (fetale IgM-Titer-Bestimmung oder Erregernachweis) möglich.
Klinik: Bei der Erstinfektion durch das Rubella-Virus treten nach ca. 16 Tagen Lymphknotenschwellungen und ein Exanthem auf. Infizierte sind schon nach 10 Tagen, also vor den ersten Symptomen selbst infektiös und bleiben es ca. 20 Tage. Die Virämie bei Erstinfektion kann zur Infektion der Frucht führen. Bis etwa zur 17. SSW führt die Infektion zu der gefürchteten Rötelnembryopathie mit der charakteristischen Trias Herzfehlbildungen, Innenohrschwerhörigkeit und Katarakt sowie Hepatosplenomegalie, thrombozytopenischer Purpura und geistiger Retardierung. Je früher die Infektion stattfindet, desto schwerwiegender sind die Folgen. Frühaborte sind möglich. Bei Infektion des Fetus nach der 17. SSW ist selten eine Schädigung im Sinne einer Röteln-

embryopathie zu erwarten, aber die Kinder sind häufig retardiert. Die Rötelninfektion vor der 17. SSW ist eine mögliche Indikation für einen Schwangerschaftsabbruch.

Therapie: Eine Impfung während der Schwangerschaft ist nicht möglich, die seronegative Patientin sollte aber in Hinsicht auf spätere Schwangerschaften im Wochenbett geimpft werden. Bei Rötelnkontakt können innerhalb einer Woche verabreichte Rötelnimmunglobuline einen Schutz bieten.

Zytomegalie (CMV)

Die Zytomegalie ist die häufigste perinatale Infektion (1%), sie kann während der ganzen Schwangerschaft erfolgen. Das Virus wird durch Schmierinfektion übertragen. Der Anteil immuner Patientinnen steigt mit dem Lebensalter. Etwa 50% der Frauen im gebärfähigen Alter sind immun. Die Leibesfrucht ist nur bei Erstinfektion gefährdet. Die Infektion verläuft bei der Mutter meist klinisch stumm, allenfalls treten grippeähnliche Symptome auf.

Klinik: Etwa 10–15% der infizierten Kinder weisen Symptome auf, z. B. Innenohrschwerhörigkeit, Chorioretinitis, Mikroenzephalie, Hepatitis, Hepatosplenomegalie, Thrombozytopenie, Hydrozephalus und/oder geistige Retardierung. Das Frühgeburtsrisiko ist stark erhöht. Etwa 12% der infizierten Neugeborenen sterben. Das Spätfolgenrisiko bei Geburt unauffälliger Kinder beträgt 5–12%.

Therapie: Bei hinreichendem Verdacht auf eine Erstinfektion und sonographischen Auffälligkeiten kann ein Schwangerschaftsabbruch erwogen werden. Die Behandlung mit Ganciclovir wird in der Schwangerschaft nicht empfohlen, wird aber beim Neugeborenen angewendet.

Humanes Parvovirus B 19 (Ringelröteln)

Ringelröteln werden durch Tröpfcheninfektion, Blut- und Plasmaprodukte übertragen. **Klinik:** Nach ca. 14 Tagen kommt es zum typischen morbilliformen, girlandenförmigen Exanthem,

das sich stündlich verändert und nach wenigen Tagen zurückgeht. Die Infektion kann aber auch nahezu asymptomatisch, mit oder ohne Fieber oder Lymphknotenschwellung verlaufen. Ca. 50% der Schwangeren sind durch eine abgelaufene Infektion bereits immun. Der Virus kann bei Erstinfektion diaplazentar übertragen werden. Die Infektion führt zur Hemmung der fetalen Erythropoese mit ausgeprägter Anämie und Ausbildung eines Hydrops fetalis. **Therapie:** Oftmals ist eine intrauterine Bluttransfusion notwendig (Hb < 8 g/dl). Es besteht die Möglichkeit der postexpositionellen Prophylaxe durch passive Immunisierung, die Wirksamkeit ist jedoch noch nicht bewiesen.

Listeriose

Listeria monocytogenes wird meist durch infizierte Nahrung (Milch, rohes Fleisch) übertragen. Die diaplazentare Infektion der Frucht ist jederzeit möglich.

Klinik: Bei der Mutter verläuft die Infektion zweiphasig. Zuerst treten grippeähnliche Symptome wie Fieber, Lymphknotenschwellung und Pharyngitis auf, nach ca. 14 Tagen steigt das Fieber erneut, und es treten evtl. Symptome eines Amnioninfektionssyndroms (s. S. 150) auf. Der Fetus kann diaplazentar zu jedem Zeitpunkt in der Schwangerschaft infiziert werden. Das Vollbild der Neugeborenenlisteriose wird auch als Granulomatosis infantiseptica bezeichnet. Granulome finden sich in fast allen Organen, das Kind ist septisch, Pneumonie, Meningitis, Meningoenzephalitis, Hepatosplenomegalie und Durchfälle treten auf. Unbehandelt verläuft die Neugeborenenlisteriose in der Regel letal, auch unter gezielter Chemotherapie sterben noch 30% der Neugeborenen. Weniger dramatisch und weitaus häufiger ist die während der Geburt erworbene Listerioseinfektion (Neugeborenensepsis). **Therapie:** Die antibiotische Therapie ist unverzüglich einzuleiten: Die Schwangere erhält Amoxicillin oder Ampicillin evtl. mit Gentamicin, das Neugeborene Ampicilin und Gentamicin kombiniert. Mutter und Neugebore-

nes sind infektiös! Die Erkrankung ist meldepflichtig.

Varizellen

Das Varicella-Zoster-Virus (VZV) verursacht bei Erstinfektion die Windpocken. Als Virus der Herpesfamilie persistiert es in den Ganglien und kann jederzeit rekurrierende Infektionen verursachen. Dies imponiert als Herpes zoster (Gürtelrose). Das Virus ist hochkontagiös und wird über Tröpfcheninfektion übertragen. Die Infektionsrate liegt bei über 90%, die Inkubationszeit beträgt etwa 16–21 Tage. Erkrankte sind bereits vor Ausbruch des Exanthems infektiös. Die Durchseuchung ist sehr hoch, so dass 95% der Frauen im gebärfähigen Alter bereits Antikörper besitzen. Eine Impfung ist möglich.

Klinik: Nur die Erstinfektion gefährdet den Fetus. Das Virus kann während der gesamten Schwangerschaft übertragen werden. Bei Infektion des Fetus bis zur 21. SSW besteht das Risiko für das seltene, aber dafür sehr schwerwiegende kongenitale Varizellensyndrom mit Minderwuchs, hypoplastischen Extremitäten, narbigen Hautveränderungen und psychomotorischer Retardierung (1–2% der infizierten Feten). Eine große Gefährdung des Neugeborenen besteht außerdem bei mütterlicher Erkrankung um den Geburtstermin (4–5 Tage davor bis 2 Tage danach). Diese neonatalen Varizellen sind mit einer Letalitätsrate von bis zu 30% behaftet. Von der 21. SSW bis ca. 5 Tage vor der Geburt ist eine symptomatische Infektion sehr unwahrscheinlich. Die Windpocken der Mutter verlaufen nicht schwerer als bei nicht schwangeren Frauen oder Männern im Erwachsenenalter, jedoch schwerer als bei Kindern. Wichtigste Komplikation ist die VZV-Pneumonie, die ohne Therapie (Aciclovir) in 40% der Fälle letal verläuft!

Therapie: Bei antikörpernegativen Schwangeren, die Kontakt mit Windpocken hatten, kann eine passive Immunisierung durchgeführt werden, die die Infektion verhindert oder zumindest abschwächt. Neugeborene, deren Mütter um den Geburtstermin erkrankten, werden ebenfalls passiv immunisiert.

Infektionen in der Schwangerschaft II

Virushepatitis

Von den sieben bekannten Hepatitis-viren haben Hepatitis-A-, -B-, -C-, -D- und -E-Viren Bedeutung für die Schwangerschaft und das Neugeborene. HDV und HEV kommen in unseren Breiten jedoch nur sehr selten vor. Die in Asien häufige Hepatitis-E-Infektion mit normalerweise gutartigem Verlauf führt in der Schwangerschaft zu besonders schweren Verläufen.

HIV und AIDS

Das HI-Virus hat sich seit seiner Entdeckung pandemisch über die ganze Welt verbreitet. Es wird durch Blut und Körperflüssigkeiten übertragen. Die Zahl der HIV-Infizierten wurde Ende 2004 mit 39,4 Mio. weltweit angegeben. Besonders betroffen ist der afrikanische und asiatische Kontinent (allein in Afrika 28,5 Mio. Infizierte). Die Ausbreitung in den Ländern der sog. Dritten Welt ist weiterhin ungebremst, in Europa und Nordamerika konnte die Dynamik durch präventive und therapeutische Maßnahmen abgeschwächt werden. Man spricht von AIDS, wenn typische opportunistische Erkrankungen (sog. AIDS-definierende Erkrankungen) auftreten. Die Hauptrisikogruppen bei uns sind homosexuelle, i. v. Drogenabhängige und Empfänger regelmäßiger Transfusionen. In Afrika und Asien steht jedoch die sexuelle Übertragung bei Heterosexuellen und die perinatale Infektion im Vordergrund.

Die Prävalenz der HIV-Infektion unter Schwangeren liegt etwa bei 0,04% (in Deutschland) mit ca. 200 Geburten/Jahr. In den Mutterschaftsrichtlinien ist ein HIV-Screening nach Einverständnis der Schwangeren vorgesehen. Die Notwendigkeit dieser Untersuchung wird klar, wenn man bedenkt, dass etwa 1/3 aller Infizierten in dieser Altersgruppe erst so erkannt werden. Die Infektion der Mutter mit dem HI-Virus kann diaplazentar, peripartal (v. a. durch infiziertes Fruchtwasser) oder selten durch das Stillen auf das Kind übertragen werden. Das Infektionsrisiko der Neugeborenen liegt zwischen 5 und 25%. Viele Untersuchungen widmen sich den Möglichkeiten zur Reduktion der Übertragungsrate von der Mutter auf das Kind (sog. vertikale Übertragung).

Die Infektion des Kindes kann sehr unterschiedliche Verläufe nehmen, je nachdem, wann die Übertragung erfolgte: Die Infektion des Kindes im 1. Trimenon führt meist zum Tod durch massive Immunsuppression im 1. Lebensjahr. Eine Übertragung während der Geburt führt meist zu Infektion mit geringer Progredienz über Jahre.

Management

Es ist zwischen der Therapieindikation für die Mutter und der prophylaktischen Therapie zur Verhinderung der vertikalen Transmission zu unterscheiden. Zur Prophylaxe wird eine retrovirale Therapie ab der 32. SSW bis kurz nach der Geburt empfohlen. Die Therapie der Mutter, falls nötig (s. o.), unterscheidet sich nicht von der außerhalb der Schwangerschaft. Zwischen der 36. und 38. SSW wird eine primäre Sectio angestrebt. Auf das Stillen sollte verzichtet werden. Jede invasive pränatale Diagnostik sowie das Stillen erhöhen das Infektionsrisiko des Kindes. Wird sie dennoch gewünscht, wird eine perioperative Zidovudin-Prophylaxe durchgeführt. Faktoren, die das vertikale Infektionsrisiko erhöhen, sind hohe Viruslast, niedrige CD4+-Zellzahl, opportunistische Erkrankungen, Wehen, vaginale Geburt oder protrahierter Geburtsverlauf, vorzeitiger Blasensprung, Blut im Fruchtwasser (z. B. durch pränatale Diagnostik) und Stillen.

Urogenitale Infektionen

Herpes-simplex-Virus (HSV), s. S. 44

Die HSV-Durchseuchung in der Bevölkerung ist sehr hoch. Eine Übertragung auf das Kind erfolgt bei florider genitaler Infektion (Herpes genitalis) während der Passage durch den Geburtskanal. Die diaplazentare oder aszendierende Infektion ist überaus selten. Die perinatale Herpesinfektion führt neben Lokalbefunden an der Haut zu Organbefall (v. a. Meningoenzephalitis) und/oder Sepsis mit einer sehr hohen Mortalitätsrate. Das Infektionsrisiko des Fetus beträgt bei Erstinfektion der Mutter ca. 30–50%, bei rekurrierender Infektion unter 1%. Herpes genitalis zum Zeitpunkt der Geburt ist eine Sectio-Indikation. Damit kann das Infektionsrisiko auf 7% bzw. 1% gesenkt werden. Aciclovir ist in der Schwangerschaft nicht zugelassen. Im Fall einer disseminierten primären HSV-Infektion steht jedoch das Wohl der Mutter im Vordergrund.

Virus	Übertragung	Bedeutung in der Geburtshilfe	Prophylaxe und Therapie	Besondere Maßnahmen
HAV	Fäkal-oral	Sehr selten Infektion des Neugeborenen sub partu durch Exposition zu mütterlichen Fäzes	Impfung für Mutter und Pflegepersonal, Hygiene, passive Immunisierung des Neugeborenen???	Stillen erlaubt
HBV	Durch Blut oder Körperflüssigkeiten	Perinatale Infektion des Neugeborenen, selten intrauterin oder durch Stillen, in 90% der Fälle chronische Hepatitis des Kindes	Postpartale Impfung HbsAg-positiver Frauen und deren Neugeborener	Screening im 3. Trimenon laut Mutterschaftsrichtlinien, nach Impfung Stillen erlaubt
HCV	Durch Blut und Körperflüssigkeiten	Meist chronische Infektion; Übertragung selten, bei HIV-Infizierten und Drogenabhängigen häufiger; Infektion meist peripartal, selten intrauterin	Die Therapie (α-Interferon + Ribavirin) ist kontraindiziert, eine Impfung ist nicht möglich. Hygiene, evtl. Sectio bei hoher Viruslast	Kinder HCV-positiver Mütter werden im Laufe des ersten Lebensjahres mehrmals auf RNA und Antikörper getestet und ggf. mit α-Interferon und Ribavirin behandelt; Stillen erlaubt

Tab. 2: Hepatitisviren in der Schwangerschaft.

Erreger	Erkrankung beim Neugeborenen	Management	Therapie
Chlamydia trachomatis D–K s. S. 44	Transmission bei 50%, Konjunktivitis, seltener Pneumonien	Screening in der Frühschwangerschaft	Ab der 14. SSW Erythromycin, beim Neugeborenen Silbernitrat-Augentropfenprophylaxe (Credé-Prophylaxe, veraltet) und ggf. Erythromycin
Neisseria gonorrhoeae s. S. 44	Gonoblenorrhö (Entzündung der Hornhaut mit Einschmelzung)	In Deutschland sehr selten	Credé-Prophylaxe beim Neugeborenen, Mutter Cephalosporine
B-Streptokokken	Nur 1% der exponierten Neugebornen erkranken an Meningitis, Pneumonie oder Sepsis. Man unterscheidet die Frühform mit schwerem Verlauf von der Spätform (> 3. Lebenstag) mit etwas milderem Verlauf	Etwa 10–20% der Schwangeren sind asymptomatische Trägerinnen. Die Wiederbesiedelungsrate nach Therapie (40–60%) ist sehr hoch. Abstrich zur Identifikation von Trägerinnen möglichst nahe am Geburtstermin	Einmalige Antbiotikaprophylaxe (Penicillin) sub partu mind. 4 h vor der Geburt. Bei protrahiertem Geburtsverlauf Wiederholung nach 6 h. Außerdem Penicillin bei vorzeitigem Blasensprung
Pilze (80% Candida)	Sehr selten Candidämien v. a. bei Frühgeborenen, bei reifen Kindern Besiedelung des GIT und Dermatitis	Abstrich ab der 34. SSW	Mutter: lokale Therapie mit Clotrimazol über mehrere Tage
Bakterielle Vaginose s. S. 40	Signifikante Erhöhung des Frühgeburtsrisikos	Regelmäßige Kontrollen in der SS	Oral Metronidazol oder lokal Clindamycin
HPV-Kondylome (Papillomaviren) s. S. 48	Genitoanale Warzen und Larynxpapillome	–	Lokale Therapie mittels Kryotherapie, Laser oder Elektrokauter. Sectio bei sehr ausgedehnten Befunden

Tab. 3: Einige Erreger gefährden das Neugeborene durch perinatale Infektion nach Besiedelung des Geburtskanals (Vagina).

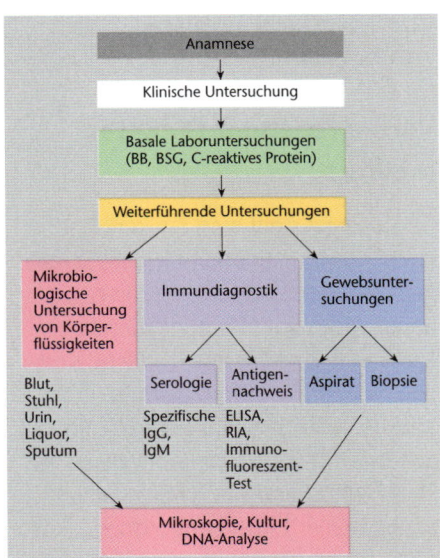

Abb. 2: Diagnostisches Vorgehen bei Verdacht auf Infektionen. [12]

Andere Infektionen

Infektionen durch Influenza-, Adeno-, Rhino- oder Enteroviren (Coxsackie-, ECHO- und Poliomyelitisviren) gefährden das Ungeborene nicht. Infektionen mit Enteroviren bei der Geburt oder kurz danach können jedoch zu schweren Krankheitsbildern führen (Myokarditis, Meningoenzephalitis). Weder die Infektion mit dem Epstein-Barr-Virus (EBV, Mononukleose) noch die Mumpsinfektion führen nach heutigem Kenntnisstand zu einer Schädigung der Frucht. Die Maserninfektion in der Schwangerschaft wird mit einer erhöhten Abort- und Frühgeburtsrate in Verbindung gebracht. Eine Maserninfektion um den Geburtstermin herum kann zu den gefürchteten Neugeborenenmasern führen. Eine passive Immunisierung ist möglich.

Zusammenfassung

✖ Einige Erreger wirken fruchtschädigend, die meisten jedoch nur bei Erstinfektion.

✖ Bedeutende Infektionskrankheiten mit fruchtschädigendem Potential sind Syphilis, Toxoplasmose, Röteln, Listeriose, Varizellen und Ringelröteln.

✖ Für viele dieser Erkrankungen besteht die Möglichkeit der Impfung bzw. passiven Immunisierung. Frauen sollten vor einer geplanten Schwangerschaft ihre Immunitätslage überprüfen und ggf. Maßnahmen ergreifen.

✖ Unter den Virushepatiden hat v. a. die Hepatitis B Bedeutung in der Schwangerschaft, da sich das Neugeborene unter der Geburt infizieren kann.

✖ Das vertikale Übertragungsrisiko des HI-Virus kann durch retrovirale Therapie, Vermeidung von invasiver Pränataldiagnostik, primäre Sectio und Stillverzicht von ~25% auf ca. 5% gesenkt werden.

✖ Einige urogenitale Infektionen können das Neugeborene unter der Geburt infizieren, andere werden mit Frühgeburtlichkeit in Verbindung gebracht.

Diabetes mellitus in der Schwangerschaft

Physiologie des Kohlenhydratstoffwechsels

Die hormonellen Veränderungen in der Schwangerschaft wirken sich auch auf den Stoffwechsel aus. In der Frühschwangerschaft führt die anabole Gesamtstoffwechsellage zu Erniedrigung des Nüchternblutglukosespiegels. Glukose ist das Hauptsubstrat für den Stoffwechsel der Plazenta und des Fetus, deren Bedarf in der 2. Schwangerschaftshälfte stark ansteigt. Um ausreichend Glukose bereitzustellen, wird ein „Glukosesparmechanismus" aktiviert. Östrogene, Progesteron und humanes plazentares Laktogen (HPL) hemmen den Glukoseverbrauch in mütterlichen Geweben und fördern die Glukoneogenese in der Leber. HPL wirkt auch lipolytisch; die entstandenen Fettsäuren und Ketonkörper dienen als Substrat für den mütterlichen Stoffwechsel. HPL und Kortisol führen als Insulinantagonisten auch zu erhöhter Insulinresistenz ab dem 2. Trimenon. Normalerweise wird dies durch eine Steigerung der Insulinsekretion kompensiert.

Definition und Einteilung des Diabetes mellitus

Diabetes (mellitus) ist eine Stoffwechselstörung, die durch **Hyperglykämien** gekennzeichnet ist. Man unterscheidet Typ-1-(Insulinmangel)-Diabetes von Typ-2-Diabetes, beim dem die Insulinresistenz erhöht ist. Beiden ist gemeinsam, dass nicht genügend Insulin vorhanden ist (absolut oder relativ), dies führt zu Hyperglyklämie und Ketoazidose. Des Weiteren wird der sog. Prädiabetes (pathologische Glukosetoleranz) unterschieden. Die diabetische Stoffwechsellage führt unbehandelt nach Jahren zu Mikrozirkulationsstörungen und in der Folge zu Retinopathie, Nephropathie, Neuropathie und KHK. Als **Gestationsdiabetes** wird ein in der Schwangerschaft neu auftretender Diabetes (path. oGTT oder path. Nüchtern-BZ) bezeichnet, der normalerweise nach der Geburt wieder verschwindet. Es handelt sich dabei meist um einen Insulinresistenzdiabetes, der nicht mehr kompensiert werden kann, sehr selten auch um

einen Typ-1-Diabetes, der in der Schwangerschaft klinisch apparent wird. Frauen, die einen Schwangerschaftsdiabetes entwickeln, haben später ein erhöhtes Risiko für Typ-2-Diabetes.

Risiken in der Schwangerschaft

Eine diabetische Stoffwechsellage erhöht das Risiko für Fehlbildungen (diabetische Embryopathie) dreifach und das Abort- und Fehlgeburtsrisiko signifikant. Insulin passiert die Plazenta nicht, Glukose und Ketonkörper jedoch schon. Eine Hyperglykämie und Ketoazidose der Mutter führt damit auch zur Hyperglykämie und Ketoazidose der Frucht. Mikrozirkulationsstörungen in der Plazenta können die Versorgung der Frucht beeinträchtigen (Plazentainsuffizienz). Diese treten im Rahmen einer generellen Mikroangiopathie nach langjähriger diabetischer Stoffwechsellage auf. Betroffen sind daher hauptsächlich Typ-1-Diabetikerinnen, da der Typ-2-Diabetes zum Zeitpunkt der Schwangerschaft selten langjährig besteht.
Kennzeichen einer **diabetischen Embryopathie** sind v. a.:

▶ Neurahlrohrdefekte
▶ Kardiovaskuläre Fehlbildungen
▶ Kaudales Regressionssyndrom: Teile der unteren Körperhälfte fehlen oder sind unvollständig entwickelt.

Charakteristisch für die **diabetische Fetopathie** ist eine fetale Makrosomie bei gleichzeitiger funktioneller Retardierung. Ursache ist der reaktive Hyperinsulinismus des Fetus (B-Zell-Hyperplasie). Die Hyperglykämie mit Überschreitung der Nierenschwelle für Glukose führt auch beim Fetus zu Polyurie und damit zur Entwicklung eines

Polyhydramnions, dies kann Ursache einer Frühgeburt werden. Die perinatale Mortalität und Morbidität sind erhöht. Makrosome Kinder erschweren die Geburt. Gleichzeitig führt die funktionelle Organunreife zu verminderter Belastbarkeit sub partu und post partu häufig zum Atemnotsyndrom (▌ Tab. 2). Außerdem sind diese Kinder akut von postpartalen Hypoglykämien bedroht, bis sich ihr Insulinspiegel wieder normalisiert hat. Das Risiko, später an Diabetes zu erkranken, ist für diese Kinder stark erhöht (von 0,1 % auf 1 %).
Mütterliche Komplikationen, insbesondere Urogenitalinfektionen und hypertensive Schwangerschaftserkrankungen (Präeklampsie), treten bei diabetischer Stoffwechsellage gehäuft auf. Eine bereits existierende Mikroangiopathie, Retinopathie, Neuropathie oder Nephropathie kann sich verschlechtern.

Vorbestehender Diabetes mellitus

In der Regel stellt eine Zuckerkrankheit keine Kontraindikation für eine Schwangerschaft dar. Lediglich bei fortgeschrittenen vaskulären Komplikationen ist abzuraten, da lebensbedrohliche Komplikationen entstehen könnten. Die Risiken einer Schwangerschaft nehmen generell mit der Erkrankungsdauer zu. Umgekehrt hat die Schwangerschaft bei optimaler Einstellung jedoch keine nachteiligen Effekte auf den Krankheitsverlauf.
Die Diabetikerin sollte ihre Schwangerschaft sorgfältig planen. Orale Antidiabetika wirken teratogen, daher muss bei geplanter Schwangerschaft auf Insulin umgestellt werden. Der Blutzuckerspiegel sollte schon mehrere Wochen vor der Konzeption optimal eingestellt sein und vor allem in den ersten Wo-

	Unauffällig	Pathologische Werte
Nüchtern	< 5,5 mmol/l (< 100 mg/dl)	> 6,7 mmol/l (> 120 mg/dl)
Postprandial (1 – 2 h)	< 7,2 mmol/l (< 130 mg/dl)	> 10 mmol/l (> 180 mg/dl)
2-h-oGTT (75 g Glukose)	< 7,8 mmol/l (< 140 mg/dl)	> 11,1 mmol/l (> 200 mg/dl) > 8,6 mmol/l (155 mg/dl) in der Schwangerschaft

▌ Tab. 1: Blutzuckerwerte (Kapillarblut).

chen der Schwangerschaft sehr engmaschig kontrolliert werden. Die präkonzeptionelle Folsäuresubstitution ist zu empfehlen.

Der Insulinbedarf schwankt während der Schwangerschaft: Im 1. Trimenon ist die Insulinsensibilität erhöht, im 2. und 3. Trimenon stark herabgesetzt. Die schwangere Diabetikerin benötigt demnach zu Beginn der Schwangerschaft weniger, später mehr und nach der Geburt wieder genauso viel Insulin wie normalerweise.

Gestationsdiabetes

Ein Gestationsdiabetes tritt selten mit den typischen Symptomen wie Polyurie, Polydipsie und Gewichtsverlust auf. Meist handelt es sich zu Beginn um eine Glukosetoleranzstörung mit postprandialer Hyperglykämie, aus der sich ein manifester Diabetes entwickeln kann. Ein generelles Screening zwischen der 24. und 28. SSW wird von vielen Autoren empfohlen, da bis zu 30 % der betroffenen Frauen keine Risikofaktoren aufweisen.

Risikofaktoren für Gestationsdiabetes:

▶ Positive Familienanamnese für Diabetes mellitus
▶ Z. n. Entbindung von einem makrosomen Kind
▶ Gestationsdiabetes in früheren Schwangerschaften
▶ Z. n. ungeklärtem Abort oder ungeklärter Totgeburt
▶ Polyhydramnion
▶ Adipositas

Glukosebelastungstest

Bei dem typischen oralen Glukosetest mit 75 g Glukose wird der Nüchternblutzucker bestimmt, anschließend wird die standardisierte Glukosezubereitung innerhalb von 10 Min. getrunken. Nach 1 sowie 2 Stunden wird der Blutzuckerspiegel bestimmt. Bei zwei erhöhten Werten bzw. bei einem Nüchternblutzucker > 110 mg/dl gilt der Gestationsdiabetes als gesichert.

Eine Ernährungsberatung und Diät erfolgen immer. Bei milden Formen oder zur Vorbeugung kann eine Diät ausreichen. Dann muss jedoch mind.

einmal pro Woche der Morgenurin auf Ketonkörper untersucht und der postprandiale Blutzuckerspiegel regelmäßig am besten von der Schwangeren selbst kontrolliert werden. Die Indikation für eine Insulintherapie ist großzügig zu stellen. In der Regel wird sie am Ende des 2. oder Anfang des 3. Trimenons notwendig, wenn die Blutzuckerwerte ansteigen. Sinnvoll ist die Einbindung in einem Zentrum mit Schwerpunkt Gestationsdiabetes.

Entbindung und Wochenbett

Mit fortschreitendem Gestationsalter nimmt auch die Gefährdung des Fetus zu. Bei gut eingestelltem Diabetes ohne Komplikationen wird die spontane Geburt angestrebt, eine Übertragung sollte aber vermieden werden. Bei Komplikationen auf Seiten der Mutter (Präeklampsie, Entgleisung des Diabetes) oder des Kindes (abnormes CTG, Abnahme der Kindbewegungen) wird eine vorzeitige Geburt bzw. Schnittentbindung eingeleitet. Eine Schnittentbindung ist generell indiziert, wenn der Fetus zu groß für den Geburtskanal ist (sonographische Messung). Bei vagina-

---

▶ Niedriger APGAR-Wert	▶ Hypomagnesiämie
▶ Atemnotsyndrom (ANS)	▶ Ikterus
▶ Hypoglykämie	▶ Polyzythämie

▮ Tab. 2: Neonatologische Komplikationen bei schlecht eingestelltem Diabetes in der Schwangerschaft.

---

ler Entbindung ist das Risiko für eine Schulterdystokie erhöht. Unter der Geburt muss der Blutzuckerspiegel genau überwacht werden, da der Insulinbedarf sinkt und die Gefahr einer Hypoglykämie besteht. Der Insulinbedarf sinkt postpartal innerhalb von einigen Tagen weiter auf Vorschwangerschaftswerte. Ein Gestationsdiabetes geht zurück. Ist das Neugeborene gesund, besteht auch bei Diabetikerinnen keine Kontraindikation für das Stillen. Der Insulinbedarf kann in diesem Fall etwas sinken.

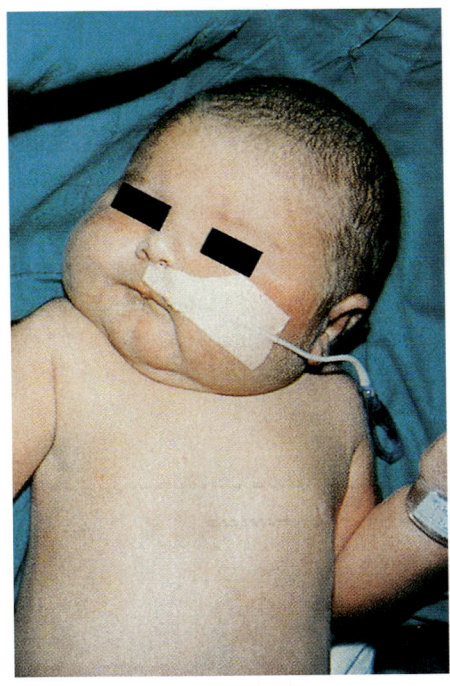

▮ Abb. 1: Makrosomes Baby bei unerkanntem Gestationsdiabetes. [9]

Zusammenfassung

✖ Während der Schwangerschaft ist die Insulinresistenz erhöht. Normalerweise wird dies durch erhöhte Insulinproduktion kompensiert. Gelingt dies nicht, entsteht ein Gestationsdiabetes (meist ab dem 2. Trimenon).

✖ Diabetische Stoffwechsellage führt in der Frühschwangerschaft zu schweren Fehlbildungen, v. a. Neuralrohrdefekten, Herzfehlern und kaudaler Regression.

✖ Die diabetische Fetopathie ist gekennzeichnet durch Makrosomie bei funktioneller Retardierung. Mütterliche Komplikationen, v. a. Präeklampsie, sind häufig.

✖ Eine gute Stoffwechseleinstellung mit Insulinsubstitution erniedrigt das Komplikationsrisiko.

Hämatologische Erkrankungen

Anämie

In der Schwangerschaft sind physiologischerweise die Hämoglobinkonzentration und der Hämatokrit vermindert, da im Rahmen der mütterlichen Adaption (s. S. 76) das Plasmavolumen stark zugenommen hat. Die Grenze zur Anämie wird deshalb in der Schwangerschaft niedriger angesetzt als außerhalb. Der mütterliche Organismus hat eine beachtliche Kompensationsfähigkeit, so dass leichtere Anämien normalerweise keine Auswirkungen auf die Schwangerschaft haben. Schwere, v. a. chronische Anämien (< 8 g/dl) können jedoch zu Fehlgeburt, Frühgeburt, Wachstumsretardierung und intrauterinem Fruchttod führen. Außerdem ist die Mutter in solchen Fällen durch den Blutverlust bei der Geburt stark gefährdet.

In den Industrieländern sind etwa 10% der Schwangeren betroffen. In den Entwicklungsländern ist die Zahl weit höher. In Ländern wie Indien, Kenia, Nigeria und Malawi sind zwischen 8 und 16% der mütterlichen Todesfälle auf Anämien zurückzuführen. Chronische Malaria-Infektionen sind häufig und vervielfachen das Anämierisiko.

Eisenmangelanämie

Die Eisenmangelanämie ist die häufigste Anämieform in der Schwangerschaft. Kennzeichnend ist eine hypochrome, mikrozytäre Anämie. Ursachen sind ungenügende Zufuhr über die Nahrung, Resorptionsstörungen und vorbestehender Eisenmangel aufgrund von kurz aufeinander folgenden Schwangerschaften bzw. starken Menstruationen. Physiologischerweise ist der Eisenbedarf um 50% gesteigert. Der Hb fällt erst sehr spät, ein Frühsymptom ist aber die Serum-Ferritin-Verringerung. Zweiwertiges Eisen wird peroral substituiert (max. 6 mg/d). Überdosierungen können Übelkeit, Erbrechen und Obstipation verursachen. Die Einnahme sollte nüchtern erfolgen. Die Substitution wird nach der Geburt einige Monate fortgesetzt, um den erhöhten Bedarf in der Stillzeit auszugleichen und die Speicher wieder aufzufüllen.

Folsäuremangelanämie

Als Ursache einer hyperchromen, makrozytären Anämie in der Schwangerschaft kommt ein Folsäuremangel in Frage. Vit.-B$_{12}$-Mangel ist im reproduktiven Alter selten und führt überdies zur Unfruchtbarkeit. Wegweisend ist die Thrombozytopenie und Leukozytopenie. Folsäure wird in einer Menge von 1 mg/d substituiert. Schon nach vier Tagen ist der Erfolg durch eine gesteigerte Retikulozytenzahl nachweisbar. Insgesamt ist die Folsäuremangelanämie in der Schwangerschaft selten.

Hämoglobinopathien

Hämoglobinopathien können Krankheitsbilder sehr unterschiedlicher Stärke hervorrufen. Heterozygote Trägerinnen sind oft symptomlos. In der Schwangerschaft können jedoch Probleme auftreten. Doppelte Heterozygotie, z. B. HbS-β-Thalassämie, ist möglich. Die Diagnose wird durch Hb-Elektrophorese gestellt.

Thalassämie

Diese autosomal-rezessive Hämoglobinopathie tritt v. a. im Mittelmeerraum, in Zentralafrika und Asien auf. Es handelt sich um eine Störung der Globinsynthese, die entweder die α- oder die β-Ketten betreffen. Das Molekül wird gar nicht oder nur fehlerhaft gebildet. Das klinische Bild ist sehr variabel, je nachdem welche Störung genau vorliegt. Sehr schwere Formen benötigen Transfusionen. Mildere Varianten verursachen lediglich eine mikrozytäre, hypochrome Anämie. Die Erkrankten neigen zur pathologischen Eisenspeicherung (Hämosiderose). Dies führt je nach Ausmaß zu hepatischen, endokrinen und myokardialen Problemen. Der Serum-Ferritin-Spiegel ist ein guter Überwachungsparameter. Thalassämien beim Kind können pränatal (9. – 11. SSW) durch DNA-Analysen diagnostiziert werden. Die α-Thalassämie der Frucht kann schwere Komplikationen bei Mutter und Kind verursachen, z. B. fulminante Präklampsie und intrauterinen Fruchttod. β-Thalassämie treten erst nach der Geburt, im Rahmen der Umstellung von fetalem Hämoglobin mit γ-Ketten zu adultem Hämoglonin mit β-Ketten, klinisch in Erscheinung.

Sichellzellanämie (HbS)

Die Sichelzellanämie beruht auf einem autosomal-rezessiv vererbten Defekt des β-Hämoglobin-Moleküls. Die Erythrozyten sind in ihrer oxygenierten Form normal, aber in der desoxygenierten Form deformiert und nicht mehr so flexibel. Dies verursacht Hämolysen in der Milz und Mikrothromben im Endstromgebiet (Plazenta!). Die Sichelzellanämie tritt in Malariagebieten gehäuft auf, da die Sichelzellerythrozyten resistenter gegen Plasmodien sind und damit einen gewissen Schutz gegen diese Erkrankung bieten. Merkmalsträgerinnen neigen in der Schwangerschaft zu krisenhaften Hämolysen. Die perinatale Mortalität und Morbidität von Mutter und Kind ist erhöht. Die Patientinnen müssen intensiv überwacht werden. Austauschtransfusionen senken die pathologischen Erythrozytenwerte auf eine niedrigere Konzentration.

Thrombosen

In der Schwangerschaft ist die Blutgerinnungshomöostase generell etwas in Richtung Hyperkoagulabilität verschoben. Treten zusätzliche Risikofaktoren auf, ist das Thromboserisiko erhöht. Dazu zählen insbesondere familiäre Thrombophilien (z. B. Antithrombin-III-Mangel), positive Eigenanamnese, Mehrlingsschwangerschaften, Adipositas und längere Bettruhe. Symptome einer Thrombose sind Schwellung der Extremität, Blaufärbung und Schmerzen. Die Doppler-Sonographie sichert die Diagnose.

Die betroffene Extremität sollte hochgelagert und ruhig gestellt werden. Ist die Thrombose frisch, kommt eine Thrombektomie in Frage. In jedem Fall wird unverzüglich eine Heparintherapie ein-

	Normgrenze in der SS	Normgrenze außerhalb der SS
Hämoglobin (Hb)	< 11 g/dl	< 12 g/dl
Hämatokrit (Hkt)	< 30%	< 37%

Tab. 1: Anämiegrenzwerte innerhalb und außerhalb der Schwangerschaft.

geleitet, um das Koagel evtl. aufzulösen und eine neue Thrombosenbildung zu verhindern. Die Therapie wird bis zum Wehenbeginn fortgesetzt, unter der Geburt pausiert und im Wochenbett weitergeführt. Besonders gefährdete Risikogruppen sollten eine primäre Prophylaxe erhalten.

Blutungsneigung

Eine Blutungsneigung kann auf vorbestehenden, meist angeborenen, Störungen beruhen (z. B. Hämophilie A und B oder Von-Willebrand-Erkrankung). Dies kann zu schwerwiegenden Komplikationen während der Schwangerschaft und v. a. der Geburt führen. Mutter und Kind sind stark gefährdet. Erworbene Gerinnungsstörungen imponieren meist als Thrombozytopenie.

Thrombozytopenie

Bei der Thrombozytopenie ist die Thrombozytenkonzentration auf < 150.000/µl erniedrigt. Ursächlich unterscheidet man zwei Mechanismen: erhöhten Thrombozytenverbrauch oder erniedrigte Thrombozytenproduktion. Die Thrombozytopenie ist ein wichtiges Symptom folgender Erkrankungen:

▶ Hämolytisch-urämisches Syndrom (HUS): tritt bevorzugt im Wochenbett auf
▶ HELLP-Syndrom
▶ Medikamentenunverträglichkeit
▶ Fruchtwasserembolie
▶ Vorzeitige Plazentalösung
▶ Disseminierte intravasale Gerinnungsstörung (DIC)
▶ Präeklampsie
▶ Schwerer Folsäuremangel
▶ Intrauteriner Fruchttod
▶ Verlustkoagulopathie z. B. bei hohem Blutverlust durch Geburt (> 1.500 ml)

Bei 65% der Thrombozytopenien bei Schwangeren findet man keine Ursache.

Verbrauchskoagulopathie durch disseminierte intravasale Gerinnung (DIC)

Die DIC ist eine der gefürchtesten geburtshilflichen Komplikationen. Sie tritt

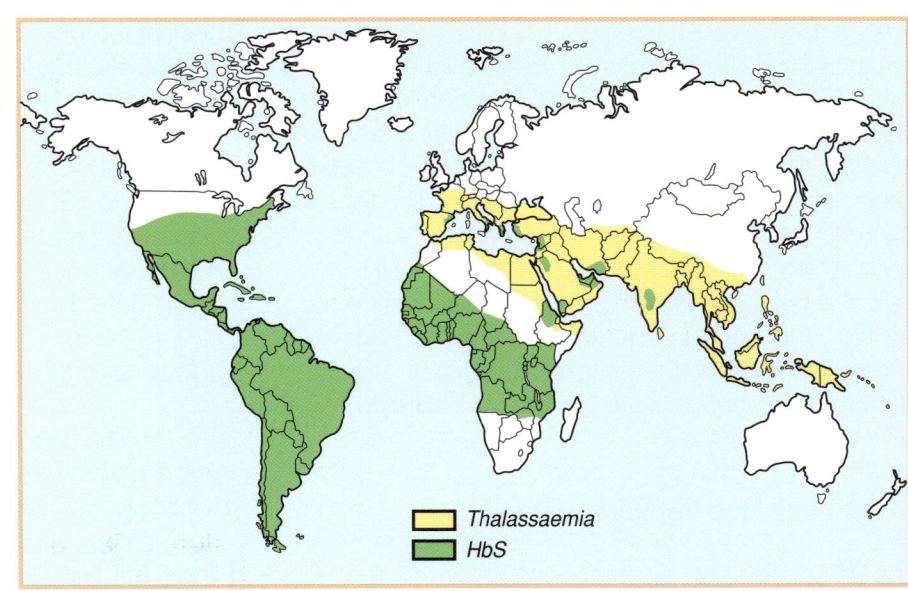

Abb. 1: Verbreitung der Thalassämien und der Sichelzellkrankheit. [9]

immer als Sekundärphänomen auf. Gründe für die generalisierte Aktivierung des Gerinnungssystems sind z. B. Verletzungen des Gefäßendothels (Präeklampsie, Schock), Freisetzung von thromboplastischem Material (Fruchtwasserembolie, vorzeitige Plazentalösung, intrauteriner Fruchttod, Chorionamnionitis) oder Bildung koagulierender Stoffe.

> Die vorzeitige Plazentalösung ist die häufigste Ursache der DIC.

Werden die Frühsymptome (kleinere Blutungen, leichte Thrombozytopenie) verkannt, kann sich eine massive Hämorrhagie mit hypovolämischem Schock entwickeln. In den Industrienationen gehört die DIC zu den häufigsten Ursachen mütterlicher Sterblichkeit. Insgesamt treten unkontrollierbare DICs bei 0,1% der Schwangeren auf. Einzige Therapie ist die rasche Beseitigung der Blutung und Volumensubstitution. In den allermeisten Fällen bedeutet die DIC eine Beendigung der Schwangerschaft.

Zusammenfassung

✖ In der Schwangerschaft sind Hb und Hkt physiologischerweise niedriger. Von einer Anämie spricht man erst bei einem Hb < 11 g/dl.

✖ Die häufigste Anämieform ist die Eisenmangelanämie (mikrozytär, hypochrom), das Serum-Ferritin ist erniedrigt.

✖ Hämoglobinopathien, z. B. Thalassämie oder Sichelzellanämie, bereiten in leichter Ausprägung kaum Probleme, können aber in der Schwangerschaft zu schweren Komplikationen führen.

✖ Das Thromboserisiko der Schwangeren ist erhöht. Besonders gefährdete Patientinnen sollten eine primäre Prophylaxe erhalten.

✖ Thrombozytopenie ist Symptom einiger wichtiger schwangerschaftsassoziierter Erkrankungen. Die DIC ist eine gefürchtete, lebensbedrohliche Komplikation.

Schwangerschaftsinduzierte Hypertonie (SIH)

Man spricht von schwangerschaftsinduzierter Hypertonie, wenn der diastolische Blutdruck zweimal im Abstand von mind. 4 h mehr als 90 mmHg betrug bzw. bei einmaliger Messung über 110 mmHg lag. Ebenso pathologisch ist unabhängig von der Höhe des Ausgangswerts die Steigerung des diastolischen Blutdrucks > 15 mmHg oder des systolischen Druckes um mehr als 30 mmHg. Als „Pfropfgestose" wird ein Blutdruckanstieg evtl. mit präeklamptischen Symptomen bei vorbestehender Hypertonie verstanden. Der alte Begriff der EPH-Gestose (als Synonym für Präeklampsie) wurde weitgehend verlassen. Von Präeklampsie spricht man heute bei einer zusätzlichen Proteinurie von > 0,3 g/l.

Physiologie und Pathophysiologie

Die Plazenta bildet in der normalen Schwangerschaft Substanzen (Prostaglandine, v. a. E_2), die vasodilatatorisch wirken und die Empfindlichkeit für vasokonstriktorische Reize senken. Der periphere Widerstand und damit der Blutdruck sinken. Auch in der Niere nimmt der Gefäßwiderstand ab, die Durchblutung (renaler Plasmafluss, RPF) und die glomeruläre Filtrationsrate (GFR) steigen. Die Na^+-Resorption kann mit der steigenden GFR nicht „mithalten" – es wird vermehrt Natrium ausgeschieden. Das Renin-Angiotensin-Aldosteron-System wird aktiviert. Insgesamt kommt es also trotz erhöhter GFR zur Retention von Natrium und Wasser. Extrazellulärvolumen und Plasmavolumen nehmen zu. Die Reaktivität vasokonstriktorischer Reize ist jedoch herabgesetzt, deshalb führen die Hypervolämie und die hohen Angiotensin-II-Spiegel unterm Strich nicht zur Hypertonie. Der mittlere Blutdruck sinkt im 1. Trimester, erreicht im 2. Trimester Vorschwangerschaftswerte, um im 3. Trimester geringgradig anzusteigen.

Kommt dieses Regulationssystem aus dem Gleichgewicht, entsteht eine SIH. Die genaue Pathogenese ist jedoch noch nicht geklärt. Verschiedene Pathomechanismen werden angenommen:

- Aktivierung der Thrombokinase (Thromboxan, TXA_2 ↑) und damit Stimulierung der Blutgerinnung und der Vasokonstriktion
- Verminderte Fähigkeit der Plazenta, Prostaglandin E_2 zu bilden
- Autoimmunologische Prozesse, z. B. Antikörper gegen Laminin (Bestandteil der plazentaren und renalen Basalmembran)
- Genetische Faktoren: familiäre Häufung

Die Aktivierung der Blutgerinnung führt zu Fibrinablagerungen v. a. in den Glomeruli und an den Endothelien und damit zu deren Schädigung. Dies könnte die auftretende Proteinurie und die Ödeme erklären. Die erhöhte Gefäßreaktivität führt zu genereller Vasokonstriktion mit Hypertonus und lokalen Gefäßspasmen in verschiedenen Organen. In der Niere sinkt die GFR, die Flussrate wird erniedrigt, Harnsäure wird vermehrt resorbiert.

Risikofaktoren für die Entwicklung einer SIH

- Positive Familienanamnese
- Übermäßige uterine Wandspannung, z. B. bei Makrosomie, Polyhydramnion oder Mehrlingsschwangerschaft
- Verminderte Plazentadurchblutung, z. B. bei pathologischen Veränderungen der Spiralarterien, vorbestehendem Hypertonus oder lang bestehendem Diabetes mellitus
- Vorbestehende Grunderkrankung: Diabetes mellitus, Hypertonus, Lupus erythematodes

Klinik und Diagnostik

Die Symptomatik ist vom Schweregrad der Hypertonie und von der Kompensationsfähigkeit der einzelnen Organsysteme abhängig. Man unterscheidet verschiedene Formen der SIH:

- **Leichte bis mittelschwere SIH:** diastolischer Druck einmalig > 110 mmHg bzw. zweimalig > 90 mmHg; keine Proteinurie oder Neuropathologie
- **Schwere SIH:** diastolischer Druck einmalig > 120 mmHg bzw. zweimalig > 110 mmHg; keine Proteinurie oder Neuropathologie
- **Präeklampsie:** SIH mit Proteinurie (> 3 g/l im 24-h-Urin), nach der 20. SSW, bei zuvor unauffälliger Patientin
- **Eklampsie:** tonisch-klonische Krämpfe auf dem Boden einer Präeklampsie bzw. SIH, sie können auch noch im Wochenbett auftreten!
- **HELLP-Syndrom** (s. u.)

Die Diagnose wird in erster Linie durch die Blutdruckmessung gestellt. Dem Mutterpass lassen sich früher ermittelte Werte zum Vergleich entnehmen. Sind Organsysteme betroffen (Präeklampsie), treten charakteristische Laborveränderungen auf:

- Hb und Hkt ↑
- Harnsäure ↑ (> 5 mg/dl)
- Evtl. Kreatinin, Harnstoff ↑

Organsystem	Mechanismus	Mögliche Symptome
Herz-Kreislauf-System	Plasmavolumen ↓ Hämokonzentration Peripherer Widerstand ↑ Endothelschäden Hyperkoagulopathie	RR ↑ Hb und Hkt ↑ Ödeme Mikroembolien
Nervensystem	Endothelschäden Vasospasmen	Gehirnödem, zerebrale Blutungen, Kopfschmerzen, Hyperreflexie, Unruhe, Krampfanfälle
Augen	Vasospasmen	Flimmerskotome, Doppeltsehen, Blutungen, Erblindung, Ödem
Niere	Fibrinauflagerungen in Glomeruli, Endothelschäden (= glomeruläre Endotheliose)	Oligurie, Proteinurie, akutes Nierenversagen
Plazenta	Gestörte Plazentadurchblutung, Mikroinfarzierung	Intrauteriner Fruchttod, Mangelentwicklung, Frühgeburtsrisiko ↑

Tab. 1: Mögliche Auswirkungen der SIH auf die verschiedenen Organe und Systeme.

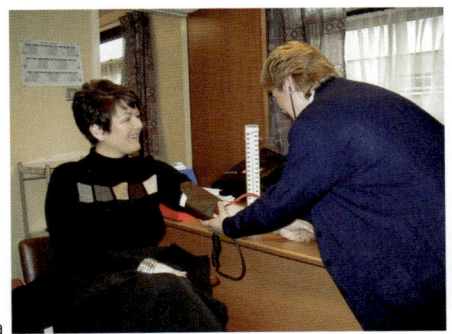 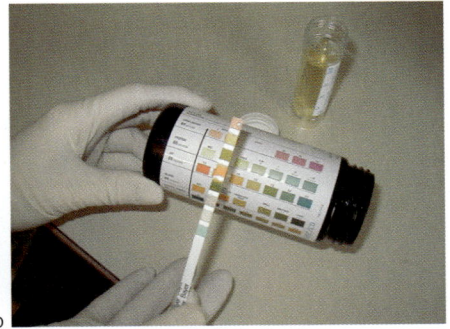

■ Abb. 1: Die möglichst frühzeitige Entdeckung der SIH bzw. Präeklampsie ist essentiell. [9]

HELLP-Syndrom

Das HELLP-Syndrom („haemolysis, elevated liver enzymes, low platelet count") tritt bei ca. 5 – 10 % aller Präeklampsien auf, kommt jedoch auch ohne Hypertonus vor.

Eine Obstruktion des hepatischen Blutflusses in den Sinusoiden führt zum Blutstau. Die Glisson-Kapsel wird gedehnt. In sehr schweren Fällen treten Parenchymnekrosen und Einblutungen, gelegentlich sogar Leberrupturen auf. Die Funktion der Leber ist mehr oder minder stark eingeschränkt. Folgen sind Oberbauchschmerzen, Hämolysen, Transaminasenanstieg und verminderte Proteinproduktion mit Senkung des onkotischen Drucks.

Laborchemische Kennzeichen sind:

▶ Haptoglobin ↓
▶ Leberenzyme (GOT, GPT) ↑
▶ Thrombozytopenie (< 115/nl)
▶ Bilirubin ↑ (erst später)
▶ Blutgerinnungsstörungen im Sinn einer Verbrauchskoagulopathie (Fibrinogen ↓, AT III ↓, Fibrinspaltprodukte ↑)

Therapie

Die einzige kausale Behandlung der SIH/Präeklampsie und Eklampsie ist die Entbindung. Das therapeutische Vorgehen richtet sich nach dem Schweregrad der Erkrankung und nach dem Schwangerschaftsalter.

SIH ohne Proteinurie und Neuropathologie

Je nach Schweregrad mehr oder weniger engmaschige Überwachung des Blutdruckes, der Laborwerte (Hb, Hkt, Harnsäure, Kreatinin und Harnstoff), der Proteinurie und des Gewichtes (Ödeme!). Medikamentöse Hypertonietherapie. Bei Verschlechterung Klinikeinweisung!

Leichte Präeklampsie

Zusätzlich zu den oben genannten Maßnahmen stationäre Aufnahme und Bettruhe zur Verbesserung der Uterusdurchblutung. Der Fetus wird 2-mal täglich durch eine CTG-Ableitung und durch regelmäßige Ultraschall- und Doppler-Untersuchungen überwacht. Die Schwangere erhält Eiweiß und salzreiche Kost, Magnesium und Antihypertensiva, ggf. i. v. Vor der 34. + 0. SSW wird eher konservativ vorgegangen (medikamentöse Therapie), um die Chancen des Kindes zu verbessern. Ggf.

wird Betamethason zur Induktion der Lungenreifung verabreicht. Ab der 34. SSW ist keine Reifeinduktion mehr nötig; wenn möglich, wird aber die Geburt noch verzögert. Ab der 36. + 0. SSW sind keine wesentlichen Vorteile für den Fetus im Mutterleib zu erwarten – die Geburt wird eingeleitet.

Eklampsie

Der Anfall wird durch Magnesium i. v. (2 g fraktioniert) oder Diazepam i. v. (5 – 20 mg fraktioniert) unterbrochen. Die Seitenlage verbessert die plazentare Durchblutung und hält die Atemwege frei. Ggf. werden Sauerstoff und ein Antihypertensivum verabreicht. Anschließend Stabilisierung und Entbindung.

> Bei schweren Präeklampsien oder Progression sollte die Entbindung baldmöglichst angestrebt werden. Beim HELLP-Syndrom muss sofort entbunden werden!

Zusammenfassung

✖ SIH: diastolischer Blutdruck regelmäßig > 90 mmHg, ohne andere Symptome, bzw. im Abstand von 6 Stunden zweimal > 140/90 mmHg

✖ Präeklampsie: SIH mit Proteinurie und evtl. anderen Symptomen, typischerweise Hb ↑, Hkt ↑, Harnsäure > 5 mg/dl → Eindickung

✖ Eklampsie: Krampfanfall bei SIH bzw. Präeklampsie

✖ HELLP-Syndrom: Hämolyse (Hb ↓), Haptoglobinabfall, Leberenzyme (GOT, GPT) ↑, fallende Thrombozytenzahl, Hypertonie (90% der Fälle)

✖ Einzige kausale Therapie ist die Entbindung. Wenn vertretbar, wird dies bis zur 36. SSW herausgezögert. Zwischenzeitlich werden Magnesium und Antihypertensiva eingesetzt

Blutgruppeninkompatibilität

Die Unverträglichkeit mütterlicher und kindlicher Blutgruppeneigenschaften kann zu schwerwiegenden Erkrankungen der Frucht führen. Es können alle Blutgruppensysteme betroffen sein, klinisch relevant ist aber v. a. das Rhesussystem, weniger das ABO-System.

Rhesusinkompatibilität

Das Rhesussystem besteht aus folgenden Antigenen: D, d, C, c, E und e. D bedeutet Rhesus-positiv und wird dominant vererbt. Die anderen Antigenmerkmale spielen klinisch nur eine untergeordnete Rolle.

Pathogenese und Symptomatik

Von Rhesusinkompatibilität spricht man, wenn eine Rhesus-negative Mutter ein Rhesus-positives Kind trägt. Diese Konstellation ist nur bei Rhesus-positivem Vater möglich und kommt bei ca. 10% aller Geburten vor. Schwerwiegende Reaktionen treten jedoch nur bei 0,5 – 1% der Neugeborenen auf.
Durch den Kontakt mit den Erythrozyten, die das D-Antigen (Rhesus-positiv) tragen, wird die Mutter sensibilisiert, sie bildet Antikörper. Dieser Kontakt kann durch Bluttransfusionen, während der Schwangerschaft bei Fehl- oder Frühgeburtsbestrebungen, nach invasiver pränataler Diagnostik oder durch Schwangerschaftsabbrüche entstehen. Am häufigsten ist die Sensibilisierung jedoch unter der Geburt und in der Plazentarperiode. Daher ist äußerst selten das erste Kind betroffen. Bei einem erneuten Kontakt, z. B. im Rahmen einer weiteren Schwangerschaft, werden schnell IgG-Antikörper gebildet. Diese können diaplazentar auf das Kind übertragen werden und induzieren eine fetale Hämolyse. Die durch die massive Anämie verursachte Hypoxie führt zu verminderter Eiweißsynthese und Endothelschäden, dies wiederum zur Ausbildung generalisierter Ödeme (Hydrops fetalis). Das gesamte Krankheitsbild wird als **Morbus haemolyticus fetalis** bezeichnet.

Morbus haemolyticus fetalis:

- Hämolytische Anämie
- Hypoxie in den Geweben
- Eiweißsynthese ↓
- Hydrops fetalis
- Erythroblastose
- Hyperbilirubinämie
- Herzinsuffizienz
- Kardiomegalie

Diagnostik

Die Blutgruppenkonstellation wird bei der ersten Schwangerschaftsuntersuchung bestimmt. Die Mutterschaftsrichtlinien sehen ein zweimaliges Antikörperscreening (indirekter Coombs-Test, Abb. 1) gegen die Rhesusantigene D, C, c, E, e, Kell, Fy und S vor. Das erste Screening sollte so früh wie möglich durchgeführt werden, dass zweite Screening zwischen der 24. und 27. SSW.
Bei Antikörpernachweis wird eine Titrierung veranlasst. Bei niedrigem Titer (< 1 : 8) ist eine Sensibilisierung nicht sicher, eine Kontrolle sollte nach 4 Wochen erfolgen. Der Schwangeren werden nun Anti-D-Immunglobuline verabreicht, um die im mütterlichen Blut zirkulierenden Rhesusantigene „einzufangen" und so eine weitere Sensibilisierung zu verhindern. Ab einem Titer > 1 : 16 ist von einer Sensibilisierung auszugehen, eine Immunglobulintherapie ist nicht mehr sinnvoll.
Es gibt zwei Möglichkeiten, den Schweregrad der fetalen Erkrankung festzustellen:

- Bestimmung der Bilirubinoide im Fruchtwasser (veraltete Methode)
- Direkte fetale Blutanalyse nach Chordozentese: Blutbild, Blutgruppe mit Rhesusfaktor, direkter Coombs-Test (Abb. 2), Hb, Hkt, Serumbilirubin (Chordozentese, s. S. 88)

Parallel wird der Fetus sonographisch überwacht. Anzeichen für eine fetale Hämolyse sind Ödeme, Aszites und Kardiomegalie.
Es ist zu beachten, dass keine enge Korrelation zwischen der Menge der Bilirubinoide im Fruchtwasser und der fetalen Anämie besteht. Daher ist deren Bestimmung im Fruchtwasser kein zuverlässiger Parameter. Ab der 20. SSW wird daher die Indikation für eine Chordozentese großzügig gestellt. Lediglich bei niedrigem, konstantem Antikörpertiter (< 1 : 16) und niedrigen, abfallenden Bilirubinoidwerten kann auf eine Chordozentese verzichtet werden. Die Chordozentese bietet darüber hinaus die Möglichkeit, eine evtl. nötige Bluttransfusion in der gleichen Sitzung durchzuführen. Transfundiert wird ein gewaschenes, bestrahltes Erythrozytenkonzentrat (Rhesus-negativ, Blutgruppe 0) mit einem Zielhämatokrit von 45 – 50%. Die Transfusionen werden etwa alle 2 Wochen bis zur 36. SSW wiederholt.
Durch diese Diagnostik und Therapie können bis zu 85% der betroffenen Feten geheilt werden. Ohne Therapie kommt es früher oder später zum Fruchttod.

Bei fetalen Hb-Werten < 10 g/dl und/oder Hkt < 30% sollte eine Bluttransfusion durchgeführt werden.

Rhesusprophylaxe

Um eine Sensibilisierung zu verhindern, wird jeder Rhesus-negativen Patientin prophylaktisch Anti-D-Immunglobulin

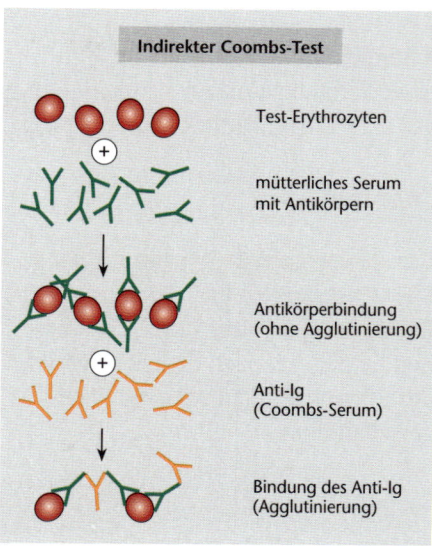

Indirekter Coombs-Test

Test-Erythrozyten

mütterliches Serum mit Antikörpern

Antikörperbindung (ohne Agglutinierung)

Anti-Ig (Coombs-Serum)

Bindung des Anti-Ig (Agglutinierung)

Abb. 1: Indirekter Coombs-Test: Nachweis von Antikörpern im Serum. Testerythrozyten (Rhesus-positiv) werden mit dem Serum der Mutter zusammengebracht. Sog. Coombs-Serum wird hinzugefügt. Waren im mütterlichen Serum Antikörper enthalten, kommt es zur Agglutination. [1]

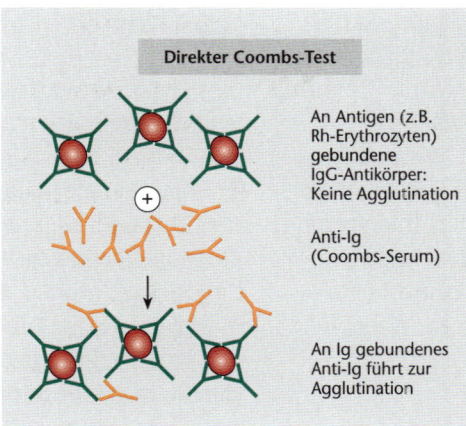

Direkter Coombs-Test

An Antigen (z.B. Rh-Erythrozyten) gebundene IgG-Antikörper: Keine Agglutination

Anti-Ig (Coombs-Serum)

An Ig gebundenes Anti-Ig führt zur Agglutination

Abb. 2: Direkter Coombs-Test: Nachweis von Antikörpern auf Erythrozyten. Fetale Erythrozyten werden mit Coombs-Serum vermischt. Waren die Erythrozyten mit Antikörpern beladen, erfolgt eine Agglutination. [1]

verabreicht, wenn die Gefahr einer fetomaternalen Transfusion bestand (s. o.). Eine Dosis (300 µg) „fängt" die Erythrozyten aus ca. 25 ml fetalem Blut. Sehr selten (~ 5‰ aller Entbindungen) wird mehr Blut bei der Geburt übertragen. In diesem Fall wird die Dosis erhöht. Die Prophylaxe wird innerhalb von 72 h nach Ereignis verabreicht; wurde dies versäumt, kann die Gabe in den folgenden zwei Wochen mit der dreifachen Dosierung nachgeholt werden.

Indikationen für die Rhesusprophylaxe sind:

▸ Prophylaktisch zwischen der 28. und 30. SSW nach Antikörperbestimmung
▸ Post partum
▸ Nach Abort, Interruptio und EUG
▸ Nach Amniozentese, Chorionzottenbiopsie und Chordozentese
▸ Nach Bauchtrauma
▸ Nach äußerer Wendung
▸ Nach Blutungen

ABO-Inkompatibilität

Je nach eigenem Antigenmuster bildet jeder Mensch Antikörper gegen die anderen Antigene des ABO-Systems aus. Im Gegensatz zu Rhesusinkompatibilität ist hier keine Sensibilisierung nötig. Es dominieren jedoch weitgehend IgM-Antikörper, die nicht plazentagängig sind. Außerdem bildet sich das fetale ABO-System erst gegen Ende der Schwangerschaft aus. Aus diesen Gründen hat die ABO-Inkompatibilität kaum Bedeutung, auch wenn sie bei 0,6% der Schwangerschaften auftritt. Meist sind Mütter der Blutgruppe 0 mit einem Kind der Blutgruppe A oder B betroffen.

Diagnostik und Therapie

Die betroffenen Kinder bilden einen Icterus praecox (vor dem 3. Lebenstag) aus, der auf eine milde Hämolyse zurückzuführen ist. Dieses Bild wird als **Morbus haemolyticus neonatorum** bezeichnet. Steigt die Bilirubinkonzentration über einen altersabhängigen Grenzwert, wird eine Phototherapie durchgeführt, die das wasserunlösliche Bilirubin in seine wasserlösliche Form umwandelt und so einem Kernikterus, einer Bilirubinenzephalopathie vorbeugt. Eine Bluttransfusion ist so gut wie nie nötig.

Zusammenfassung

✖ Haben Mutter und Frucht inkompatible Blutgruppenmerkmale, kann dies zu schwerwiegenden Krankheitsbildern des Fetus führen.

✖ Eine Unverträglichkeit im Rhesussystem tritt auf, wenn die Mutter Rhesus-negativ und die Frucht Rhesus-positiv ist. Nach einer Sensibilisierung bildet die Mutter Antikörper (IgG), die beim Kind massive Hämolysen auslösen.

✖ Das resultierende Krankheitsbild wird als Morbus haemolyticus fetalis bezeichnet. Die fetale Symptomatik kann unterschiedlich schwer ausgeprägt sein. Bei massiver Symptomatik kann eine intrauterine Transfusion erforderlich sein, um einen intrauterinen Fruchttod zu vermeiden.

✖ Um eine Sensibilisierung zu vermeiden, wird Rhesus-negativen Frauen bei jedem Kontakt zu Rhesus-positiven Blut innerhalb von 72 h eine Rhesusprophylaxe in Form von Anti-D-Immunglobulinen verabreicht.

✖ Unverträglichkeiten im ABO-System sind weniger dramatisch, da die fetalen ABO-Antigene erst gegen Ende der Schwangerschaft ausgebildet werden und darüber hinaus IgM-Antikörper dominieren, die nicht plazentagängig sind. Es entsteht ein Morbus haemolyticus neonatorum.

Andere Erkrankungen in der Schwangerschaft I

Kardiovaskuläre Erkrankungen

Die schwangerschaftsbedingten kardiovaskulären Veränderungen stellen eine enorme Belastung für den mütterlichen Organismus dar. Vorbestehende Herzerkrankungen können ernsthafte Probleme verursachen. Während in den sog. Entwicklungsländern rheumatische Herzfehler im Vordergrund stehen, ist dies bei uns selten. Etwa 0,2% der Schwangeren weisen in Deutschland einen Herzfehler auf, am häufigsten (50–70%) sind die Mitralstenosen. Herzfehler führen häufig zu funktioneller Herzinsuffizienz. Dies kann zu Unterversorgung des Fetus führen, außerdem ist das Fehlbildungsrisiko erhöht. Während der gesamten Schwangerschaft bedarf es einer engmaschigen Überwachung von Mutter und Kind in Zusammenarbeit mit dem Kardiologen. Bei den Stadien III und IV ist großzügig eine Indikation für einen Schwangerschaftsabbruch zu stellen, vor allem wenn zusätzliche Risikofaktoren hinzukommen.

Hypertonie

Siehe S. 110.

Hypotonie

Eine Hypotonie liegt vor, wenn der systolische Blutdruck < 100 mmHg und/oder der diastolische Blutdruck < 60 mmHg betragen bzw. wenn der mittlere arterielle Blutdruck unter 80 mmHg liegt. Hypotonie verursacht eine erhöhte mütterliche und kindliche Mortalität und Morbidität, vergleichbar mit hypertonen Störungen. Symptome sind Müdigkeit, Kopfschmerzen, Schwindelanfälle und Synkopen. Die Hypotonie kann primär essentiell oder sekundär vorliegen. Sekundäre Hypotonien beruhen auf kardialen Problemen, Hypovolämie, neurologischen Störungen oder Medikamenten (z. B. Psychopharmaka, Nitro, Diuretika, β-Blocker). Eine medikamentöse Therapie ist umstritten. Man kann im ersten Trimenon Etilefrin (Sympathomimetikum) und später Dihydroergotamin (α-Mimetikum) einsetzen. Allgemeinmaßnahmen umfassen eine erhöhte Kochsalzzufuhr, Massagen, Wechselbäder und Bewegung.

Vena-cava-Syndrom

Das Vena-cava-Syndrom tritt meist in der Spätschwangerschaft auf. Vor allem in Rückenlage drückt der schwangere Uterus auf die Vena cava und vermindert so den venösen Rückstrom zum Herzen. Es treten Tachykardie, Blutdruckabfall, Kaltschweißigkeit, Übelkeit und Benommenheit bis zur Bewusstlosigkeit auf. Hierbei kann es auch zu verminderter fetaler Versorgung kommen, die sich im CTG durch Dezelerationen und Bradykardie äußert. Eine Umlagerung der Patientin auf die linke Seite führt normalerweise schnell zur Besserung.

Zur Vermeidung des Vena-cava-Syndroms sollten Liegendtransporte und CTG-Messungen in Seitenlage durchgeführt werden; die Schwangere sollte möglichst in Seitenlage schlafen.

Schilddrüsenerkrankungen

Schwere Schilddrüsenerkrankungen führen zu Infertilität. Bei den Schilddrüsenfunktionsstörungen in der Schwangerschaft handelt es sich also um leichtere Formen.

In der normalen Schwangerschaft bleibt die Stoffwechsellage trotz erhöhten Gesamtumsatzes euthyreot. Schilddrüsenstörungen lassen sich durch die TSH-Messung diagnostizieren.

Hypothyreose

Eine Hypothyreose entsteht am häufigsten auf dem Boden einer Schilddrüsenentzündung durch Autoantikörper (Hashimoto-Thyreoiditis oder De-Quervain-Thyreoiditis), seltener liegt eine Thyreostatikaüberdosierung vor.

Das TSH ist erhöht > 4 µU/ml, das freie T_4 erniedrigt. Die Autoantikörper lassen sich im Serum nachweisen. Die Sonographie zeigt eine inhomogene, echoarme Binnenstruktur. Symptome sind Antriebsarmut, Kälteintoleranz, Obstipation, Hyporeflexie, trockene Haut und Verlangsamung.

Der TRH-Test und jegliche radiologische Diagnostik sind in der Schwangerschaft kontraindiziert. Therapie der Wahl ist L-Thyroxin. Es muss etwas höher dosiert werden als außerhalb der Schwangerschaft, da die TBG-Konzentration erhöht ist.

Hyperthyreose

Eine Hyperthyreose entwickelt sich meist auf dem Boden eines Morbus Basedow, seltener aufgrund einer Autonomie. Beim M. Basedow kommt es zur Bildung von TSH-Rezeptor-Autoantikörpern, die stimulierend wirken und so zu vermehrter Thyroxinbildung führen. Häufig tritt begleitend eine Struma auf, des Weiteren motorische Unruhe, Wärmeintoleranz, Hyperreflexie, Exophthalmus (▮ Abb. 1) und warme, feuchte Haut. Das TSH ist erniedrigt, freies T_3 und T_4 sind erhöht. Szintigraphische Diagnostik ist in der Schwangerschaft kontraindiziert. In der Sonographie lassen sich evtl. Knoten darstellen. Die Autoantikörper lassen sich im Serum nachweisen.

Aufgrund des Mehrbedarfs in der Schwangerschaft ist eine Therapie nicht primär indiziert. Thyreostatika (Propyl-

Schweregrad	Symptome	Entbindungsmodus	Mütterliche Mortalität
I	Keine Einschränkung der körperlichen Belastbarkeit	Spontan, evtl. PDA	–
II	Symptome bei schwerer körperlicher Belastung	Spontan, vaginal-operativ, PDA	0,3%
III	Symptome bei leichter körperlicher Belastung	Vaginal-operativ, primäre Sectio	6%
IV	Symptome auch in Ruhe	Primäre Sectio	20%

▮ Tab. 1: Symptomatische Einteilung der Herzinsuffizienz zur Risikoabschätzung (nach NYHA).

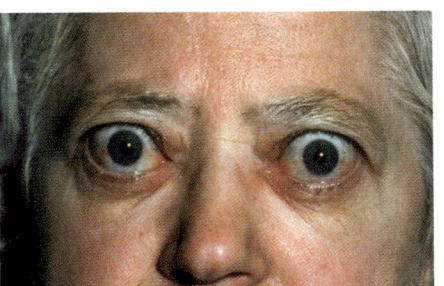

Abb. 1: Exophthalmus bei M. Basedow. [12]

thiouracil oder Thiamazol) sollten generell so niedrigdosiert wie möglich eingesetzt werden. Es werden Präparate mit einer hohen Eiweißbindung ausgewählt, da diese geringergradig plazentagängig sind.

Thyreotoxische Krise

Die thyreotoxische Kirse ist eine lebensbedrohliche Komplikation der Hyperthyreose. Es treten Tachykardie und Tachyarrhythmie, Unruhe bzw. Delir, Fieber, Erbrechen und Durchfall auf. Die Patientin wird intensivmedizinisch versorgt. Thyreostatika werden zusammen mit Iodid, Prednisolon (wegen relativer NNR-Insuffizienz) und β-Blockern (HF ↓, Konversion $fT_4 \to fT_3$ ↓) verabreicht.

> Die thyreotoxische Krise kann leicht mit einer Präeklamspie verwechselt werden!

Systemischer Lupus erythematodes (SLE)

Der systemische Lupus erythematodes ist eine Autoimmunkrankheit aus dem rheumatischen Formenkreis. Die Ablagerung der Autoantikörper (Immunkomplexe) gegen körpereigene, doppelsträngige DNA ruft die verschiedensten Symptome hervor. Die Krankheit verläuft schubweise. Die Ursache der Autoantikörperbildung ist nicht bekannt. Frauen sind zehnmal häufiger als Männer betroffen.
Zu den möglichen Symptomen zählen Arthritiden, Photosensibilität, Serosaentzündungen (Pleuritis, Perikarditis), Nierenveränderungen, Konvulsionen oder Psychosen, immunologische (z. B. andere Antikörper) und hämatologische (z. B. Thrombozytopenie, Leukozytopenie, Anämie) Veränderungen. Typisch ist das schmetterlingsförmige Gesichtserythem (in 70 % der Fälle). ANA (antinukläre Antikörper) lassen sich in 95 % der Fälle nachweisen. Werden mehrere dieser Symptome nachgewiesen, ist ein SLE sehr wahrscheinlich. Können bei der Schwangeren Anti-Kardiolipin-Antikörper festgestellt werden, wird ab der 12. SSW Prednisolon und Acetylsalicylsäure verabreicht. Aufgrund der erhöhten Thrombosegefahr werden die Patientinnen niedrigdosiert heparinisiert. Eine Immunsuppression wird nur in Ausnahmefällen durchgeführt, da diese Substanzen extrem teratogen sind.

Neurologische Erkrankungen

Karpaltunnelsyndrom
Siehe S. 100.

Kopfschmerzen

Kopfschmerz ist ein Symptom verschiedener Erkrankungen. Schwerwiegende oder behebbare Erkrankungen sollten ausgeschlossen werden. Dazu zählen Gehirntumoren, Gehirnblutungen, Augenerkrankungen, Bluthochdruck und Eklampsie. Analgetika (z. B. Paracetamol, Tramadol) können ebenso wie Metoclopramid eingesetzt werden, Ergotaminpräparate jedoch eher nicht.

Epilepsie

Etwa 5 – 8 von 1.000 Schwangeren sind von einer Epilepsie betroffen.
Epileptische Anfälle können symptomatisch bei ZNS-Erkrankungen, Hypoglykämie, Elektrolytentgleisung, Intoxikationen und bei Entzugssymptomatik auftreten. Zur Diagnostik gehören die klinisch-neurologische Untersuchung, CT, EEG, MRT und Blutanalysen, um primäre Erkrankungen auszuschließen. Bei vorbestehender Epilepsie kann sich die Anfallshäufigkeit in der Schwangerschaft erhöhen, erniedrigen oder gleich bleiben.
Sämtliche Antiepileptika bergen ein erhöhtes Fehlbildungs- und Mangelentwicklungsrisiko, weshalb sorgfältig zwischen Nutzen und Schaden abgewogen werden muss. Die Anfälle können meist durch Diazepam (5 – 20 mg) durchbrochen werden.

Andere Erkrankungen in der Schwangerschaft II

Lebererkrankungen

In 1 : 5.000 Schwangerschaften tritt ein Ikterus auf. Man unterscheidet zwischen

▶ **koinzidentiellem Ikterus** durch akute (40%) oder chronische (12%) Virushepatitis, extrahepatische Cholestase (6%) u. a.,
▶ **schwangerschafsbedingtem Ikterus** durch intrahepatische Schwangerschaftscholestase (20%), hypertensive Schwangerschaftskomplikationen (12%), akute Schwangerschaftsfettleber (< 0,5%) u. a.

Intrahepatische Schwangerschaftscholestase

Die intrahepatische Schwangerschaftscholestase tritt vermutlich auf dem Boden einer genetischen Prädisposition auf. Die Leber reagiert empfindlicher auf den cholestatischen Effekt von Östrogenen. Die Gallensäuren sind mehr als 100fach erhöht. Dies führt zu einem ausgeprägten Juckreiz, bei 1/3 der Frauen ohne Ikterus. Es sind hauptsächlich Südamerikanerinnen betroffen, seltener Europäerinnen und kaum Schwarze und Asiatinnen. Die Erkrankung tritt v. a. im zweitem und dritten Trimenon bei 0,1 – 0,2% aller Schwangeren (in Deutschland) auf. Sind andere Ikterusursachen ausgeschlossen, erhält die Patientin gallensäurebindende Präparate (Colestyramine) und Vitamin K, da die Aufnahme der fettlöslichen Vitamine gestört ist.

Akute Schwangerschaftsfettleber

Die akute Schwangerschaftsfettleber ist sehr selten, ihre Ursache ist nicht bekannt. Histologisch zeigt sich eine feintropfige, läppchenzentrale Leberverfettung. Erste Symptome sind Oberbauchschmerzen und Übelkeit mit einem mäßigen Transaminasenanstieg. Nach einigen Tagen kommt es zu akutem Leberversagen, hepatischer Enzephalopathie, akuter Niereninsuffizienz und einer DIC. Eine kausale Therapie ist nicht bekannt. Wenn möglich, sollte das Kind noch vor dem akuten Leberversagen entbunden werden, die Mutter wird symptomatisch intensivmedizinisch versorgt.

Erkrankungen des Urogenitaltrakts

Siehe auch Häufige Probleme, S. 100.

Urogenitale Infektionen

Siehe S. 104.

Chronische vorbestehende Nierenerkrankungen

Schwangere mit vorbestehender chronischen Nierenerkrankung müssen engmaschig überwacht werden. Ist die Nierenfunktion noch gut, mit normalen Kreatinin- und Harnstoffwerten, nur mäßiger Proteinurie und normalem Blutdruck, ist die Prognose gut. Mit abnehmender Nierenfunktion steigt jedoch das Risiko für Komplikationen, v. a. Präeklampsie, und die perinatale Mortalität. In manchen Fällen muss sogar zur Schwangerschaftsbeendigung geraten werden. Von einer Schwangerschaft bei Dialysepatientinnen ist generell abzuraten, da die fetale Prognose sehr schlecht ist. Eine Schwangerschaft nach Nierentransplantation ist möglich und hat bei guter Nierenfunktion eine kaum eingeschränkte Prognose.

Malignome in der Schwangerschaft

Malignome sind in der Schwangerschaft eher selten, aber für etwa 1/3 aller mütterlichen Sterbefälle in Deutschland verantwortlich. Die Prognose bei einem in der Schwangerschaft auftretenden Malignom ist generell schlechter, und zwar unabhängig von der Therapie. Hierbei spielt die verzögerte Diagnosestellung eine Rolle, aber auch der erhöhte Kortisolspiegel, der die Zellimmunität herabsetzt und so Wachstum und Metastasierung begünstigt.
Eine operative Therapie ist prinzipiell möglich, einzige Ausnahme ist das Zervixkarzinom. Bestrahlungen und Chemotherapien sind nach Abschluss der Organogenese möglich, die Risiken für den Fetus sind aber nicht unerheblich. Daher ist aus der Sicht des Fetus ein postpartaler Therapiebeginn vorzuziehen. Auf der anderen Seite verschlechtert in der Regel ein verspäteter Therapiebeginn die Prognose für die Mutter weiter. Wesentlich im Entscheidungsprozess ist die Einstellung der Schwangeren. Ihr obliegt letztendlich auch die Entscheidung. Ärztlicher Konsens ist, im Zweifel der Mutter den Vorrang zu geben.

Zervixkarzinom und CIN (s. S. 48 und 50)

Das Zervixkarzinom ist mit einer Inzidenz von 1 : 1.200 – 1 : 3.000 Schwangerschaften das häufigste Malignom in der Schwangerschaft. Schwangere haben die gleiche Prognose wie Nichtschwangere. Konisationen, wie sie bei CIN üblich sind, sind mit einer hohen Abortrate (30%) behaftet. Die Prognose ist nach der Konisation sehr gut, weitere Schwangerschaften sind möglich. 40% der Zervixkarzinome, die in der Schwangerschaft diagnostiziert werden, sind im FIGO-Stadium I (auf den Uterus begrenzt). Mikroinvasive Karzinome können evtl. durch eine Konisation geheilt werden, in allen anderen Fällen (FIGO I und II) ist ein operatives Vorgehen Therapie der Wahl, das aber mit einer Beendigung der Schwangerschaft einhergeht; weitere Schwangerschaften sind nicht mehr möglich. Eine primäre Strahlen- oder Chemotherapie ist nicht sinnvoll. Der Patientin sollte bewusst sein, dass ihre Prognose sich dramatisch verschlechtert, wenn durch eine abwartende Haltung ein höheres Stadium erreicht wird. Die 5-JÜR sinkt in diesem Fall von 65 – 85% auf unter 30%.

Mammakarzinom (s. S. 64)

Das Mammakarzinom ist das zweithäufigste Malignom in der Schwangerschaft (1 : 3.000). Die Prognose ist in der Schwangerschaft schlechter als außerhalb: Die Gesamtüberlebensrate sinkt von etwa 50% auf nur 25%. Hierbei spielt wohl die verstärkte metabolische Aktivierung der Mammae in der Schwangerschaft eine Rolle.
Die Therapie erfolgt genauso wie außerhalb der Schwangerschaft. Sollte die

Frau sich entscheiden, das Kind auszutragen, gibt es keinen Grund zu widersprechen. Betroffene Frauen sollten jedoch nicht stillen, da dies das Karzinomwachstum fördern könnte. Von weiteren Schwangerschaften sollte in den nächsten 3 Jahren (dann nach Ausschluss von Metastasen) abgesehen werden.

Morbus Hodgkin und Leukämien

Hodgkin-Lymphome sind in der Schwangerschaft relativ häufig (1 : 1.000 bis 1 : 6.000), Leukämien dagegen eher selten (1 : 75.000). In der Schwangerschaft treten die typischen Symptome (z. B. Müdigkeit, Abgeschlagenheit etc.) aber sehr oft auf, ohne dass eine „Krankheit" besteht. Daher wird die Diagnose häufig erst verspätet gestellt.
Die akute Leukämie führt unbehandelt innerhalb von 2 – 3 Monaten zum Tode, beim Morbus Hodgkin bleibt etwas mehr Zeit. Eine aggressive Chemotherapie ist unumgänglich, dadurch kann die Überlebenschance von Mutter und Kind wesentlich verbessert werden. Chronische Leukämien verlaufen manchmal jahrelang ohne große Beschwerden. In der Phase der „Blastenkrise" ist die Therapie der einer akuten Leukämie sehr ähnlich. In der chronischen Phase ist ein abwartendes Verhalten evtl. gerechtfertigt, ansonsten wird nach dem 1. Trimester mit einer Chemotherapie begonnen.

Melanome

Melanome nehmen unter den malignen Tumoren eine Sonderstellung ein: Sie sind relativ häufig (1,4 : 2.000), der Verlauf der Erkrankung verschlechtert sich während einer Schwangerschaft, und in der Hälfte der Fälle werden Metastasen in der Plazenta gefunden. Bis zu 90 % dieser Metastasen gehen auf den Fetus über.
Die Behandlung unterscheidet sich nicht von der der Nichtschwangeren. Patientinnen mit Melanomen sollten 3 Jahre abwarten, bevor sie schwanger werden, da in dieser Zeit die meisten Rezidive auftreten.

Appendizitis

Eine akute Appendizitis tritt bei 1 : 1.000 – 2.000 Schwangerschaften auf. Da der schwangere Uterus die Gedärme zusammendrängt, breitet sich die Entzündung leichter aus.
Die akute Appendizitis imponiert häufig als akutes Abdomen. Die relative Schwangergerschaftsleukozytose (12.000 – 16.000/µl normal) kann die Diagnose verschleiern. Wegweisend ist eine stark erhöhte BSG. Die axillärrektale Temperaturdifferenz tritt erst spät auf. Die Frühsymptome (McBurney-, Loslassschmerz etc.) sind in der Frühschwangerschaft gleich. In der zweiten Schwangerschaftshälfte rückt die Appendix durch den wachsenden Uterus immer weiter nach oben (▌Abb. 2), daher muss der Loslassschmerz auch weiter oben getestet werden!
Wichtige Differentialdiagnosen sind:

▶ Vorzeitige Plazentalösung, drohender Abort, drohende Frühgeburt → Ultraschall, CTG
▶ EUG (in der Frühschwangerschaft) → Ultraschall, β-HCG
▶ Nekrotisierendes Myom → Ultraschall, Blutbild
▶ Adnextorsion, Stieldrehung einer Zyste → Ultraschall
▶ Cholezystolithiasis → Ultraschall

▶ Pyelonephritis → Urinsediment, Urinstix, Nierenklopfschmerz

Die chirurgische Therapie ist notwendig. Wird diese herausgezögert, verschlechtert sich die Prognose enorm, daher ist die Indikationsstellung eher großzügig. In der Frühschwangerschaft wird der pararektale Zugangsweg gewählt (entlang dem M. rectus abdominis), in der fortgeschrittenen Schwangerschaft ein medianer Längsschnitt am Ober- oder Unterbauch. Gegen Ende der Schwangerschaft wird die primäre Sectio mit gleichzeitiger Appendektomie empfohlen.

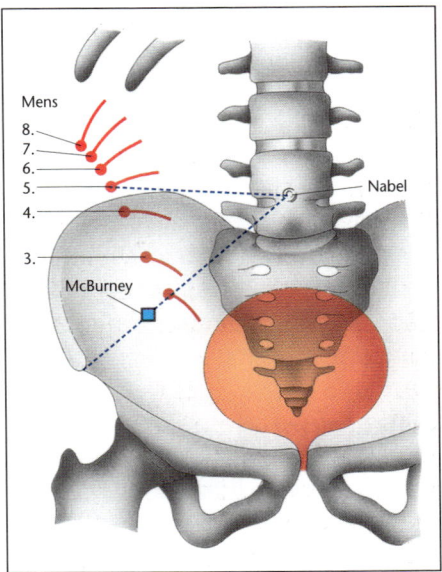

▌Abb. 2: Lage der Appendix in den verschiedenen Schwangerschaftsmonaten. [7]

Zusammenfassung

✖ Herzerkrankungen können in der Schwangerschaft zu schwerwiegenden Komplikationen führen.

✖ Die häufigsten Ursachen für einen Ikterus in der Schwangerschaft sind akute Virushepatitiden und die intrahepatische Schwangerschaftscholestase. Die schwangerschaftsassoziierte Fettleber ist selten, aber schwerwiegend.

✖ Antikonvulsiva können zu Fehlbildungen führen. Wenn möglich, sollten sie abgesetzt oder zumindest die Dosis reduziert werden.

✖ Gut eingestellte Schilddrüsenerkrankungen erhöhen das Komplikationsrisiko kaum.

✖ Das Zervixkarzinom ist das häufigste Malignom in der Schwangerschaft. Regelmäßige Vorsorgeabstriche werden durchgeführt, um die Veränderungen möglichst frühzeitig zu erfassen.

Die drohende Frühgeburt

Als Frühgeburt bezeichnet man in Deutschland die vorzeitige Schwangerschaftsbeendigung zwischen der 24. und der 37. + 0. SSW. Nach WHO-Definition werden jedoch alle Lebendgeborenen mit einem Gewicht < 2.500 g als Frühgeborene bezeichnet, auch wenn sie termingerecht auf die Welt gekommen sind. Als sehr kleine Frühgeborene werden Neugeborene < 32. + 0. SSW bzw. mit einem Gewicht < 1.500 g bezeichnet. Legt man die Tragzeit (< 37. SSW) zugrunde, sind in Deutschland ca. 6% aller Geburten betroffen, mit der WHO-Definition als Grundlage etwa 30%. Das Wiederholungsrisiko beträgt bei einer Frühgeburt ca. 25%, bei zwei vorausgegangenen Frühgeburten schon 50%. Die perinatale Mortalität konnte in den letzten 15 Jahren von 8 auf 5‰ gesenkt werden, die Frühgeburtlichkeit bleibt jedoch weitgehend konstant. Die Mehrzahl der perinatal verstorbenen Kinder sind Frühgeburten (~70%); Damit ist die Frühgeburtlichkeit einer der bedeutendsten Risikofaktoren für perinatale Mortalität.

Risikofaktoren

Epidemiologische Erhebungen konnten eine Vielzahl von Faktoren identifizieren, die das Risiko erhöhen (Abb. 1):

▸ Soziale Schicht/Bildung: geringer Bildungsstand
▸ Beruf: Unzufriedenheit im Job oder Selbstständigkeit
▸ Soziales Umfeld: psychische Belastungen, Partnerlosigkeit oder Partnerprobleme

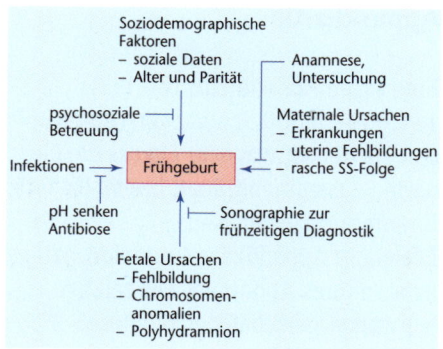

Abb. 1: Risikofaktoren der Frühgeburtlichkeit. [7]

▸ Alter und Parität: < 18 Jahre und > 35 Jahre; rasche Schwangerschaftsfolge
▸ Mütterliche Erkrankungen: Allgemeinerkrankungen (Infektionen, Endokrinopathien), uterine Fehlbildungen, Drogenabhängigkeit usw.
▸ Fetale Ursachen: Fehlbildungen, Chromosomenaberrationen, Mehrlinge, Polyhydramnion

Diagnostik und Therapie

Es können vier Hauptursachen der Frühgeburtlichkeit identifiziert werden:

▸ Uterofetoplazentare Insuffizienz (s. S. 122) durch SIH, Nidationsstörungen, Endometriuminsuffizienz, Anämie, Eisenmangel, Fieber oder bei Frauen < 18 Jahre und > 35 Jahre
▸ Vorzeitige Wehentätigkeit durch physische oder psychische Belastung, Nikotin, Anämie oder Infektionen
▸ Vorzeitiger Blasensprung durch Infektionen, Mehrlinge oder Polyhydramnion
▸ Zervixinsuffizienz durch genitale Anomalien, Z. n. Kürettagen, Z. n. Konisation, Multiparität oder rasche Schwangerschaftsabfolge

Verschiedene diagnostische Methoden werden je nach klinischem Bild eingesetzt. Dazu gehören die klinische Untersuchung, die Sonographie, die Kardiotokographie (s. S. 132), Laboruntersuchungen und evtl. die Amniozentese (s. S. 88).

> Der beste Platz für einen Fetus vor der 37. SSW ist (mit ganz wenigen Ausnahmen, z. B. Blutgruppeninkompatibilität) der Uterus, der zweitbeste ein Perinatalzentrum.

Infektionen

In 20% der Frühgeburten treten Infektionszeichen an der Plazenta auf, bei termingerechten Geburten sind es immerhin noch 5%. Mit einer erhöhten Frühgeburtlichkeit werden v. a. bakterielle Vaginosen, Infektionen mit Gonokokken und Chlamydien (trachomatis D–K) in Verbindung gebracht. Ein fraglicher Zusammenhang besteht bei B-Streptokokken, Trichomonaden, Mykoplasmen und Ureaplasmen (s. a. S. 102 und 104). Unter der antibiotischen Therapie gehen die Frühgeburtsbestrebun-

Substanz	Eigenschaften	Kontraindikationen	Nebenwirkungen	Bemerkungen
Fenoterol	β-Mimetikum; HWZ 22 Min, schnelle Gewöhnung (Tachyphylaxie)	Amnioninfektionssyndrom, Blutungen, schwere mütterliche Erkrankungen	Mütterliche Tachykardie (β_1-vermittelt); Elektrolytverschiebungen (β_2-vermittelt), Lungenödem	Bolustokolyse, um den Gewöhnungseffekt zu umgehen; zusätzlich Magnesium geben!
Magnesium (i. v. oder oral)	Plasmaspiegel 2–3 mmol/l; konkurriert mit kontraktionsförderndem Kalzium; neuroprotektive Wirkung auf das Frühgeborene nachgewiesen; kardioprotektiv	–	Blutdruckabfall, Herzrhythmusstörungen, Abschwächung der Sehnenreflexe	Wird zusätzlich oder ausschließlich eingesetzt
Prostaglandinsynthesehemmer, z.B. Indometacin	Die Zervixreifung wird durch Prostaglandine gefördert	Strenge Indikationsstellung wegen Nebenwirkungen!	Beim Fetus: Verschluss des Ductus Botalli, fraglich: Ventrikelblutungen, Enterokolitis	
Substanzen in Erprobung (ohne ausreichende Wirksamkeitsbelege): Kalziumantagonisten, Nitrate, Oxytocinantagonisten				

Tab. 1: Medikamentöse Tokolyse.

gen oftmals zurück. Vorsichtshalber wird jedoch die Lungenreifung induziert. Zeichen eines **Amnioninfektionssyndroms** sind CRP > 20 mg/l, Fieber > 38°C, Leukozyten > 20.000/µl, Tachykardie > 120/min und evtl. übel riechender Fluor. Die Schwangere wird in diesem Fall intensivmedizinisch überwacht und die Schwangerschaft meist umgehend beendet.

Lungenreifeinduktion

Das Frühgeborene vor der 34. + 6. SSW ist besonders durch die Unreife seiner Lungen gefährdet (respiratory disstress syndrome [RDS] = Atemnotsyndrom [ANS]). Im Rahmen der Lungenreifeinduktion werden 2 × 8 mg Betamethason im Abstand von 24 h verabreicht. 48 h nach der ersten Dosis ist die volle Wirkung erreicht. Ggf. wird die Medikation nach 10 Tagen wiederholt. Kontraindikationen sind Magen-Darm-Ulzera und Infektionen. Vorsicht ist bei mütterlichem Diabetes mellitus und Präeklampsie geboten. Parallel kann, je nach Situation, eine Antibiotikaprophylaxe (Erythromycin oder Ampicillin) verabreicht werden. Treten vor Abschluss der Lungenreifeinduktion Wehen auf, werden diese medikamentös unterdrückt.

Vorzeitige Wehentätigkeit (ohne Blasensprung)

Die Wehentätigkeit kann durch die Kardiotokographie objektiviert werden. Erste Maßnahme ist die körperliche und psychische Schonung der Patientin, wenn nötig durch stationäre Aufnahme. Die medikamentöse Tokolyse ermöglicht eine Tragzeitverlängerung um wenige Tage. Die Zeit reicht zumindest zur Durchführung einer Lungenreifeinduktion und zur Verlegung in ein Perinatalzentrum. Ein Langzeiteffekt ist nicht nachgewiesen.

Vorzeitiger Blasensprung (ohne Wehentätigkeit)

Der vorzeitige Blasensprung kann oft nur schwer objektiviert werden. Die einfachste Methode ist die Spiegeleinstellung in Kombination mit der vaginalen pH-Messung (↑). Teststreifen zum Nachweis fruchtwasserspezifischer Substanzen sind störanfällig. Die Sonographie ist nicht geeignet, da auch bei Normohydramnion oder Polyhydramnion ein Blasensprung nicht ausgeschlossen werden kann (z. B. wenn vorher ein Polyhydramnion bestand).

Liegt der Fetus gänzlich trocken, ist die Wahrscheinlichkeit einer Lungenhypoplasie (s. S. 94) vor der 27. SSW sehr hoch. Unter diesem Gesichtspunkt ist eine Schwangerschaftsverlängerung problematisch. Handelt es sich um eine Oligohydramnie (s. S. 94), kann eine Fruchtwasserauffüllung (amniotic fluid instillation [AFI]) durchgeführt werden. Die Entzündungsparameter werden täglich kontrolliert (CRP, Blutbild, Temperatur) und regelmäßig Scheidenabstriche genommen, und es wird evtl. gezielt antibiotisch vorgegangen. Ab der 23. SSW kann mit einer Lungenreifeinduktion begonnen werden. Ab der 35. SSW wird eine Antibiotikaprophylaxe 6 h nach dem Blasensprung begonnen, nach 12 − 24 h ohne Wehentätigkeit wird die Geburt durch Prostaglandin E_2 eingeleitet.

Zervixinsuffizienz bzw. vorzeitige Zervixreifung (ohne Wehentätigkeit)

Die transvaginale Zervixsonographie dient der Abschätzung einer Zervixinsuffizienz.

Die Befunde sind vergleichbar und bildlich dokumentierbar. Beurteilt werden die Länge des Zervikalkanals vom inneren bis zum äußeren Muttermund und evtl. die Eröffnung des inneren Muttermundes. Die Zervixlänge wird nicht absolut bewertet, sondern im klinischen Verlauf. Man kann jedoch unter einer Länge von 25 mm vor der 32. + 0. SSW von einer drohenden Frühgeburt ausgehen. Außerdem können zervixwirksame von zervixunwirksamen vorzeitigen Wehen unterschieden werden. Therapeutisch werden der totale Muttermundsverschluss und die Cerclage eingesetzt (s. a. Abort, S. 126).

	< 27. SSW	> 27. + < 32. SSW
Perinatale Mortalität	~47%	~7%

▌ Tab. 2: Perinatale Mortalität nach vorzeitigem Blasensprung und Entbindung.

Zusammenfassung

✖ Als Frühgeburt wird eine Geburt zwischen der 24. und 37. SSW bezeichnet. Die WHO definiert die Frühgeburt als Neugeborene mit einem Gewicht < 2.500 g.

✖ „Sehr kleine Frühgeborene" sind vor der 32. SSW geboren bzw. < 1.500 g schwer.

✖ Der beste Platz für ein unreifes Kind ist der Mutterleib, der zweitbeste ein Perinatalzentrum. Eine Tragzeitverlängerung ist anzustreben.

✖ Man unterscheidet 4 Hauptursachen der Frühgeburtlichkeit: vorzeitiger Blasensprung, vorzeitige Wehen, Zervixinsuffizienz und Insuffizienz der uterofetoplazentaren Einheit.

✖ Tokolytika verlängern die Tragzeit nur um ein paar Tage, können aber die Frühgeburt nicht verhindern. So bleibt noch genügend Zeit zu Lungenreifeinduktion, die der Prophylaxe des Atemnotsyndroms dient.

✖ Die Infektionsgefahr nach vorzeitigem Blasensprung ist sehr hoch; ggf. werden prophylaktisch Antibiotika eingesetzt.

Blutungen in der Schwangerschaft und unter der Geburt

Stärkere Blutungen in der Schwangerschaft sind immer Notfälle. Sie können so massiv sein, dass eine akut lebensbedrohliche Situation für die Mutter und das Ungeborene eintritt! Differentialdiagnosen zeigt ■ Tab. 1.

Insertio velamentosa

Als Insertio velamentosa bezeichnet man eine Situation, bei der die Nabelschnur nicht direkt mit der Plazenta verbunden ist, sondern an den Eihäuten inseriert. Die Nabelschnurgefäße verlaufen frei und ungeschützt zwischen den Eihäuten zur Plazenta.
Die Gefährdung durch diese Anomalie beruht auf zwei Mechanismen:

▶ Die Gefäße sind leicht komprimierbar: das Kind selbst könnte v. a. bei Wehen seine Sauerstoffzufuhr unterbinden.
▶ Beim Blasensprung könnten die Gefäße einreißen, das Kind verblutet.

Die Insertio velamentosa lässt sich präpartal sonographisch diagnostizieren. Nach dem Blasensprung zeigen sich im CTG variable Dezelerationen bei starken vaginalen Blutungen fetalen Ursprungs (HbF).
Bei vollständig eröffnetem Muttermund wird eine vaginal-operative Entbindung durchgeführt, ansonsten eine Sectio. Eine möglichst schnelle Geburt ist die einzige Möglichkeit, den Blutverlust des Kindes einzudämmen.

Placenta praevia

In ca. 0,4% aller Schwangerschaften liegt die Plazenta nicht im oberen Uterusteil, sondern weiter unten. Es werden mehrere Formen unterschieden (■ Abb. 2).

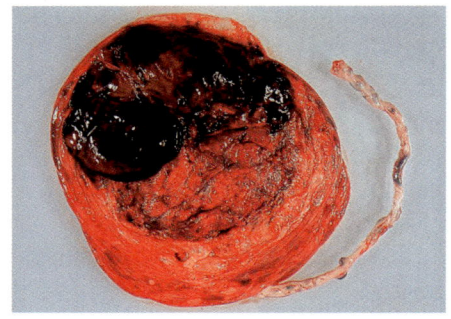

■ Abb. 1: Plazenta mit großem organisiertem Hämatom auf der mütterlichen Seite der Plazenta. [22]

▶ Tiefe Plazenta: reicht über das untere uterine Segment hinaus
▶ Placenta praevia marginalis: reicht an den inneren Muttermund heran
▶ Placenta praevia partialis: überdeckt den inneren Muttermund teilweise
▶ Placenta praevia totalis: überdeckt den inneren Muttermund vollständig

Abnorme Plazentalokalisationen treten gehäuft bei Vielgebärenden, nach Endometritiden, bei schnell aufeinander folgenden Schwangerschaften und anderen Endometriumschäden auf.

Klinik und Diagnostik

Meist wird die abnorme Plazentalokalisation bereits in den Vorsorgeuntersuchungen festgestellt. Mit Wehenbeginn löst sich die Plazenta teilweise ab. Der intervillöse Raum wird eröffnet, und es kommt zu massiven mütterlichen Blutungen, die schmerzlos sind.

> Placenta-praevia-Blutungen treten immer vor dem Blasensprung auf. Blutungen, die erst nach oder mit dem Blasensprung auftreten, müssen eine andere Ursache haben!

Bei starken Blutungen muss eine Sectio durchgeführt werden. Leichtere Blutungen sistieren evtl. bei Bettruhe und Tokolyse zumindest so lange, bis eine Lungenreifeinduktion abgeschlossen werden konnte. Dabei muss der Hb der Mutter und der Zustand des Kindes (CTG) engmaschig überwacht werden. Blutkonserven sollten jederzeit bereitstehen. Gelingt es, so die Blutung zum Stillstand zu bringen, darf die Patientin das Bett verlassen und evtl. sogar nach Hause gehen, sofern ihr Zustand stabil bleibt und eine Überwachung gesichert ist.
Symptomlose Plazentalokalisationsanomalien – außer die Placenta praevia totalis – können evtl. vaginal entbunden werden.

Vorzeitige Plazentalösung

Man spricht immer dann von einer vorzeitigen Plazentalösung, wenn diese vor Abnabelung des Kindes erfolgt. Es sind etwa 0,8% aller Schwangerschaften betroffen, die meisten nach der 28. SSW.

Ursachen

In den meisten Fällen bleibt die Ursache der Plazentalösung unklar. Prädisponierend wirken mütterliche Erkrankungen wie z. B. Diabetes, Präeklampsie, Nierenerkrankungen oder plötzlicher intra-

	Potentiell lebensbedrohlich	Kein Risiko
Frühschwangerschaft	Zervixkarzinom Abort Trophoblastenstörungen EUG	Nidationsblutung Ektopie Zervixpolyp
Spätschwangerschaft	Placenta praevia Vorzeitige Plazentalösung Uterusruptur Variköse Blutungen	Plazentarandblutung Zeichnungsblutung
Nach dem Blasensprung	Vorzeitige Plazentalösung Insertio velamentosa	

■ Tab. 1: Mögliche Differentialdiagnosen der Blutungen in der Schwangerschaft und unter der Geburt.

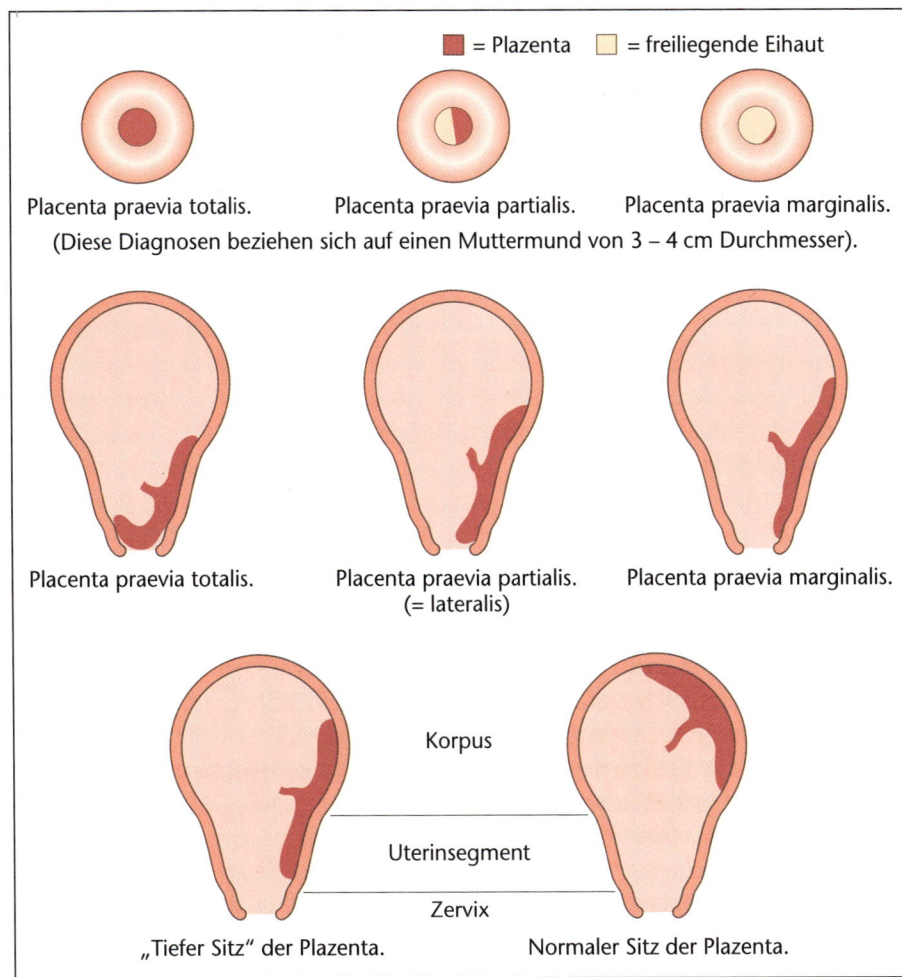

= Plazenta   = freiliegende Eihaut

Placenta praevia totalis.   Placenta praevia partialis.   Placenta praevia marginalis.

(Diese Diagnosen beziehen sich auf einen Muttermund von 3 – 4 cm Durchmesser).

Placenta praevia totalis.   Placenta praevia partialis. (= lateralis)   Placenta praevia marginalis.

Korpus

Uterinsegment

Zervix

„Tiefer Sitz" der Plazenta.   Normaler Sitz der Plazenta.

Abb. 2: Formen der Plazentalokalisation und deren Bild bei geöffnetem Muttermund in der Spiegeleinstellung. [7]

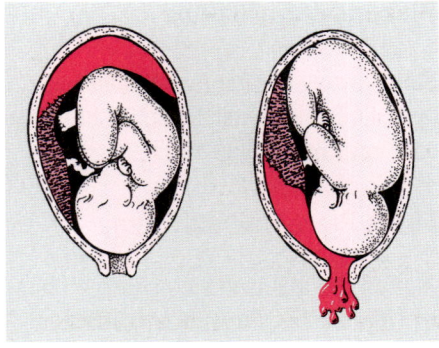

Abb. 3: Die Plazentalösung muss nicht unbedingt zu extravaginalen Blutungen führen, da sich das Blut auch im Uterus ansammeln kann! [5]

siko eines Nierenversagens, Kreislaufversagens oder einer DIC. Das Ausmaß der Lösung kann sonographisch festgestellt werden.

▶ Lebt das Kind noch und ist die Lösung nur leicht, wird zwischen der 28. und 34. SSW versucht, die Patientin so lange zu stabilisieren, bis eine Lungenreifeinduktion durchgeführt werden konnte.
▶ Nach der 34. SSW oder bei starker Lösung wird eine Notsectio durchgeführt, um das Kind zu retten.
▶ Ist der Fetus bereits verstorben, wird die Fruchtblase eröffnet und die vaginale Geburt eingeleitet, manchmal ist jedoch eine Sectio notwendig (geschlossener Muttermund, instabile Mutter). Postpartal ist das Risiko einer Uterusatonie und anderer Komplikationen erhöht.
▶ Tritt die Plazentalösung unter der Geburt auf, wird diese so schnell wie möglich beendet.

uteriner Druckabfall (nach Geburt des 1. Zwillings, nach Blasensprung). Plazentalösungen können auch nach Trauma oder iatrogen (äußere Wendung bei BEL) entstehen.

Klinik

Erst wenn 1/3 der Plazenta gelöst ist, treten die klassischen Symptome auf. Vorher kommt es evtl. zu Allgemeinreaktionen wie Übelkeit, Schwindel oder Schmerzen. Die klassischen Beschwerden sind plötzlicher starker Schmerz mit allgemeinem Unwohlsein, Schwindel, Angst, Atemnot oder Synkopen, bretthartter, druckempfindlicher Uterus, CTG-Anomalien und Blutungen (▌Abb. 1). In etwa 20% der Fälle sind die Blutungen äußerlich nicht sichtbar, weil sich das Blut im Uteruskavum sammelt. Bei entsprechendem Blutverlust entsteht eine Schocksymptomatik!

Therapie

Die Patientin ist akut bedroht! Sie wird umgehend aufgenommen und intensivmedizinisch betreut. Es besteht das Ri-

Zusammenfassung

✖ Stärkere Blutungen in der Schwangerschaft, insbesondere in der Spätschwangerschaft, sind meist bedrohlich.

✖ Häufigste Ursache sind vorzeitige Plazentalösungen und Placenta-praevia-Blutungen.

✖ Kann die Blutung nicht eingedämmt werden, ist eine sofortige Geburt anzustreben.

✖ Die plötzliche Blutung nach dem Blasensprung weist auf die Insertio velamentosa hin. Diese Plazentaanomalie wird aber normalerweise bereits präpartal sonographisch diagnostiziert.

✖ Stärkere Blutungen sind für Mutter und Kind lebensbedrohlich!

Pathologie der Plazenta

Plazentainsuffizienz

Eine Störung der fetomaternalen Einheit, die Plazentainsuffizienz, kann akut oder chronisch auftreten.

Akute Plazentainsuffizienz

Akute Plazentainsuffizienz führt zu fetaler Hypoxie bis hin zum intrauterinen Fruchttod.

Ätiologie
Einer akute Plazentainsuffizienz kann jederzeit durch ein Vena-cava-Kompressionssyndrom oder durch Placenta-praevia-Blutungen und vorzeitige Plazentalösung entstehen. Unter der Geburt kann ein Wehensturm, Blutdruckabfall (z. B. nach einer PDA) oder ein Nabelschnurvorfall ursächlich sein.

Diagnostik und Therapie
Hauptdiagnostikum ist das CTG. Stabilisierung des Fetus durch Sauerstoffgabe, Beckenhochlagerung und Tokolyse und die sofortige Sectio sind die einzigen Möglichkeiten, den Fetus zu retten.

Chronische Plazentainsuffizienz

Die chronische Plazentainsuffizienz äußert sich durch Wachstumsretardierung (SGA, s. S. 94) und pathologische Doppler-Befunde.

Ätiologie
Die Ursachen können sehr vielfältig sein. Mütterliche Erkrankungen wie Anämie, Diabetes, Infektionen, Rhesusinkompatibilität, Drogenabusus, Präeklampsie oder auch Multiparität, eiweißarme Ernährung und Übertragung können Ursachen sein.

Diagnostik
Neben pathologischen Doppler-Befunden sind im Ultraschall oft Verkalkungsherde in der Plazenta darstellbar. CTG-Auffälligkeiten können auftreten. Gelegentlich kommt es bei fetalem Sauerstoffmangel zu Mekoniumabgang, der das Fruchtwasser verfärbt.

Therapie
Wenn möglich, sollte kausal behandelt werden. Die symptomatische Therapie umfasst Bettruhe (um die Plazentadurchblutung zu verbessern), ggf. Tokolyse oder Sauerstoff. Bei fetaler Hypoxie wird entbunden.

Trophoblastentumoren

Trophoblastentumoren entstehen durch Anlage- bzw. Reifungsstörungen der Plazenta, mit daraus resultierenden Entwicklungsstörungen der Frucht und Gefahr für die Mutter.

Blasenmole

Die Blasenmole ist eine hypertrophische Entartung der Chorionzotten, die in 1 : 1.500 – 2.000 Schwangerschaften auftritt. Man spricht von einer kompletten Blasenmole, wenn keine embryonale Anlage (mehr) vorhanden ist, von partieller Blasenmole, wenn man neben dem atypischen Trophoblastengewebe noch normale Zotten und einen Embryo finden kann.

Ätiologie
Partielle Blasenmolen entstehen bei triploidem Chromosomensatz, komplette Blasenmolen z. B. nach Befruchtung

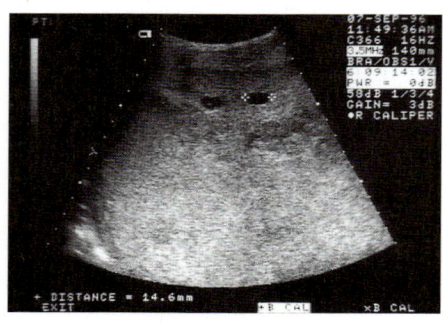

Abb. 1: Blasenmole im Ultraschall: typisches „Schneegestöber". [7]

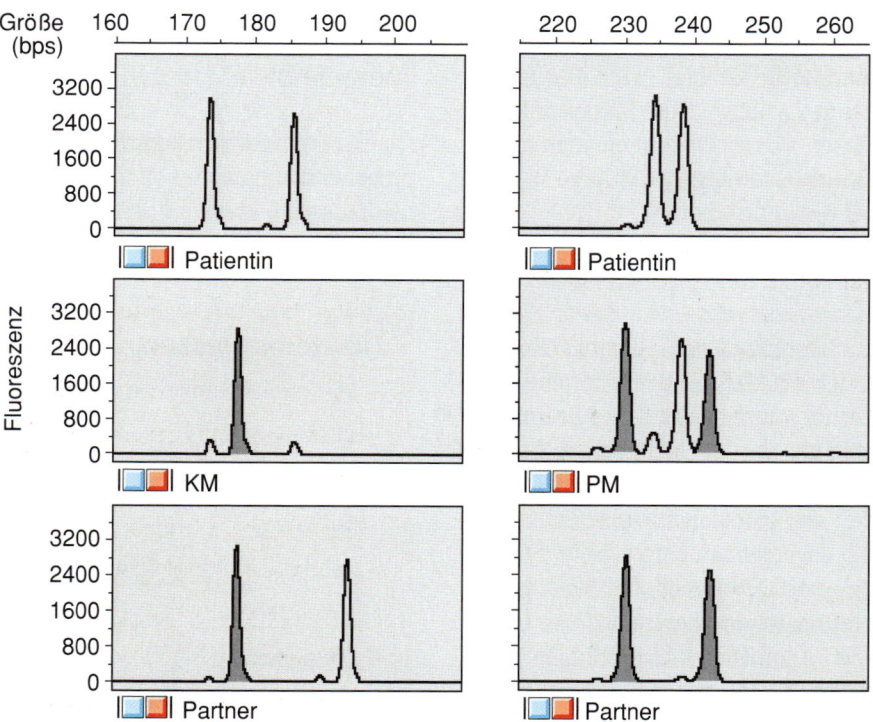

Abb. 2: Fluoreszenzmarkierung des genetischen Materials bei der Patientin, ihrem Partner und der Mole: Die komplette Blasenmole (KM) hat sich nur aus einem haploidem Chromosomensatz des Vaters entwickelt, die partielle Blasenmole (PM) besitzt einen triploiden Chromosomensatz (2× Vater und 1× Mutter). [9]

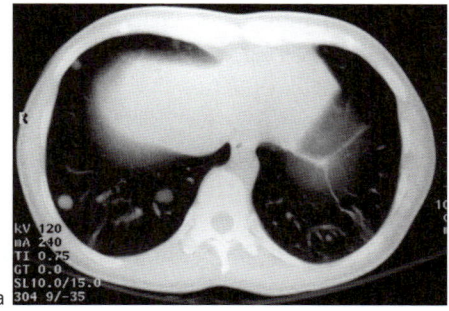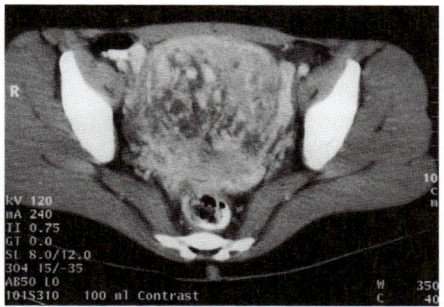

Abb. 3: CT-Bilder bei einer Patientin mit Chorionkarzinom: a) Lungenmetastasen, b) Tumor im kleinen Becken. [9]

einer leeren (ohne DNA) Eizelle durch zwei Spermien. Die embryonale Anlage war entweder nie vorhanden oder ist abgestorben.

Diagnostik

Die Diagnose wird durch das typische Ultraschallbild mit „Schneegestöber" im Uterus (Abb. 1) und β-HCG-Messung gestellt, da die hyperproliferierenden Zellen meist auch hormonaktiv sind. Durch den erhöhten Hormonspiegel treten Schwangerschaftsbeschwerden wie Übelkeit, Erbrechen etc. im Übermaß auf. Typisch sind auch ovarielle Zysten.

Therapie

Der Uterus wird vorsichtig saugkürettiert. Evtl. ist eine Vorbehandlung mit Methotrexat sinnvoll. Postoperativ muss der HCG-Spiegel überwacht werden, um eine unvollständige Entleerung oder ein Chorionkarzinom rechtzeitig zu erkennen.

Destruierende Blasenmole

Die destruierend wachsende Sonderform der normalen Blasenmole (1:20.000) wächst bis in das Myometrium und kann auch metastasieren, obwohl sie als gutartig einzustufen ist.
Die Prognose beider Blasenmolenformen ist gut, eine neue Schwangerschaft ist nach einem Jahr mit unauffälligen β-HCG-Werten möglich.

Chorionkarzinom

Das Chorionkarzinom ist ein seltener maligner Prozess der Chorionzellen. Zotten sind nicht mehr vorhanden. Das Chorionkarzinom kann innerhalb von 2 Jahren nach einer Blasenmole (50%), nach einem Abort (33%), nach

einer normalen Schwangerschaft (25%) oder nach einer tubaren EUG (2%) entstehen. Risikofaktoren sind Primiparität, mütterliches Alter und Aborte.

Klinik und Diagnostik

Symptome sind vaginale Blutungen nach einer Blasenmole, Schwangerschaft oder nach einem Abort, mit stark erhöhten β-HCG-Werten. Die Patientinnen sind in einem schlechten Allgemeinzustand (Gewichtsabnahme, Müdigkeit etc.), evtl. treten auch Beschwerden durch Metastasen auf (z. B. Atembeschwerden). Die Diagnose wird durch histologische Aufarbeitung des Kürettagenmaterials gesichert.
Die Metastasierung erfolgt bevorzugt in die Lunge (80%), außerdem in Vulva und Vagina, in das kleine Becken bzw. in Leber und Gehirn (Abb. 3).

Prognose und Therapie

Die Prognose ist insgesamt gut. Nach Chemotherapie werden Remissionsraten zwischen 75 und 100% erreicht, Ultima Ratio ist die Hysterektomie. Der HCG-Spiegel ist die sensitivste Methode, den Fortschritt der Therapie zu überwachen.

	Niedriges Risiko	Hohes Risiko
β-HCG	< 100.000 IE/l	> 100.000 IE/l
Metastasen	Kleines Becken, Lunge	Knochen, ZNS, Leber
Latenzzeit (z. B. nach Blasenmole)	< 6 Monate	> 6 Monate
Rezidive	Nein	Ja
Vollremissionsrate	100%	75%

Tab. 1: Kriterien zur Einteilung in die Niedrig- und Hochrisikogruppen.

Zusammenfassung

✖ Als Trophoblastenstörungen werden die Blasenmole und das Chorionkarzinom bezeichnet.

✖ Die Blasenmole entwickelt sich bei genetischen Anomalien. Es treten in der Frühschwangerschaft vermehrt Beschwerden wie Übelkeit und Erbrechen auf. Der β-HCG-Spiegel ist stark erhöht.

✖ Die destruierende Blasenmole kann sich kontinuierlich oder metastatisch auch außerhalb des Uteruskavums ausbreiten.

✖ Das Chorionkarzinom entwickelt sich nach normaler Schwangerschaft, Blasenmole oder Abort. Die Prognose ist gut.

✖ Die akute bzw. chronische Plazentainsuffizienz führt zur Sauerstoffmangelversorgung des Fetus.

Extrauteringravidität (EUG)

Nistet sich die Frucht nicht in der Dezidua des Cavum uteri ein, spricht man von einer extrauterinen Gravidität (ektope Gravidität oder EUG). Betroffen ist 1 von 100 Geburten. Die Häufigkeit der EUG hat in den letzten Jahren zugenommen. Dafür wird zum einen die Zunahme der Risikofaktoren, zum anderen die verbesserte Diagnostik verantwortlich gemacht.

Ätiologie und Pathogenese

Unabhängig, wo sich die befruchtete Eizelle befindet, nistet sie sich ein, sobald sie ein bestimmtes Entwicklungsstadium erreicht hat. Ursache einer ektopen Gravidität ist also in erster Linie eine Störung des normalen Transportmechanismus.
Eine vorausgegangene Adnexitis, Endometriose und Operationen im Becken können zu Verwachsungen im Bauchraum führen, die die Tubenfunktion einschränken. Als besonderer Risikofaktor können v. a. Operationen an den Tuben (Sterilitätsbehandlung, EUG-OP) angesehen werden. Das EUG-Risiko hängt vom Ausmaß der tubaren Schädigung ab. Bei IUD-Trägerinnen wurde eine 4- bis 5fach erhöhte Inzidenz festgestellt. Bei Verwendung von IUDs (s. S. 32) der neuen Generation (gestagenhaltig) besteht dieses Risiko aber nicht.
Die EUG entwickelt sich am häufigsten in der Tube. Löst sich die Frucht, kann dies, v. a. bei fimbriennahen Sitz der EUG, zum **Tubarabort** führen. Die Frucht „fällt" aus der Tube heraus. Anschließend wird das Schwangerschaftsmaterial entweder resorbiert, oder es reimplantiert sich (abdominale EUG). Eine abdominale EUG kann aber auch primär entstehen.
Das tubare Wachstum der Frucht kann aber auch zur **Tubarruptur** führen. Dies ereignet sich v. a. bei isthmischem oder ampullärem Sitz. Die Tubenruptur ist wegen meist begleitender starker Blutungen ein lebensbedrohlicher Zustand!
Eine **Zervixgravidität** entwickelt sich bei Endometriumveränderungen (z. B. nach Ausschabung oder Endometriose), der Keimling kann sich nicht im Kavum einnisten und „rutscht" in die Zervix.

Als **intramurale Gravidität** wird die Einnistung der Frucht in das Myometrium bezeichnet. Wächst die Frucht, besteht die Gefahr der Uterusruptur. Prädisponierend sind eine Adenomyosis uteri oder Z. n. Uterusverletzungen oder OPs.

> **Die EUG entwickelt sich an verschiedenen Orten in unterschiedlicher Häufigkeit:**
>
> ▶ Tuben (Eileiterschwangerschaft): 98%, davon
> – ampullärer Teil: 80%
> – Isthmus: 5%
> – Fimbrienende: 8%
> – Fimbrientrichter: 4%
> – Tubenwinkel (interstitiell): 3%
> ▶ Die übrigen 2% verteilen sich auf Ovar, Bauchhöhle, Zervix, intramurale Gravidität.

Klinik

Eine EUG kann sich sehr vielseitig präsentieren. Geht die Frucht aufgrund von Ernährungsstörungen zugrunde (meist in der 5. SSW p. c.), stehen uncharakteristische Unterbauchschmerzen und uterine Blutungen im Sinne einer Hormonentzugsblutung im Vordergrund. Findet die Frucht günstigere Bedingungen vor, wächst sie jedoch weiter. Eine Tubenruptur imponiert mit dem Bild eines akuten Abdomens. Der starke Blutverlust ruft einen Schock hervor.

Diagnostik

Charakteristisch sind langsam zunehmende Unterbauchschmerzen nach kurzfristiger sekundärer Amenorrhö. Die typische EUG-Patientin hat anamnestisch Adnexitiden oder Unterbauchoperationen und bestehenden Kinderwunsch (d. h., sie verhütet nicht). Alle vaginalen Manipulationen (Ultraschall und manuelle Untersuchung) müssen mit äußerster Vorsicht durchgeführt werden, um keine Tubarruptur zu induzieren!
Hinweise liefert v. a. der HCG-Titer in Verbindung mit der Ultraschalluntersuchung: In der normalen Frühschwangerschaft verdoppelt sich der HCG-Spiegel etwa alle 48 h, im Rahmen einer EUG liegen die Werte niedriger. Ab einem HCG-Spiegel von 800 – 1.200 IE/l sollte die Frucht intrauterin sonographisch darstellbar sein. Vorsicht ist geboten, den sog. Pseudogestationssack (fruchtblasenähnliche Struktur im Cavum

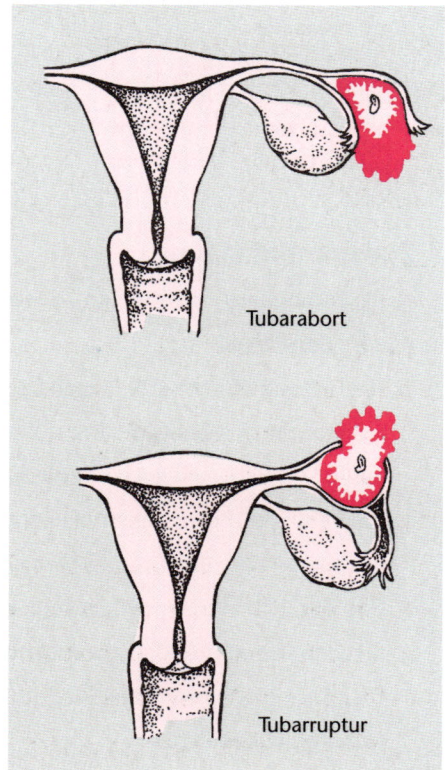

Tubarabort

Tubarruptur

Abb. 1: Tubarabort und Tubarruptur. [5]

uteri) nicht mit einer Fruchtanlage zu verwechseln. Bestehen Zweifel, sollten die Adnexe auf Raumforderungen abgesucht werden. Freie Flüssigkeit im Bauchraum ist ein Hinweis auf eine abgelaufene Tubarruptur oder einen Tubarabort. Die klinische Untersuchung ergibt ein druckschmerzhaftes, evtl. vergrößertes Adnexum, Abwehrspannung und einen Portioschiebeschmerz.

> Besteht das Bild eines akuten Abdomens, sind klinische Untersuchungen jedoch wenig ergiebig!

Die zuverlässigste Methode, eine EUG zu diagnostizieren, ist die Laparoskopie. Bei akutem Abdomen und sehr ausgeprägter Schocksymptomatik wird eine Laparotomie vorgezogen.

Differentialdiagnose

Wichtige Differentialdiagnosen sind: akute Appendizitis (s. S. 116), Adnexitis (s. S. 42), stielgedrehte Ovarialzyste (s. S. 58), uteriner Abort (s. S. 126), Pyelonephritis, Nierensteine, Zystitis (Ausschluss durch Urinsedimentuntersuchung), entzündliche Darmerkrankungen (M. Crohn, Colitis ulcerosa) und Endometriose (s. S. 54).

> Eine Appendizitis oder Zystenstieldrehung kann auch in der Schwangerschaft auftreten! Der β-HCG-Spiegel ist deshalb nicht zur Differentialdiagnose geeignet!

Therapie

Glücklicherweise werden in Deutschland EUGs meist diagnostiziert, bevor eine Tubarruptur eingetreten ist. Hat die Patientin leichte bis mittelstarke Beschwerden, wird eine Laparoskopie durchgeführt. Asymptomatische Patientinnen können auch medikamentös behandelt werden. Heutzutage wird eine Laparotomie sehr selten notwendig, um die Blutung zu stillen.

Laparoskopische Verfahren

Im Rahmen der Salpingotomie wird das Schwangerschaftsgewebe möglichst schonend aus der Tube entfernt. Zu diesem Zweck wird die Tube längs eröffnet

und das Gewebe entweder mit Wasser herausgespült oder -gesaugt. Das Vernähen der Tube ist nur bei Blutungen nötig. Die Salpingotomie ist mit einer erhöhten Rezidivrate (~15%) behaftet, da der Eingriff zu Verwachsungen führen kann. Es ist sorgfältig darauf zu achten, kein Schwangerschaftsgewebe übrig zu lassen oder im Bauchraum zu verteilen, da sich dieses wieder ansiedeln könnte, was immerhin in ca. 5% der Fälle auftritt!

Wird die Tube in toto entfernt, nennt man das Salpingektomie. Dies ist bei abgeschlossener Familienplanung, sehr ausgedehntem Befund und bei starken Blutungen sinnvoll.

Medikamentöse Therapie

In frühen, symptomlosen Stadien wird das Absterben des Schwangerschaftsproduktes medikamentös induziert. Das Gewebe wird anschließend resorbiert. Prostaglandin $F_{2\alpha}$, Methotrexat oder hyperosmolare Glukoselösung werden laparoskopisch direkt in die Frucht injiziert, oder Methotrexat wird systemisch verabreicht (i. v. oder i. m.). Wird ohnehin eine diagnostische Laparoskopie

durchgeführt, ist die erste Methode vorzuziehen, da sie insgesamt nebenwirkungsärmer für die Mutter ist. Die systemische Applikation ist geeignet, wenn die Diagnose durch nichtinvasive Verfahren ausreichend gesichert werden konnte.

Gegenüber den operativen Verfahren hat die medikamentöse Therapie insgesamt eine geringere Rezidivrate. Sie ist jedoch mit größerer Unsicherheit behaftet. Eine motivierte Patientin, die regelmäßige Nachkontrollen wahrnimmt, ist unabdingbare Voraussetzung! In etwa 15% der Fälle wird eine Nachoperation notwendig.

Weiteres Vorgehen

Der β-HCG-Spiegel wird so lange beobachtet, bis er unter die Nachweisgrenze fällt. Ist dies nicht der Fall, ist nach EUG-Resten zu suchen. Rhesus-negativen Frauen wird eine Rhesusprophylaxe (s. S. 112) verabreicht.

> Unabhängig davon, welche Therapiemöglichkeit gewählt wird, muss der β-HCG-Spiegel beobachtet werden, bis er unter die Nachweisgrenze fällt!

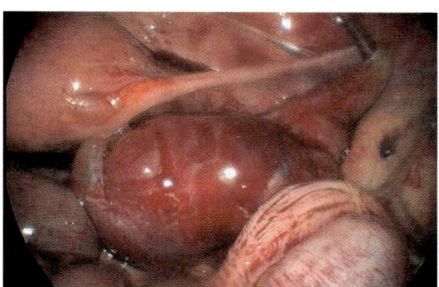

Abb. 2: Ampulläre Tubargravidität. Intraoperativer Situs bei Laparoskopie. [22]

Zusammenfassung

✖ Eine EUG entsteht bei Störungen des normalen Transportprozesses der Frucht zum Cavum uteri.

✖ 99% aller EUGs sind in den Tuben lokalisiert.

✖ Die Symptome reichen von leichten Unterbauchbeschwerden bis zum akuten Abdomen nach kurzfristiger sekundärer Amenorrhö (6 – 8 Wochen).

✖ Die Diagnose wird durch Ultraschall, β-HCG-Test und Laparoskopie gestellt.

✖ Die Laparotomie wird bei akutem Abdomen mit Schocksymptomatik den laparoskopischen Verfahren vorgezogen. Medikamente werden nur bei beschwerdefreien Patientinnen eingesetzt.

Fehlgeburt (Abort)

Von einer Fehlgeburt (Abort) spricht man, wenn die Fruchtanlage vor der 24. SSW ausgestoßen wird. Man unterscheidet „natürliche" Ursachen (Spontanabort) und künstliche Ursachen (artifizieller Abort, ▌Tab. 1). Nach der 24. SSW bzw. bei einem Gewicht > 500 g spricht man von einer Früh- oder Totgeburt.

Etwa 50% aller Aborte treten in den ersten 12 SSW auf und werden als Frühabort bezeichnet. Sie sind meistens auf chromosomale Störungen (s. S. 96) der Frucht zurückzuführen. Aborte treten in etwa $1/4$ aller Schwangerschaften auf.

Mütterliche Ursachen	Genitalfehlbildungen, Zervixinsuffizienz, Infektionen, Diabetes, Hypothyreose, Gelbkörperinsuffizienz, Traumen, Anämie, Intoxikationen, Blutgruppeninkompatibilität u.v.a.
Fetoplazentare Ursachen	Chromosomenaberrationen (50–70% aller Aborte!) Trophoblastenanomalien Nidationsstörungen
Spermatogene Ursachen	Genetische oder strukturelle Anomalien
Artifizielle Ursachen	Medikamente, Strahlen, Impfungen

▌Tab. 1: Mögliche Ursachen eines Abortes.

Formen

Drohender Abort

Der drohende Abort **(Abortus imminens)** ist gekennzeichnet durch vaginale Blutungen bei geschlossenem Zervikalkanal, vitaler Frucht und fehlenden Infektanzeichen.

Therapie: Die Schwangere sollte Bettruhe einhalten. Bei starken Blutungen oder sonographisch nachweisbaren retroplazentaren Hämatomen oder anderen Lösungszeichen der Plazenta wird sie stationär aufgenommen. Ab 23.–24. SSW werden Magnesium und tokolytische Medikamente (s. S. 118) verabreicht. Ggf. wird die Ursache bekämpft (z. B. Gestagensubstitution bei Gelbkörperinsuffizienz).

Beginnender und abgelaufener Abort

Ist das Abortgeschehen nicht mehr aufhaltbar, spricht man von **Abortus incipiens**, dem beginnenden Abort. Dies ist der Fall, wenn die Frucht bereits abgestorben ist (keine Herzaktion nachweisbar) und/oder der Zervikalkanal für einen Finger durchgängig geworden ist. Die Frauen verspüren wehenähnliche Unterbauchschmerzen.

Klinik und Diagnostik: Hat ein Abort bereits stattgefunden, wird über stattgehabte starke vaginale Blutungen und wehenartige Unterbauchschmerzen berichtet. Diese Symptome gehen zurück, sobald das Schwangerschaftsgewebe ausgestoßen ist. Bei der Untersuchung findet man das Material in der eröffneten Zervix oder der Scheide, oder die Patientinnen berichten, dass sie dessen Abgang beobachtet haben. Es kommt jedoch vor, dass das Gewebe abgeht, ohne dass die Schwangere dies bemerkt. Im Cavum uteri ist sonographisch keine Fruchtanlage nachweisbar, und der β-HCG-Spiegel sinkt während der folgenden Tage. Differentialdiagnostisch muss an eine EUG gedacht werden.

Bis zur 24. SSW ist davon auszugehen, dass sich die unreife Plazenta nicht vollständig gelöst hat **(Abortus incompletus).** Die Praxis hat jedoch gezeigt, dass sehr frühe Aborte oft komplett ablaufen können und eine Abrasio nicht nötig ist. Es wird sonographisch das Kavum überprüft sowie der HCG-Titer bestimmt.

Missed abortion

Der verhaltene Abort ist in der Regel symptomlos. Die Frucht ist abgestorben, bleibt aber im Uterus. Oft wird ein solcher Abort erst in den Routineuntersuchungen festgestellt. Sonographisch zeigt sich eine für das Schwangerschaftsalter kleine Fruchtanlage ohne Vitalitätszeichen, der Zervikalkanal ist jedoch geschlossen. Man spricht von einem **Dead-Fetus-Syndrom,** wenn sich nach Einschwemmung thromboplastinhaltigen Materials aus der toten Frucht in den mütterlichen Kreislauf eine disseminierte intravasale Gerinnung (DIC) entwickelt. Dies kann auftreten, wenn der tote Fetus mehr als 5 Wochen im Uterus verbleibt.

Abortus febrilis

Ein Abort kann durch Fieber bis hin zur Sepsis kompliziert werden. Der Abortus febrilis wird meist durch Infektion des Endometriums und der Fruchthöhle ausgelöst. Typische Erreger sind Staphylokokken, Streptokokken, E. coli und Clostridien. Häufig sind solche Infektionen nach unprofessionellen Schwangerschaftsabbrüchen (bzw. Versuchen), also hauptsächlich in Ländern, in denen Schwangerschaftsabbrüche nicht toleriert werden. Man unterscheidet:

▶ **Febriler Abort** (Temperatur < 39°C) mit Schüttelfrost, Unterbauchmerzen und Portioschiebeschmerz

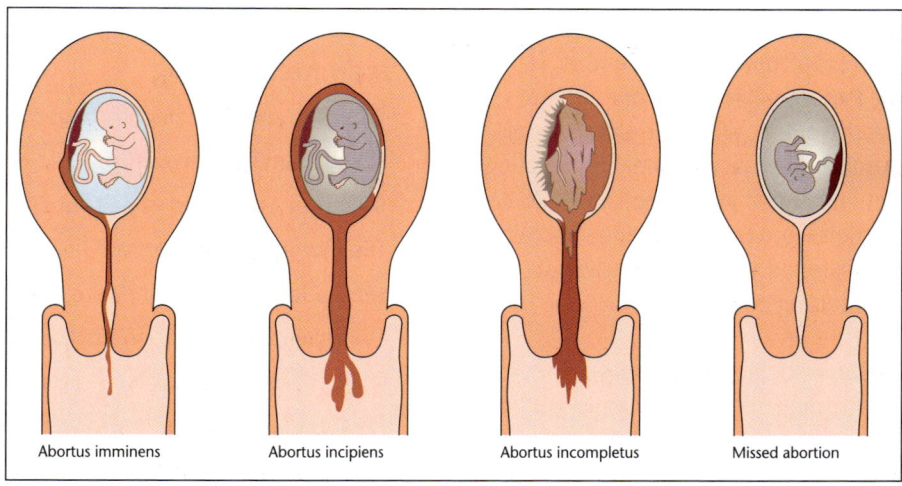

Abortus imminens — Abortus incipiens — Abortus incompletus — Missed abortion

▌Abb. 1: Abortformen. [7]

▶ **Septischer Abort** (Temperatur > 39°C) mit eitrigem Fluor und/oder Fruchtwasser, schwerem Krankheitsbild, evtl. DIC durch Endotoxine, evtl. Peritonitis

> Die Mortalität des septischen Aborts beträgt 50 – 80%!

Therapie: Die Behandlung der Infektion steht an erster Stelle. Hochpotente Antibiotika und Volumensubstitution stehen im Vordergrund. Die Vitalparameter, der Wasser- und Elektrolythaushalt und das Gerinnungssystem werden engmaschig überwacht. Ist der Zustand der Patientin stabilisiert, wird eine Kürettage durchgeführt.

Habitueller Abort

Treten in Folge drei oder mehr Aborte auf, spricht man von habituellem Abort.
Die genauen Ursachen können nur selten festgestellt werden. Es wird eine multifaktorielle Ätiologie angenommen. Frühaborte werden meist durch Chromosomen- oder Trophoblastenstörungen verursacht, Spätaborte durch funktionelle und/oder anatomische Störungen, sehr oft auch durch Infektionen (s. S. 102 und 104) oder unerkannte Blutgruppeninkompatibilitäten (s. S. 112).
Therapie: Können Ursachen festgestellt werden, so werden diese – wenn möglich – behandelt. Therapeutisch werden Progesteronzäpfchen, Magnesium und Immunglobulininfusionen eingesetzt. Die Wirksamkeit dieser Maßnahmen ist nicht bewiesen, jedoch helfen sie sehr oft. Dies kann auch auf eine Art Plazeboeffekt zurückzuführen sein. Weitere Maßnahmen können sein:

▶ Prophylaktische Cerclage: Die Cerclage wird normalerweise im höheren Schwangerschaftsalter zur Prophylaxe einer Frühgeburt durchgeführt. Die Zervix wird mechanisch verengt, der Muttermund ist aber nicht vollständig verschlossen. Kein Schutz gegen Infektionen! Ihre Wirksamkeit ist umstritten.

▶ Totaler Muttermundsverschluss: Eine Indikation für dieses Verfahren sind rezidivierende Spätaborte nach Infektionen. In Kurznarkose oder PDA wird der Muttermund zugenäht. Die Aszension von Keimen wird durch den kompletten Verschluss verhindert. Einsatz v. a. in der 14. – 18. SSW

Habituelle Aborte sind sehr belastend für die Patientin, ihren Partner und das gesamte Umfeld. Leider kann nur sehr selten Abhilfe geschaffen werden. Gemeinsam mit der Patientin sollte eine „Deadline" festgelegt werden. Ab einer gewissen Anzahl von Aborten sollte von weiteren Schwangerschaften abgesehen werden. Evtl. kommt für das Paar eine Adoption in Frage.

Instrumentelle Kürettage

Die instrumentelle Kürettage dient der Entfernung des (restlichen) Schwangerschaftsgewebes aus dem Uterus.

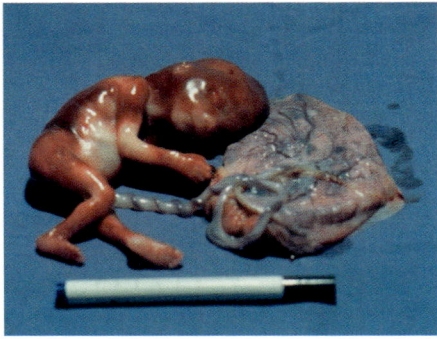

Ist die Zervix noch nicht ausreichend eröffnet, wird die Dilatation des Zervikalkanals durch Prostaglandinzäpfchen erleichtert. Ist der Fetus noch nicht ausgestoßen (z. B. bei missed abortion), wird nach der 12. SSW die Ausstoßung durch weitere Prostaglandinapplikation gefördert und erst anschließend kürettiert. Die Kürettage selbst wird in Narkose durchgeführt (Periduralanästhesie oder Vollnarkose), während der Austreibungsphase ist jedoch auf ausreichende Schmerzbekämpfung zu achten. Die Schwangeren werden in der Regel im Kreißsaal von einer Hebamme betreut. Bei eröffnetem Muttermund kann die Uteruskontraktion durch Oxytocin unterstützt werden. Dies wird auch bei „einfachen" Kürettagen perioperativ angewendet.

> Bei allen Rhesus-negativen Frauen muss anschließend eine Rhesusprophylaxe durchgeführt werden.

■ Abb. 2: Abort in der 16. SSW: Der Stift ist 14 cm lang. [5]

Zusammenfassung

✖ Als Abort wird eine Beendigung der Schwangerschaft vor der 24. SSW, bzw. eine Geburt unterhalb eines Gewichtes von 500 g bezeichnet.

✖ Frühaborte (< 12. SSW) sind häufiger als Spätaborte und resultieren oft aus fetalen Chromosomenaberrationen.

✖ Bei drohendem Abort steht die Beseitigung der Ursache im Vordergrund. Bettruhe ist indiziert.

✖ Nach einem Abort wird eine instrumentelle Kürettage durchgeführt, um Reste des Schwangerschaftsmaterials zu entfernen. Der Uterus ist aufgelockert und kann dabei leicht perforiert werden.

✖ Vor der Kürettage wird die Austreibung der Frucht (> 12. SSW) angestrebt. Hierzu werden lokal Prostaglandine verabreicht.

Geburtsrelevante Grundlagen

Die Spontangeburt ist ein Prozess, in dessen Verlauf uterine Kontraktionen (Wehen) die Zervix dilettieren und das Kind durch den Geburtskanal treiben, bis es den Mutterleib verlässt.

Der Geburtskanal

Der Geburtskanal besteht aus dem kleinem Becken und dem Weichteilkanal. Das Kind wird mittels der Geburtskräfte (Wehen) durch den Geburtskanal gepresst.

Das knöcherne Becken
Das knöcherne Becken wird in drei Ebenen unterteilt:

▶ **Beckeneingangsebene (BE):** Zwischen Symphyse und Promontorium liegt der querovale Beckeneingang. Der kleinste Durchmesser der BE beträgt ~12 cm (Conjugata vera obstetrica), den größten Durchmesser nennt man Diameter transversalis (~13 cm). Die beiden schrägen Durchmesser betragen etwa 12 cm (Diameter obliqua I + II). Die Beckeneingangsebene endet auf Höhe der Linea terminalis.
▶ **Beckenmitte (BM):** Die Beckenhöhle ist nahezu rund. Vorn liegt die Symphyse, hinten das Steißbein, und an den Seiten liegen die Spinae ischiadicae. Der Durchmesser beträgt etwa 11–12 cm. Im Bereich der Spinae verengt sich die Beckenhöhle (Beckenenge) auf ca. 10,5 cm.
▶ **Beckenausgangsebene (BAE):** Die Beckenausgangsebene wird seitlich durch die Levatorschenkel begrenzt. Unter der Geburt erweitert sich ihr Längsdurchmesser von 9 cm auf ca. 11–12 cm durch Umklappen des Steißbeins nach dorsal.

Der Weichteilkanal
Der Weichteilkanal besteht aus dem unteren Uterinsegment, Zervix, Vagina und Beckenboden. Die sog. Führungslinie verbindet die Mittelpunkte aller Beckenmaße und beschreibt den Geburtsweg des Kindes. Sie verläuft bis zur Beckenenge gerade und dann gebogen um die Symphyse.
Sowohl der Kopf als auch der Schultergürtel des Kindes sind oval geformt,

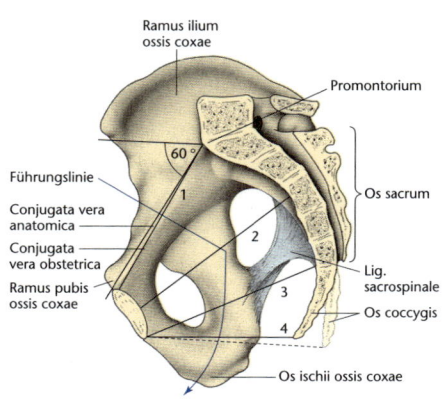

▌Abb. 1: Die Beckenebenen: 1 = Beckeneingang, 2 = Beckenmitte, 3 = Beckenenge, 4 = Beckenausgang. [7]

jedoch im rechten Winkel zueinander. Um den querovalen Eingang und später den längsovalen Beckenausgang passieren zu können, dreht sich das Kind zweimal passiv während der Geburt. An der kleinsten Stelle beträgt der kindliche Kopfdurchmesser etwa 9,5 cm, an der größten 13,5 cm. Bei der normalen Geburt geht der kleinste Durchmesser, das Hinterhaupt, voran.

Geburtskräfte (Wehen)

Es werden folgende Wehenformen unterschieden:

▶ **Schwangerschaftswehen:** Als Alvarez-Wellen werden lokale Kontraktionen hoher Frequenz und niedriger Intensität (10–15 mmHg) bezeichnet. Braxton-Hicks-Kontraktionen treten in unregelmäßigen Abständen in etwas höherer Intensität auf (▌Abb. 3). Sie nehmen gegen Ende der Schwangerschaft zu.
▶ **Senkwehen:** unregelmäßige Wehen 3–4 Wochen vor der Geburt, die das Eintreten des Kindskopfes in das Becken verursachen
▶ **Vorwehen:** Sie treten in den letzten Tagen vor der Geburt auf. Vorwehen dienen der richtigen Einstellung des Kindskopfes im Becken. Sie können bis zu 6- bis 12-mal pro Stunde auftreten und sehr schmerzhaft sein!
▶ **Eröffnungswehen:** regelmäßige zervixwirksame Wehen. Anfangs treten sie etwa alle 10 Min. auf, später alle 2–3 Min. Der Druck beträgt etwa 40–50 mmHg
▶ **Austreibungswehen:** regelmäßige (alle 2–3 Min.), kräftige Wehen

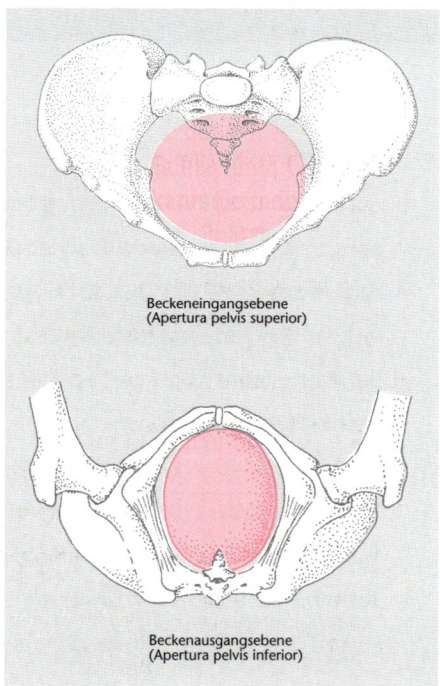

Beckeneingangsebene
(Apertura pelvis superior)

Beckenausgangsebene
(Apertura pelvis inferior)

▌Abb. 2: Querovaler Beckeneingang (oben), längsovaler Beckenausgang (unten). [5]

(~60 mmHg) nach Eröffnung des Muttermundes. Stärke und Häufigkeit dieser Wehen nehmen im Verlauf zu.

▶ **Presswehen:** Werden die Austreibungswehen durch aktives Pressen der Gebärenden unterstützt, bezeichnet man dies als Presswehen. Sie erreichen bis zu 200 mmHg.

▶ **Nachgeburtswehen:** Sie dienen der Austreibung der Plazenta.

▶ **Nachwehen:** Lokale Kontraktionen des Uterus helfen, die Blutungen zu stillen. Sie können besonders nach der Geburt des zweiten Kindes sehr schmerzhaft sein.

Die einzelne Wehe unterteilt man in eine Anstiegsphase, einen Höhepunkt und eine langsame Abstiegsphase. Insgesamt dauert sie physiologischerweise zwischen 30 und 60 Sek., max. jedoch 90 Sek. Die Kontraktionen entstehen am Fundus, meist in einer Tubenecke. Man unterscheidet den aktiven Uterusteil, der sich kontrahiert, und den passiven Uterusteil (unteres Segment und Zervix). Auf diesen wird durch die Kontraktion Zug ausgeübt, so dass sich der Zervixkanal eröffnet. Am Übergang zwischen diesen Uterusteilen kann man einen Kontraktionsring – die Brandl-Furche – abdominal ertasten.

Echte Wehenschwäche

Wenn die Wehen zu selten (< 3/10 Min.), zu schwach (< 60 mmHg) und/oder zu kurz (< 30 Sek.) sind, können sie keinen Geburtsfortschritt bewirken. Man unterscheidet die **primäre Wehenschwäche**, bei der die Wehen von Anfang an unzureichend sind, und die **sekundäre Wehenschwäche**, bei der nach erst guter Wehentätigkeit diese abnimmt. Mögliche Ursachen zeigt ▌Tab. 1.
Bei primärer Wehenschwäche sollte ein Missverhältnis zwischen dem Kind und dem Geburtskanal (s. S. 138) ausgeschlossen werden.

Therapie

Konservative Maßnahmen beinhalten die Kontrolle der Blasenfüllung (ggf. Katheter). Ein warmes Bad und/oder ein Einlauf können die (primäre) We-

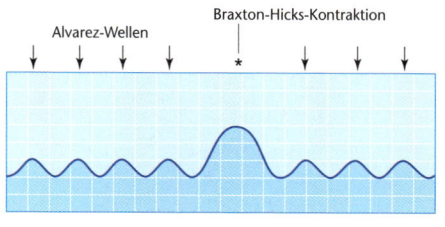

▌Abb. 3: Alvarez-Wellen und Braxton-Hicks-Kontraktionen im CTG. [7]

hentätigkeit anregen. Bei Erschöpfung der Gebärenden hilft eine Glukoseinfusion (5%).
Hilft dies nicht weiter, wird ein Oxytocintropf angelegt (6 IE auf 500 ml Elektrolytlösung). Zu Beginn mit einer Menge von 10 ml/h, die etwa alle 10–20 Min. unter CTG-Kontrolle gesteigert wird. Kontraindikationen sind ein pathologisches CTG, Missverhältnis und geburtsunmögliche Lagen.

Hypertone Wehenschwäche

Dabei sind Frequenz, Dauer und Stärke der Wehen normal und der Basaltonus erhöht, die Wehentätigkeit ist jedoch durch unkoordinierte Wehen uneffektiv.

Durch den erhöhten Basaltonus kann es zu Minderversorgung des Kindes kommen.

Therapie

Der erhöhte Basaltonus kann durch Kurzzeittokolyse gesenkt werden. Wehenfördernde Mittel (Oxytocin) können nach Senkung des Basaltonus eingesetzt werden. Analgetika und ggf. eine Periduralanästhesie (s. S. 152) werden je nach Bedarf großzügig eingesetzt.

Wehensturm (hyperaktive Wehentätigkeit)

Die Wehen sind zu stark (> 80–90 mmHg) und/oder zu häufig (> 4–5/10 min). Der Wehensturm kann durch Überdosierung von Wehenmitteln, zu hohe endogene Oxytocinproduktion oder geburtsmechanische Probleme entstehen. Bei mechanischen Ursachen droht eine Uterusruptur! Niedrigdosierte Tokolytika werden ggf. mit Oxytocin kombiniert infundiert. Dies führt meist zu eine Senkung der Frequenz bei guter Wehenstärke.

Primäre Wehenschwäche	Sekundäre Wehenschwäche
Medikamente (Narkotika, Sedativa)	Erschöpfung
Volle Harnblase	Volle Harnblase
Wehenbildungsstörungen	Überdehnung
Überdehnung des Uterus (Mehrlinge, großes Kind etc.)	
Physiologisch ist eine kurze Wehenschwäche nach dem Blasensprung und nach einer Periduralanästhesie	

▌Tab. 1: Mögliche Ursachen einer echten Wehenschwäche.

Zusammenfassung

✖ Der Geburtskanal besteht aus dem knöchernem Becken und dem Weichteilkanal aus Vagina und Beckenboden.

✖ Das knöcherne Becken wird in drei Ebenen unterteilt: Eingangsebene, Mittelebene und Ausgangsebene.

✖ Der Eingang zur Beckeneingangsebene ist queroval, die Beckenmitte rund und der Beckenausgang längsoval.

✖ Die Wehen sind synchronisierte Kontraktionen des Myometriums, die den Muttermund eröffnen und die Frucht aus dem Leib herauspressen.

✖ Man unterscheidet nach Form und Funktion verschiedene Wehenarten, außerdem die Wehenschwäche (nicht funktionelle Wehen) und den Wehensturm.

Die regelhafte Geburt

Man spricht von einer regelhaften Geburt, wenn ein reifes, normgewichtiges Kind (2.500 – 4.000 g) zwischen der vollendeten 37. – 42. SSW aus vorderer Hinterhauptslage spontan geboren wird. Das Kind liegt entweder mit dem Rücken nach links (1. Lage) oder nach rechts (2. Lage), s. a. S. 140.

Geburtsbereitschaft

Klassisches Zeichen für die bevorstehende Geburt ist der Abgang eines meist blutigen Schleimpfropfes, der während der Schwangerschaft die Zervix abdichtet. Dies wird Zeichnen genannt. Weitere Zeichen sind Wehen und der Abgang von Fruchtwasser. Die **Geburtsreife** wird durch folgende Parameter beurteilt:

▶ **Senkung des Fundus:** In den letzten 3 – 4 Wochen vor der Geburt verkleinert sich der Symphysen-Fundus-Abstand durch das Eintreten des Kindes in das Becken.

▶ **Eintritt des Kopfes in das Becken:** Der Kopf des Kindes tritt bei Erstgebärenden etwa in der 37. SSW in das Becken ein, bei Mehrgebärenden ist es aber nicht ungewöhnlich, wenn der Kopf am Termin noch über dem Becken steht.

▶ **Vorwehen und Senkwehen** (s. S. 128)

▶ **Bishop-Score:** Zervixbeschaffenheit, Muttermundsweite und Höhe des vorangehenden Kindsteils (VT) ergeben einen Punktewert (▮Tab. 1). Eine Punktzahl > 7 spricht für Geburtsbereitschaft. Der Bishop-Score kann auch zur Frühgeburtsrisikoabschätzung herangezogen werden, mehr als 3 Punkte sprechen dann für Frühgeburtsbestrebungen.

Geburtsverlauf

Aus dorsoanteriorer Hinterhauptslage (im Bild mit dem Rücken nach rechts = II. Schädellage) tritt der kindliche Kopf in den letzten Wochen vor der Geburt in das Becken ein. Nach Eintritt in das Becken ist vaginal die Pfeilnaht (Sutura sagittalis) des Kopfes mit großer und kleiner Fontanelle tastbar, da der Kopf noch nicht gebeugt ist (▮Abb. 1a).

Befunde	0 Punkte	1 Punkt	2 Punkte	3 Punkte
Portiostand	Sakral	Mediosakral	Zentriert, in der Führungslinie	
Portiolänge	2 cm	1 cm	$1/2$ cm	Verstrichen
Portiokonsistenz	Derb	Mittel	Weich	
Muttermundsweite	Geschlossen	1 cm	2 cm	3 cm
Leitstelle des VT	2 cm über der Interspinalebene	1 cm über der Interspinalebene	1 – 2 cm unter der Interspinalebene	

▮ Tab. 1: Bishop-Score (Zervixscore).

Die Geburt beginnt mit dem Einsetzen regelmäßiger zervixwirksamer Wehen bzw. dem Blasensprung. In der Regel dauert sie bei Erstgebärenden 12 h, bei Mehrgebärenden kürzer (8 h). Sie wird klinisch in drei Phasen unterteilt, die Eröffnungsphase, Austreibungsphase und Nachgeburtsperiode.

Die Eröffnungsphase

Die Eröffnungsphase ist definiert von Beginn der Geburt bis zur vollständigen Muttermundsöffnung (~10 cm). Bei Mehrgebärenden geht dies etwas schneller (3 – 7 h) als bei Erstgebärenden (6 – 9 h). Wichtiger als die absolute Dauer ist der kontinuierliche Fortschritt der Geburt. Der Muttermund sollte sich jede Stunde um ca. 1 cm öffnen. Durch das Tiefertreten der Frucht spannen sich die Eihäute, bis es zum Blasensprung kommt. Man spricht von einem rechtzeitigen Blasensprung, wenn dieser am Ende der Eröffnungsphase erfolgt (bei 2/3 der Gebärenden).

Mit Eintritt der Wehen zieht der Fetus das Kinn an die Brust (Flexion), damit

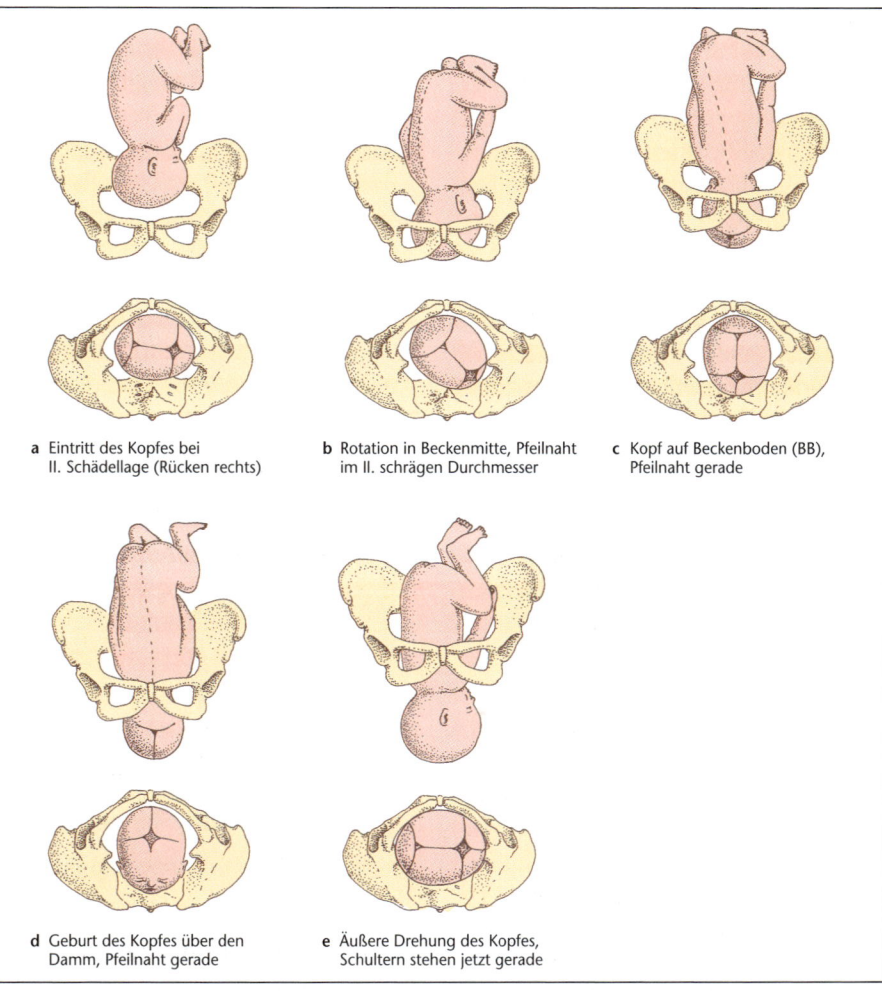

a Eintritt des Kopfes bei II. Schädellage (Rücken rechts)

b Rotation in Beckenmitte, Pfeilnaht im II. schrägen Durchmesser

c Kopf auf Beckenboden (BB), Pfeilnaht gerade

d Geburt des Kopfes über den Damm, Pfeilnaht gerade

e Äußere Drehung des Kopfes, Schultern stehen jetzt gerade

▮ Abb. 1: Geburtsmechanik der Spontangeburt aus dorsoanteriorer Hinterhauptslage: jeweils unterhalb „aus der Sicht des Geburtshelfers". Beschreibung s. Text! [7]

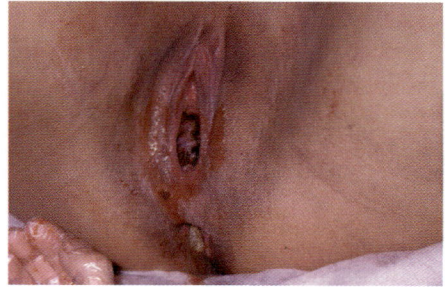

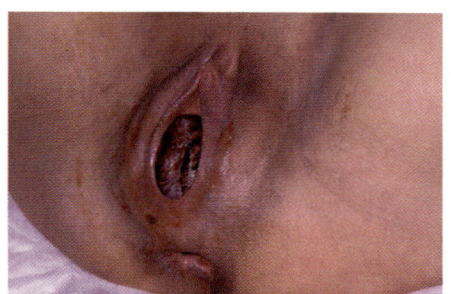

Abb. 2: Beginn der aktiven Pressperiode bei auf dem Beckenboden sichtbarem Kopf (oben) und Einschneiden des Kopfes während einer Wehe (unten). [7]

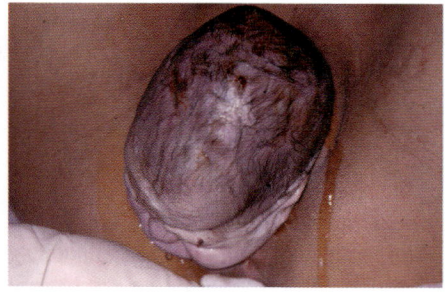

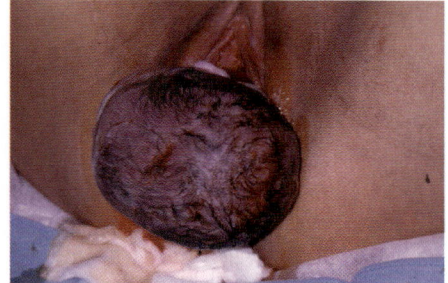

Abb. 3: Geburt des Kopfes durch Deflexion (oben) und anschließend äußere Rotation (unten). [21]

sein Hinterhaupt in Führung tritt. Die große Fontanelle ist nicht mehr tastbar, die kleine gelangt in die Führungslinie. In der Beckenhöhle beginnt sich das Kind mit dem Gesicht nach hinten zu drehen, damit die Schultern den Beckeneingang passieren können (innere Drehung, Abb. 1b).

Austreibungsphase

Diese Phase ist definiert von der vollständigen Muttermundsöffnung bis zur Geburt des Kindes. Sie dauert ca. 1 h, bei Mehrgebärenden kürzer.
In der **passiven Phase** wird die Rotation des Kopfes im Becken vollendet; der Kopf kommt auf dem Beckenboden zu liegen. Von außen sichtbar wölbt sich der Beckenboden, und die Analöffnung ist weit gestellt (Abb. 1c).
Ist der Muttermund vollständig eröffnet und der Kopf des Kindes auf dem Beckenboden angelangt sowie die Pfeilnaht ausrotiert, kann mit dem aktiven Pressen begonnen werden (**Press-**

periode). Frühere aktive Beteiligung der Mutter behindert die Rotation im Becken und erschöpft die Mutter unnötig. Wird der Kopf während einer Wehe sichtbar, bezeichnet man dies als Einschneiden, ist er auch außerhalb der Wehe sichtbar, als Durchschneiden. Um den Damm vor dem Einreißen zu schüt-

zen (Dammschutz), übt die Hebamme leichten Druck auf den Damm aus. Gleichzeitig verhindert sie das zu schnelle Durchtreten des Kopfes durch leichten Druck auf diesen mit der anderen Hand. Durch eine Streckung (Deflexion) des Kopfes um die Symphyse herum wird der Kopf geboren (Abb. 1d). Das Kind vollzieht nun eine weitere Drehung (äußere Drehung, Abb. 1e), damit auch die Schultern geboren werden können.
Die Pressperiode ist für Mutter und Kind sehr belastend. Als Richtwert sind 7–10 Presswehen über ~20 Min. anzusehen. Überschreitet die Pressperiode diese Zeit, sind – je nach CTG und Zustand der Mutter – geburtserleichternde Maßnahmen einzusetzen.

Nachgeburtsperiode

Die Nachgeburtsperiode dauert etwa 10–20 Min. von der Abnabelung des Kindes bis zur Plazentalösung. Ein Blutverlust von ca. 300 ml ist physiologisch. Die Nabelschnur wird erst dann durchtrennt, wenn keine Pulsation mehr tastbar ist – in der Regel nach 2–3 Minuten, wenn es dem Kind gut geht.

Intrapartale Überwachung des Fetus

Unter der Geburt wird der Fetus überwacht, um frühzeitig Beeinträchtigungen seines Wohlbefindens festzustellen. Insbesondere in der Austreibungsperiode, aber auch kurz nach dem Blasensprung und in der Eröffnungsphase können Gefährdungen auftreten.

Amnioskopie

Als Amnioskopie wird die direkte Betrachtung des Fruchtwassers bei intakter Fruchtblase durch den geöffneten Muttermund bezeichnet.
Normalerweise ist das Fruchtwasser klar bis milchig, evtl. mit Vernixflocken. Jede Verfärbung deutet auf pathologische Veränderungen hin:

▶ **Grünverfärbung:** Abgang von Mekonium (fetaler Darminhalt) ist ein Zeichen eines fetalen Sauerstoffmangels.
▶ **Gelbfärbung:** z. B. Amnioninfektionssyndrom, Rhesusinkompatibilität
▶ **Rötlich/bräunliche Färbung (fleischfarben):** bei abgestorbenem Fetus

Mekoniumhaltiges Fruchtwasser kann bei Aspiration durch das Neugeborene zur Lungenentzündung führen, daher werden Neugeborene mit grünem Fruchtwasser nach der Geburt umgehend abgesaugt. Etwa 80 % der Feten mit grünem Fruchtwasser leiden jedoch nicht unter Hypoxie. Der Aussagewert der Amnioskopie in Bezug auf die intrauterine Gefährdung ist daher fraglich. Neuere Methoden (CTG, Doppler-Sonographie) erlauben meist bessere Diagnostik. Die Amnioskopie ist jedoch billig, risikoarm und leicht durchführbar, so dass sie in Einzelfällen durchaus sinnvoll ist.

Fetalblutanalyse (FBA)

Die Fetalblutanalyse wird oft auch als Mikroblutanalyse (MBA) bezeichnet. Eine fetale Blutprobe wird intrapartal aus der Kopfschwarte des Fetus entnommen und kann unmittelbar untersucht werden (fetale Blutgasbestimmung, pH-Bestimmung). Die Untersuchung ist nur nach dem Blasensprung möglich. Indikationen sind in erster Linie Hinweise auf fetalen Sauerstoffmangel im CTG.

Hinweise auf eine fetale Hypoxie im CTG:
Bradykardie < 100 und anhaltende späte oder variable Dezelerationen. Eine Fetalblutgasanalyse sollte durchgeführt werden!

Die fetalen Blutgaswerte variieren zwischen Wehe und Wehenpause. Bei einem pH < 7,20 in der Wehenpause muss umgehend entbunden werden! Fruchtwasserbeimengungen können das Ergebnis verfälschen. Kontraindiziert ist die FBA bei mütterlicher Hepatitis-C- oder HIV-Infektion.

Kardiotokographie (CTG)

Im Rahmen der Kardiotokographie werden die Wehentätigkeit (Tokographie) und die fetale Herzfrequenz (Kardiographie) simultan durch Ableitung von der mütterlichen Bauchdecke erfasst. Das CTG ist die wichtigste Überwachungsmethode während der Geburt. Es wird bei einem Papiervorschub von 1 cm/min über mindestens 30 Min. abgeleitet.

Anwendung

Die prognostische Auswertung des CTG bereitet in der Praxis oft Schwierigkeiten und bedarf großer Erfahrung. CTG-Veränderungen müssen immer in Zusammenhang mit der klinischen Gesamtsituation bewertet werden. Antepartale CTG-Registrierungen erlauben ab der 28. SSW in Kombination mit Sonographie und Doppler-Sonographie eine Beurteilung der fetalen Gefährdung bei chronischer Sauerstoffminderversorgung (Plazentainsuffizienz).

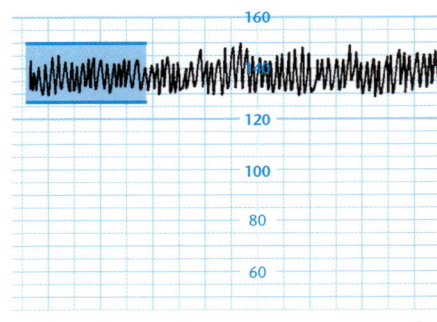

a

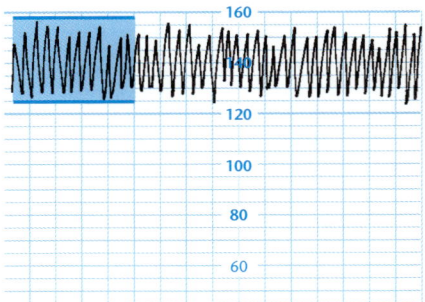

b

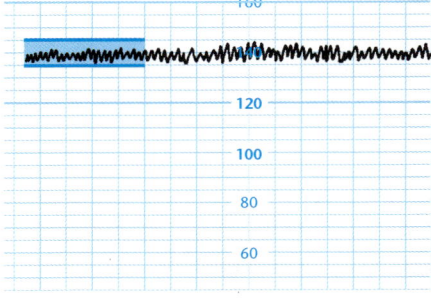

c

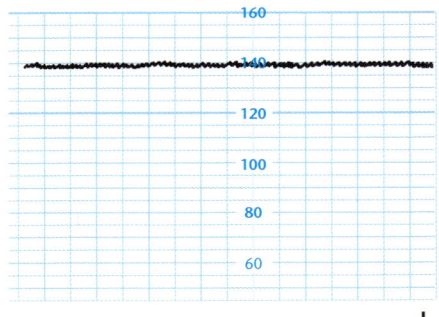

d

◾ Abb. 1: Oszillationsamplituden im CTG: Normalbefund (a), Typ 3 (b), Typ 1 (c) und Typ 0 (d). [8]

◾ Tab. 1: CTG-Score nach Fischer:
8 – 10 Punkte = unbeeinträchtigter Fetus;
5 – 7 Punkte = suspekt, genau beobachten;
≤ 4 Punkte = unmittelbare Bedrohung des Fetus. Registrierung über mindestens 30 Min.

Kriterien	0 Punkte	1 Punkt	2 Punkte
Basalfrequenz (Spm)	< 100 oder > 180	100 – 120 oder 160 – 180	120 – 150
Amplitude	< 5	5 – 10 oder > 30	10 – 30
Nulldurchgänge/Min. (Oszillationsfrequenz)	< 2	2 – 6	> 6
Akzelerationen	Keine	Periodisch	Sporadisch
Dezelerationen	Späte, variable mit ungünstigen Zusatzkriterien	Variable	Keine, sporadische < 30 s ohne Bezug zur Wehe (sog. Spike)

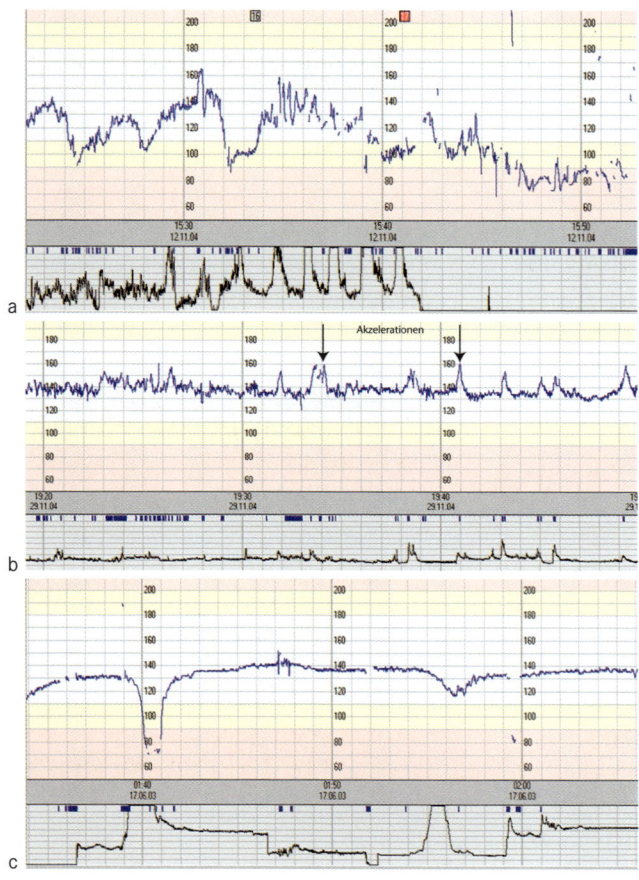

Abb. 2: Verschiedene CTG-Muster: a) fetale Bradykardie nach Uterusruptur, b) normales CTG mit Akzelerationen, c) späte Dezelerationen. [22]

▶ **Typ 2:** Amplitude 10 – 25 Spm; undulatorische Kurve. Der Fetus ist wach und bewegt sich.

▶ **Typ 3:** Amplitude > 25 Spm, saltatorische Kurve. Dies kann Ausdruck einer partiellen Nabelschnurkompression oder eines anderen fetalen Stressors sein.

Die **Oszillationsfrequenz** ist definiert als Anzahl der FHF-Schwankungen (Nulldurchgänge) pro Minute. Normalerweise liegt sie bei 4 – 6/min. 2 oder weniger Schwankungen pro Minute ergeben einen sinusoidalen Kurvenverlauf, der bei kleiner Amplitude (Typ 0) Ausdruck einer hohen fetalen Gefährdung ist.

Kurzfristige Frequenzänderungen

Akzelerationen sind kurze Frequenzanstiege. Sie werden in der Regel durch Bewegungen des Kindes ausgelöst, sind Ausdruck der fetalen Aktivität und signalisieren Wohlbefinden. Fehlen Akzelerationen, schläft der Fetus vermutlich – fehlende Akzelerationen über mehr als 40 Min. sind jedoch suspekt. **Dezelerationen** sind kurzfristige Herzfrequenzabfälle unter die Basalfrequenz. In Abhängigkeit vom zeitlichen Bezug zur Wehe unterscheidet man frühe, späte und variable Dezelerationen.

Standardisierte Auskultation

Eine Alternative zum CTG ist die standardisierte Auskultation der fetalen Herztöne. In der Eröffnungsphase wird die HF alle 15 Min. jeweils nach einer Wehe und in der Eröffnungsphase alle 5 Min. registriert.

Es konnte nicht gezeigt werden, dass eine kontinuierliche CTG-Überwachung eine Verminderung der Rate deprimierter oder zerebralparetischer Kinder ermöglicht. Trotzdem sollte bei Risikogeburten eine kontinuierliche Ableitung erfolgen.

Beurteilung eines CTG

▶ **Wehentätigkeit:** Frequenz und Regelmäßigkeit der Wehen; Dauer der Wehe und der Wehenpause
▶ **Basalfrequenz:** Diese ist der Mittelwert der fetalen Herzfrequenz (FHF) im wehenfreien Intervall. Im Normalfall liegt die Frequenz zwischen 110 und 150 Schlägen pro Minute (Spm).
– > 150 Spm = Tachykardie;
  > 170 Spm = schwere Tachykardie
– < 110 Spm = Bradykardie;
  < 100 Spm = schwere Bradykardie

Oszillationen
Normalerweise schwankt die Herzfrequenz des Fetus (FHF) um eine gedachte Mittellinie. Dies wird als Oszillation bezeichnet. Beurteilungskriterien sind die Oszillationsamplitude und die Oszillationsfrequenz.

Die **Oszillationsamplitude** bezeichnet die Bandbreite der FHF-Schwankungen und wird in Spm angegeben. Beispiel: Eine Amplitude von 15 Spm entspricht FHF-Schwankungen z. B. zwischen 110 Spm und 125 Spm. Es werden nach der Amplitude mehrere Oszillationstypen unterschieden (▮ Abb. 1):

▶ **Typ 0:** Amplitude < 5 Spm, „silente" Kurve. Sie kann Ausdruck einer Hypoxie oder einer medikamentösen Sedierung des Fetus sein.
▶ **Typ 1:** Amplitude 5 Spm – 10 Spm; eingeengt undulatorische Kurve. Der Fetus schläft.

Zusammenfassung

✖ Die Kardiotokographie (CTG) dient der Überwachung der fetalen Herzfrequenz bei gleichzeitiger Wehenregistrierung.

✖ Das CTG ist eine sehr sensitive, risikoarme und einfach zu handhabende Methode zur Überwachung des fetalen Zustandes. Sie ist jedoch auch oft falsch positiv und nicht selten schwer zu beurteilen.

✖ Die fetale Blutgasanalyse gibt bei suspektem CTG schnell und zuverlässig Auskünfte.

✖ Amnioskopien werden heutzutage nur noch selten eingesetzt.

Leitung und Überwachung der Geburt

Betreuung der Gebärenden

Die Geburt eines Kindes ist insbesodere für die Erstgebärende ein einschneidendes Erlebnis. Sie wechselt von der „Kindrolle" in die „Mutterrolle", und die Partnerschaft verändert sich tief greifend. Für ein positives Geburtserlebnis sind die psychologischen Aspekte dieser Ausnahmesituation zu berücksichtigen. Die Schwangere sollte ermutigt werden, frühzeitig Kontakt zu „ihrer Hebamme" aufzunehmen bzw. das Hebammenteam kennen zu lernen. Besichtigungen des Kreißsaales helfen, Ängste abzubauen. Der betreuende Gynäkologe sollte der Schwangeren zusätzlich ein ausführliches Gespräch über den Geburtsablauf und mögliche Komplikationen, Analgesie etc. anbieten.

Unter der Geburt sollte so viel wie möglich auf die Wünsche der Schwangeren eingegangen werden, alle Schritte müssen vorher angekündigt (z. B. „Ich untersuche Sie jetzt vaginal, …") und erklärt werden („… um zu sehen, wie weit Ihr Muttermund ist").

> Für Hebammen und Ärzte im Kreißsaal sind Geburten Alltag. Die Gebärende und ihre Begleitung empfinden jedoch diese Situation als etwas Einmaliges und Besonderes!

Hebammen und Ärzte

In Deutschland darf eine Hebamme selbstständig eine Geburt leiten, ein Arzt jedoch nur gemeinsam mit einer Hebamme. Bei uns ist es üblich, dass ein Arzt im Kreißsaal während der Eröffnungsphase zeitweise und bei der Austreibungsphase vollständig anwesend ist. In anderen Ländern sind Hebammen selbstständiger, und Ärzte werden nur bei Komplikationen hinzugerufen (z. B. Holland oder Neuseeland), oder die Geburt wird im Krankenhaus nur von Ärzten geleitet (z. B. Spanien). Zu alternativen Geburtsansätzen s. a. S. 154. Ultraschalluntersuchungen und die meisten Formen der Geburtserleichterung (PDA, Medikamente) sind Domäne des Arztes. Außerdem muss er bei jeglicher Art von Komplikationen hinzugezogen werden.

Überwachung der Geburtsphasen

Eröffnungsphase

Die meisten Gebärenden stellen sich sehr früh nach Beginn der Wehentätigkeit im Kreißsaal vor. Bei der Aufnahmeuntersuchung wird in erster Linie festgestellt, ob eine komplikationslose Geburt zu erwarten ist: Der Mutterpass enthält Angaben über den Verlauf der Schwangerschaft und bereits festgestellte Risikofaktoren. Wichtige Angaben sollten im Gespräch mit der Gebärenden nochmals überprüft werden.

▶ CTG-Kontrolle: Besteht regelmäßige Wehentätigkeit? Geht es dem Kind gut?
▶ Untersuchung: Zervixreife (Bishop-Score, s. S. 130), Muttermundsweite, Identifizierung des vorangehenden Kindsteils (VT) und der Kindslage (Leopold-Handgriffe), Höhenstand (VT fest im Becken oder abschiebbar?), Fruchtblase (gesprungen, intakt?), Blutungen?
▶ Allgemeines Befinden der Gebärenden: Blutdruck, Temperatur, Puls
▶ Ggf. Ultraschall: Lage, Größe, Nabelschnurumschlingungen, Plazentasitz
▶ Ggf. Anlage eines venösen Zuganges, um später schnell Medikamente oder Volumenersatz geben zu können

Ist die Wehentätigkeit sehr unregelmäßig, der Zervixscore sehr niedrig, der Muttermund geschlossen, die Fruchtblase intakt (bei im Becken verankertem VT) und geht es der Gebärenden gut, kann darüber nachgedacht werden, ob die Gebärende noch einmal nach Hause gehen kann. Handelt es sich um eine unkomplizierte Geburt, sollte sich der Ablauf der Eröffnungsphase weitgehend nach den Wünschen der Gebärenden richten.

Viele Kreißende möchten während der Eröffnungsphase spazieren gehen, baden oder duschen, da das warme Wasser sie entspannt. Ein Einlauf kann wehenanregend wirken, außerdem finden es viele Frauen unangenehm, während der Austreibungsphase Stuhl abzusetzen. Bewegung bzw. eine aufrechte Position fördern das Tiefertreten des Kindes. Möchte die Patientin liegen, wird die Seitenlage empfohlen (Vena-cava-Kompressionssyndrom!), und zwar auf der Seite der kleinen Fontanelle (so dass das Kind auf dem Rücken liegt). Ob eine kontinuierliche CTG-Überwachung oder Kontrollen mit dem Stethoskop vorgezogen werden, hängt von der Klinik und der Gebärenden selbst ab. Auf jeden Fall wird eine CTG-Kontrolle nach dem Blasensprung notwendig, um einen Nabelschnurvorfall auszuschließen. Die Kreißende wird alle 2 h unter möglichst sterilen Bedingungen vaginal untersucht, um den Geburtsfortschritt festzustellen (Muttermundsweite, Höhenstand, Einstellung des Köpfchens etc.), Blutdruck, Puls und Temperatur werden stündlich kontrolliert. In Absprache mit der Patientin wird ggf. eine geeignete Methode zur Geburtserleichterung (s. S. 152) eingesetzt.

Austreibungsphase

Die Austreibungsphase sollte 2 Stunden nicht überschreiten. Eine kontinuierliche CTG-Überwachung ist obligat. Aktiv darf erst mitgepresst werden, wenn der Muttermund vollständig eröffnet ist und der VT auf dem Beckenboden steht (bei Mehrgebärenden darf er auch etwas höher sein), die Fruchtblase gesprungen und die Pfeilnaht ausrotiert ist. Zu frühes Mitpressen führt zu Verletzungen und protrahiertem Geburtsverlauf durch Behinderung der Kopfrotation im Becken. Die Frau verspürt evtl. schon früher einen Pressdrang, den sie unter Anleitung der Hebamme „wegatmet".

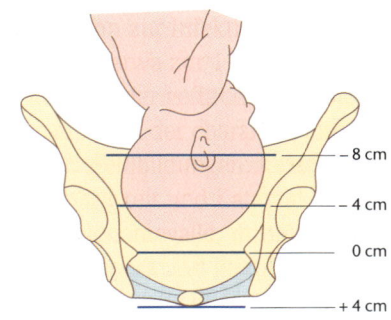

Höhenstand nach DeLee

▌Abb. 1: Höhenstandsdiagnostik: Der Höhenstand des Kindes wird in Bezug zur Interspinalebene angegeben (−8 cm bis +4 cm). [7]

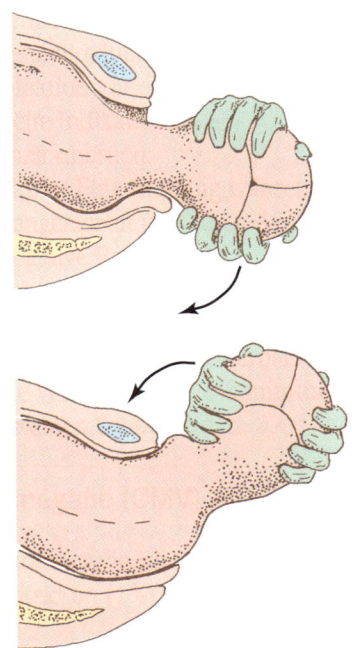

Geburt der Schultern

Abb. 2: Entwicklung der Schultern. [7]

Kristeller-Handgriff

Mit dem Unterarm wird der Fundus wehensynchron mit langsam ansteigendem Druck in Richtung Damm geschoben. Hauptrisiko ist die Uterusruptur. Der Kristeller-Handgriff ist bei Missverhältnissen, geburtsunmöglichen Lageanomalien oder bereits erhöhtem Uterusrupturrisiko kontraindiziert.

In erster Linie wird er eingesetzt, wenn der Gebärenden die nötige Kraft zum aktiven Mitpressen fehlt oder die Geburt (z. B. bei pathologischem CTG) beschleunigt werden muss und ein baldiges Ende der Geburt abzusehen ist.

Dammschutz und Episiotomie, s. a. S. 148

Auch die Episiotomie wird eingesetzt, um die Geburt zu beschleunigen. Der Damm wird eingeschnitten, um den Geburtskanal zu erweitern.

Geburt der Schultern

Die Entwicklung der Schultern erfolgt nach der Geburt des Kopfes und der äußeren Drehung. Der Kopf wird sanft nach dorsal geführt, um die vordere (bzw. obere) Schulter zu entwickeln. Anschließend wird der Kopf in die Gegenrichtung geführt, und die zweite Schulter geboren (Abb. 2).

Nachgeburtsphase

Geht es dem Kind gut, wird es in angewärmte Decken gehüllt und auf den Bauch der Mutter gelegt. Innerhalb von 30 Min. sollte nun die Plazenta geboren werden. Anschließend werden evtl. aufgetretene Geburtsverletzungen versorgt und die Mutter gesäubert. Die Gebärende bleibt die nächsten 2 h zur Beobachtung noch im Kreißsaal, da in diesem Zeitraum die meisten Komplikationen auftreten.

Vaginale Geburt aus BEL

Die vaginale Geburt aus BEL erfolgt selten spontan. Die klassischen Handgriffe zur Geburtsbeendigung sind:

▸ **Manualhilfe nach Bracht:** Sie wird wie in Abb. 3 in der Austreibungsperiode angewendet, sobald der Nabel geboren ist. Parallel übt eine zweite Person den Kristeller-Handgriff aus (s. o.). Die Manualhilfe wird ohne aktiven Zug angewendet; das Kind wird in einer kontinuierlichen Bewegung entwickelt. Lösen sich die Arme nicht von selbst, wird eine Armlösung notwendig (s. u.).

▸ **Armlösung:** Es sind verschiedene Techniken bekannt, die Arme aus dem Geburtskanal zu lösen, falls dies nicht spontan geschieht: die klassische Armlösung, Armlösung nach Müller bzw. nach Bickenbach. Nach all diesen Methoden erfolgt die Kopflösung nach Veit-Smellie.

▸ **Kopflösung nach Veit-Smellie:** Nach ausbleibender Kopflösung, Armlösung oder nach protrahiertem Geburtsverlauf muss der Kopf aktiv gelöst werden. Um die Flexion des Kopfes zu erhalten, wird der Mittelfinger der bauchseitigen Hand in den Kindsmund gesteckt. Die andere Hand unterstützt die Geburt durch Zug nach gabelförmiger Umgreifung der Schultern, Abb. 3.

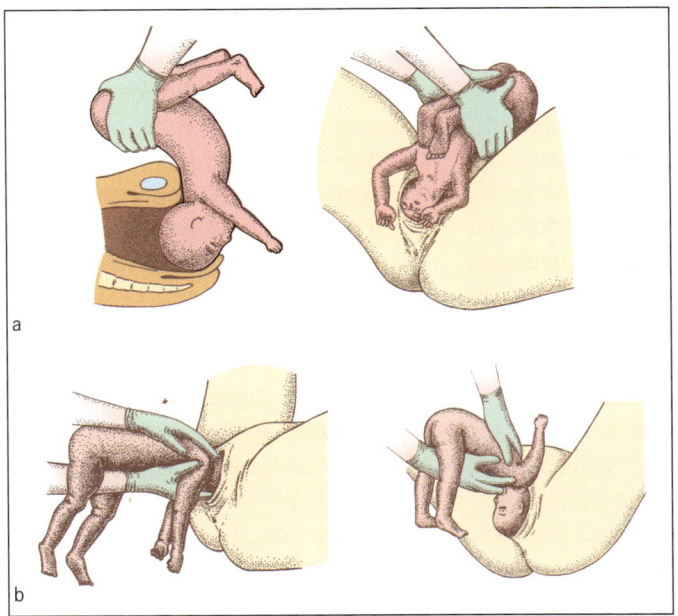

Abb. 3: Manualhilfe nach Bracht (a) und Kopflösung nach Veit-Smellie (b). [7]

Zusammenfassung

✱ Die Geburt ist für die Gebärende und ihre Begleitung etwas ganz Besonderes. Die Betreuer im Kreißsaal sollten dies immer bedenken.

✱ Die Betreuung erfolgt bei der risikolosen Geburt hauptsächlich durch die Hebamme.

✱ Spezielle Geburtsgriffe unterstützen die Geburt aus BEL.

Geburtseinleitung, Übertragung und IUD

Die vorzeitige Einleitung der Geburt ist dann indiziert, wenn die Verlängerung der Schwangerschaft mehr Nachteile als Vorteile birgt. Die Entscheidung ist meist sehr schwierig.

Indikationen der Geburtseinleitung

▶ Fetale Gefährdung bei extrauteriner Lebensfähigkeit, z. B. bei Präeklampsie der Mutter, Plazentalösung, Placentapraevia-Blutungen, mütterlichem Diabetes, fetofetalem Transfusionssyndrom
▶ Pathologisches CTG
▶ Infektionsgefahr nach vorzeitigem Blasensprung
▶ Übertragung
▶ Intrauteriner Fruchttod
▶ Präeklampsie oder HELLP-Syndrom
▶ Allgemeine Erkrankungen der Mutter, die durch die Schwangerschaftsfortführung bedrohlich werden können: Herzerkrankungen, Nierenerkrankungen, starker SLE, maligne Erkrankungen u. a.

Übertragung

Eine Übertragung tritt in etwa 10% aller Schwangerschaften auf und führt zu einem leichten Anstieg der perinatalen Mortalität und Morbidität im Vergleich zu normal langen Schwangerschaften. Die rein rechnerische Übertragung hat kaum klinische Bedeutung. Ab dem errechneten Geburtstermin wird jeden 2. Tag eine CTG-Kontrolle durchgeführt, um eine evtl. Gefährdung des Fetus durch Plazentainsuffizienz rechtzeitig zu erkennen. Diese CTG- und Sono-Kontrollen haben in Studien keine Vorteile erbracht, sind aber weit verbreitet. Es ist zu bedenken, dass die Schwangere sich Sorgen macht, die evtl. durch eine gute Überwachung zerstreut werden können. Spätestens nach der 42. SSW wird die Geburt eingeleitet (s. o.).

„Sweeping the membranes"

Studien haben gezeigt, dass diese Prozedur (▶Abb. 1), einmal nach der 40. SSW durchgeführt, die Rate an Spontangeburten versus medikamentös eingeleiteter Geburt verdoppelt. Das Verfahren ist für die Schwangere sehr unangenehm

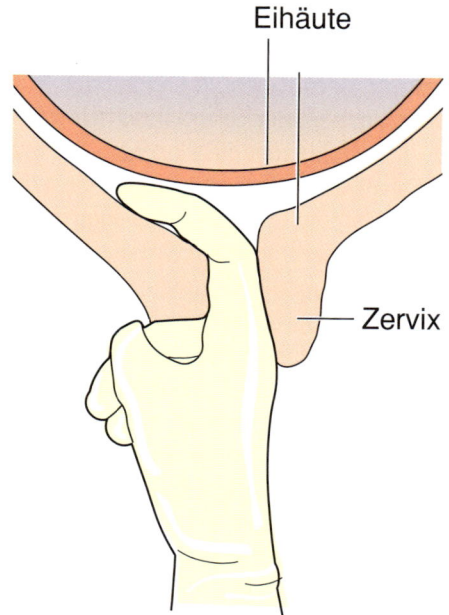

Eihäute

Zervix

▐ Abb. 1: „Sweeping the membranes". [9]

und sollte unter möglichst sterilen Bedingungen durchgeführt werden, um das Infektionsrisiko so gering wie möglich zu halten.

Intrauteriner Fruchttod (IUD)

Ursachen eines intrauterinen Absterben des Fetus nach dem 6. SSM können Hypoxie (durch vorzeitige Plazentalösung, Plazentainsuffizienz, Nabelschnurkomplikationen), intrauterine Infektionen oder Fehlbildungen sein. In den meisten Fällen sucht die Schwangere den Arzt wegen fehlender Kindsbewegungen auf. In der CTG-Messung sind keine kindlichen Herztöne nachweisbar, in der Sonographie (beweisend) fehlen Kindsbewegungen, Herzaktion und Atembewegungen.
Wie beim Abort, kann ein zu lange im Uterus weilender toter Fetus ernsthafte Komplikationen (DIC etc.) bei der Mutter hervorrufen. Ist jedoch davon auszugehen, dass der Fetus erst kürzlich verstorben ist, sollte den Eltern die Möglichkeit offen gelassen werden, noch einmal nach Hause zu gehen, um in Ruhe zu trauern.
Etwa 90% der Feten werden spontan etwa 3 Wochen nach ihrem Tod ausgestoßen. Um die psychischen Belastungen für das Paar gering zu halten, sollte eine vorzeitige Geburtseinleitung angeboten werden. Die Geburt findet im Kreißsaal unter Betreuung durch eine

Hebamme statt. Die Gebärende sollte von anderen Schwangeren und Gebärenden in dieser Phase ferngehalten werden. Es ist sinnvoll, eine Checkliste für Hebammen und ärztliches Personal bereitzuhalten, damit keine wichtigen Schritte vergessen werden!

Beispiel für eine Checkliste bei Totgeburt bzw. intrauterinem Fruchttod:

▶ Den Eltern nach der Geburt anbieten, das Kind zu sehen und zu halten (nicht sinnvoll, wenn das Kind länger als 2 Wochen tot ist, da die Verwesung bereits sichtbar ist)
▶ Gibt es andere Verwandte oder Freunde, die mit dem Einverständnis der Eltern das Kind sehen möchten (gleiche Einschränkung wie oben)?
▶ Verständigung eines Pfarrers oder anderen religiösen Führers, wenn Eltern dies wünschen. Evtl. Klinikpsychologen informieren
▶ Der Vater sollte die Möglichkeit haben, mit in der Klinik zu übernachten. Die Eltern sollten die Klinik aber so bald wie möglich verlassen
▶ Ab einem Geburtgewicht von 500 g muss das Standesamt informiert werden. Sind alle Dokumente korrekt ausgefüllt?
▶ Die Organisation der Beerdigung einleiten, Eltern über Hilfemöglichkeiten informieren
▶ Hausarzt und betreuenden Gynäkologen informieren
▶ Informationsmaterial über Selbsthilfegruppen und psychologische Beratungsstellen organisieren und für die Eltern bereitlegen
▶ Schwangerschaftsvorsorgetermine absagen, Geburtsvorbereitungskurse absagen
▶ Ist eine Unterdrückung der Laktation gewünscht (Bromocriptin)?
▶ Termin für Nachuntersuchung vereinbaren
▶ Zusätzliche Beratung bzw. Gespräche zu späteren Zeitpunkt anbieten, Telefonnummer mitgeben!

Vorgehen bei Geburtseinleitung

Wurde der Entschluss zur Geburtseinleitung gefasst, müssen evtl. Geburtshindernisse (z. B. Placenta praevia, Lageanomalien) ausgeschlossen werden. Das Hauptrisiko der Geburtseinleitung ist die uterine Überstimulation, mit der Gefahr der Uterusruptur. Besonders vorsichtig ist bei vorangegangenen Uterusoperationen vorzugehen.

Prostaglandine

Ab einem Zervixscore > 7 Punkte (s. S. 130) ist von einer Geburtsbereitschaft auszugehen. Ist die Zervix noch nicht so weit gereift (< 5)und liegen keine regelmäßigen Wehen vor, werden intravaginal Prostaglandine (als Gel oder Zäpfchen) appliziert. Alle 6 h wird der Zervixscore erhoben und, solange der Wert < 7 bleibt, die Prostaglandinapplikation wiederholt. Der Fetus wird jeweils bis zu 1 h nach Applikation mittels CTG überwacht.

Eröffnung der Fruchtblase (Amniotomie)

Eine Amniotomie kann bei suffizientem Zervixscore durchgeführt werden, um die Geburt einzuleiten. Der fetale Kopf bzw. VT sollte fest im Becken liegen, um das Risiko eines Nabelschnurvorfalles zu verringern. Zusätzlich wird der Fetus mittels CTG überwacht. Wird eine Amniotomie durchgeführt, obwohl der VT noch nicht fest im Becken verankert ist, lässt der Geburtshelfer seine Hand so lange in der Scheide, bis der VT so tief getreten ist, dass keine Gefahr eines Nabelschnurvorfalls mehr besteht.

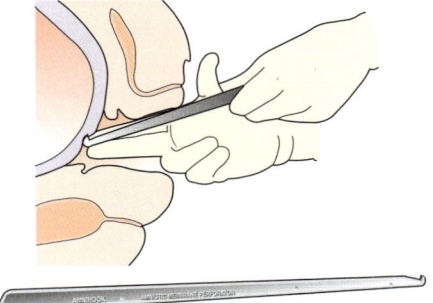

Abb. 2: Eröffnen der Fruchtblase. [9]

Normalerweise treten etwa 1–2 h nach einer Amniotomie kräftige Wehen ein. Das Infektionsrisiko ist erhöht, deshalb sollte die Geburt bald beendet werden!

Oxytocin

Oxytocin wird bei ausreichendem Zervixscore zur Wehenanregung verwendet. Um eine Überstimulation zu vermeiden, wird die Dosis gegen die Wehenhäufigkeit titriert: Es sollten nicht mehr als 6–7 Wehen pro $\frac{1}{4}$ h auftreten. Bei Vielgebärenden wird die Dosis wegen erhöhter Uterusrupturgefahr reduziert.

Andere Methoden zur Geburtseinleitung

Andere Methoden zur Geburtseinleitung werden erprobt. Viel versprechend ist die extraamniotische Infusion (extra-amniotic saline), bei der physiologische Salzlösung in den Raum außerhalb der Eihäute eingebracht wird. Der Erfolg dieser Methode liegt nach bisherigen Studien ähnlich dem von Prostaglandinen (PGE$_2$), ist dabei aber billiger. Vor allem für Drittweltländer scheint diese Methode geeignet (Prostaglandine müssen eingefroren werden). Noch fehlen weitere Studien, die Vergleiche zu anderen Prostaglandinpräparaten anstellen.

Erfolglose Geburtseinleitung

Manchmal gelingt es nicht, mit oben genannten Methoden die Geburt einzuleiten. Ist die fetale oder mütterliche Indikation dringend, wird eine Sectio durchgeführt. Besteht jedoch keine ernsthafte Gefahr für Mutter und Kind, kann konservativer vorgegangen werden. Die Entscheidung über das weitere Vorgehen kann in diesem Fall auch der Patientin und ihrem Partner überlassen werden.

Zusammenfassung

✳ Die Geburt wird immer dann eingeleitet, wenn eine Fortführung der Schwangerschaft keine Vorteile mehr bringt oder sogar Nachteile (für Mutter und/oder Kind) verursacht.

✳ Mögliche Indikationen sind fetofetales Transfusionssyndrom, mütterliche Präeklampsie oder Diabetes, Amnioninfektionssyndrom, Übertragung oder intrauteriner Fruchttod.

✳ Eine Übertragung beginnt am errechneten Termin, wird klinisch aber erst ab zwei Wochen danach relevant.

✳ Der intrauterine Fruchttod nach dem 6. SSM ist eine sehr belastende Situation für alle Beteiligten. Die Eltern sollten in ihrem Trauerprozess unterstützt werden.

Die regelwidrige Geburt

Fetale Ursachen	Mütterliche Ursachen
Lageanomalien, Schulterdystokie, Mehrlinge, Fehlbildungen, Vorfall „kleiner Teile", Nabelschnurkomplikationen, CTG-Anomalien, Haltungsanomalien und Einstellungs- anomalien	Pathologische Beckenform, verzögerte oder unzu- reichende Zervixdilatation (z. B. Z. n. Konisation), Wehenanomalien, andere Anomalien (z. B. Tumoren etc.), Z. n. Uterusoperationen, volle Blase, straffer Beckenboden

■ Tab. 1: Mögliche Ursachen einer regelwidrigen Geburt.

Pathologische Geburtsdauer

Die eigentliche Geburt beginnt mit dem Auftreten muttermundswirksamer We- hen. Diesen können schon längere Zeit schmerzhafte Vorwehen vorausgegan- gen sein, so dass ohne vaginale Unter- suchung der Gebärenden die genaue Feststellung des Geburtsbeginns nicht möglich ist. Ein kontinuierlicher Ge- burtsfortschritt ist wichtiger als die exak- te Geburtsdauer. Der Fortschritt kann in einem sog. Partogramm (■ Abb. 1) doku- mentiert werden. Muttermundsweite, Höhenstand des vorangehenden Kinds- teils und Einstellung der Pfeilnaht wer- den gegen die Zeit aufgetragen.

Protrahierter Geburtsverlauf

Die durchschnittliche Geburt dauert etwa 12 h bei Erstgebärenden und 8 h bei Mehrgebärenden. Wird dieser Zeit- rahmen überschritten, spricht man von einem protrahierten Geburtsverlauf. Die Ursachen sind sehr vielfältig, unter an- derem Lageanomalien des Kindes, We-

henschwäche, Missverhältnis oder ein sehr straffer Beckenboden oder Damm (■ Tab. 1).
Ein protrahierter Geburtsvorgang ist eine große Belastung für Mutter und Kind. Geburtsverletzungen (s. S. 148) treten häufiger auf als bei normalen Geburten. Die Infektions- und Hypoxiegefahr steigen. Durch den Druck auf den Geburtskanal können ödematöse Veränderungen bis hin zu Nekrosen entstehen, im schlimmsten Fall (sehr selten) entwickeln sich Bla- senscheiden- oder Rektumscheidenfis- teln. In den meisten Fällen gelingt es, die Ursache zu beseitigen bzw. die Geburt trotzdem vaginal zu beenden. Lageanomalien (s. S. 140) oder z. B. auch ein Missverhältnis können zur Gebärunfähigkeit und damit zum Ge- burtsstillstand führen.

Geburtsstillstand

Der Geburtsstillstand **während der Eröffnungsphase** ist definiert als feh- lender Geburtsfortschritt (Muttermund > 4–5 cm) innerhalb von 2 h bei guter Wehentätigkeit. Die Geburt wird durch die abdominelle Schnittentbindung (Sectio caesarea, s. S. 142) beendet. Ein Geburtsstillstand **in der Austrei- bungsperiode,** bei vollständig eröffne- tem Muttermund und guter Wehen- tätigkeit, kann etwa eine Stunde toleriert werden. In Einzelfällen kann auch ein längeres Abwarten gerecht- fertigt sein. Ist der kindliche Kopf min- destens in der Beckenmitte (VT + 2), wird eine vaginal operative Geburt durchgeführt (s. S. 142), in anderen Fäl- len eine abdominale.

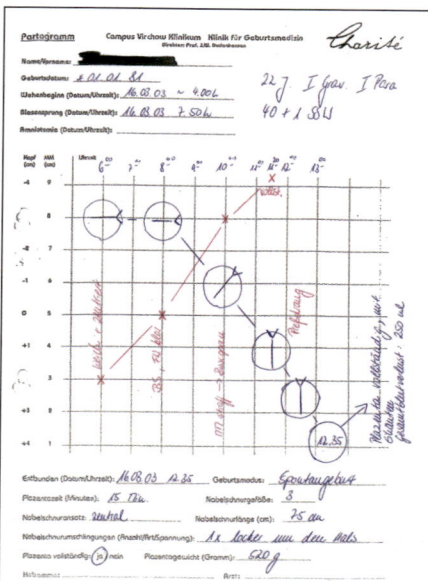

■ Abb. 1: Normales Partogramm. [7]

Ein protrahierter Geburtsverlauf oder ein Geburtsstillstand ist klinisches Zeichen einer pathologischen Geburt!

Überstürzte Geburt/ Sturzgeburt

Aus forensischen Gründen muss man zwischen Sturzgeburt und überstürzter Geburt unterscheiden:

▶ **Sturzgeburt:** Unabhängig von der bis- herigen Geburtsdauer „stürzt" das Kind aus dem Geburtskanal (Verletzungsge- fahr!).
▶ **Überstürzte Geburt:** Die Geburt dauert < 3 h, mit „wenigen Wehen".

Ursache kann ein sehr kleiner Fetus oder ein geringer Weichteilwiderstand (bei Vielgebärenden oder konstitutio- nell) sein. Die Sturzgeburt kommt v. a. bei jugendlichen, unaufgeklärten Erst- gebärenden vor, die die Wehen als Bauchweh oder als Stuhldrang missdeu- ten („Toilettengeburt"). Mutter und Kind sind durch die oftmals fehlende Überwachung und Versorgung gefähr- det. Geburtsverletzungen treten häufi- ger auf.

Nabelschnur- komplikationen

Nabelschnurvorfall

Siehe Notfälle, S. 150.

Nabelschnurumschlingung

Etwa 20% aller Kinder zeigen bei der Geburt eine einfache oder mehrfache Umschlingung des Halses durch die Nabelschnur. In den allermeisten Fällen führt dies nicht zu Problemen. Nabelschnurumschlingungen entwi- ckeln sich bei langer Nabelschnur bzw. erhöhter Beweglichkeit des Kindes (z. B. bei kleinen Kindern, Polyhydram- nion etc.). Pränatal lassen sich Nabelschnurum- schlingungen im Ultraschall (Farb-Dopp- ler) feststellen. Wehensynchrone Deze- lerationen bei verzögertem Tiefertreten des Kindes weisen unter der Geburt auf eine Umschlingung hin. Meistens ist die Geburt kaum beeinträchtigt; ein Eingreifen wird nur bei Zeichen der fetalen Gefährdung (CTG, s. S. 134) notwendig.

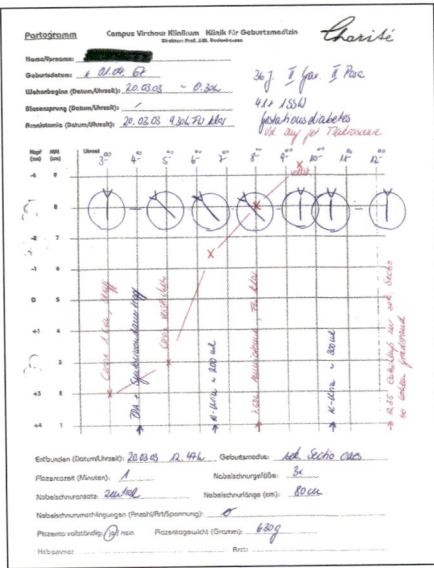

Abb. 2: Partogramm bei hohem Gradstand mit sekundärer Sectio nach 2,5 h Geburtsstillstand. [7]

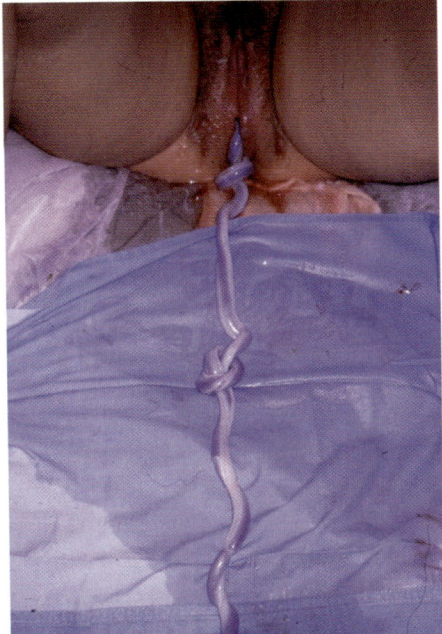

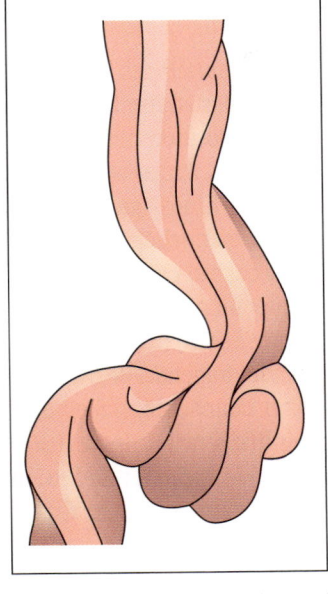

Abb. 3: Echter Nabelschnurknoten (links) und unechter Nabelschnurknoten (rechts). [21]

Nabelschnurknoten

Falsche Nabelschnurknoten bestehen aus Schlingen mit Vermehrung des umgebenden Gewebes und sind klinisch ohne Bedeutung. Echte Nabelschnurknoten entstehen vermutlich durch hohe intrauterine Aktivität des Fetus. Ca. 1 % aller Geburten sind betroffen. Die Knoten können einfach oder mehrfach vorliegen. Präpartal werden sie selten erkannt. Unter der Geburt können sich die Knoten zusammenziehen und so die Sauerstoffversorgung des Fetus einschränken oder sogar unterbinden. Die Geburt muss dann so schnell wie möglich beendet werden (vaginal-operativ oder per Sectio). In den meisten Fällen treten aber trotz Nabelschnurknoten keine Komplikationen auf.

Missverhältnis

Von einem geburtshilflichen Missverhältnis spricht man, wenn der kindliche VT und das mütterliche Becken in Größe und/oder Form nicht zusammenpassen.
Steht bei Geburtsbeginn der Kindskopf (VT) noch hoch und beweglich über dem Beckeneingang, ist dies ein Hinweis auf ein Missverhältnis. Nach dem Blasensprung kann der 5. Leopold-Handgriff angewendet werden (Zangemeister-Handgriff): Eine Hand liegt mit leichtem Druck auf der Symphyse, die

andere auf dem Kindskopf (s. S. 86). Bei „Stufenmeister" ist der Zangemeister positiv, der Kopf kann nicht ins Becken eintreten. Ultraschalluntersuchungen sichern die Diagnose.

Maß- oder Formanomalien des Beckens

Ein zu enges Becken wird meist erst unter der Geburt diagnostiziert. Der Kopf tritt, trotz guter Wehen, Spasmolyse, optimaler Analgesie und Lagerung, nicht in das Becken ein (Geburtsstillstand). Eine sekundäre Sectio ist indiziert. Bei bekannten Beckenanomalien wird eine primäre Sectio durchgeführt.

Anomalien des Kindes

Fehlbildungen des Kindes, wie z. B. Hydrozephalus, Anenzephalus, Makrosomie, Tumoren (z. B. Steißbeinteratom) oder Zwillingsfehlbildungen („siamesische Zwillinge") sind in der Regel vor der Geburt durch Ultraschalluntersuchungen bekannt. Ist das Kind lebensfähig, wird eine primäre Sectio aus kindlicher Indikation durchgeführt, ein anenzephales Kind wird jedoch vaginal entbunden. Bei makrosomen Kindern > 4.500 g wird oft prophylaktisch primär sektioniert, um Komplikationen wie Schulterdystokien (s. S. 150) zu vermeiden.

Zusammenfassung

✖ Am häufigsten äußert sich eine regelwidrige Geburt durch protrahierten Geburtsverlauf oder Geburtsstillstand.

✖ Man unterscheidet fetale Ursachen wie Lageanomalien, Fehlbildungen etc. und mütterliche Ursachen wie SIH, Z. n. Uterusoperationen etc.

✖ Nabelschnurumschlingungen und Nabelschnurknoten führen nur in seltenen Fällen tatsächlich zu Problemen. Ist dies aber der Fall, muss zur Rettung des Kindes schnell die Geburt beendet werden, notfalls per Sectio.

✖ Missverhältnisse zwischen dem Kind und dem Geburtskanal führen zu Geburtsunmöglichkeit. Dies kann bei den Vorsorgeuntersuchungen festgestellt werden, ansonsten entwickelt sich ein Geburtsstillstand.

Lageanomalien

Grundlagen

Neben der Beschaffenheit des Geburtskanals und des Kindes ist für die Geburtsmechanik die Position des Kindes zu Uterus und Geburtskanal wichtig. Die Feststellung der Kindslage erfolgt durch Ultraschall, manuelle abdominale Untersuchung (Leopold-Handgriffe) und die vaginale Untersuchung (Höhenstandsbeurteilung des VT).
Man unterscheidet folgende Begriffe: Lage (längs, quer oder schräg), Stellung (des kindlichen Rückens I = links, II = rechts), Haltung (Flexion oder Deflexion des Kopfes) und Einstellung (zum Geburtskanal).

> Die normale und häufigste Geburtslage ist die vordere Hinterhauptslage.

Beckenendlage

5% der Geburten erfolgen aus Beckenendlage (BEL), Frühgeburten häufiger (10–15%), da der Fetus während der Schwangerschaft physiologischerweise in BEL liegt. In der 32. SSW befinden sich etwa 20% der Feten noch in BEL, bis zur 36. SSW wenden sich die meisten. Die Ursache einer Geburt aus BEL kann multifaktoriell sein, ist aber oft ungeklärt. Drei Hauptmechanismen werden unterschieden (■ Tab. 1).
Folgende Probleme können bei der BEL-Geburt auftreten:

▶ Der Steiß dehnt den Weichteilkanal nur ungenügend, die Geburt des Kopfes ist erschwert.
▶ Nabelschnurvorfälle ereignen sich leicht, da der Steiß den Geburtskanal nicht so gut abdichtet.

Mechanismus	Ursache
Drehung noch nicht erfolgt	Frühgeburt, fetale Retardierung
Behinderung der Drehung	Tumoren (z. B. Myome), zu straffe Uterusmuskulatur bei Erstgravidae, Becken oder Uterusanomalien, Makrosomie, fetale Fehlbildungen, Oligohydramnion, Placenta praevia
Erhöhte Beweglichkeit	Polyhydramnion, schlaffe Uterusmuskulatur bei Vielgebärenden

■ Tab. 1: Mögliche Ursachen der Geburt aus Beckenendlage.

▶ Die Lösung der Arme ist schwierig und birgt die Gefahr der Plexuslähmung.
▶ Da der Kopf nach dem Nabel geboren wird, klemmt sich die Nabelschnur bei der Geburt des Kopfes zwischen Kopf und Beckenwand ein. Dies führt zu Sauerstoffmangel. Wird das Kind nicht innerhalb der nächsten 3–5 Minuten geboren, erstickt es!

Die perinatale Mortalität liegt etwa 4% höher als bei Schädellage, was aber in erster Linie auf den großen Anteil an Frühgeburten zurückzuführen ist.
Aufgrund der Risiken wird entweder eine äußere Wendung oder eine primäre Sectio empfohlen. Die vaginale Geburt kann auf Wunsch der Schwangeren durchgeführt werden, wenn ein Missverhältnis, fetale Fehlbildungen und mütterliche Risiken (auch keine Erstgravida!) ausgeschlossen sind.
Das Kind sollte ein Gewicht < 3.500 g, ein Schwangerschaftsalter > 34. SSW, keine Hyperextension des Kopfes und keine reine Fußlage aufweisen. Die Durchführung in einem Zentrum mit gesicherter neonatologischer Versorgung und erfahrenen Geburtshelfern, kontinuierliche CTG-Überwachung und adäquate Analgesie sind unbedingt notwendig.

Die äußere Wendung

Die äußere Wendung kann ab der 37. SSW unter i. v. Tokolyse und CTG-Überwachung durchgeführt werden. Eine gefährliche Komplikation ist die vorzeitige Plazentalösung oder fetale Destabilisierung durch Sauerstoffmangel. Daher wird die Wendung immer in Sectio-Bereitschaft durchgeführt! Kontraindikationen sind Blasensprung, Placenta praevia, pathologisches CTG, mütterliche Risiken, Missverhältnis und Wehen.

Querlage und Schräglage

In etwa 1% der Geburten liegt der Fetus nicht in einer Längslage. Ursachen sind erhöhte Beweglichkeit und Einschränkungen der Beweglichkeit ähnlich der BEL (s. o.). Die quere Uterusdehnung kann zu verminderter Plazentadurchblutung und damit zu fetaler Mangelversorgung führen. Sobald die Fruchtblase geplatzt ist, fällt die Schulter oder ein Arm vor („Armvorfall"). Nabelschnurvorfälle sind häufig. Bei Zunahme der Wehentätigkeit kann der Uterus rupturieren, und die Mutter verblutet. Bestehen keine Kontraindikationen (s. BEL), kann eine äußere Wendung versucht werden. In allen anderen Fällen wird die Sectio durchgeführt.

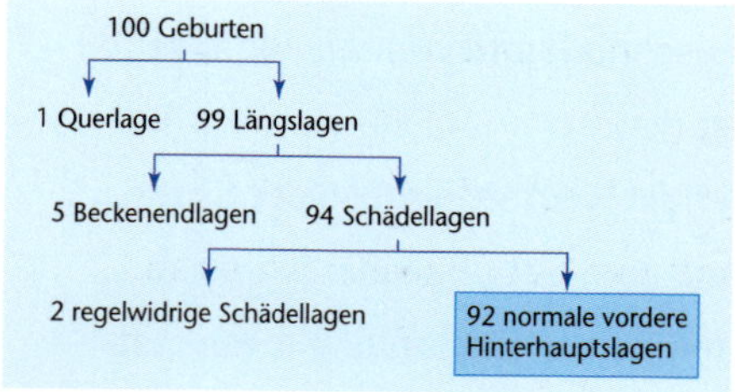

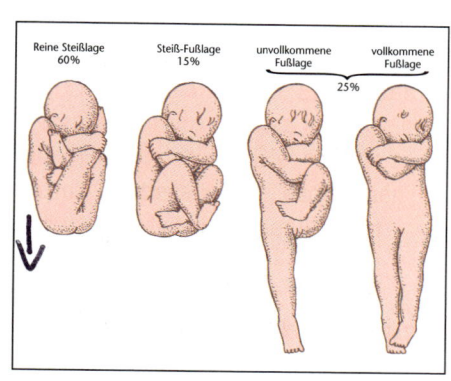

```
100 Geburten
   │
   ├── 1 Querlage    99 Längslagen
   │                     │
   │         5 Beckenendlagen    94 Schädellagen
   │                                  │
   │              2 regelwidrige Schädellagen    92 normale vordere
   │                                             Hinterhauptslagen
```

■ Abb. 1: Häufigkeit der verschiedenen Lagetypen. [7]

Reine Steißlage 60% — Steiß-Fußlage 15% — unvollkommene Fußlage / vollkommene Fußlage 25%

■ Abb. 2: Formen der Beckenendlage und ihre Häufigkeit: Knielagen (ein oder beide Knie führen) sind sehr selten (1%). [7]

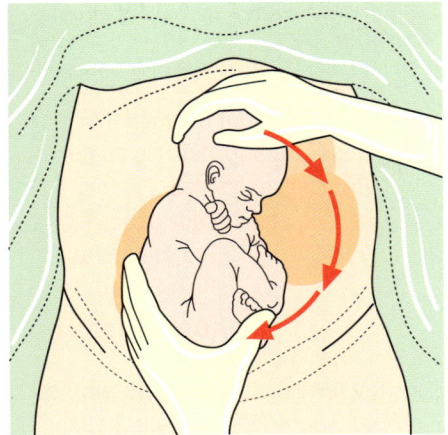

Abb. 3: Äußere Wendung. [9]

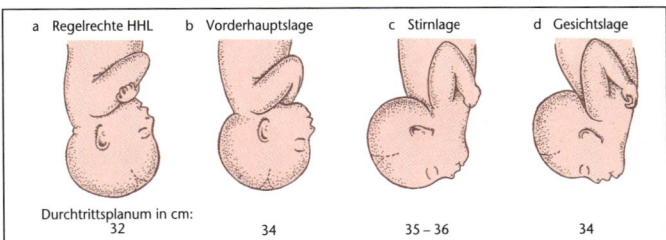

a Regelrechte HHL   b Vorderhauptslage   c Stirnlage   d Gesichtslage

Durchtrittsplanum in cm:
32   34   35 – 36   34

Abb. 4 : Regelhafte Flexionslage (a) und Deflexionslagen (= Haltungsanomalien, b – d). [7]

Die Quer- und Schräglagen sind prinzipiell gebärunfähig!

Haltungsanomalien

Die Vorderhauptslage ist wie die normale Hinterhauptslage geburtsfähig, Stirn- und Gesichtslagen jedoch nicht. Bei den sog. Deflexionslagen ist der Geburtsablauf wegen der großen Durchtrittsebene stark verzögert.

Einstellungsanomalien

Die Einstellung bezeichnet die Beziehung zwischen dem VT und dem Geburtskanal. Man unterscheidet:

▶ **Hoher Gradstand:** Der Kindskopf sitzt gerade auf dem querovalen Beckeneingang → Geburtsstillstand
▶ **Tiefer Querstand:** Die innere Drehung des Kopfes unterbleibt, der Kindskopf steht quer auf dem längsovalen Beckenausgang → Geburtsstillstand
▶ **Hinterhauptslagen:** die regelhafte vordere Hinterhauptslage (kleine Fontanelle vorn an der Symphyse, Gesicht zum mütterlichen Rücken) und die anomale hintere Hinterhauptslage (kleine Fontanelle dorsal, Gesicht zur mütterlichen Symphyse = „Sternengucker")
▶ **Scheitelbeineinstellungen:** Ein Scheitelbein geht voraus, nicht die Pfeilnaht. Diese ist nach vorn oder nach hinten verschoben. Physiologischerweise tritt die hintere Scheitelbeineinstellung (Pfeilnaht nach vorn) vor Wehenbeginn und die vordere

(Pfeilnaht nach hinten) bei Wehenbeginn auf, wenn der Kopf in die Kreuzbeinhöhle eintaucht.

Durch wechselseitige Lagerungen gelingt es evtl., die Einstellung zu korrigieren. Gelingt dies nicht, wird bei hohem Gradstand eine Sectio caesarea und bei tiefem Querstand eine vaginal-operative Entbindung durchgeführt. Die persistierende hintere Scheitelbeineinstellung ist ebenfalls geburtsunmöglich, da der Kopf an der Symphyse hängen bleibt. Bei vorderer Scheitelbeineinstellung und beim „Sternengucker" wird bei Geburtsstillstand Oxytocin verabreicht und auf ausreichende Analgesie geachtet. Der Damm ist vermehrt gefährdet.

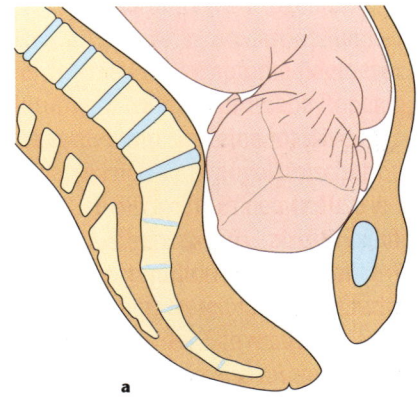

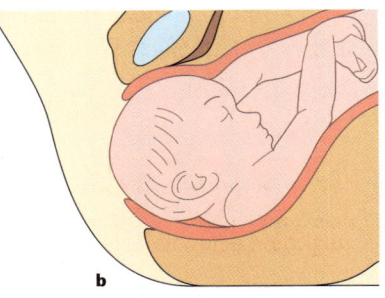

Abb. 5: Vordere Scheitelbeineinstellung (a) und hintere Hinterhauptslage (b). [7]

Zusammenfassung

✖ Die regelhafte und häufigste Geburtslage ist die vordere Hinterhauptslage: Der Fetus wird mit dem Hinterhaupt zuerst und mit Blick nach dorsal geboren.

✖ Anomalien der Lage sind Quer-, Schräg und Steißlagen.

✖ Der Kopf des Kindes befindet sich normalerweise in Flexion, Deflexionslagen sind Haltungsanomalien.

✖ Die vaginale Geburt aus der Steißlage ist prinzipiell möglich.

Die operative Entbindung I

Vaginal-operative Entbindung (VGE)

Als vaginal-operative Entbindung bezeichnet man die Vakuumextraktion (VE = Saugglocke) und die Zangenentbindung (Forzeps). Der große Vorteil der vaginal-operativen Entbindung gegenüber der abdominalen Schnittentbindung (Sectio caesarea) ist die rasche Durchführbarkeit bei geringeren Risiken. Voraussetzung ist allerdings, dass sie durch einen erfahrenen Geburtshelfer durchgeführt wird. Welche Methode angewendet wird, hängt von der persönlichen Erfahrung des Geburtshelfers ab. Studien über Vor- und Nachteile der Methoden im Vergleich bei verschiedenen Indikationen liegen nicht vor. Die Gebärende wird in Steinschnittlage gelagert.

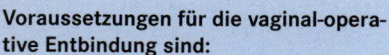

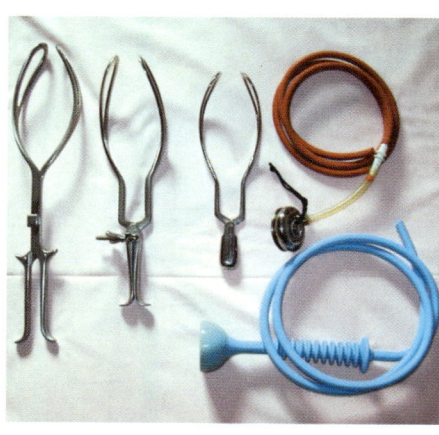

Abb. 1: Verschiedene Arten von Zangen und Saugglocken. [9]

Voraussetzungen für die vaginal-operative Entbindung sind:

▶ Vollständig eröffneter Muttermund
▶ Eröffnete Fruchtblase
▶ Schädellage
▶ Leitstelle unterhalb der Interspinalebene
▶ Adäquate Analgesie
▶ Leere Harnblase
▶ Mediolaterale Episiotomie, um Platz zu gewinnen

Indikationen für die vaginal-operative Entbindung sind:

▶ Geburtsstillstand in der Beckenmitte (eher VE) oder auf dem Beckenboden
▶ Fetale Azidose oder Hypoxie in der Austreibungsphase (zur schnellen Geburtsbeendigung)
▶ Mütterliche Erkrankungen, die das Mitpressen verbieten (z. B. Herzerkrankungen)
▶ Die Forzeps-Entbindung wird auch bei Frühgeburten eingesetzt.

Vakuumextraktion (VE)

Durchführung
Es wird die größtmögliche Saugglocke (Durchmesser 5–6 cm) verwendet.

Sie wird auf die Kopfschwarte des Fetus aufgesetzt, wobei sichergestellt werden muss, dass kein mütterliches Gewebe mit eingeklemmt wird.
Innerhalb von 1–2 Min. wird ein Unterdruck von max. 0,8–0,9 kg/cm² aufgebaut. Durch leichten Probezug wird festgestellt, ob der Kopf folgt. Wenn nicht, wird ein Kaiserschnitt durchgeführt. Folgt der Kopf, wird er wehensynchron in der Führungslinie herausgezogen. Wurde die Episiotomie nicht schon vorher angelegt, sollte dies spätestens jetzt erfolgen. Nach der Kopfentwicklung wird die Saugglocke vorsichtig gelöst, die weitere Entwicklung erfolgt wie bei der Spontangeburt.

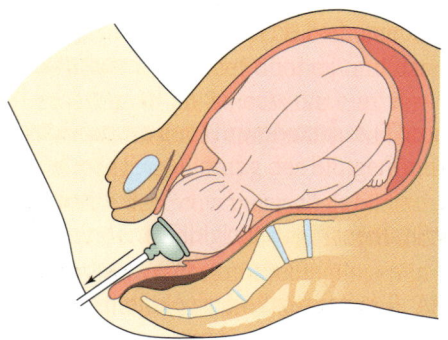

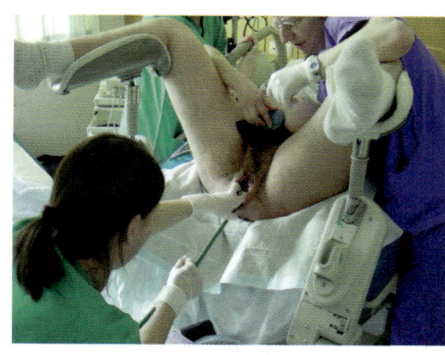

Abb. 2: Vakuumextraktion Phase I. [21]

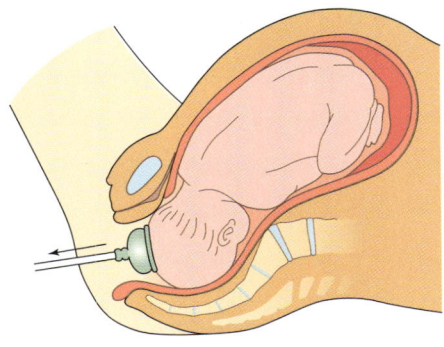

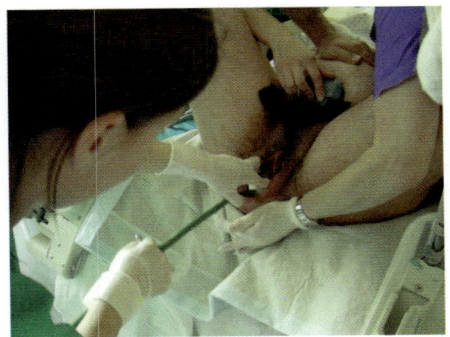

Abb. 3: Vakuumextraktion Phase II. [21]

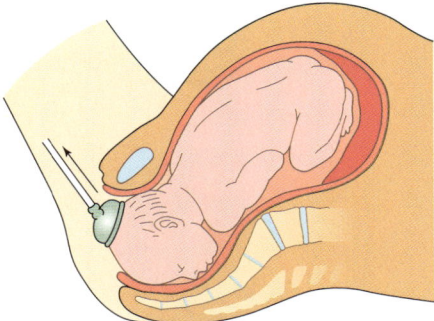

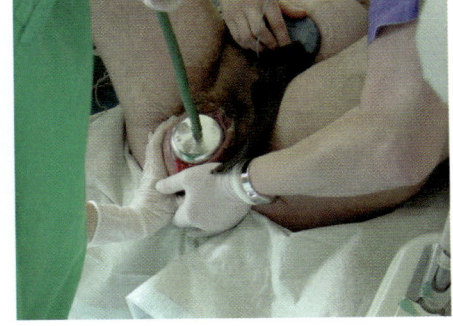

Abb. 4: Vakuumextraktion Phase III. [21]

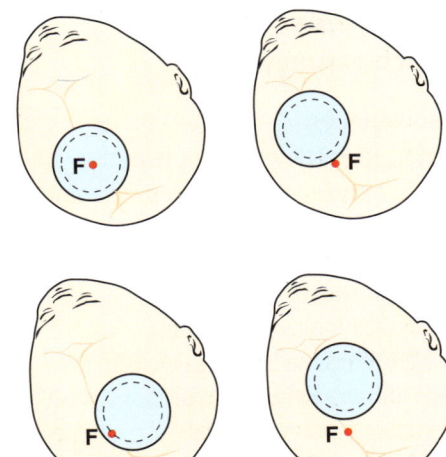

Abb. 5: Korrekter Ansatzpunkt der Saugglocke ist der „flexing median" (F, oben links). Die drei anderen Positionen führen leichter zu Komplikationen. [9]

Kontraindikationen und Komplikationen

Kontraindikationen sind nicht erfüllte Voraussetzungen (s. o.), Frühgeburtlichkeit vor der 32. SSW und Gesichtslagen. Auf mütterlicher Seite gibt es außer zusätzlichen Rissverletzungen (häufig) keine Komplikationen, das Kind kann ein Kephalhämatom, intrakranielle Blutungen, Retinablutungen oder sogar eine Schädelfraktur davontragen. Insbesondere dann, wenn zu kräftig gezogen wird und die Glocke abreißt, sind Verletzungen häufig.

Zangenentbindung

Es gibt verschiedene Zangenarten, die durch ihre unterschiedliche Form entweder besser für Geburten mit höher stehendem Kopf (Kielland-Zange) oder für Geburten mit tief stehendem Kopf (Naegele-Zange) geeignet sind. In der Regel wird bei höher stehendem Kopf

die VE-Entbindung vorgezogen. Vorteil der Zangenentbindung gegenüber der VE ist, dass sie noch schneller anwendbar ist (da kein Vakuumaufbau und kein Strom notwendig ist)!

Durchführung

Das Einsetzen der Zangenteile und das Erfassen des Kindskopfes erfordern viel Übung. Falsch angesetzte Löffel führen zu ernsthaften Verletzungen, eine richtig angesetzte Zange kann jedoch das Kind nicht verletzen. Das Schloss muss sich ohne Druck schließen lassen. Besonders leicht werden hier mütterliche Gewebeteile eingeklemmt, durch Nachtastung ist dies auszuschließen! Folgt der kindliche Kopf dem Probezug, wird das Kind wehensynchron entwickelt. Bei der Zangenentbindung darf weder gedreht noch gehoben werden. Der Zug erfolgt in der Führungslinie, bis der Hinterkopf geboren ist, dann wird die Zange angehoben und entfernt.

Kontraindikationen und Komplikationen

Kontraindikationen sind ein totes Kind, ein nicht „zangengerechter" Kopf (zu groß/zu klein) oder Nichterfüllung der Voraussetzungen. Die möglichen Komplikationen auf Seiten des Kindes sind ähnlich der VE, zusätzlich können mütterliche Weichteilverletzungen auftreten.

Der Kaiserschnitt

Als Kaiserschnitt wird die Sectio caesarea, die abdominelle Schnittentbindung, bezeichnet. Die Schwangerschaft wird durch die Eröffnung der Bauchdecke und des Uterus sowie die Herausnahme des Kindes beendet. Man unterscheidet die **primäre Sectio caesarea,** vor Beginn muttermundswirksamer Wehen, und die **sekundäre Sectio caesarea,** nach Beginn muttermundswirksamer Wehen. Eine Notsectio sollte in maximal 20 Minuten (Entscheidung bis zur Entbindung = E-E-Zeit) durchgeführt werden!

Die operative Entbindung II

Der Kaiserschnitt (Fortsetzung)

Indikationen

Primäre Sectio caesarea (elektiv)

▶ Mütterliche Erkrankungen: schwere Herzerkrankungen, Präeklampsie, Rhesusinkompatibilität u. a.
▶ Missverhältnis
▶ Lageanomalien des Kindes
▶ Mehrlingsgraviditäten: Mehrlinge > 2 immer, Zwillinge evtl.
▶ Placenta praevia totalis
▶ Fetale Fehlbildungen: wenn Fetus lebensfähig

Sekundäre Sectio caesarea (dringlich, Kindsentwicklung < 30 Min.)

▶ Nabelschnurvorfall
▶ Vorzeitige starke Plazentalösung
▶ Kindliche Azidose vor kompletter Muttermundsöffnung
▶ Placenta-praevia-Blutungen, Insertio-velamentosa-Blutung bei geschlossenem Muttermund
▶ Nicht kontrollierbarer Wehensturm
▶ Einstellungsanomalien, nicht lösbarer oberer Schultergradstand
▶ Eklampsie/HELLP-Syndrom

Notsectio (akute Gefährdung von Mutter oder Kind, Kindsentwicklung < 10 Min.)

▶ Drohende Uterusruptur
▶ Ausgeprägte fetale Hypoxie

Durchführung

Der Kaiserschnitt wird unter PDA (oder Vollnarkose) durchgeführt. Die Schwangere wird zur Vermeidung des Vena-cava-Syndroms in 15° Linksseitenlage gelagert. Die Bauchdecke wird durch einen tiefen Unterbauchquerschnitt (Pfannenstiel-Querschnitt) eröffnet. Das Peritoneum wird stumpf eröffnet und die Harnblase zur Seite geschoben. Der Uterus wird am unteren Uterinsegment durch einen Querschnitt eröffnet und das Amnion gespalten (Abb. 7). Das Kind wird entwickelt und abgenabelt (Abb. 8).

Die Gebärende erhält nun intraoperativ Oxytocin, um die Plazentalösung zu erleichtern. Nach Entfernung der Plazenta sollte diese auf Vollständigkeit überprüft werden. Zusätzlich wird das

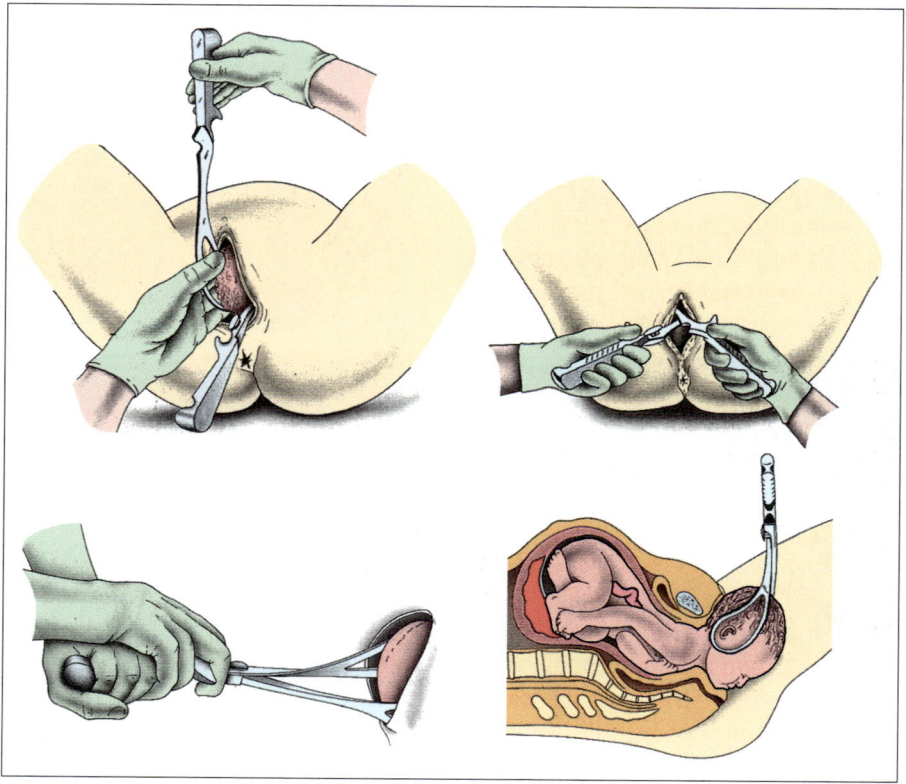

Abb. 6: Zangenentbindung (Forzeps). [7]

Uteruskavum auf Plazentareste oder zusätzliche Plazentas abgetastet. Uterus und Bauchdeckenschichten werden wieder verschlossen. Eine sorgfältige Naht ist erforderlich, um Komplikationen bei weiteren Geburten vorzubeugen (Abb. 9). Das Kind wird gleich nach der Entwicklung von einem neonatologischen Team in Empfang genommen und versorgt.

Meistens wird eine PDA als Narkose gewählt. Die Frau bleibt bei vollem Bewusstsein, sofern sie keine zusätzliche Medikation (Schlafmittel) erhalten hat. Der Vater kann bei der komplikationslosen primären Sectio in vielen Kliniken mit in den Operationssaal, um das Kind in Empfang zu nehmen.

Komplikationen

Die mütterliche Mortalität liegt bei unter 0,1 ‰. In weniger als 0,5 % der Kaiserschnitte treten Komplikationen wie Blutungen, Verletzungen anderer Organe, Thrombose, DIC, Fruchtwasserembolie oder Narkosezwischenfälle auf. Häufiger (~10 %) sind dagegen Komplikationen im Wochenbett (Wundheilungsstörungen, Infektionen).

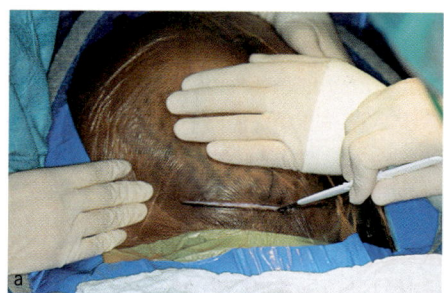
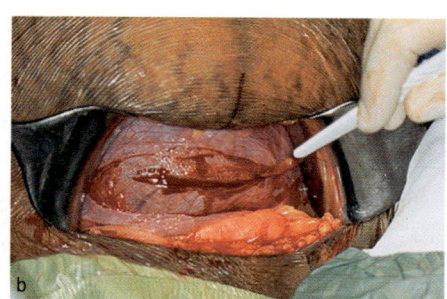

Abb. 7: Kaiserschnitt: Eröffnung der Bauchdecke (a) und des Uterus (b). [22]

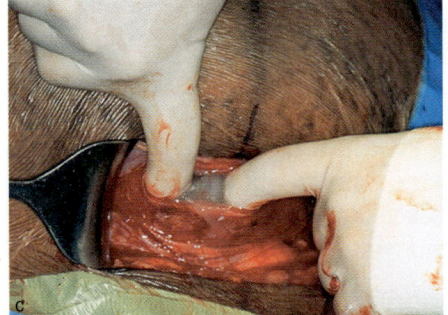

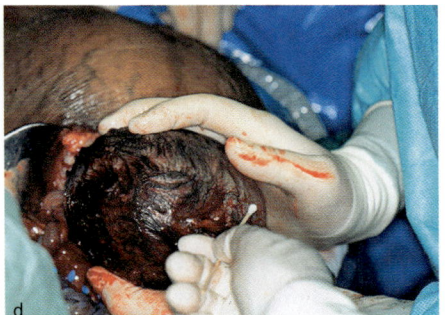

▌Abb. 8: Kaiserschnitt: Die vordere Uteruswand wird stumpf mit dem Zeigefinger perforiert und nach lateral entlang der Inzision aufgedehnt (c). Entwicklung des Kindes (d + e). [22]

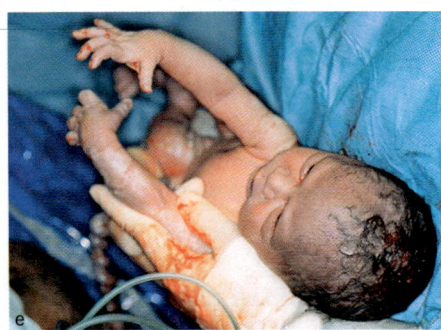
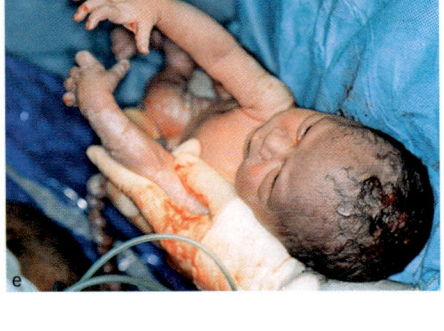

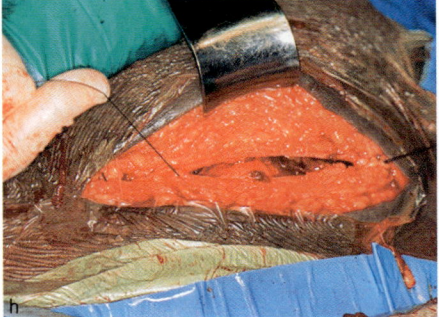

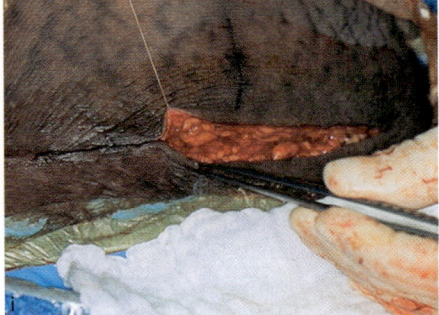

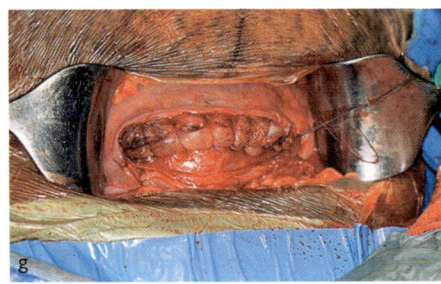

▌Abb. 9: Kaiserschnitt: Lösung der Plazenta durch Zug an der Nabelschnur (f), Uterusnaht (g), Faszienverschluss (h) und Intrakutannaht (i). [22]

Zusammenfassung

✖ Man unterscheidet die vaginal-operativen Entbindungsmethoden (Zangenentbindung und Vakuumextraktion) und die abdominelle Schnittentbindung, den Kaiserschnitt.

✖ Ist die Bedrohung nicht akut, wird die vaginal-operative Entbindung bei vollständig eröffnetem Muttermund und VT in Beckenmitte vorgezogen.

✖ Die primäre Sectio ist bei allen präpartal bekannten geburtsunmöglichen Situationen indiziert, die sekundäre Sectio, wenn unter der Geburt (wenn bereits Wehen vorhanden sind) solche Probleme auftreten.

✖ Die Notsectio wird durchgeführt, wenn das mütterliche oder fetale Leben akut bedroht ist. Von der Entscheidung bis zu Kindsentwicklung sollten nicht mehr als 10 – 20 Min. vergehen!

Probleme in der Nachgeburtsphase

Im engeren Sinn wird als Nachgeburtsperiode die Zeit nach der Abnabelung des Kindes bis zur Ausstoßung der Plazenta (~10–20 Min.) bezeichnet. Im klinischen Alltag wird der Begriff häufig auch für die zwei Stunden post partum verwendet, in der die Mutter besonders gefährdet ist.

> Die gefährlichste Zeit für die Mutter ist kurz nach der Geburt.

Normale Plazentalösung

Meist (in $^3/_4$ der Fälle) löst sich die Plazenta von der Mitte aus ab. Es erscheint bei der Nachgeburt zuerst die kindliche Plazentaseite mit dem Nabelschnuransatz (Lösung nach Schultze). Es tritt keine sichtbare Lösungsblutung auf, weil das Blut sich hinter der Plazenta sammelt. Erst nach der vollständigen Lösung tritt das Blut schwallartig aus. Löst sich die Plazenta vom Rand her (Lösung nach Duncan), ist der Blutverlust etwas höher und als Lösungsblutung sichtbar.

Lösungszeichen

Um die Lösung der Plazenta zu überwachen, sind verschiedene klinische Untersuchungen sinnvoll:

▶ **Schröder-Zeichen** (Uteruskantenzeichen): Nach der Plazentalösung steigt der Uterus über den Nabel und ist schmal, hart und kantig.
▶ **Ahlfeld-Zeichen:** Eine an der Nabelschnur angebrachte Klemme wandert im Laufe des Lösungsprozesses nach kaudal.
▶ **Küstner-Zeichen:** Bei Druck der Handkante auf den Bauch direkt hinter der Symphyse (auf den Uterus) zieht sich die Nabelschnur zurück: Die Klemme wandert nach kranial → die Plazenta ist noch nicht gelöst (▌Abb. 1).

Plazentalösungsstörungen

Man spricht von einer Plazentalösungsstörung, wenn mehr als 30 Min. seit der Abnabelung vergangen sind, mehr als

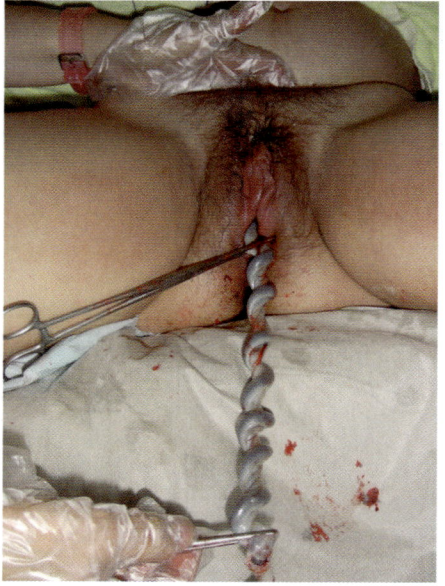

▌Abb. 1: Küstner-Zeichen: Die Klemme, die etwa 5 cm vor der Vulva an der Nabelschnur angebracht wurde, zieht sich nach oben → die Plazenta ist noch nicht gelöst. [21]

300 ml Blut verloren wurden und/oder die Lösung unvollständig war.

Ätiologie

▶ Placenta adhaerens: mangelhafte Uteruskontraktion (häufigste Form)
▶ Anatomisch bedingte Störungen können Teile oder die gesamte Plazenta betreffen:
– Placenta accreta: Der Trophoblast ist infolge eines Mangels oder Fehlens der Decidua basalis bis an das Myometrium herangewachsen.
– Placenta increta: Der Trophoblast ist in das Myometrium hineingewachsen.
– Placenta percreta: Der Trophoblast ist durch das Myometrium hindurchgewachsen und hat evtl. sogar andere Organe erreicht.
▶ Placenta incarcerata: Die bereits gelöste Plazenta wird durch einen spastischen Muttermundsverschluss im Uterus zurückgehalten.

Risikofaktoren für anatomisch bedingte Lösungsstörungen sind Uterusfehlbildungen, Z. n. Kürettagen, Z. n. Sectio, Z. n. Endometritis, hohes Gebäralter und ein tiefer Plazentasitz.

Klinik

Während der Schwangerschaft ist das uterine Blutflussvolumen von ~50 ml/min auf ~500–750 ml/min gesteigert. Die während der Plazentalösung geöffneten mütterlichen Gefäße werden normalerweise nach der Plazentageburt durch uterine Kontraktionen schnell geschlossen. Plazentalösungsstörungen führen deshalb zu großen Blutverlusten, wenn die mütterlichen Gefäße durch die partielle Lösung bereits eröffnet sind. Das vollständige Ausbleiben der Lösung (bei Placenta accreta, increta und percreta) verursacht zunächst keine Blutungen.

Die Placenta incarcerata zeigt ein anderes klinisches Bild: Die Lösungszeichen sind positiv, es liegen keine oder nur sehr geringe Blutungen vor, aber die Plazenta wird nicht geboren. Im Rahmen der vaginalen Untersuchung kann

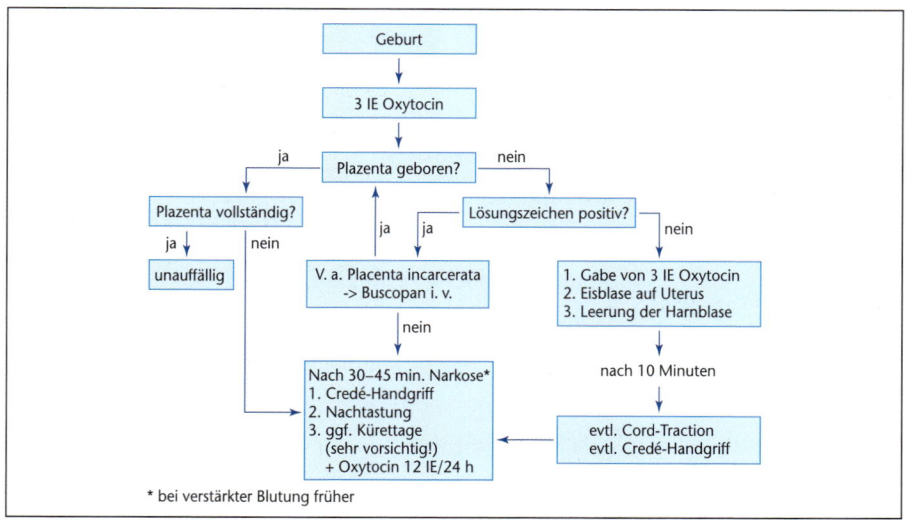

▌Abb. 2: Vorgehen bei Plazentaretention: Bei Blutungen > 500 ml wird ein aktives Vorgehen gewählt. [7]

man den spastisch verengten Mutter-mund tasten.

Therapie

Prophylaktisch wird heutzutage in den meisten Kliniken unmittelbar nach der Abnabelung Oxytocin (= Syntocin®, 3 IE als Bolus) verabreicht. Das weitere Vorgehen zeigt ▌Abb. 2.

▶ **Cord-Traction** (Zug an der Nabel-schnur): Eine Hand drückt die Gebär-mutter nach hinten oben, um die Krüm-mung der Führungslinie auszugleichen, die andere zieht (vorsichtig!) wehensyn-chron an der Nabelschnur. Es besteht die Gefahr der Uterusinvolution (Heraus-stülpen) oder des Nabelschnurrisses.
▶ **Credé-Handgriff** ▌Abb. 3.
▶ Die Placenta increta kann nur durch eine **Hysterektomie** therapiert wer-den.

Uterusatonie

Als Uterusatonie bezeichnet man die mangelnde oder fehlende Kontraktion des Uterus nach der Geburt.

Ätiologie

Dies entsteht häufig nach Uterusüber-dehnung (durch makrosome Kinder, Polyhydramnion, Mehrlinge), Uterus-myome, Uterusfehlbildungen, protra-hiertem Geburtsverlauf, nach Geburts-einleitung mit Prostaglandinen, bei Vielgebärenden und nach raschem Ge-burtsverlauf. Außerdem verhindern Pla-zentareste eine suffiziente Kontraktion und Blutstillung.

Klinik und Therapie

Der Uterus ist schlaff oder nur mäßig kontrahiert. Sichtbare Blutungen müs-sen nicht auftreten, da sich das Blut häufig im Uterus ansammelt. Um die Uterusatonie rechtzeitig zu diagnostizie-ren, ist eine regelmäßige Kontrolle des Kontraktionsstandes notwendig!

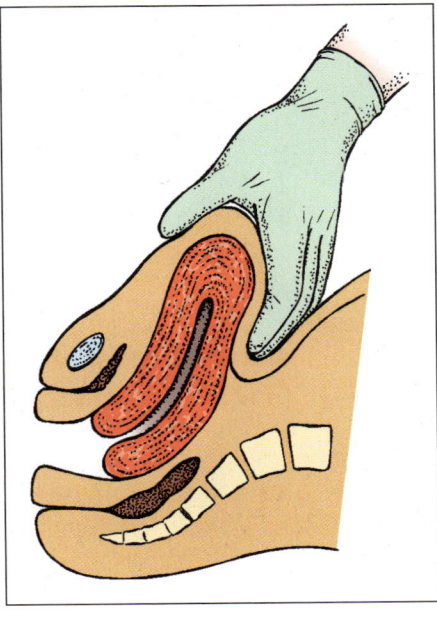

▌Abb. 3: Credé-Handgriff: Der Fundus uteri wird umfasst und wehensynchron nabelwärts gescho-ben. [7]

Die Therapie erfolgt in mehreren Stu-fen, bleibt eine Stufe ohne Erfolg, wird die nächste angewendet:

▶ Dem drohenden Blutverlustschock wird durch Volumensubstitution begeg-net. Die Kontraktion wird durch Oxyto-cin und Methylergometrin (Mutterkorn-derivat) gefördert.
▶ Im Zweifelsfall wird eine manuelle Nachtastung und/oder Kürettage durch-geführt, um evtl. bestehende Plazenta-reste zu entfernen.
▶ Bei Nichterfolg werden Prostaglandine E_2 oder $F_{2\alpha}$ i. v. appliziert (Nalador® oder Minprostin $F_{2\alpha}$®).
▶ Der Blutverlust kann durch Uterus-kompression eingedämmt bzw. die Wehen können stimuliert werden. Angewendet werden folgende Griffe:

– **Credé-Handgriff:** s. o., reibende Bewegungen zur Wehenstimulation oder Kompression durch Druck
– **Hamilton-Handgriff:** Eine Hand wird in der Vagina zur Faust geballt. Die äußere Hand drückt den Uterus-fundus gegen die innere Hand, mas-sierende Bewegungen stimulieren die Wehentätigkeit.
– **Fritsch-Handgriff:** Eine Hand wird mit einem Tuch gegen die Vulva ge-drückt, die andere hält den Uterus wie beim Credé-Griff und drückt ihn gegen die untere Hand.
▶ Transabdominale, ultraschallgesteurte intrakavitäre Prostaglandingabe (Min-prostin $F_{2\alpha}$®)
▶ Hysterektomie als Ultima Ratio

Zusammenfassung

✖ Die Nachgeburtsperiode gilt als pathologisch, wenn sich die Plazenta nicht innerhalb von 30 Min. löst und geboren wird, mehr als 500 ml Blut verloren werden, die Plazenta unvollständig ist oder der Uterus nicht ausreichend kontrahiert (Uterusatonie).

✖ Alle Komplikationen gefährden die Mutter in erster Linie durch den erhöh-ten Blutverlust.

✖ Die Nachgeburtsperiode ist die gefährlichste Zeit für die Mutter!

✖ Die Uteruskontraktion kann durch Oxytocin simuliert werden, sind Plazen-tareste zurückgeblieben, ist eine Ausschabung notwendig. Als Ultima Ratio zur Rettung der Mutter wird eine Hysterektomie durchgeführt.

Geburtsverletzungen

Geburtsverletzungen sind alle Verletzungen des Geburtsweges, die durch die Geburt entstanden sind. Abzugrenzen sind die iatrogen verursachten Verletzungen (z. B. Dammschnitt). Während Verletzungen in Introitusnähe schnell durch eine Schwellung und Blutungen auffallen, können weiter innen liegende Wunden leicht übersehen werden.

Auch die Uterusruptur ist eine Geburtsverletzung (s. S. 150).

Echte Geburtsverletzungen

Verletzungen an Vulva, Vagina oder Zervix

Ein Zervixriss entsteht häufig durch frühzeitiges aktives Mitpressen der Gebärenden vor vollständiger Muttermundsöffnung. Das Risiko einer Verletzung der Scheide oder der Zervix ist bei vaginal-operativer Entbindung stark erhöht. Ein Scheidenriss kann auch bei einem sehr weit reichenden Dammriss entstehen.

Scheiden- und Zervixrisse machen sich in erster Linie durch Blutungen bemerkbar. Blutet die Wunde jedoch nicht in die Vagina, sondern nur (oder auch) nach außen in die Parametrien, kann der tatsächliche Blutverlust verschleiert sein. Ein hämorrhagischer Schock ist die Folge. Die Diagnose wird durch die Spiegeleinstellung gestellt.

> Zur frühzeitigen Feststellung von Geburtsverletzungen sollte eine Spiegeleinstellung, insbesondere nach vaginal-operativer Entbindung, gleich nach der Geburt erfolgen!

Beim Zervixriss ist unbedingt das obere Ende des Risses darzustellen, um sicherzugehen, dass die Parametrien (mit der A. uterina!) nicht betroffen sind. Scheidenrisse heilen in der Regel problemlos, Zervixrisse können durch Narbenbildung Probleme bei weiteren Geburten verursachen.

Die Labien oder die Klitoris können insbesondere bei vaginal-operativer Entbindung verletzt werden, auch wenn der Damm intakt ist. Ob die Wunde genäht werden muss oder nicht, wird im Einzelfall entschieden. Blutungen müssen auf jeden Fall gestillt werden.

Dammverletzungen

Der Damm bietet am Beckenausgang den geringsten Widerstand und reißt daher unter der Geburt leicht ein. Der Dammriss (DR) ist eine der häufigsten Geburtsverletzungen.

Dammschutz (s. a. S. 134)

Der Dammschutz dient der Verhinderung bzw. der Eindämmung eines Dammrisses. Wird der VT des Kindes zu schnell über den Damm geboren, reißt dieser ein. In der Austreibungsperiode stützt die Hebamme deshalb den Damm mit der einen Hand und reguliert durch leichten Druck mit der anderen Hand auf den VT den Durchtritt. Die Gebärende wird angewiesen, die Wehen „wegzuatmen" (durch Hecheln), bis der VT langsam geboren wurde. Eine zu lange Austrittsphase kann aber auch zu Verletzungen des Beckenbodens führen.

Ätiologie und Einteilung

Man unterscheidet vier Schweregrade des Dammrisses:

- ▶ **DR I**   Hautriss, ohne Beteiligung der Dammmuskulatur
- ▶ **DR II**   Riss der Dammmuskulatur
- ▶ **DR III**   Riss der Dammmuskulatur und des M. sphincter ani
- ▶ **DR IV**   zusätzliche Beteiligung des Rektums (oder der Vagina)

Ein Dammriss entsteht z. B. nach unzureichendem Dammschutz, forcierter Kindsentwicklung, bei sehr festem Bindegewebe oder durch große Kinder.

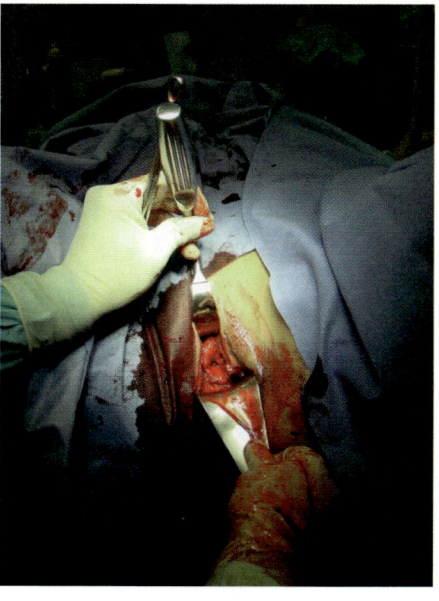

Abb. 1: Zervixriss auf 4 – 5 Uhr in der Spiegeleinstellung. [21]

	Beschreibung	Vorteile	Nachteile
Mediane Episiotomie	Keine Muskulatur beteiligt, nur bei hohem Damm und wenig zusätzlichem Platzbedarf indiziert	Einfache Nahttechnik, geringe Schmerzhaftigkeit, gute und schnelle Heilung	Gefahr des Weiterreißens zum DR III, wenig Platzgewinn
Mediolaterale Episiotomie	M. bulbospongiosus, M. transversus perinei superficialis	Großer Platzgewinn, Erweiterungsmöglichkeit	Großer Blutverlust, schlechte Wundheilung, hohe Schmerzhaftigkeit
Laterale Episiotomie	M. bulbospongiosus, M. transversus perinei superficialis	Sehr großer Platzgewinn	Häufig Hämatome, schlechte Wundheilung und hohe Schmerzhaftigkeit

Tab. 1: Verschiedene Formen der Episiotomie, ▌ Abb. 3.

Symphysenschaden

Verletzungen der Symphyse (bis hin zur Symphysensprengung) unter der Geburt sind sehr selten. Der von der Symphyse ausgehende Schmerz strahlt oftmals in die Oberschenkel und/oder das Kreuzbein und wird bei Belastung (z. B. durch Stehen) schlimmer, teilweise ist die Gehfähigkeit stark eingeschränkt oder sogar aufgehoben. Symphysenschäden gehen mit Druckschmerzhaftigkeit, Hämatomen und Temperaturerhöhungen einher.
Sonographisch zeigt sich ein erweiterter Symphysenspalt, radiologisch ist außerdem oft eine Dislokation der Schambeinäste erkennbar. Körperliche Schonung, ausreichende Anästhesie und ggf. orthopädische Behandlungen werden empfohlen.

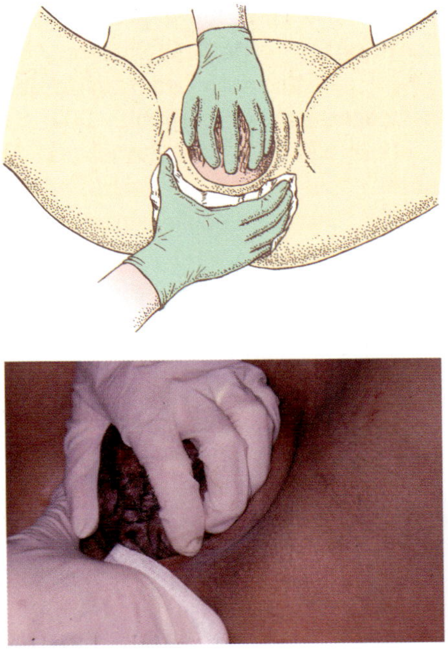

Episiotomie

Als Episiotomie wird das Einschneiden des Dammes zur Erweiterung des Beckenausganges bezeichnet. Das Einschneiden des Dammes wird beim Einschneiden des Kopfes auf der Höhe einer Wehe durchgeführt (rechtzeitige Episiotomie). Eine frühzeitige Episiotomie (vor dem Durchschneiden des Kopfes) wird dagegen unter Lokalanästhesie durchgeführt.
Indikationen sind Frühgeburten (um den Druck auf den Kindskopf zu verringern), bei vaginal-operativer Entbindung, zur Geburtsbeschleunigung oder bei BEL-Geburten. Die prophylaktische Episiotomie zur Vermeidung eines Dammrisses ist heute obsolet. Studien haben gezeigt, dass der Dammschnitt höhergradige Dammrisse nicht verhindern kann. Niedriggradige Dammrisse heilen dagegen nach Versorgung genauso gut wie Dammschnitte.

Versorgung einer Episiotomie oder eines Dammrisses

Jede Episiotomie und jeder Dammriss müssen nach der Entbindung sofort versorgt werden. Nach der Plazentalösung wird der Dammbereich lokalanästhesiert und die Wunde gesäubert und vernäht. Verletzungen der Vagina werden

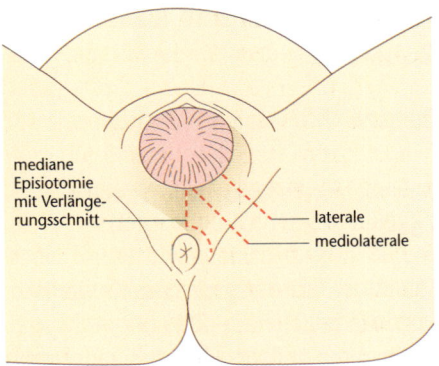

Abb. 2: Dammschutz im Schema (oben) und der Realität (unten). [21]

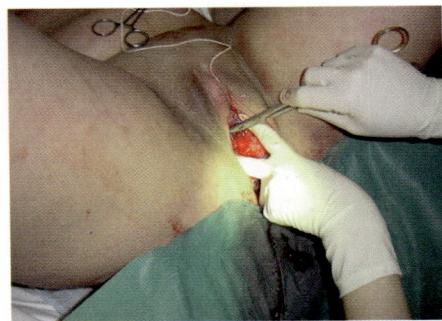

Abb. 3: Schnittführung bei den verschiedenen Episiotomieformen. [7]

mediane Episiotomie mit Verlängerungsschnitt
laterale
mediolaterale

Abb. 4: Naht einer Episiotomie. [21]

durch eine fortlaufende Naht versorgt. Der Damm wird schichtweise mit adaptierenden Einzelknopfnähten verschlossen. Eine abschließende Intrakutannaht verspricht das beste kosmetische Ergebnis, kann aber nur bei übersichtlichem und spannungsfreiem Wundrand und nur bei DR I und II bzw. bei der Episiotomie angewendet werden.

Anschließend wird eine digital-rektale Untersuchung durchgeführt, um einen ungenügenden Wundverschluss (führt zu Rektumscheidenfisteln) und eine irrtümliche Vernähung des Rektums auszuschließen. Bei richtiger Versorgung ist eine Darminkontinenz auch nach DR III und IV selten.

Zusammenfassung

✗ Geburtsverletzungen sind alle Verletzungen, die sich die Frau im Rahmen der Geburt zuzieht.

✗ Echte Geburtsverletzungen sind Scheiden-, Zervix- und Dammrisse, außerdem gibt es iatrogen verursachte Verletzungen wie die Episiotomie (Dammschnitt).

✗ Innen liegende Verletzungen werden leicht übersehen, daher sollte insbesondere nach einer vaginal-operativen Geburt eine Spiegeleinstellung erfolgen.

✗ Alle Geburtsverletzungen werden nach der Abnabelung und der Plazentageburt umgehend gereinigt und genäht.

Geburtshilfliche Notfälle

Krampfanfälle und komatöse Zustände

Siehe S. 110.

Amnioninfektionssyndrom (AIS)

Das AIS ist eine bedrohliche Komplikation, die bei etwa 1 – 2% aller Schwangerschaften auftritt. Hauptrisikogruppe des AIS sind Schwangere aus niedrigen sozialen Schichten, Mehrlingsgraviditäten und Schwangere mit AIS oder Blutungen in der Anamnese.

Ätiologie
Die Infektion des Fruchtwassers, der Eihäute, der Plazenta und/oder der Frucht entwickelt sich in erster Linie nach einem vorzeitigen Blasensprung durch aszendierende Keime. Aszendierende Genitalinfektionen können umgekehrt auch Ursache eines vorzeitigen Blasenspungs sein. In Frage kommende Erreger sind B-Streptokokken, Staphylokokken, Enterokokken, E. coli oder Anaerobier. Die intrauterine Infektion kann aber auch nach lymphogener oder hämatogener Streuung auftreten.

Klinik und Therapie
Symptome sind Fieber, Wehen und allgemeines Krankheitsgefühl. Im CTG zeigt sich eine fetale Tachykardie. Die Infektparameter (CRP, Leukozyten) steigen an.
Die antibiotische Therapie wird umgehend eingeleitet. Bei unreifem Kind wird eine Tokolyse und Lungenreifeinduktion durchgeführt. Hat das AIS septische Ausmaße angenommen, wird die Geburt jedoch sofort eingeleitet, oft ist eine Sectio mit perioperativer Antibiotikatherapie notwendig. Ist die gesamte Fruchthöhle und der Uterus infiziert, bleibt als Ultima Ratio die Hysterektomie, um den Infektionsherd zu entfernen und die Mutter zu stabilisieren.

Fruchtwasserembolie

Die Fruchtwasserembolie ist eine sehr seltene, aber schwerwiegende Komplikation. Die Letalität liegt bei bis zu 80%. Unter der Geburt kommt zu einem Einstrom größerer Mengen Fruchtwassers in den mütterlichen Kreislauf, häufig nach Geburtsverletzungen oder durch hohen Druck.

Klinik
Die Fruchtwasserembolie verläuft in zwei Phasen:

▶ 1. Phase: Verlegung der Lungenstrombahn durch korpuskuläre Anteile → aus dem Wohlbefinden kommt es zu plötzlicher Atemnot mit Dyspnoe, Zyanose und Schocksymptomen (infolge von Lungenödem, akutem Rechtsherzversagen, pulmonaler Hypertonie etc.)
▶ 2. Phase: Verbrauchskoagulopathie, DIC → atonische Nachblutungen, Schock, Tod

Durch die körperfremden Bestandteile des Fruchtwassers können zusätzlich allergische Reaktionen auftreten. Die Therapie erfolgt symptomatisch.

Schulterdystokie

Die Schulterdystokie führt zu einem Geburtsstillstand. Ohne geburtshilfliche Manipulation führt sie zum Tod der Mutter und des Kindes, aber auch bei optimalem Handling ist die kindliche Morbidität (niedriger Apgar, Plexusparesen etc.) sehr hoch. Man unterscheidet den hohen Schultergradstand (die vordere Schulter hängt an der Symphyse) und den tiefen Schulterquerstand (die Schultern liegen quer auf dem Beckenboden).

Ätiologie
Schulterdystokien werden durch fehlende Rotation (innere bzw. äußere Rotation) verursacht. Dies tritt besonders häufig bei makrosomen Kindern (> 4.000 g → 20faches Risiko) und adipösen Müttern auf, insgesamt mit einer Häufigkeit von 0,5 – 1% der Geburten. Im Einzelfall ist die Schulterdystokie jedoch nicht vorhersehbar!

Prophylaxe und Therapie
Um den Druck zu verringern, wird eine medikamentöse Tokolyse eingeleitet, eine ggf. bestehende Oxytocininfusion wird gestoppt. Ggf. wird eine Episiotomie angelegt.

Bei hohem Schultergradstand
▶ McRoberts-Manöver: maximale Beugung, gefolgt von maximaler Streckung der mütterlichen Beine, um die Conjugata vera zu vergrößern → ggf. mehrfach wiederholen
▶ Durch rhythmischen suprapubischen Druck kann die Schulter evtl. unter die Symphyse gedrückt werden. Vierfüßlerstand: Die Bewegung des Beckens führt häufig zur Schulterlösung. Sehr schmerzhaft!
▶ Versuch der äußeren oder inneren Drehung
▶ Eine Narkose entspannt, so dass die Manöver zur Geburt führen.
▶ Wenn alles nichts hilft: Notsectio!

Bei tiefem Schulterquerstand
▶ Versuch der äußeren oder inneren Drehung, vaginal-operative Entbindung.

Vorliegen und Vorfall der Nabelschnur

Liegt die Nabelschnur bei intakter Fruchtblase neben oder vor dem VT des Kindes, spricht man von einem Vorliegen der Nabelschnur. Kommt es in dieser Situation zum Blasensprung, entsteht ein Nabelschnurvorfall. Vorliegen oder Vorfall der Nabelschnur (▮ Abb. 1) ereignet sich bei ungenügender Abdichtung des Beckeneinganges durch den VT, also v. a. bei kleinen Kindern, BEL, Querlagen, Polyhydramnion oder bei Vielgebärenden. 0,5% aller Geburten sind betroffen.

Klinik
Das Vorliegen der Nabelschnur lässt sich sonographisch diagnostizieren. Gele-

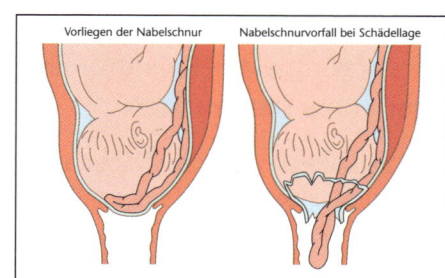

▮ Abb. 1: Vorliegen der Nabelschnur (links) und Nabelschnurvorfall (rechts). [7]

Warnzeichen der drohenden Uterusruptur	Eingetretene Uterusruptur
▶ Starke Wehenschmerzen	▶ Rupturschmerz (trotz PDA!) → Vernichtungsschmerz
▶ Druckschmerzhaftigkeit zwischen Nabel und Symphyse	▶ Schlagartiges Sistieren der Wehen
▶ Zunahme der Wehentätigkeit bis zum Wehensturm oder Wehenkrampf	▶ Kindliche Herztöne bradykard oder nicht mehr nachweisbar
▶ Pathologisches CTG	▶ Kindsteile direkt unter der Bauch- decke tastbar
▶ Der Muttermund ist ödematös geschwollen, der VT ist fest im Beckeneingang zu tasten	▶ VT wieder beweglich und abschiebbar
▶ Unruhe und Todesangst der Gebärenden	▶ Hämorrhagischer Schock, starke Blutung aus der Scheide
▶ Die Brandl-Furche steigt über den Nabel	▶ Im CTG plötzliche, starke Bradykardie

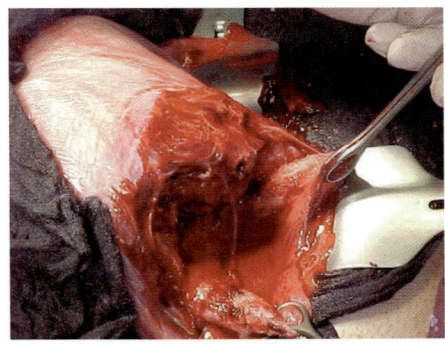

▮ Tab. 1: Symptome bei drohender und einge- tretener Uterusruptur.

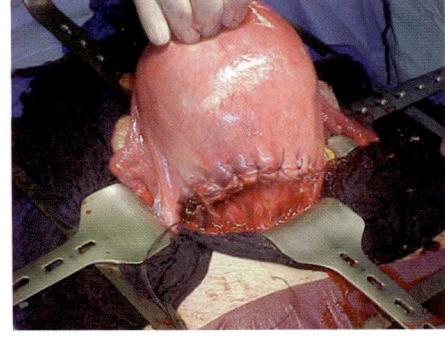

▮ Abb. 2: Uterusruptur: vor und nach der Versor- gung. [7]

gentlich kommt es zu wehensynchro- nen Dezelerationen im CTG. Nach dem Blasensprung wird die Sauer- stoffzufuhr des Kindes durch Kompres- sion der Nabelschnur unterbrochen, im CTG zeigt sich eine anhaltende Brady- kardie des Fetus. Die Nabelschnur ist vaginal als fingerdicke, evtl. noch pulsie- rende Wulst zu tasten. Wird dieser Zu- stand nicht innerhalb weniger Minuten behoben, erstickt das Kind!

Therapie

Häufig gelingt es, die Nabelschnurpo- sition durch Seiten- und/oder Becken- hochlagerung zu verändern, dann ist eine vaginale Entbindung möglich. Ge- lingt dies jedoch nicht, ist eine Sectio in- diziert. Liegt bereits ein Nabelschnur- vorfall vor, ist schnelles Handeln notwendig. Während der Geburtshelfer den VT manuell von der Vagina aus hochschiebt, um die Nabelschnur zu entlasten, wird ein β-Mimetikum-Bolus (25 μg Fenoterol i. v.) gegeben und die Notsectio eingeleitet. Repositionsversu- che sind meist erfolglos.

Uterusruptur

Die Uterusruptur ist eine der schwers- ten Komplikationen unter der Geburt (oder in der Schwangerschaft). Die müt- terliche und kindliche Morbidität und Mortalität sind hoch. Die Inzidenz liegt bei 1 : 1.500 Geburten, es sind meistens Mehrgebärende betroffen. Man unter- scheidet die komplette Uterusruptur und die inkomplette Uterusruptur, bei der die Serosa intakt bleibt.

Ätiologie und Klinik

Zur Uterusruptur kommt es, wenn die Uterusmuskulatur den Wandbelastun-

gen nicht mehr standhalten kann. Sie kann jederzeit in der Schwangerschaft auftreten, meist jedoch unter der Geburt.

▶ **Traumatische Ruptur:** nach Verlet- zung, iatrogen z. B. bei Kürettagen
▶ **Narbenruptur:** Die Narbe einer frü- heren Uterusverletzung ist weniger be- lastbar als die normale Uterusmuskula- tur. Ursache einer Uterusnarbe kann z. B. eine frühere Sectio caesarea oder eine Myomenukleation sein.
▶ **Überdehnungsrupturen** entstehen bei unüberwindbaren Geburtshindernis- sen (Missverhältnis, geburtsunmögliche Kindslage, hoher Gradstand etc.) und unvermittelt starker Wehentätigkeit. Sehr selten reißt der Uterus nach Über- dosierung von Wehenmitteln.

Typisch für die Narbenruptur ist der „stille" Ablauf. Plötzlich, ohne jegliche Vorwarnung reißt der Uterus ein. Symptome sind plötzliche starke Schmerzen und/oder Schockzeichen aufgrund des Blutverlustes. Die Narben- ruptur kann bei normaler Wehentätig- keit oder schon während der Schwan-

gerschaft auftreten. Klarheit bringt die Ultraschalluntersuchung. Überdeh- nungsrupturen kündigen sich oft durch „Warnzeichen" an, ▮Tab. 1.

Therapie

▶ **Drohende Ruptur:** Tokolyse, Volu- mensubstitution zur Schockbehandlung und Notsectio (auch bei totem Kind)
▶ **Eingetretene Ruptur:** Behandlung des hämorrhagischen Schocks (Kreis- laufstabilisierung, Volumensubstitution, Transfusionen etc.) und Notsectio bzw. Laparotomie, um die Blutungen zu stil- len. Manchmal kann eine Hysterekto- mie nicht umgangen werden

Zusammenfassung

✖ Geburtsstillstand, pathologische CTG-Ableitungen oder Schockzeichen der Mutter bedürfen sofortiger Abklärung.

✖ Akute fetale Gefährdung zeigt sich im CTG und in der Mikroblutanalyse.

✖ Besonders bedrohlich für Mutter und Kind ist die Uterusruptur, die sich oft- mals durch sog. Warnzeichen ankündigt.

✖ Bei Nabelschnurvorfall und drohender Uterusruptur wird eine Notsectio durchgeführt.

✖ Eine Schulterdystokie kann evtl. durch geburtshilfliche Manöver behoben werden.

Geburtserleichterung

Der Geburtsschmerz ist physiologisch. Angst kann Anspannung auslösen und diese wiederum den Schmerz verstärken. Schnell führt dieser „Circulus vitiosus" zu einem vielfach gesteigerten Geburtsschmerz (Abb. 1).

Basierend auf diesem Modell gibt es drei Möglichkeiten, auf diesen Kreislauf einzuwirken:

▶ **Reduzierung der Angst:** Durch eine ausführliche Aufklärung im Rahmen der Geburtsvorbereitungskurse und bei dem betreuenden Arzt gelingt es, diesen Kreislauf zu durchbrechen. Allein die Möglichkeit der Schmerzbekämpfung an sich nimmt vielen Frauen viel Angst, so dass sie unter der Geburt tatsächlich darauf verzichten können.

▶ **Reduzierung der Spannung:** Erlernen von Entspannungs- und Atemtechniken, Musik, warme Bäder oder Duschen, Massagen, Aromatherapie.

▶ **Reduzierung des Schmerzes,** s. u.

Entstehung des Geburtsschmerzes

In der Eröffnungsphase entsteht der Schmerz in erster Linie durch die Dehnung der Zervix und die Wehenkontraktionen. Diese Schmerzen werden über den Plexus uterocervicalis und die Nn. splanchnici (Nn. sympathici und parasympathici) zu den Rückenmarkssegmenten Th10–L1 geleitet (Abb. 2). In der Austreibungsperiode werden der Beckenboden und die Vagina stark beansprucht. Die Schmerzen werden nun durch den N. pudendus zu den Segmenten S2–S4 übertragen.

Medikamentöse Schmerztherapie

▶ **Spasmolytika** können helfen, Verspannungen zu lösen. Bei rigidem Muttermund kann so evtl. die Eröffnung beschleunigt werden. Insbesondere Butylscopolamin (Buscopan®) ist zwar nebenwirkungsarm, aber auch nicht besonders potent. Bei vielen Gebärenden bleibt es nutzlos, einigen hilft es wohl im Sinne eines Plazebos.

▶ **Beruhigungsmittel** (Diazepam, Promethazin) werden heute nur mehr

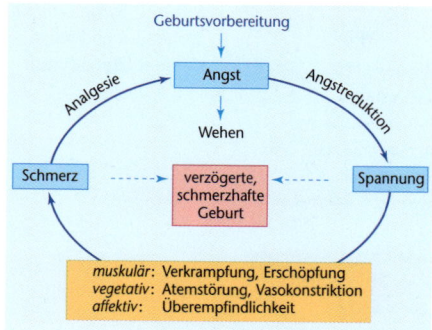

Abb. 1: Der Kreislauf aus Angst, Spannung und Schmerz. [7]

bei sehr unruhigen Patientinnen eingesetzt.

▶ **Opiate,** insbesondere Pethidin (Dolantin®) werden dagegen häufiger eingesetzt. Der Hauptnachteil ist der sedierende Effekt auf Mutter und Kind, welcher zu Atemdepression führen kann, außerdem manchmal Übelkeit und Erbrechen als Nebenwirkung hat. Das Risiko einer kindlichen Atemdepression ist 2–3 h nach Applikation am größten. Als Antidot kann dem Neugeborenen bei Bedarf Naloxon verabreicht werden. Die Symptome verschwinden so umgehend. Eine Alternative zu Pethidin ist Pentazocin, das auch auf Naloxon als Antidot anspricht. Tramadol führt viel häufiger zu Nebenwirkungen (Übelkeit), und Naloxon ist hier unwirksam.

> Vorsicht ist bei heroinabhängigen Schwangeren geboten. Naloxon ruft bei deren Neugeborenen unter Umständen starke Entzugssymptome hervor.

Pudendusblock

Wird der N. pudendus (und seine Äste) durch Lokalanästhetika betäubt (Abb. 3), bleiben Damm, Vulva, unteres Vaginadrittel und der Beckenboden ohne Schmerzempfinden. Der Pressdrang und der Wehenschmerz bleiben bestehen, der Beckenboden ist entspannt.

Ein Pudendusblock wird zur Schmerzausschaltung in der Austreibungsperiode, zur Relaxation des Beckenbodens, bei vaginal-operativen Entbindungen oder Episiotomien angewendet. Nach Ausschluss einer intravasalen Injektion

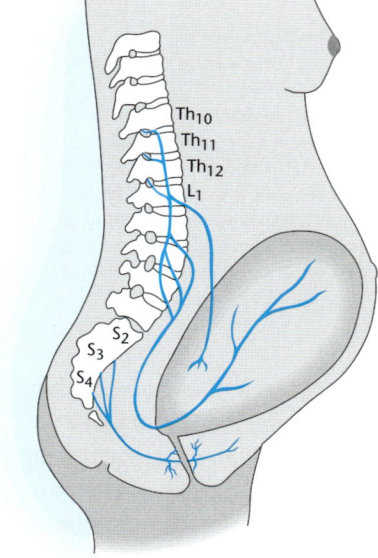

Abb. 2: Leitungsbahnen des Geburtsschmerzes. [8]

werden auf jeder Seite 10 ml einer 1%igen Mepivacainlösung eingespritzt. Allergische Reaktionen sind sehr selten. Komplikationen treten eigentlich nur bei versehentlicher intravasaler Injektion auf (reversible und irreversible Nervenausfälle). Hämatome und Abszesse sind ausgesprochen selten (< 0,1%).

Lokalanästhesie des Dammes

Durch fächerförmige Injektion lokalanästhetischer Mittel wird eine Analgesie des Dammes erzielt. Dies wird zur Versorgung einer Episiotomie oder von Geburtsverletzungen angewendet. Eingesetzt werden Mepivacain 1% (max. 30 ml), Lidocain 1% (max. 20 ml) oder Bupivacain 0,5% (max. 30 ml). Komplikationen sind wie beim Pudendusblock v. a. bei intravasaler Injektion zu erwarten (Aspirationstest!).

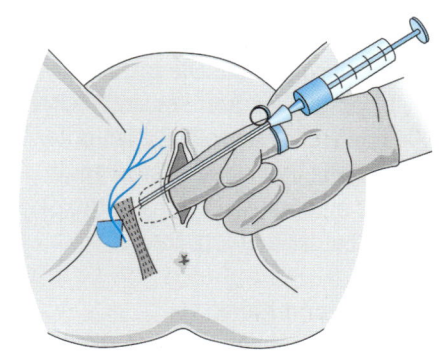

Abb. 3: Pudendusblock. [8]

Periduralanästhesie (PDA)

Die PDA wird auf Wunsch v. a. bei starkem Geburtsschmerz insbesondere bei protrahiertem Geburtsverlauf, Geburtseinleitung und Risikogeburten (Frühgeburt, BEL, Zwillinge) eingesetzt. Weitere Indikationen sind vaginal-operative Entbindungen, die Sectio caesarea und SIH (zur Verbesserung der plazentaren Diffusion). Nachteil der PDA ist die Immobilisierung der Patientin. Der Vorteil liegt in der guten Schmerzausschaltung und Entspannung.

Zwischen L2/L3 oder L3/L4 wird unter sterilen Bedingungen ein Katheter gesetzt und eine Testdosis Lokalanästhetikum appliziert, um eine intravasale (führt zu Kreislaufinsuffizienz und Krämpfen) oder eine subarachnoidale (totale Spinalanästhesie mit Atemlähmung) Anästhesie auszuschließen. Folgt auf die Testdosis keine Reaktion, kann das Lokalanästhetikum eingespritzt werden. In der Regel wird der Katheter belassen, um Nachinjektionen vorzunehmen oder die Dosis zu steigern, falls eine Sectio nötig wird. Zur Schmerzbekämpfung werden ca. 10 ml Bupivacain 0,25 % eingesetzt, für eine Sectio caesarea werden 30 ml notwendig. Eine PDA kann zu Blutdruckabfall führen, daher erhält die Patientin vor der Punktion eine zügige Infusion, evtl. auch einen Plasmaexpander.

Kontraindikationen sind neurologische Erkrankungen (z. B. Epilepsie), Gerinnungsstörungen (die Gerinnungswerte sollten am gleichen Tag o. B. sein), Infektionen im Bereich der Punktionsstelle, Allergien gegen das Lokalanästhetikum und schwere Hypotonie (systolisch < 80 mmHg). Die PDA muss von einem erfahrenen Arzt durchgeführt werden.

Akupunktur

Die Akupunktur unter der Geburt wirkt schmerzlindernd durch Freisetzung körpereigener Opioide. Da dies einige Zeit braucht, muss mit der Akupunktur vor dem Beginn schmerzhafter Wehen begonnen werden. Die Stimulationspunkte werden wechselseitig jede halbe bis ganze Stunde stimuliert (HWZ der endogenen Opioide ca. 1,5 h). Beginnt die Gebärende mit dem aktiven Mitpressen, können die Nadeln entfernt werden.

Es gibt Hinweise, das eine vorbereitende Akupunktur in den letzten Wochen der SS die Eröffnungsphase um 1 – 1,5 h verkürzen kann. Ob dies eine „echte" Wirkung oder ein Plazeboeffekt ist, ist schwer zu sagen. Studien haben jedoch bisher keinen Nachweis gebracht, dass Akupunktur während der Geburt diese in irgendeiner Art und Weise beschleunigen kann.

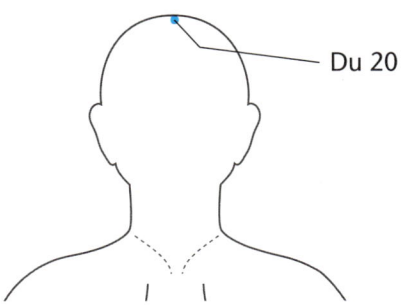

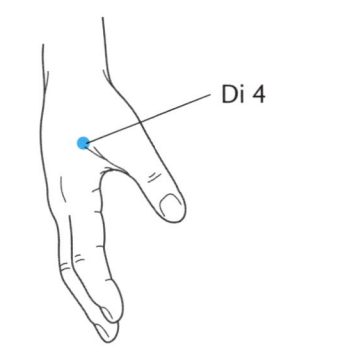

Di 4

Du 20

Abb. 4: Akupunkturpunkte zur Schmerzreduktion unter der Geburt: Du 20 und Di 4. [8]

Transkutane Elektrostimulation

Die lokal applizierte Elektrostimulation soll die Übertragung des Schmerzreizes im Rückenmark behindern. Theoretisch kann diese Stimulation auch den Uterus beeinflussen, dies wurde bisher jedoch nicht beobachtet.

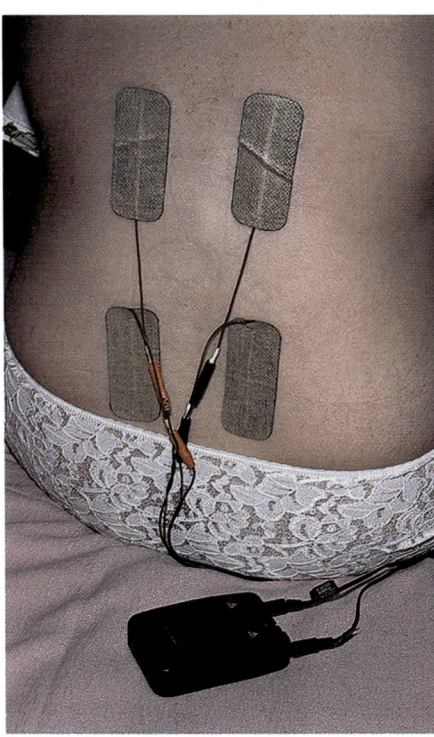

Abb. 5: Anbringung der Elektroden über den Nervenwurzeln Th 10 – L 1. [9]

Zusammenfassung

✖ Der Geburtsschmerz entsteht in der Eröffnungsphase hauptsächlich durch die Zervixdehnung, in der Austreibungsphase durch die Beckenbodendehnung.

✖ Der Kreislauf Angst, Anspannung und Schmerz verursacht verstärkten Geburtsschmerz.

✖ Zur Analgesie unter der Geburt sind Spasmolytika, Opioide, transkutane Elektrotherapie, Akupunktur, der Pudendusblock und die PDA geeignet.

✖ Entspannende Maßnahmen wie Musik, Baden, Massagen etc. fördern das Wohlbefinden.

✖ Durch eine ausführliche Aufklärung kann die Angst der Schwangeren vor der Geburt vermindert werden.

Alternative Ansätze in der Geburtshilfe

Geburtspositionen

Viele Jahre lang verbrachten Gebärende die meiste Zeit während der Geburt liegend im Bett. Heutzutage werden zunehmend die verschiedenen Geburtspositionen und Geburtsmodelle miteinander verglichen. Die Daten sind aber oftmals verwirrend und nicht vergleichbar.

> Generell gilt: Bei der unkomplizierten Geburt richtet man sich nach den Wünschen der Gebärenden.

Die aufrechten Positionen führen oft zu größeren Geburtsschmerzen und die Geburt wird evtl. durch die Schwerkraft beschleunigt (Verletzungsgefahr der Mutter!). Für den Fetus ergaben sich in vergleichenden Studien Vorteile (weniger CTG-Auffälligkeiten etc.). Im Allgemeinen ist es in diesen Positionen für die Gebärende schwieriger, sich in der Wehenpause zu entspannen.

Aufrechte Geburtspositionen sind z. B. der Geburtshocker, die Geburt im Stehen oder in der Hocke, wobei sich die Gebärende an einem Stuhl, einem Seil oder ihrem Partner festhalten kann. Auf dem Geburtshocker stützt der hinter der Gebärenden hockende Partner (oder ein anderer Helfer) die Gebärende, damit sie sich in der Wehenpause entspannen kann. Die geburtshilfliche Überwachung ist jedoch erschwert.

Tab. 1 zeigt die Vor- und Nachteile der **Wassergeburt,** die einige Zeit sehr in Mode war. Der **Vierfüßlerstand** hat hierzulande kaum Bedeutung, auch wenn er theoretisch alle Kriterien einer guten Geburtsposition erfüllt.

> **Anforderungen an die individuell optimale Geburtsposition sind:**
> ▶ Wohlbefinden der Mutter
> ▶ Gute Überwachungsmöglichkeit bzw. Betreuungsmöglichkeiten (Dammschutz)
> ▶ Möglichkeit der Entspannung zwischen den Wehen

Eröffnungsphase

In der Eröffnungsphase sind alle Körperhaltungen möglich, nur die Rückenlage ist zu vermeiden, da das Risiko eines Vena-cava-Syndroms besteht. Möchte die Kreißende liegen, sollte sie dies in Seitenlage tun, und zwar auf der Seite der kleinen Fontanelle des Fetus. Dies fördert das Tiefertreten des

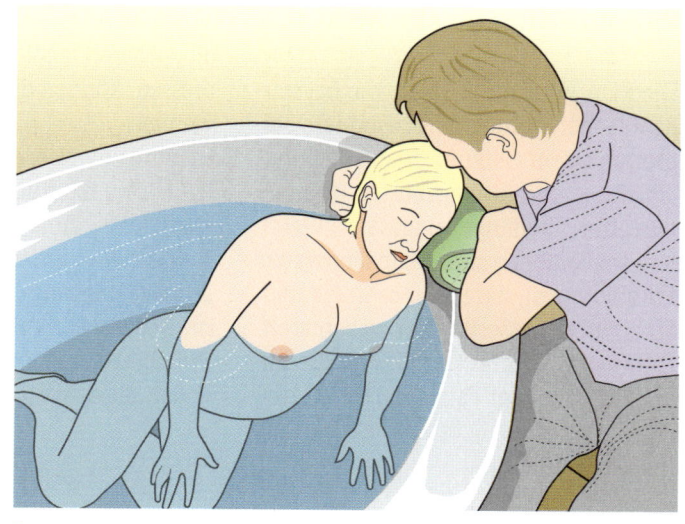

Abb. 1: Wassergeburt. [9]

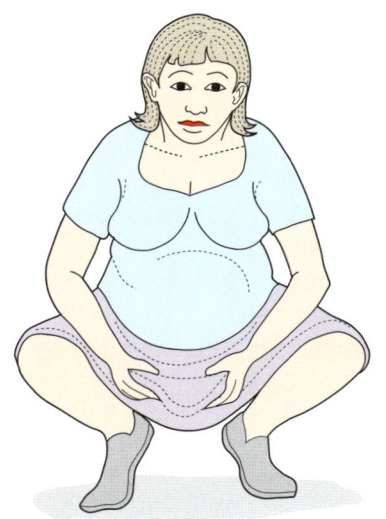

Abb. 2: Hockende Geburtsposition. [9]

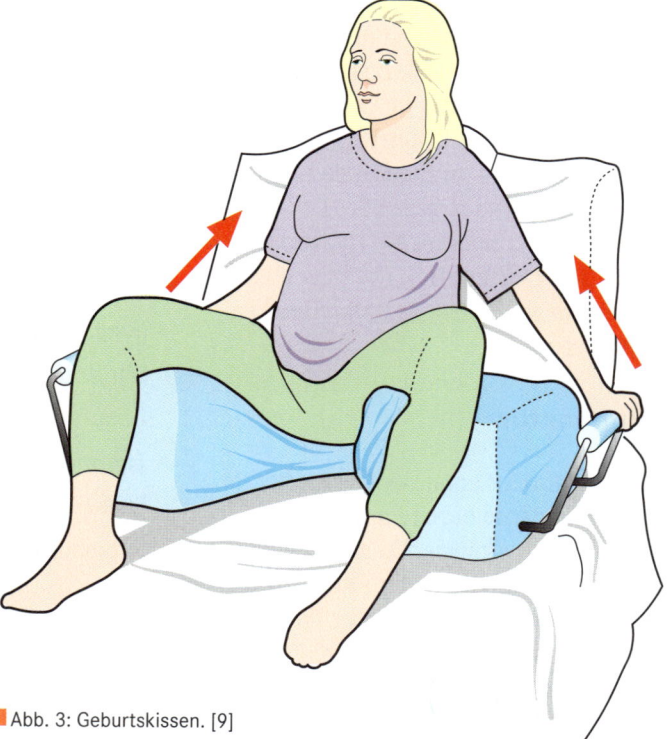

Abb. 3: Geburtskissen. [9]

	Vorteile	Nachteile
Mutter	Schmerzlinderung durch Entspannung im warmen Wasser	▶ Müdigkeit durch verminderten Muskeltonus ▶ Flüssigkeitsverlust über die Haut ▶ Erhöhter hydrostatischer Druck, der die Geburt erschwert ▶ Schwierig zu überwachen und zu betreuen, v. a. in Notfällen
Kind	Sanfte „Entlassung in die Welt"	▶ Verminderte Kreislaufstimulation ▶ Infektionsrisiko erhöht ▶ Flüssigkeitsverlust ▶ Wärmeverlust nach der Geburt

Tab. 1: Mögliche Vor- und Nachteile der Wassergeburt.

Kindes. Durch Bewegung bzw. allgemein durch aufrechte Positionen wird dieses beschleunigt. Baden oder Duschen mit warmem Wasser (nicht zu heiß!) entspannt.

Austreibungsperiode

Die klassische Position für die Austreibungsphase ist die halb sitzende im Geburtsbett. Die Schwangere kann ihre Beine abstützen und sich an den Seitengriffen festhalten. Zwischen den Wehen ist eine optimale Entspannung möglich.

Andere anwesende Personen

In Deutschland ist es heutzutage üblich, dass der Partner bei der Geburt dabei ist. Die Gebärende sollte sich aber nicht scheuen, zu sagen, falls sie dies nicht wünscht. Für die Partnerbeziehung und die Vater-Kind-Bindung kann die Anwesenheit des Partners jedoch Vorteile bringen. Andere Personen (z. B. die Mutter oder die Schwester) können natürlich auch dabei sein, solange die Gebärende nicht zu sehr abgelenkt oder aufgeregt wird.

Ambulante versus stationäre Geburt

Die ambulante Geburt wird in Deutschland immer populärer. Nach der Geburt und einer mehr oder weniger langen Erholungsphase verlassen Mutter und Kind die Klinik sofort wieder. Dies hat den Vorteil, dass Mutter und Kind besser in die evtl. schon bestehende Familie eingegliedert werden und weniger Kosten entstehen. Mutter und Kind werden selbstverständlich nur entlassen, wenn es beiden gut geht und die häusliche Situation geeignet ist (genügend Ruhe und Entlastung). Einige Komplikationen treten jedoch erst mit zeitlicher Verzögerung auf (z. B. Fruchtwasserembolie oder Herzvitien des Neugeborenen, s. S. 162). Dies ist auch der Grund, warum Mutter und Kind bei der stationären Geburt 4–5 Tage im Krankenhaus bleiben. Ist die Mutter ausreichend geschult (um evtl. Komplikationen zu erkennen), eine ambulante Betreuung durch eine erfahrene Hebamme gesichert und eine Klinik im

Notfall erreichbar, ist eine ambulante Entbindung vertretbar.

Das Geburtshaus

Wird keine Entbindung in einer Klinik gewünscht, ist ein Geburtshaus eine Option. Die Betreuung erfolgt wie bei der Hausgeburt durch Hebammen. Diese Häuser haben meist räumlichen Anschluss an Kliniken. Dadurch ist die Notfallversorgung weitgehend gewährleistet, wenn auch nicht in dem Maße, wie dies eine Geburtsklinik bieten kann.

Die Hausgeburt

Die Hausgeburt wird im Allgemeinen nur von einer Hebamme geleitet. Verläuft die Geburt komplikationslos, kann sie in der gewohnten häuslichen Umgebung eine sehr bereichernde Erfahrung sein. Voraussetzung hierfür ist, soweit möglich, der Ausschluss von Komplikationen oder Risiken, eine erfahrene Hebamme, ein ärztlicher Geburtshelfer in Rufbereitschaft (um evtl. einen Dammriss zu versorgen) und eine gesicherte Versorgung von Mutter und Kind in den ersten Tagen nach der Geburt. Schwierigkeiten können bei Komplikationen auftreten. Die Hebamme muss in der Lage sein, Anzeichen solcher Komplikationen richtig zu deuten und möglichst frühzeitig für eine Klinikeinweisung zu sorgen. In der Regel geht jedoch wertvolle Zeit verloren. Trotz ausgefeilter pränataler Diagnostik kann

es dem Neugeborenen auch unvorhergesehen schlecht gehen. In diesem Fall fehlt die notwendige Versorgung durch den Kinderarzt, oder sie erfolgt verspätet.

Ein anderes Argument gegen die Hausgeburt ist oftmals die fehlende bzw. schlecht realisierbare Überwachung des Fetus durch ein CTG. Dem ist entgegenzusetzen, dass bei Nicht-Risiko-Geburten kein Vorteil des CTG gegenüber der regelmäßigen Abhörung durch eine erfahrene Hebamme mit dem Stethoskop gezeigt werden konnte. Für die nachgeburtliche Versorgung gilt das Gleiche wie für die ambulante Geburt.

Der Wunschkaiserschnitt

Neugeborene nach vaginaler Geburt haben eine signifikant erniedrigte Inzidenz für ein Atemnotsyndrom in Vergleich zu Neugeborenen nach Kaiserschnitt im selben Gestationsalter. Die mütterliche Mortalität steigt beim Kaiserschnitt um 50 %, obwohl die absolute Zahl noch immer sehr gering ist. Nach der Kaiserschnittgeburt sind die Frauen weniger mobil, bleiben durchschnittlich länger im Krankenhaus und sind durch Infektionen und Blutverlust stärker bedroht. In Deutschland wird aufgrund dieser Tatsachen der Kaiserschnitt, wann immer möglich, vermieden und der Wunschkaiserschnitt abgelehnt. Nur in besonderen Situationen (z. B. nach besonders traumatischer vorausgegangener Geburt) werden Ausnahmen gemacht.

Zusammenfassung

✳ Geht es Mutter und Kind gut, sollte die Geburtsposition sich nach den Wünschen der Mutter richten.

✳ Man unterscheidet prinzipiell aufrechte von nicht aufrechten Geburtspositionen in der Austreibungsphase.

✳ Hausgeburten werden lediglich durch eine Hebamme betreut. Bei komplikationsloser Schwangerschaft ist dies eine Alternative zur Krankenhausgeburt. Bei Komplikationen kann jedoch oft erst verspätet eingegriffen werden!

✳ Der Wunschkaiserschnitt wird in Deutschland von ärztlicher Seite im Allgemeinen abgelehnt.

Das Wochenbett I

Als Wochenbett werden die ersten sechs Wochen nach der Geburt eines Kindes bezeichnet. In dieser Zeit muss die Mutter sich von der anstrengenden Geburt erholen, sich psychisch auf die neue Situation einstellen und in ihre Rolle als Mutter hineinwachsen.
Gleichzeitig kommt es zu wichtigen Umstellungsvorgängen ihres Körpers: anatomische Rückbildung der Schwangerschaft, Wundheilung, Stoffwechseländerungen, damit einsetzende Laktation und schließlich auch Wiederaufnahme der Ovarialfunktionen.

Körperliche Umstellungen

Uterus

Das erste Saugen des Kindes bewirkt das Ausschütten von Oxytocin aus dem Hypophysenhinterlappen und führt reflektorisch zur Kontraktion des Uterus. Dadurch verkleinert sich nicht nur die Wundfläche, er verliert auch an Größe und Gewicht. Kurz nach der Entbindung steht er auf Höhe des Nabels und wiegt ca. 1.200 g, nach 10 Tagen befindet sich der Fundus an der Symphysenoberkante und weist nicht mehr als 100 g auf (∎Abb. 1). Der Verlauf wird regelmäßig kontrolliert, und die Entleerung der Blase sollte gewährleistet werden, um die reibungslose Rückbildung zu garantieren.

Lochien (Wochenfluss)

Der Wochenfluss signalisiert die Heilung und Regeneration des Endometriums. Anfangs ist er blutig, später bräunlich

Vorteile	Kontraindikationen
Nährstoffzusammensetzung	Wunsch der Mutter
Passive Immunität und weniger Infektionen (z. B. von Mittelohr, Lunge, Blase und Magen-Darm-Trakt)	Mütterliche Phenylketonurie
Weniger Windeldermatitis	HIV-positive Mutter
Senkung des Risikos für Typ-1-Diabetes	Schwere Erkrankung der Mutter
Verminderte Problematik bei Frühgeburten	Medikamenteneinnahme (Lithium, zytotoxische Drogen, Immunsuppressiva)
Billig, verfügbar, unkompliziert	
Senkung des Risikos von Brustkrebs	

∎ Tab. 1: Vorteile und Kontraindikationen des Stillens.

und nach ca. sechs Wochen gelblich. Nach einer Sectio ist der Zeitraum häufig kürzer.
Auffälliger Geruch, starke und unregelmäßige Blutung, Fieber oder Abgang von Plazentagewebe erfordern weitere Untersuchungen.

Blase und Darm

Durch den dilatierten Beckenboden kommt es nach Geburt oft zu Problemen bei Miktion und Darmentleerung. Nach drei bis vier Tagen entwickelt der Körper eine Diurese (2–4 l/Tag), die der Ausschwemmung von eingelagertem Wasser dient. Das Wasserlassen sollte durch Wärme, Mobilisation und bei starken Problemen durch Katheterisierung unterstützt werden. Eine postpartale Obstipation ist durch die Schwäche des Beckenbodens physiologisch und sollte spätestens am dritten Tag behandelt werden. Neben Wärme und Bewegung können Laxanzien oder Mikroklys hilfreich sein.
Die Damm- oder Epiosotomienaht wird durch sorgfältige Genitalhygiene vor Infektion geschützt. Nach Waschen der Hände kann sie mit einer milden Desinfektionslösung oder in einem Kamillenbad etwa dreimal/Tag gespült werden.

Hormonelle Umstellung

Östrogene, Progesteron und HCG fallen während der ersten zwei Monate post partum ab. Die in der Schwangerschaft erhöhte Aktivität von Nebenniere und Schilddrüse normalisiert sich, und damit auch Insulin, Aldosteron, Thyroxin und thyroxinbindendes Globulin. Oxytocin sorgt für die Milchejektion und Prolaktin für die Milchbildung. Letzteres stimuliert nicht nur das Hungerzentrum, sondern führt durch seine Hemmung der gonadotropen Funktion der Hypophyse zur Stillamenorrhö. Stillt die Mutter nicht, kommt es innerhalb der folgenden Wochen zur Ovulation und erneuten Menstruation (s. u.).

Hämodynamik

Während der ersten zwei Monate nach Geburt sind Wasserausscheidung, Thrombozytenzahl und Gerinnungsfaktoren erhöht. Gleichzeitig kommt es zu einem venösen Tonusverlust. Daraus resultieren verstärkte Bildung von Varizen und das dramatisch erhöhte Risiko einer Thrombose oder Thromboembolie. Durch Kompressionsstrümpfe und Mobilisierung muss man prophylaktisch vorbeugen. Auch ein während der Schwangerschaft bestehender Bluthochdruck sollte nach der Entbindung alle

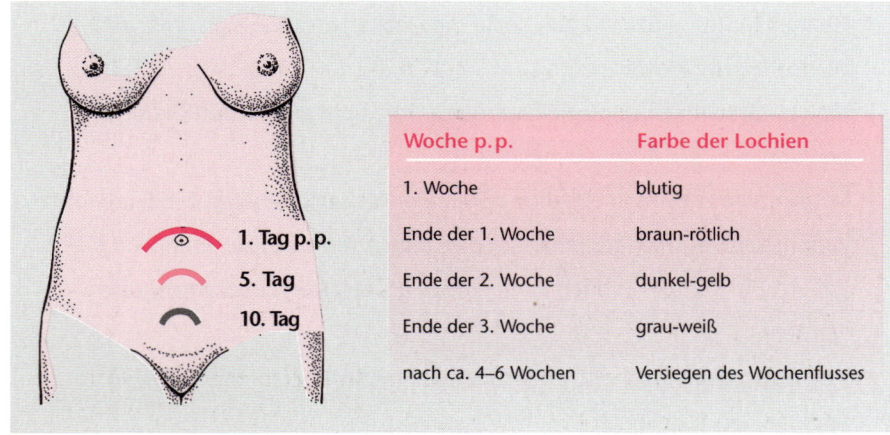

Woche p. p.	Farbe der Lochien
1. Woche	blutig
Ende der 1. Woche	braun-rötlich
Ende der 2. Woche	dunkel-gelb
Ende der 3. Woche	grau-weiß
nach ca. 4–6 Wochen	Versiegen des Wochenflusses

∎ Abb. 1: Rückbildung des Uterus im Wochenbett. [5]

vier Stunden kontrolliert werden, da bis zu zehn Tage nach Geburt alle Risiken eines Schwangerschaftshochdrucks weiter bestehen (s. S. 110).

Das Stillen des Kindes

Muttermilch ist sowohl bezüglich des Immunitätsschutzes als auch ihrer enthaltenen Nährstoffe die ideale Nahrungsquelle für das Baby. Man sollte die Mutter ermutigen zu stillen und sie über Vor- und Nachteile aufklären. Der Milcheinschuss findet am 2.–3. Tag statt und ist oft von leichtem Fieber begleitet. Mutter und Kind müssen angeleitet werden, um die Ernährung zu gewährleisten und sich vor Schmerzen und Infektion zu schützen. Trinkt das Kleine anfangs etwa 20 ml/kg/Tag, steigert sich die Produktion im weiteren Verlauf auf bis zu 800 ml/Tag. Da die Milch reich an Kalzium ist, sollte auch die Mutter ausreichend damit versorgt werden, um einer Osteoporose vorzubeugen.

Sollte es notwendig sein, abzustillen (bei Verlust des Kindes, schwerer Mastitis, Adoption, HIV-positiver Mutter oder anderen Gründen), geschieht dies durch Flüssigkeitsrestriktion, Kühlen und Abbinden der Brust und Medikamente (Bromocriptin). Die Gabe von Methergin® unterstützt die Rückbildung des Uterus (das physiologisch wirkende Oxytocin wird nicht ausgeschüttet). Wird das Kind mit der Flasche ernährt, muss die Mutter darüber aufgeklärt werden, wie sie die Flasche sterilisieren sollte. Die Milch sollte möglichst an die Muttermilch adaptiert sein, da Kuhmilch mehr Proteine (→ vermehrte Bauchschmerzen), aber weniger Eisen und Vitamine enthält.

Ovarialfunktion und Empfängnisverhütung

Das Stillen führt bei 98 % der Frauen zu einer sechsmonatigen Stillamenorrhö. Trotzdem bietet dies nur zu 80 % einen Konzeptionsschutz. Eine zu schnell folgende Schwangerschaft kann zu einer bedrohlichen Anämie führen und sollte daher vermieden werden, die Schwangerschaftsverhütung sollte also bald be-

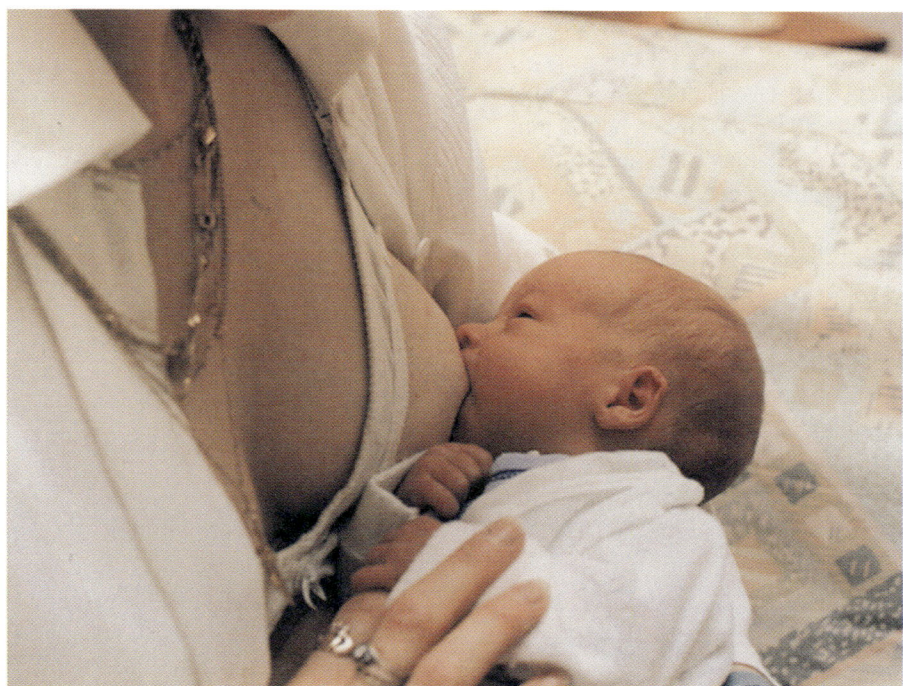
Abb. 2: Stillen ist die beste Ernährung für einen Säugling. [9]

gonnen werden. Mögliche Methoden sind bei nicht stillenden Müttern die Pille als Kombinationspräparat, bei stillenden Müttern ein Progesteronpräparat, ansonsten Spirale, Diaphragma und Kondome.

Psyche und Pflege im Wochenbett

Es ist nicht nur wichtig, regelmäßig Puls, Temperatur und Blutdruck zu kontrollieren, sondern man sollte auch der Psyche einer Mutter Aufmerksamkeit schenken. Sie muss in die Versor-

gung des Kindes eingewiesen, im Selbstvertrauen gefördert und durch die beratende Funktion unterstützt werden.

Durch ein Absinken der während der Geburt ausgeschütteten Endorphine und das Fehlen des stimmungsausgleichenden Progesterons kommt es in den ersten zehn Tagen nach der Geburt oft zu starken Stimmungsschwankungen. Dies kann in leichter Form, dem sog. Babyblues auftreten, führt aber in schweren Fällen bis zu einer echten Psychose im Sinne einer endogenen Depression.

Zusammenfassung

✖ Die Wochenbettuntersuchung umfasst die Uterusrückbildung, Beschaffenheit der Lochien, Blasen-Darm-Funktionen und die Psyche der Mutter.

✖ Der Milcheinschuss erfolgt am 2.–3. Tag und ist oft von Temperatur begleitet.

✖ Die Muttermilch unterstützt das Immunsystem des Kindes und ist seinen Bedürfnissen ideal angepasst.

✖ Das Stillen bewirkt in 98 % der Fälle eine Stillamenorrhö. Ein Konzeptionsschutz ist aber nicht voll gewährleistet.

Das Wochenbett II

Probleme im Wochenbett

Nicht immer verläuft das Wochenbett komplikationslos. Zu den häufigsten Problemen zählen Blutungen, Infektionen und thromboembolische Ereignisse.

① Blutungen

In etwa 7% der Fälle kommt es zu übermäßigem Bluten. Primär geschieht dies in den ersten 24 Stunden (s. S. 146), als sekundär werden Blutungen bezeichnet, die nach diesem Zeitraum und manchmal Tage bis Wochen nach der Geburt auftreten. Mögliche Ursachen zeigt ▌Tab. 2.

② Puerpuralfieber (Kindbettfieber)

Zu der Zeit, als über Infektionswege noch wenig bekannt war, starben die meisten Frauen am Kindbettfieber. Heute liegt die Inzidenz von Fieber im Wochenbett bei 8–10% und es sterben nur noch 2–3/100.000 Frauen.

▶ Die **Harnwege** sind am häufigsten von Infektionen betroffen. Die Diagnostik erfolgt über Urostix, und es ist wichtig, die Wirksamkeit des Antibiotikums im Verlauf und am Ende der Therapie durch Urinproben abzusichern.
▶ **Mastitis** ist keine Seltenheit. Plötzliches, hohes Fieber und eine schmerzhafte, gerötete Brust geben die entscheidenden Hinweise. Nur in sehr schweren Fällen sollte abgestillt werden, meist kann auf der anderen Brust weiter gestillt werden. Entwickelt sich ein Abszess, muss dieser drainiert werden (▌Abb. 3).
▶ **Endometritis,** Endoyometritis und im schlimmsten Fall eine Sepsis: Eine adäquate Antibiotikatherapie muss durchgeführt werden, zusammen mit Flüssigkeits- und Elektrolytsubstitution. Gegebenenfalls muss der Infektionsherd durch eine Hysterektomie entfernt werden. Da eine Endometritis nach Sectio gehäuft auftritt, sollte über eine prophylaktische Antibiose nachgedacht werden.
▶ **Lochialstau** äußert sich durch auffällige Wochenblutungen und Fieber und wird durch Eihautreste oder Blutkoagel

Ursachen	Befund	Untersuchung	Therapie
Plazentaretention	Vaginale Blutung, vermehrter Wochenfluss, Abgang von Plazentargewebe	Digitale Inspektion (schlaffer Uterus), Sonographie	Oxytocin-Dauerinfusion, stumpfe Kürettage, Antibiotika
Endometritis, Endomyometritis	Vermehrter Wochenfluss, evtl. übel riechend, uteriner Druckschmerz, Fieber	Abstrich, Labor, Überwachung	Breitbandantibiotikum Cave: β-Streptokokken verursachen häufig kein Fieber
Koagulopathie	Vaginale Blutung, sehr starker Blutverlust	Intensivüberwachung	Schocktherapie, Gerinnungsfaktoren
Funktionelle Blutung im Wochenbett	Neben vaginaler Blutung keine Nebenbefunde	Ausschlussdiagnose	Regelmäßige Blasen- und Darmentleerung, evtl. Antibiotika bei Infektzeichen

▌Tab. 2: Mögliche Ursachen von Blutungen im Wochenbett.

verursacht. Therapiert wird mit Kontraktionsmitteln wie Oxytocin, da sich eine Endometritis entwickeln kann.
▶ **Wundheilungsstörungen** von Damm oder Scheide durch Infektion sind eine weitere Ursache für Fieber.

③ Thromboembolische Erkrankungen

Schwierig zu diagnostizieren sind die aus Gerinnungsstörungen resultierenden Komplikationen. Zum Teil werden sie mit einer Brustentzündung verwechselt. Unterschieden werden oberflächliche Thrombosen, tiefe Bein- und Beckenvenenthrombosen und die Lungenembolie.

Während oberflächliche Thrombosen lokal (Salben, Antiphlogistika) versorgt werden können, muss die Beckenvenenthrombose mit einem einmaligen

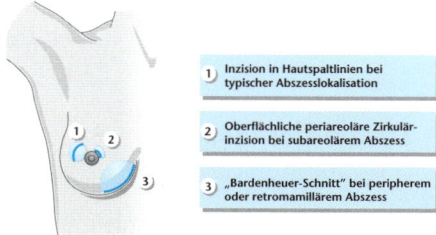

1. Inzision in Hautspaltlinien bei typischer Abszesslokalisation
2. Oberflächliche periareoläre Zirkulärinzision bei subareolärem Abszess
3. „Bardenheuer-Schnitt" bei peripherem oder retromamillärem Abszess

▌Abb. 3: Mastitis: Inzisionsstellen an der Mamma, je nach Lage des Abszesses. [8]

Heparinbolus von 5.000 IE, Hochlagerung und Bettruhe behandelt werden. Die Patientin sollte anschließend für 3–4 Monate marcumarisiert werden. Die Lungenembolie ist ein klinischer Notfall und erfordert intensivmedizinische Betreuung.

④ Weitere häufige Komplikationen

Inkontinenz
Häufiger als vermutet kommt es nach Kaiserschnitt und/oder Epiduralanästhesie zu bleibenden Problemen beim Harnverhalt. Um dies zu vermeiden, gehört es zur Geburtsnachsorge, die junge Mutter in Rückbildungsgymnastik einzuweisen.

⑤ Hämorrhoiden
Ebenfalls eine Folge des dilatierten Beckenbodens ist die Bildung von Hämor-

Ursache	Symptom	Diagnostik
Oberflächliche Thrombose	Varikös veränderte Gefäße mit Entzündungszeichen	Inspektion, Palpation
Beckenvenenthrombose	Temperatur, „Kletterpuls", Druckschmerz im Adduktorenbereich, vermehrte Füllung des betroffenen Beines, Temperaturdifferenz der beiden Beine, Umgehungskreisläufe	Phlebographie, Duplexsonographie
Lungenembolie	Akuter thorakaler Schmerz, Dyspnoe, Tachykardie, evtl. Zyanose, Angstgefühle, Schock	Auffälliges EKG Röntgen: Lungeninfarkt

▌Tab. 3: Thromboembolische Ereignisse im Wochenbett.

Abb. 4: Rückbildungsgymnastik.

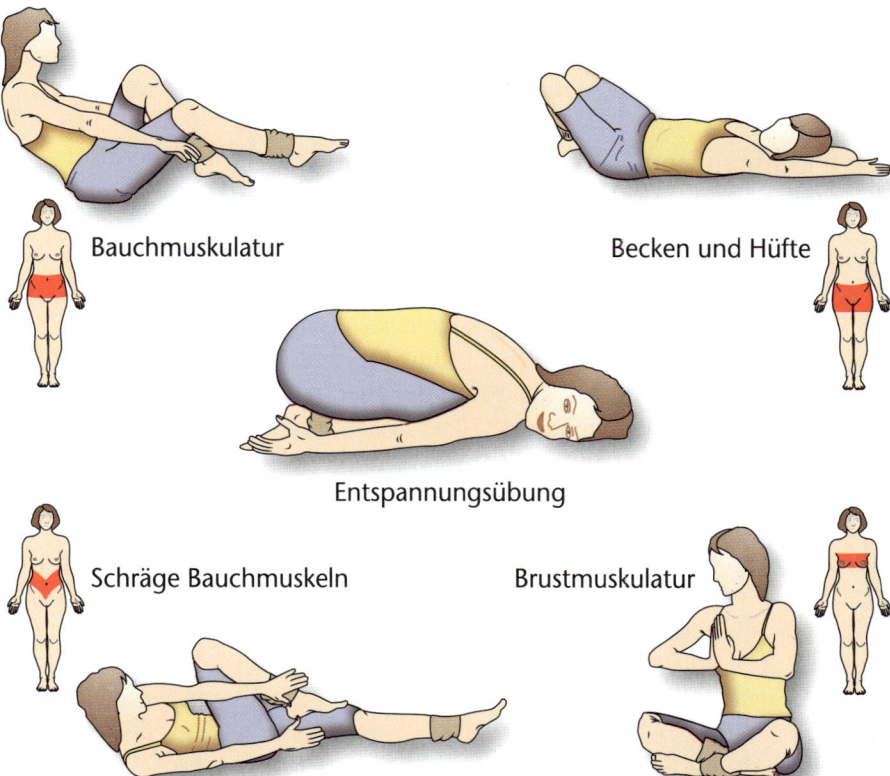

Bauchmuskulatur

Becken und Hüfte

Entspannungsübung

Schräge Bauchmuskeln

Brustmuskulatur

rhoiden, die sich aber unter Gymnastik gut zurückbilden. Kommt es in diesem Zusammenhang nach der Entbindung zu Schmerzen beim Stuhlgang, können Laxanzien und Analgetika eingesetzt werden.

Rektusdiastase
Das Bauchmuskeltraining strafft die ausgeleierten Abdominalmuskeln und schützt des Weiteren vor Komplikationen in der zweiten Schwangerschaft.

Bei Multipara kann die Rektusdiastase allerdings persistieren.

Postpartale Depression
Die sog. Heultage treten meist am 1. bis 10. postpartalen Tag auf. Davon zu unterscheiden ist die Wochenbettpsychose, die noch Monate nach Geburt entstehen kann. Realitätsverlust, Stimmungsschwankungen und Halluzinationen sind häufig, und es muss dringend gehandelt werden, da das Suizid-

und Kindstötungsrisiko erhöht sind. Oft muss die Mutter zum eigenen Schutz hospitalisiert werden. Medikamentös werden Neuroleptika wie trizyklische Antidepressiva, Serotonin-Wiederaufnahmehemmer, Östrogen und Lithium verwendet. Eine weitere Unterstützung erfährt die Patientin durch Gruppentherapie und Sozialarbeiter, die bei den alltäglichen Aufgaben (Finanzen etc.) helfen.

Zusammenfassung
✖ Blutung ist eine wichtige Komplikation im Wochenbett.

✖ Bei Infektionen sind Harnwegsentzündungen die häufigste Ursache.

✖ Thromboembolische Ereignisse sind durch frühe Mobilisation und Stützstrümpfe zu vermeiden.

✖ Spätfolgen wie Inkontinenz können durch konsequente Rückbildungsgymnastik verhindert werden.

Das Neugeborene I

Die Geburt bedeutet für das Neugeborene eine Umstellung bezüglich Kreislauf, Atmung, Temperatur, Stoffwechsel und Konfrontation mit Mikroorganismen (▌Abb. 1).

Erste Maßnahmen

▶ **Absaugen:** Wenn das Kind Atemstörungen zeigt bzw. nach einem Kaiserschnitt wird mit einem speziellen Absaugkatheter der Rachen abgesaugt.

▶ **Abnabelung:** normalerweise 2–3 Minuten nach Geburt; das Ausstreichen der Nabelschnur in Richtung Neugeborenes bei Sectio und Frühgeburt wird kontrovers diskutiert und gehandhabt. Auf keinen Fall soll das Kind über Plazentaniveau gehalten werden, da sonst Blut in die Plazenta umverteilt würde.

▶ **Abtrocknen und Lagern:** Neugeborene haben eine verhältnismäßig große Oberfläche. Da sie vom Fruchtwasser zusätzlich noch nass sind, können die Kleinen besonders schnell auskühlen und Kreislaufschwierigkeiten bekommen. Das Kind wird in angewärmte Frottiertücher gewickelt und so der Mutter auf den Oberkörper gelegt.

U1: Beurteilung des Gesamtzustands des Kindes

Apgar-Score

Das Kind wird in der 1., 5. und 10. Minute postpartal untersucht (Kriterien ▌Tab. 1) und die Punkte werden zusammengezählt.

Bewertung:

▶ 0–4 Punkte: schwere Depression
▶ 5–7 Punkte: leichte Depression
▶ 8–10 Punkte: lebensfrisches Kind

Säure-Basen-Status

Mit der Messung des arteriellen Nabelschnur-pH (pH, pCO_2, BE) wird die erste Beurteilung komplettiert.

Körpermasse

Gewicht, Länge und Kopfumfang des Kindes werden bestimmt.

Gründliche Inspektion

Sie ist wichtig zum Ausschluss von Fehlbildungen und Geburtsverletzungen und zum Erkennen von Risiken (▌Tab. 2).

Reife des Neugeborenen

Frühgeborenes

Die Probleme der Frühgeborenen (s. S. 118) sind auf die unzureichend entwickelten Organe zurückzuführen (s. u.). Hauptmerkmale sind eine dünne, glasige Haut, wenig subkutanes Fettgewebe, dünne Haare mit tiefem Haaransatz, vermehrte Lanugobehaarung und weiche Ohrmuscheln. Bei Jungen sind die Testes häufig noch nicht deszendiert, ebenso sind bei Mädchen die kleinen Labien noch nicht von den großen bedeckt.

Das reife Neugeborene

Beim reifen Neugeborenen sollte die Haut rosig und das subkutane Fettgewebe gleichmäßig ausgeprägt sein. Lanugobehaarung kann in Resten am Rücken und an den Streckseiten der Oberarme vorhanden sein, die Stirn ist frei und die Kopfbehaarung mit 3–7 cm gut entwickelt. Ohrknorpel sind tastbar ausgebildet, die Nägel überragen die Fingerkuppen, und die Fußsohlen müssen durchgehend gefurcht sein. Hoden sollten deszendiert und die kleinen Labien bedeckt sein.

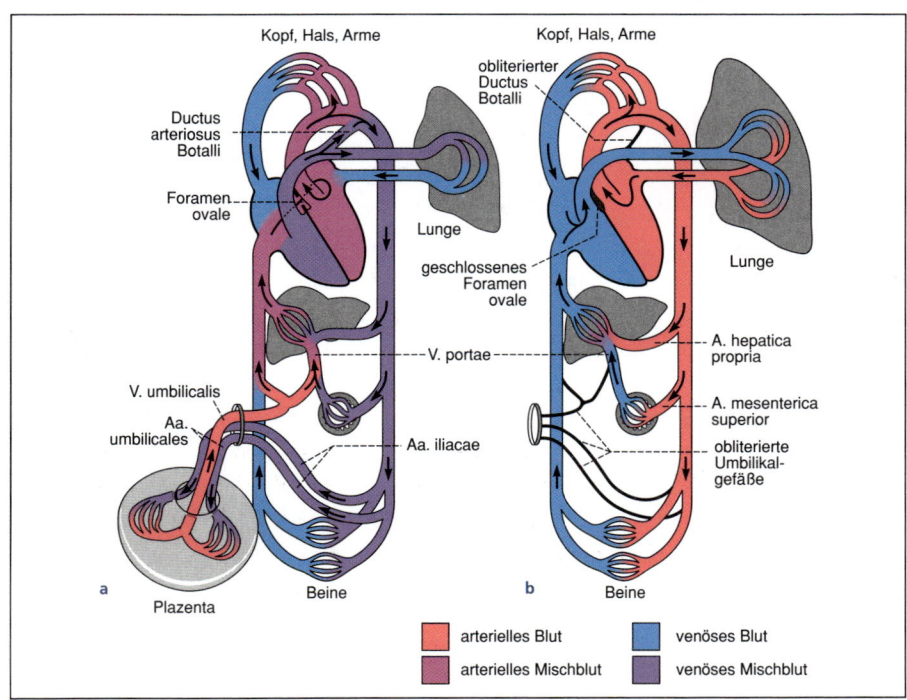

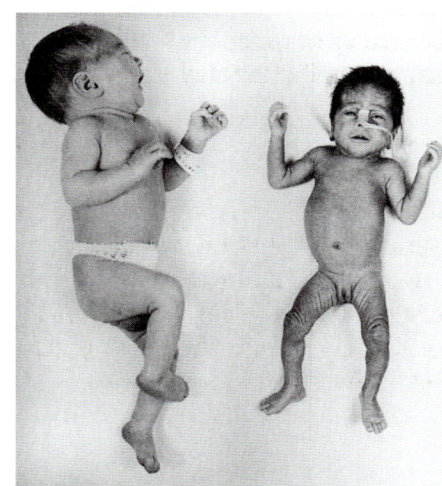

▌Abb. 2: Reifes Neugeborenes (links) im Vergleich zu einem Frühgeborenen (33. SSW, 1.650 g). [7]

▌Abb. 1: Umstellung des Kreislaufes: fetaler Kreislauf (a) und neonataler Kreislauf (b). [7]

Punkte	0	1	2
Aussehen	Zyanotisch, blau	Rosig, Extremitäten zyanotisch	Ganzer Körper rosig
Puls	Keiner	< 100	> 100
Grimassieren	Keines	Anwesend	Gut
Aktivität	Keine	Herabgesetzt	Normal
Respiration	Keine	Langsam, unregelmäßig, schwacher Schrei	Regelmäßig, kräftiger Schrei

■ Tab. 1: Apgar-Score.

Untersuchung	Ausschluss	Untersuchung	Ausschluss
Farbe	Zyanose, ± Plethora	Abdomen	Leber- und Nierenfehlbildungen
Kopfumfang	Hydro-/Mikrozephalus	Nabel	Infektion
Gesicht	Dysmorphie	Genitalien	Dysmorphie
Augen	Katarakt, Retinopathie	Anus	Atresie, rekto-vaginale Fisteln
Mund	Mund-/Kiefer-/Gaumenspalte	Hüften	Sub-/Dyslokation
Nacken	Prominentes Sternomastoid?	Füße	Dysmorphie
Extremitätenpulse	Aortenisthmusstenose	Reflexe (Moro-, Greif-, Saugreflex)	Neurologische Ausfälle
Hände	Dysmorphie	Tonus (im Schlaf, in Bauchlage)	
Herz und Lunge	Herzgeräusche, Lungendysfunktion		

■ Tab. 2: Checkliste zur Beurteilung des Gesamtzustandes des Neugeborenen.

Übertragenes Kind

Ist das Kind eine Woche nach dem Geburtstermin noch nicht geboren, sollte über eine Wehenindukion nachgedacht werden, da eine Plazentainsuffizienz mit mangelnder Versorgung des Kindes auftreten kann. Solche Kinder zeigen faltige, pergamentartige Haut, „Waschfrauenhände" und in der Folge nur geringe Gewichtsabnahme und schnelle -zunahme bei ausreichender Flüssigkeitszufuhr.

Reanimation des Neugeborenen

Neugeborene mit niedrigen Apgar-Werten müssen umgehend reanimiert werden. In leichten Fällen genügt oft schon eine Stimulation der Atmung durch forciertes Abreiben und Sauerstoffvorlage. Bei Pulswerten unter 100/Min. muss mit Maske und 100% Sauerstoff beatmet werden. Tritt daraufhin keine Besserung ein, wird intubiert. Die Reanimation erfolgt wegen drohender Wärmeverluste unter einem Wärmestrahler.

Screening

Am 4.–6. Tag, wenn das Kind Eiweiß aufgenommen hat, werden Stoffwechselstörungen wie Phenylketonurie, Galaktosämie und Homozystinurie ausgeschlossen (Guthrie-Test) und mit dem TSH-Test frühzeitig eine Hypothyreose aufgedeckt. Meistens wird auch routinemäßig die Hüfte des Neugeborenen sonographiert (s. a. S. 96).

Probleme des Neugeborenen

Das Frühgeborene (s. a. S. 118)

Die Verhinderung und Bekämpfung von Komplikationen, die mit zunehmender Unreife des Frühgeborenen vermehrt auftreten, ist schwierig. Deshalb sollte die Behandlung von Frühgeborenen nur in speziellen Perinatalzentren stattfinden, um eine optimale Versorgung zu gewährleisten. Die Sterblichkeit bei diesen Kindern ist in den letzten Jahren dank des medizinischen Fortschritts erheblich gesunken. Andererseits überleben immer mehr extrem kleine Kinder, die wiederum mehr Probleme haben. Frühgeborene sind aufgrund der mangelnden Reife ihrer Organsysteme, insbesondere der Lunge und des Gefäßsystems, von einer Reihe akuter und chronischer Erkrankungen besonders bedroht.

Atemnotsyndrom (ANS) = respiratory disstress syndrome (RDS)

Der unreifen Lunge fehlt Surfactant für die regelrechte Entfaltung der Lunge bei den ersten Atemzügen. Da infolgedessen auch die Lungenperfusion herabgesetzt ist, bleibt die De-novo-Synthese von Surfactant ebenfalls aus; ein Teufelskreis entsteht. Das ANS ist geprägt durch eine schwere respiratorische Insuffizienz: Tachypnoe > 60/Min., Nasenflügeln, interkostale und sternale Einziehungen und evtl. Zyanose werden beobachtet. Im Röntgenbild stellen sich die Lungen mehr oder weniger röntgendicht dar; dies kann in schweren Fällen bis zum Bild der „weißen Lunge" gehen. Das Syndrom wird durch Gabe von Surfactant, von Sauerstoff oder eventuell künstliche Beatmung therapiert.

Das Neugeborene II

Das Frühgeborene (Fortsetzung)

Persistierender Ductus arteriosus (PDA)

Verschließt sich der Ductus arteriosus nach der Geburt nicht, so kann dies insbesondere bei Frühgeborenen mit Atemnotsyndrom zu schweren Komplikationen führen: Wegen der herabgesetzten Lungenperfusion kommt es über den Ductus arteriosus zunächst zu einem Rechts-links-Shunt. Wird das Atemnotsyndrom behandelt und die Lungenperfusion damit gesteigert, führt das zur Shuntumkehr; es bildet sich ein Links-rechts-Shunt. Lungenödem und kardiale Insuffizienz sind die Folge. Der PDA ist auskultatorisch oft am systolischen Herzgeräusch zu erkennen; kommt es zur Shuntumkehr, so verschlechtert sich die Beatmungssituation dramatisch. Der Ductus arteriosus kann medikamentös durch Gabe von Prostaglandinsynthesehemmern oder auch operativ verschlossen werden.

Hirnblutung und periventrikuläre Leukomalazie (PVL)

Wegen der Fragilität des unreifen Kapillarsystems werden Frühgeborene durch Hirnblutungen gefährdet, die sich in einer Vielzahl von Symptomen äußern können: Apnoe, schlaffer Muskeltonus, Krampfanfälle, vorgewölbte Fontanelle, Blutdruckabfall oder Temperaturregulationsstörungen kommen vor; der Verlauf kann aber auch gänzlich asymptomatisch sein. Als Folge der Hirnblutung kann es zum Hydrocephalus occlusus kommen. Zerebrale Ischämien führen zu Nekrosen der periventrikulären weißen Substanz (periventrikuläre Leukomalazie). Die Kinder werden meist erst in der Folge durch motorische Defekte wie spastische Diplegie der Beine und infantile Zerebralparese auffällig. Diagnostisch kommt wie bei allen morphologischen Schädigungen des Hirns bei Neugeborenen die Sonographie zum Einsatz.

Retinopathia praematurorum (ROP)

Die unreifen Gefäße der Netzhaut sind für die Toxizität des Sauerstoffs besonders anfällig. Bei Frühgeborenen kann es daher zu Umbauvorgängen im Bereich der Retina kommen, die in letzter Konsequenz sogar zur Erblindung durch Netzhautablösung führen können. Therapeutisch kommen bei der ROP Kryo- und Lasertherapie zum Einsatz.

Nekrotisierende Enterokolitis (NEC)

Die NEC ist eine schwere hämorrhagisch-nekrotisierende Entzündung, bei der Bakterien in die ischämisch vorgeschädigte Darmwand einwandern und Nekrosen verursachen, die sich durch Perforation oder Durchwanderungsperitonitis verkomplizieren können. Neben Allgemeinsymptomen sind ein aufgetriebenes Abdomen, fehlende Peristaltik und teilweise auch blutige Stühle zu beobachten. Im Röntgenbild zeigt sich die NEC mit der typischen Pneumatosis intestinalis (bläschenförmige Lufteinlagerungen in der Darmwand). Es muss neben einer antibiotischen Therapie Nahrungskarenz und parenterale Ernährung verordnet werden; die chirurgische Therapie beinhaltet die Resektion nekrotischer Darmanteile und die vorübergehende Anlage eines Anus praeter.

Das zyanotische Neugeborene

Eine zentrale Zyanose, d. h. eine Blaufärbung von Haut und Schleimhäuten, weist immer auf eine schwere Sauerstoffunterversorgung hin. Bei der Suche nach deren Ursachen müssen Anpassungsstörungen, Erkrankungen oder Fehlbildungen der Lunge, extrapulmonale Fehlbildungen oder Herzfehler in Betracht gezogen werden.

Asphyxie

Bei der Asphyxie handelt es sich um Sauerstoffmangel vor, unter oder nach der Geburt. Die betroffenen Kinder fallen sofort nach der Geburt durch einen niedrigen Apgar-Wert auf. Das Kind hat dann eine blau-zyanotische, manchmal sogar eine grau-weiße Hautfarbe. Dieser Zustand ist gekennzeichnet durch Hypoxie, Hyperkapnie und eine gemischt metabolische und respiratorische Azidose.
Risikofaktoren für das Auftreten einer Asphyxie können sowohl während der Schwangerschaft als auch während der Geburt auftreten, ▌Tab 3.
Da bei einem länger andauernden Sauerstoffmangel die postpartale Adaption nicht stattfindet und so ein Teufelskreis entsteht, muss eine suffiziente Sauerstoffzufuhr schnellstmöglich gewährleistet werden. Bei einer leichten Asphyxie mit einem Apgar-Wert von 4–7 genügt meist schon sauerstoffangereicherte Atemluft oder eine kurzzeitige Maskenbeatmung (▌Abb. 3).
Bei einer schweren Asphyxie mit einem Apgar-Wert von 0–3 muss intubiert werden. Reanimationsmaßnahmen sind lebensrettend.

Atemnotsyndrom (ANS)

Das Atemnotsyndrom wurde bereits im Zusammenhang mit dem Surfactantmangel bei Frühgeborenen dargestellt. Zu derselben Kombination aus Zyanose, Tachypnoe, Nasenflügeln und sternalen Einziehungen kann es beim Neugeborenen auch aufgrund anderer Ursachen kommen, u. a.:

▶ **Pneumonie:** Lungenentzündungen werden meist durch Keime der mütterlichen Vaginalflora (z. B. B-Streptokokken) oder Viren ausgelöst; Pilzpneumonien kommen fast nur bei Frühgeborenen vor. Die Lungenentzündung wird je nach vermutetem oder nachgewiesenem Erreger antibiotisch, antiviral oder antimykotisch behandelt. Um die Atmung zu erleichtern, wird Sauerstoff gegeben.

▶ **Mekoniumaspirationssyndrom:** Feten, die vor oder während der Geburt in eine Sauerstoffmangelsituation geraten,

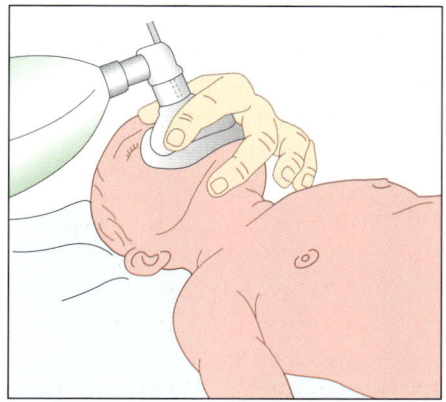

▌Abb. 3: Maskenbeatmung des Neugeborenen. [7]

Während der Schwangerschaft	▶ EPH-Gestose, Herzinsuffizienz oder Schock der Mutter ▶ Neuromuskuläre oder pulmonale Erkrankungen und Infektionen des Kindes
Während der Geburt	▶ Operative Entbindung, Narkoseüberhang, Medikamentengabe, Lageanomalien des Kindes, Placenta praevia, Nabelschnurvorfall

▌ Tab. 3: Beispiele für Risikofaktoren der Asphyxie.

setzen noch im Mutterleib Mekonium ab. Wird dieses dann aspiriert, kann es von der Lunge nicht resorbiert werden. Es kommt zu Obstruktionen und chemischer Schädigung der Lunge. Typische Befunde sind eine grünliche Verfärbung des Fruchtwassers und grobblasige Rasselgeräusche über der Lunge. Mikrobiologischen Komplikationen wird durch Antibiose vorgebeugt. Es kann komplizierend zum Pneumothorax kommen.

Fehlbildungen

Angeborene Fehlbildungen können beim Neugeborenen zu schweren Problemen führen. Bei morphologischen oder funktionellen Auffälligkeiten ist der Pädiater einzuschalten. Beispiele für Fehlbildungen sind Choanalatresie, Zwerchfellhernie, Ösophagusatresie, Hydrozephalus, Analatresie und Lippen-Kiefer-Gaumen-Spalte.

Geburtstraumatische Verletzungen

Operative Entbindungen oder ein verlängerter Geburtsverlauf können zu Verletzungen des Neugeborenen führen; es kommen Frakturen, Blutungen und Nervenläsionen vor. Die wichtigsten sind:

▶ **Schlüsselbeinfraktur:** Bei dieser häufigsten Geburtsverletzung kann eine Schonhaltung des Armes oder der fehlende Moro-Reflex auffallen; eventuell tastet man bei der Palpation eine Stufe. Einer Therapie ist normalerweise nicht notwendig.

▶ **Caput succedaneum** (Geburtsgeschwulst): Durch Druck auf Blut- und Lymphgefäße während der Geburt kann es zu einer oftmals dramatisch aussehenden, teigig-ödematösen subkutanen (supraperiostalen) Geschwulst kommen (▌Abb. 4). Eine Therapie ist nicht erfor-

derlich, die Geschwulst bildet sich innerhalb weniger Tage von selbst zurück.

▶ **Kephalhämatom:** Dieses prall-elastische, fluktuierende subperiostale Hämatom (▌Abb. 4) wird durch Scherkräfte während der Geburt verursacht; es ist durch die Schädelnähte begrenzt. Eine Therapie ist normalerweise nicht erforderlich. In der Folge kann der Hämatomabbau jedoch zu einer Hyperbilirubinämie führen, so dass regelmäßige Bilirubinkontrollen und gegebenenfalls eine Photherapie erforderlich werden.

▶ **Lähmungen des Plexus brachialis:** Zug an Arm oder Kopf während der Geburt kann den Plexus brachialis verletzen. Bei der häufigeren oberen Plexuslähmung Erb-Duchenne (betroffen sind die Segmente C5 und C6) hängt der Arm schlaff und innenrotiert am Körper,

die Motorik der Finger ist jedoch nicht beeinträchtigt. Moro-Reflex und Muskeleigenreflexe fehlen. Es besteht eine gute Rückbildungstendenz. Bei der selteneren unteren Plexuslähmung Klumpke sind die Segmente C7, C8 und Th1 betroffen. Dies führt zu einer Fallhand der betroffenen Seite, eventuell auch zu einem Horner-Syndrom (Miosis, Ptosis, Enophthalmus).

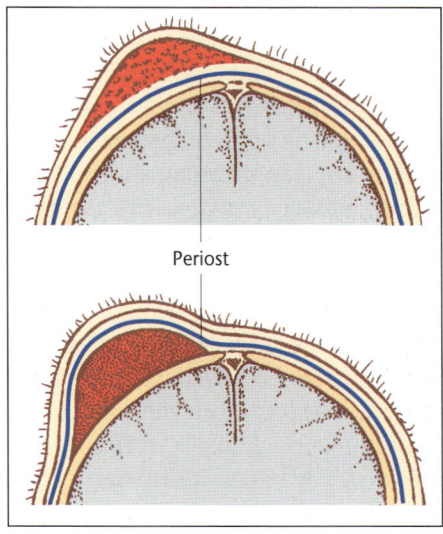

Periost

▌ Abb. 4: Caput succedaneum (oben) und Kephalhämatom (unten). [7]

Zusammenfassung

✖ Das NG muss innerhalb kürzester Zeit eigenständig atmen.

✖ Trotz braunen Fettgewebes kühlt das NG schnell aus.

✖ U1 umfasst Apgar-Score, art. Nabelschnur-pH, Gewicht, Länge und gründliche Inspektion.

✖ Screenings dienen v. a. zur Aufdeckung von Stoffwechselstörungen.

✖ Bei den geburtstraumatischen Schäden stehen Frakturen, Blutungen und Nervenläsionen im Vordergrund.

✖ Eine länger andauernde Asphyxie kann bleibende Schäden zur Folge haben; sie muss deshalb so schnell wie möglich durch ausreichende Sauerstoffzufuhr behandelt werden.

✖ Frühgeborene sind durch Krankheiten der unreifen Organsysteme besonders bedroht und sollten deshalb nur in speziellen Perinatalzentren behandelt werden. Die pränatale Induktion der Lungenreifung durch Gabe von Kortikoiden setzt die Komplikationsrate herab.

✖ Hirnblutungen sind bei Frühgeborenen unterhalb der 28. Schwangerschaftswoche häufig und für einen hohen Prozentsatz körperlicher und geistiger Behinderungen verantwortlich.

Psychosoziale Probleme

Psychosoziale Probleme werden durch das soziale Umfeld der betroffenen Person mitverursacht, verursacht oder ausgelöst. Nikotin- und Alkoholkonsum wird in unserer Gesellschaft nicht verurteilt (bzw. sogar gefördert) und zählt deshalb auch zu diesem Formenkreis.

Teenage-Schwangerschaft

Teenage-Mütter haben ein größeres Risiko, ihre Ausbildung nicht zu beenden, keinen guten Job zu finden und allein erziehend zu werden (oder zu bleiben). Kinder solcher Mütter genießen im Allgemeinen eine schlechtere medizinische Versorgung (prä- und postnatal) und haben selbst ein erhöhtes Risiko, jung schwanger zu werden.

Das Risiko für eine Teenage-Schwangerschaft ist sehr stark von der sozialen Klasse abhängig. Mädchen aus niedrigen Schichten haben ein bis zu 10-mal höheres Risiko als Mädchen aus hohen Klassen. Andere Risikofaktoren sind (nach UK Parlaments Report der Teenage-Schwangerschaft, 1999):

▶ Armut
▶ Kinder von Teenage-Müttern
▶ Niedriger Bildungsstand
▶ Vorangegangener sexueller Missbrauch
▶ Verbrechen
▶ Psychische Probleme
▶ Familiäre Instabilität
▶ Arbeitslosigkeit

Geburtshilfliche Betreuung

Die allermeisten Teenage-Schwangerschaften sind ungeplant, daher sind prophylaktische Maßnahmen, wie z. B. Folsäureeinahme, unwahrscheinlich. Die jungen Schwangeren haben oftmals Hemmungen, den Arzt aufzusuchen, oder verdrängen schlichtweg ihre Schwangerschaft. Aus diesen Gründen ist die Schwangerenbetreuung bei Teenage-Schwangerschaften meist ungenügend. Wohl auch durch die fehlende Aufklärung neigen Schwangere in diesem Alter zu potentiell fruchtgefährdendem Verhalten (z. B. Alkohol, Rauchen, Drogen). Neben der schwierigen sozialen und familiären Situation dieser werdenden Mütter ist die Schwangerschaft unter 16 Jahren schon rein medizinisch eine Risikoschwangerschaft: Das Risiko einer Mangelgeburt ist um 25% erhöht, Anämien, Entzündungen der Harnwege und postpartale Depressionen treten gehäuft auf.

> **Teenage-Schwangerschaft in Zahlen (nach UK Parlaments Report der Teenage-Schwangerschaft, 1999):**
>
> ▶ Inzidenz (zwischen 15 und 19 Jahren):
> – Niederlande: 3,5‰
> – Frankreich: 7‰
> – Deutschland: 10‰
> – UK: 20‰
> – USA: 55‰
> ▶ Etwa 30% der unter 16-Jährigen sind sexuell aktiv, 50% davon benutzten keine Verhütung beim „ersten Mal".
> ▶ Beim einmaligen, ungeschützten Verkehr mit einem infizierten Partner besteht 1% Risiko, sich mit HIV zu infizieren, 30% Risiko für eine Herpes-genitalis-Infektion und 50% Risiko für eine Gonorrhö-Infektion.
> ▶ Tritt eine Schwangerschaft ein, entscheiden sich 50% der unter 16-Jährigen und 30% der 17- bis 18-Jährigen für einen Schwangerschaftsabbruch.
> ▶ Die Morbiditäts- und Mortalitätsrate der Kinder sind erhöht: mehr Unfälle in der Kindheit (v. a. Vergiftungen und Verbrennungen), mehr Klinikeinweisungen (v. a. wegen Unfällen und Gastroenteritiden) und niedrigere Geburtsgewichte.

Häusliche Gewalt

Die meisten Fälle häuslicher Gewalt richten sich gegen Frauen, unabhängig von der sozialen Schicht. Meistens bestehen weitreichende persönliche und familiäre Probleme, oft Alkoholismus und Arbeitslosigkeit. Täter und Opfer häuslicher Gewalt kommen überdurchschnittlich häufig aus Familien, in denen dies auch üblich war. Die betroffenen Frauen sind oft psychisch, emotional oder finanziell von ihrem Partner abhängig.

Bei Verdacht auf häusliche Gewalt muss sehr behutsam und vorsichtig vorgegangen werden. Die Frau sollte ermutigt werden, eine Selbsthilfegruppe und/oder ein Frauenhaus aufzusuchen und die Polizei einzuschalten. Insbesondere in der Schwangerschaft gelingt dieser Schritt vielen Frauen, da sie ihr Ungeborenes vor der Gewalt schützen möchten.

Kulturelle Aspekte

Jede Frau hat ein individuell ausgeprägtes Schamverhalten. Jungen, unerfahrenen Frauen ist die gynäkologische Untersuchung v. a. durch einen männlichen Arzt oftmals sehr unangenehm. Auch ältere Frauen empfinden dies oft als unangenehm, verhalten sich aber aufgrund ihrer Erfahrung aufgeschlossener. Dieses natürliche Schamgefühl muss respektiert werden. Sein Ausmaß ist in erster Linie abhängig von der individuellen Erziehung und dem kulturellem Umfeld der Frau.

Muslimische Frauen haben ein noch ausgeprägteres Schamgefühl. Eine gynäkologische Untersuchung durch einen Mann ist in den meisten Fällen undenkbar. Gerade im Klinikalltag ist es aber oft nicht möglich, hierauf Rücksicht zu nehmen. Trotzdem sollte der Wunsch der Patientin auf eine weibliche Untersucherin möglichst respektiert werden! Überflüssige „Zuschauer" wie Studenten oder nicht unbedingt nötiges Pflegepersonal sollten unbedingt vermieden werden.

Junge muslimische Frauen oder Mädchen stellen ein besonderes Problem dar. Die kulturelle Wichtigkeit der Jungfräulichkeit verhindert oftmals das Aufsuchen des Gynäkologen, da die Mädchen fürchten, bei der Untersuchung „entjungfert" zu werden. Die vaginale Untersuchung sollte nach Möglichkeit vermieden oder zumindest äußerst vorsichtig durchgeführt werden. Glücklicherweise bestehen wenige Indikationen für eine vaginale Untersuchung bei Virgines.

Die weibliche Beschneidung

Weltweit sind 100–150 Millionen Mädchen und Frauen betroffen, jährlich kommen etwa 2 Millionen hinzu, das heißt mehr als 5.000 pro Tag
Die weibliche Beschneidung (Zirkumzision) wird in unterschiedlichem Ausmaß in verschiedenen Regionen Afrikas, Arabiens und Asiens durchgeführt. Besonders betroffen sind Somalia und

Äthiopien. Die Ursprünge des Rituals sind nicht genau bekannt – bei den traditionellen Glaubenslehren spielen gesellschaftspolitische Gesichtspunkte, aber auch Schönheitsideale, Reinlichkeit und Sittlichkeit eine Rolle.

Über die Genitalverstümmelung definiert sich der soziale Stellenwert und die Rolle der Frau, so dass es oftmals die Mütter, Schwiegermütter oder die Mädchen selbst sind, die die Beschneidung fordern, um gesellschaftliche Ausgrenzung zu umgehen.

In Deutschland wird der gynäkologisch praktizierende Arzt mit beschnittenen Frauen v. a. im Rahmen der Geburtshilfe konfrontiert. In den meisten Fällen handelt es sich um schlecht deutsch sprechende, kürzlich eingewanderte junge Frauen. In selteneren Fällen sind in Deutschland geborene ausländischstämmige Mädchen betroffen, die in ihrer Kindheit hier oder im Ausland beschnitten wurden. Ein Psychologe und ggf. ein Dolmetscher sollten hinzugezogen werden. Natürlich ist es von immensem Vorteil, wenn das behandelnde Team (Arzt, Psychologe, Dolmetscher und bei der Untersuchung anwesendes Pflegepersonal) weiblich ist.

Je nach Ausmaß der Verstümmelung werden verschiedene Beschneidungsformen unterschieden. Je nach Gesellschaft und Region wird jeweils eine Beschneidungsart vorgezogen. Die Sunna ist die kleinstmögliche Verstümmelung, bei der die äußere Klitoris entfernt wird. In der Maximalform, der Infibulation („pharaonische Beschneidung"), werden die Klitoris, die kleinen Schamlippen ganz oder teilweise entfernt sowie die großen Schamlippen mit Instrumenten wie Messern, Rasierklingen und Glasscherben abgeschabt und das verbleibende Gewebe so zusammengenäht (mit Dornen oder Sehnen), dass nur eine kleine, oft gerade mal reiskorngroße Öffnung für das Menstrualblut und den Harn verbleibt. Meistens werden den Mädchen nach dieser Prozedur für einige Tage bis Wochen die Beine zusammengebunden, bis die Wunden verheilt sind. Verständlicherweise ist die psychische Traumatisierung enorm. Die Beschneidung wird meist im Alter von 6 – 7 Jahren durchgeführt, seltener

kurz vor der Hochzeit. Die hygienischen Bedingungen und die Anästhesie sind in den meisten Fällen sehr gering. Unmittelbare Folge sind Infektionen oder Blutungen mit einer hohen Mortalitätsrate. Später führt die Beschneidung zu rezidivierenden Urogenitaltraktinfektionen und chronischen Schmerzen beim Wasserlassen, bei der Menstruation und beim Sex. Auch Unfruchtbarkeit ist nicht selten. Zudem leiden die Frauen psychisch unter Beschwerden wie Schlaf-, Ess- und Konzentrationsstörungen sowie Depressionen bis hin zum Suizid – da das Thema tabuisiert wird, ist die Dunkelziffer allerdings hoch. Schwangere sollten ermutigt werden, die Beschneidung so früh wie möglich (unter PDA), aber spätestens bis zu 20. SSW zu eröffnen, um eine Untersuchung zu ermöglichen. Ist die Frau hierzu nicht bereit, muss die Zirkumzision spätestens bei Geburtsbeginn geöffnet werden. Manche Frauen bzw. deren Familien oder Ehemänner wünschen einen Wiederverschluss nach der Geburt. Dies ist in Deutschland illegal und ethisch fragwürdig.

In den westlichen Industrieländern wird die Genitalverstümmelung als Menschenrechtsverletzung angesehen und als schwere Körperverletzung strafrechtlich verfolgt. Die UNICEF hat sich zum Ziel gesetzt, diese Praktiken innerhalb von drei Generationen auszurotten.

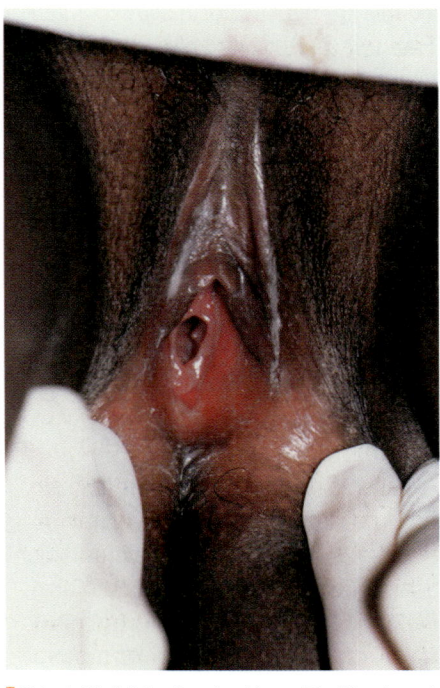

■ Abb. 1: Weibliche Beschneidung: Die Klitoris und die kleinen Schamlippen wurden entfernt. [9]

Zusammenfassung

✳ Gesellschaftliche Tolerierung von Alkohol- und Nikotingenuss fördert diesen. In der Schwangerschaft wird das Ungeborene dadurch gefährdet.

✳ Teenage-Schwangerschaften sind Risikoschwangerschaften: Die kindliche Mortalität und Morbidität ist prä- und postpartal erhöht.

✳ Vielen Frauen gelingt es erst in der Schwangerschaft, der häuslichen Gewalt zu entfliehen. Der betreuende Frauenarzt ist oftmals erste Vertrauensperson in dieser Situation.

✳ Jede Frau hat ein Recht auf Respektierung ihres individuellen Schamgefühls. Bei muslimischen Frauen ist dies oftmals stark ausgeprägt. Nach Möglichkeit sollten Frauen die Untersuchungen durchführen.

✳ Im muslimischen Kulturkreis hat die Jungfräulichkeit vor der Ehe eine große Bedeutung. Die Mädchen haben Angst, beim Frauenarzt entjungfert zu werden.

✳ Die weibliche Beschneidung ist in bestimmten Regionen Afrikas, Arabiens und Asiens verbreitet. Die Verstümmelung wird in unterschiedlichem Ausmaß durchgeführt, mit weitreichenden psychischen und körperlichen Folgen für die Frauen.

Gynäkologische Notfälle

Blutungen

Blutverluste bis zu 25 % können ohne Beeinträchtigung toleriert werden. Ab einem Blutverlust von 40 % besteht Lebensgefahr. Das normale Blutvolumen eines Erwachsenen beträgt etwa 70 ml/kg. Bei der normalgewichtigen Frau mit 5 l Blut wird also ein Verlust von bis zu 1,2 l toleriert, mehr als 2 l Verlust sind lebensbedrohlich. Wichtig für die Differentialdiagnose sind neben klinischen Befunden das Alter der Patientin, die Blutungsquelle (uterin, intraabdominal oder vaginal, ▪Tab. 1), der Ausschluss von Gerinnungsstörungen und die Feststellung einer evtl. Schwangerschaft.

Akutes Abdomen

Als akutes Abdomen wird der bedrohliche Zustand plötzlich oder relativ rasch auftretender, starker abdominaler Schmerzen bezeichnet. Meist ist die Patientin in schlechtem Allgemeinzustand, evtl. sogar mit Schocksymptomatik (RR↓, Puls↑). Das akute Abdomen gehört zu den schwierigsten differentialdiagnostischen Problemen in der Medizin überhaupt. Die möglichen Ursachen sind vielfältig. ▪Abb. 1 zeigt das diagnostische Vorgehen.
Wichtige gynäkologische oder geburtshilfliche Ursachen eines akuten Abdomens sind:

▸ Stielgedrehte oder rupturierte Ovarialzyste
▸ Tubarruptur bei EUG
▸ Adnexitis
▸ Stielgedrehtes oder nekrotisierendes Myom
▸ Vorzeitige Plazentalösung
▸ Uterusruptur
▸ HELLP-Syndrom
▸ Komplizierter Abort

Vergewaltigung

Der behandelnde Gynäkologe hat in erster Linie zwei Aufgaben: umgehende Behandlung der körperlichen Wunden und die Feststellung und Dokumentation der Vergewaltigungsspuren aus forensischen Gründen.

Abdominale Blutungen	Uterine Blutungen	Vaginale Blutungen
EUG	Abort	Vaginalkarzinom
Corpus-luteum-Blutungen	Zyklusstörungen	Zervixkarzinom
Myomnekrosen	Myome	Verletzung
	Zervixkarzinom	Polypen
	Endometriumkarzinom	
	Postoperative Blutungen	

▪ Tab. 1: Mögliche Ursachen gynäkologischer Blutungen.

Nach einer Vergewaltigung befinden sich Frauen in einer psychischen Ausnahmesituation. Sie müssen daher besonders vorsichtig behandelt werden. Die Untersuchung sollte von einer Frau durchgeführt werden, eine zusätzliche Person ist als Hilfe und Zeuge sinnvoll. Die meisten Vergewaltigungsopfer werden von der Polizei in die Notaufnahme gebracht. Es ist sinnvoll, einem speziellen Erhebungsbogen für Sexualdelikte zu verwenden.

Untersuchung

Für eine genaue Beurteilung ist die Ganzkörperuntersuchung notwendig. Alle Befunde werden, wenn möglich, photographisch dokumentiert oder genau beschrieben. Es ist wichtig, jegliche Interpretation (z. B. „Würgemahle" anstelle von Rötung und Abschürfung am Hals) zu unterlassen. Die zum Tatzeitpunkt getragene Bekleidung (v. a. Unterwäsche) wird möglichst kontaminationsarm asserviert. Die Patientin erhält vorübergehend Klinikkleidung. Die gynäkologische Untersuchung dient der Feststellung von Verletzungen und deren Dokumentation: Unter Sicht werden Scheidenabstriche entnommen, um evtl. Tätersperma nachzuweisen. Zusätzlich wird ein Nativpräparat aus Scheide und Zervix angefertigt, das auf bewegliche und unbewegliche Spermien untersucht wird (Phasenkontrastmikroskop).
Je nach Tathergang (Anamnese) wird auch der Mund oder das Rektum entsprechend untersucht.

> Bewegliche Spermien lassen sich nur kurz nach der Ejakulation (~ 5 h), in Ausnahmefällen bis zu 48 h nachweisen. Unbewegliche Spermien lassen sich etwa 48 h nachweisen, selten bis zu 7 Tage.

Weitere Untersuchungen sind nur dann sinnvoll, wenn Beschwerden vorliegen

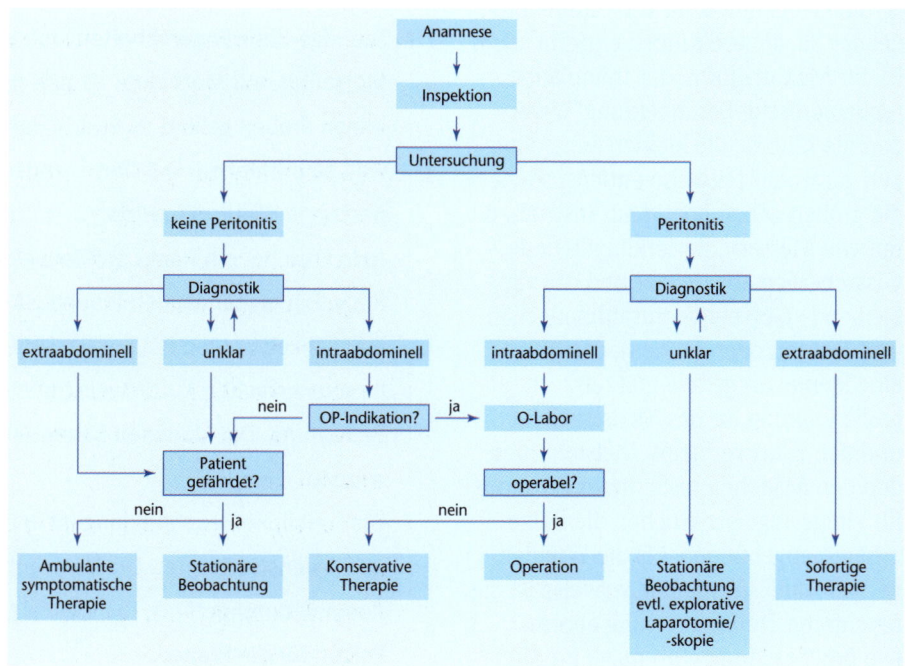

▪ Abb. 1: Diagnostisches Vorgehen bei akutem Abdomen. [7]

bzw. größere Verletzungen befürchtet werden. Es ist auf ausreichende Analgesie zu achten. Ggf. wird eine Kurznarkose angewendet.

Serologische Untersuchungen auf HIV und sexuelle übertragbare Krankheiten sind evtl. zu Dokumentationszwecken sinnvoll, um ggf. nachweisen zu können, dass die Frau vor der Vergewaltigung seronegativ war. Es ist zweckmäßig, einen Nachuntersuchungstermin zu vereinbaren, bei dem die aktuellen Beschwerden weiter behandelt werden. Eine weiterführende Betreuung durch einen Psychologen sollte sichergestellt werden.

Empfängnisverhütung

Zur Empfängnisverhütung kann bis zu 48–72 h nach der Tat die „Pille danach" verschrieben werden. Die Spirale kann, innerhalb von 5 Tagen eingesetzt, eine Nidation verhindern. Es besteht außerdem die Möglichkeit des Schwangerschaftsabbruches aus kriminologischer Indikation (s. S. 98).

Vorgehen bei der Untersuchung von Vergewaltigungsopfern

▶ Kurze Rekonstruktion des Tathergangs. Tatzeit?
▶ Gynäkologische Anamnese, jetzige Beschwerden
▶ Ganzkörperinspektion und Dokumentation
▶ Spekulumeinstellung mit Abstrichabnahme
▶ Ist weitere Diagnostik bzw. Therapie notwendig?
▶ Empfängnisverhütung
▶ Nachsorgetermine und psychologische Versorgung veranlassen

Kinder

Die Untersuchung von Kindern mit dem Verdacht auf sexuellen Missbrauch sollte durch eine erfahrene, speziell weitergebildete Ärztin erfolgen. Morphologisch fassbare Symptome werden jedoch nur in 20% der Fälle gefunden, Verletzungen sogar nur in 3% der Fälle. Ein intaktes Hymen ist kein Beweis dafür, dass kein Geschlechtsverkehr stattgefunden hat. Die Hymenalöffnung ist bei einem 5-jährigen Mädchen etwa

5 mm weit, bei älteren Mädchen entspricht die Weite in Millimeter etwa dem Alter des Kindes in Jahren. Zur Untersuchung eignet sich besonders die Vaginoskopie. Kinder sollten in entspannter Atmosphäre im Beisein, am besten auf dem Schoß einer Vertrauensperson untersucht werden.

Die Weitergabe der während der ärztlichen Untersuchung und der Anamnese erhobenen Informationen an die Polizei bedarf des ausdrücklichen (schriftlichen) Einverständnisses der Patientin bzw. – bei Kindern – der Eltern!

Verletzungen

Vaginale Verletzungen treten in Form von Deflorationsverletzungen, Fremdkörperverletzungen oder durch zu heftigen Geschlechtsverkehr auf. Unfälle, insbesondere Pfählungsverletzungen, betreffen häufig auch Rektum und Blase.

Je nach Ausmaß der Verletzung wird eine konservative Wundversorgung oder sogar eine Operation notwendig.

Zusammenfassung

✖ Blutungen können rasch lebensbedrohliche Ausmaße annehmen. Ab einem Blutverlust von 40% wird die Situation lebensbedrohlich.

✖ Das akute Abdomen ist ein schwieriges differentialdiagnostisches Problem. Das diagnostische Vorgehen sollte einem strengen Schema folgen, um keine Hinweise zu übersehen.

✖ Eine Vergewaltigung ist eine psychische Ausnahmesituation für die betroffene Frau. Oftmals steht sie unter Schock.

✖ Die ärztliche Untersuchung dient der Diagnose und Behandlung von Verletzungen. Gleichzeitig werden alle Verletzungen ausführlich dokumentiert und Beweise gesichert.

✖ Die Untersuchung von Kindern mit dem Verdacht auf sexuellen Missbrauch ist ein sehr sensibles Thema. Äußerste Umsicht und großes Einfühlsamkeit sind notwendig.

✖ Verletzungen oder andere sichtbare Spuren sind bei Kindesmissbrauch selten.

✖ Die Untersuchung des Opfers eines Sexualdeliktes sollte immer durch eine Frau erfolgen!

Fallbeispiele

D Fallbeispiele

Fall 1: Fluor

Eine 25-jährige, nicht schwangere Patientin stellt sich in Ihrer Praxis vor und klagt über unangenehm riechenden, vermehrten Ausfluss seit ungefähr einer Woche. In den letzten Tagen sind darüber hinaus Brennen und Juckreiz im Intimbereich aufgetreten. Bei der Untersuchung ist die Vulva ist gerötet.

Frage 1: Was ist Ihre Verdachtsdiagnose?
Frage 2: Was sind Ihre ersten diagnostischen Schritte?

Antwort 1: Infektiöse Erkrankung: sekundäre Vulvitis bei Kolpitis und/oder Zervizitis.
Antwort 2:

▶ Beurteilung des Fluors: Farbe und Geruch, KOH-Probe, pH
▶ Kolposkopische Untersuchung: zervikaler oder vaginaler Fluor?
▶ Entzündungszeichen an Vagina und/oder Zervix?
▶ Anfertigung eines Nativpräparates mit und ohne Methylenblaufärbung
▶ Palpation der oberen Genitalien

Szenario 1

Der Fluor ist gelblich, schaumig und unangenehm riechend, nach der KOH-Probe starker Fischgeruch, pH 5,2. Vagina und Porto sind unregelmäßig rot-fleckig, der Fluor tritt aber nicht aus der Zervix aus. Die palpatorische Untersuchung des inneren Genitales ist unauffällig.

Frage 3: Im Nativpräparat sehen Sie folgendes Bild (▮Abb. 1). Welchen Erreger erkennen Sie?
Frage 4: Was sehen Sie in diesem Präparat (▮Abb. 2)? Wie heißt der Erreger?
Frage 5: Welche Diagnose stellen Sie?
Frage 6: Welches Medikament wählen Sie? Was ist außerdem zu beachten?

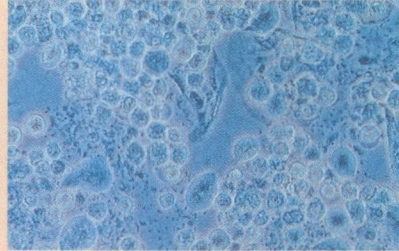
▮Abb. 1: Nativpräparat. [14]

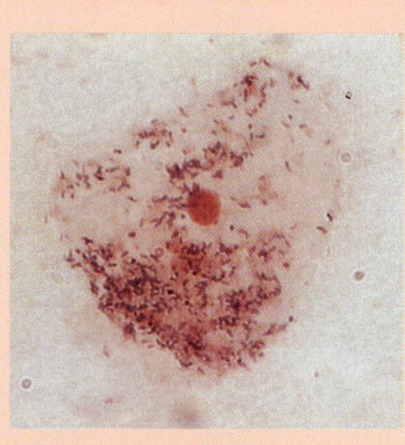
▮Abb. 2: Nativpräparat. [15]

Szenario 2

Der Fluor ist weißlich, krümelig, pH: 4,3, KOH-Probe negativ. Vagina und Portio zeigen weißliche Beläge auf gerötetem Untergrund, der Fluor tritt jedoch nicht aus der Zervix aus. Die palpatorische Untersuchung des inneren Genitales ist unauffällig.

Frage 7: Im Nativpräparat sehen Sie folgendes Bild (▮Abb. 3). Welche Diagnose stellen Sie?
Frage 8: Was erleichtert die Diagnose im Nativpräparat?
Frage 9: Welche Therapie schlagen Sie vor?
Frage 10: Ist die Erkrankung häufig? Besteht ein Zusammenhang zu Immunsuppression?

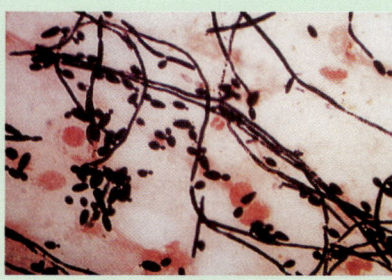
▮Abb. 3: Nativpräparat. [15]

Szenario 3

Der Fluor ist gelblich, eitrig, pH 4,7, KOH-Probe negativ. Die Vagina ist unauffällig, die Portio gerötet. Der Fluor kommt aus der Zervix. Bei der bimanuellen Tastuntersuchung ist die Portio schmerzhaft, die Adnexe sind frei. Bei der Abstrichentnahme kommt es zur Kontaktblutung.

Frage 11: Das Abstrichpräparat zeigt folgendes Bild (▮Abb. 4). Was sehen Sie?
Frage 12: Wie gehen Sie weiter vor und warum?
Frage 13: Welche Therapie schlagen Sie vor? Was ist zu beachten?

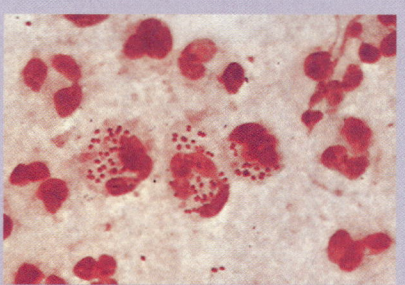
▮Abb. 4: Abstrichpräparat. [16]

Szenario 1

Antwort 3: Trichomonaden.
Antwort 4: Clue cells; Gardnerella vaginalis.
Antwort 5: Trichomonadenkolpitis mit begleitender bakterieller Vaginose.
Antwort 6: Metronidazol. Sexualpartner mitbehandeln!

Szenario 2

Antwort 7: Soorkolpitis.
Antwort 8: KOH 10% zerstört die Epithelzellen und vereinfacht so die Diagnose. Auch von erfahrenen Untersuchern werden nur 3/4 der Candidosen im Nativpräparat gesehen.
Antwort 9: 3-Abend-Therapie mit Imidazol-Salbe und -Suppositorien (Clotrimazol/Miconazol/Econazol).
Antwort 10: Etwa 75% der Frauen machen in ihrem Leben eine Soorkolpitis durch. Nur bei chronisch rezidivierender Candidose sollten Allgemeinerkrankungen wie z. B. Diabetes mellitus oder HIV-Infektion ausgeschlossen werden.

Szenario 3

Antwort 11: Intrazelluläre Diplokokken: wahrscheinlich Gonokokken, reichlich Kokken und Granulozyten.
Antwort 12:

▶ Abstriche aus der Zervix, Urethra und vom Rektum mit speziellem Abstrichset zur kulturellen Anzucht: diagnostisch beweisend, Resistenzaustestung
▶ 2. Abstrich zur Chlamydiendiagnostik (PCR): Koinfektionen mit Chlamydien sind sehr häufig bzw. haben sehr ähnliche Symptomatik.

Antwort 13: Erythromycin, Tetrazyklin oder Cephalosporine. Wegen der häufigen Koinfektionen mit Chlamydien sollte das Antibiotikum beide Keime erfassen. Der Sexualpartner muss mitbehandelt werden!

Fall 2: Knoten in der Brust

Eine 40-jährige Patientin stellt sich bei Ihnen vor. Sie hat bei der Selbstuntersuchung der Brust einen Knoten in der linken Brust festgestellt.
Andere Symptome liegen nicht vor.

Szenario 1

Sie tasten einen derb-elastischen, gegen die Umgebung gut verschieblichen, nicht druckdolenten Knoten in der linken Brust. Die Lymphknoten der Axilla und der Fossa supraclavicularis sind nicht palpierbar. Der Inspektionsbefund ist unauffällig.

Frage 1: Ist der Prozess eher gutartig oder eher bösartig? Sind weitere Untersuchungen nötig? Wenn ja, welche?
Frage 2: Beschreiben Sie den Befund in ▮ Abb. 1.
Frage 3: Beschreiben Sie den Befund in ▮ Abb. 2.
Frage 4: Wie ist Ihre Diagnose? Sind weitere Untersuchungen notwendig? Wenn ja, welche?

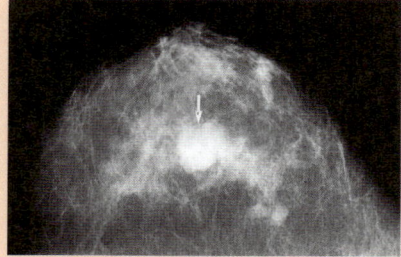

▮ Abb. 1: Ultraschallbefund (7,5 Mhz). [17]

▮ Abb. 2: Mammographie (kraniokaudale Aufnahme). [17]

Szenario 2

Sie tasten einen prall-elastischen, gegen die Umgebung gut verschieblichen, nicht druckdolenten Knoten in der linken Brust. Die Lymphknoten der Axilla und der Fossa supraclavicularis sind nicht palpierbar. Inspektionsbefund unauffällig.

Frage 5: Ist der Prozess eher gutartig oder eher bösartig? Sind weitere Untersuchungen nötig? Wenn ja, welche?
Frage 6: Beschreiben Sie den Befund in ▮ Abb. 3.
Frage 7: Können Sie eine Diagnose stellen? Wie gehen Sie weiter vor?

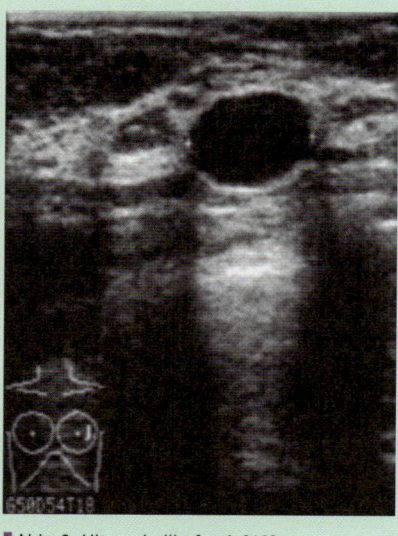

▮ Abb. 3: Ultraschallbefund. [18]

Szenario 3

Sie tasten einen derben, nicht schmerzhaften Knoten im äußeren, oberen Quadranten. Der Knoten ist nicht gegen die Umgebung verschiebbar. Bei der Inspektion fällt eine Einziehung der Haut im Bereich des Tastbefundes auf. Die Brüste sind leicht asymmetrisch. Der Lymphknotenstatus ist jedoch o. B.

Frage 8: Ist der Prozess eher gutartig oder eher bösartig? Sind weitere Untersuchungen nötig? Wenn ja, welche?
Frage 9: Beschreiben Sie den Befund in ▮ Abb. 4.
Frage 10: Wie gehen Sie weiter vor?
Frage 11: Beschreiben Sie den Befund! Welche Diagnose stellen Sie?
Frage 12: Was müssten Sie zur Diagnosesicherung veranlassen?
Frage 13: Wie ist das weitere Vorgehen?

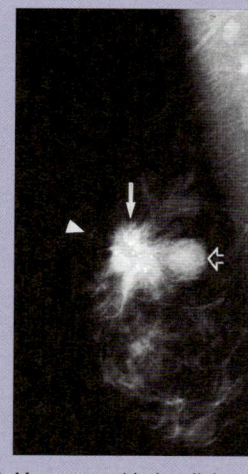

▮ Abb. 4: Mammographie (mediolaterale Aufnahme). [17]

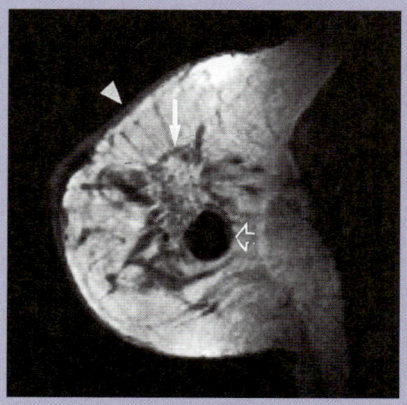

▮ Abb. 5: MRT (sagittal, T1-gewichtet). [17]

Szenario 1

Antwort 1: Der Prozess ist wohl eher gutartig, da der Knoten gut verschieblich ist, trotzdem muss jeder Knoten diagnostisch abgeklärt werden, um ein Mammakarzinom auszuschließen. Sie ordnen eine Mammographie und eine Sonographie an.

Antwort 2: Ovaler homogener, echoarmer, solider Tumor mit dorsaler Schallverstärkung. Glatte Kontur, Lappung erkennbar (Pfeil). Die ovale Form und die dorsale Schallverstärkung sprechen für einen eher gutartigen Prozess.

Antwort 3: Zentrale, größtenteils glatt berandete Verschattung, mit ventraler Lappung (Pfeil).

Antwort 4: Die Befunde aus klinischer Untersuchung, Sonographie und Mammographie sprechen für ein Fibroadenom (s. S. 62). Differentialdiagnostisch ist an ein benigne imponierendes Mammakarzinom zu denken. Besteht auch nur der geringste Zweifel, sollte eine Biopsie durchgeführt werden; auf alle Fälle palpatorische und sonographische Überwachung des Knotens. Bei starker Beunruhigung der Patientin, z. B. Karzinom im Freundeskreis, kann auch eine Tumorexstirpation sinnvoll sein.

Szenario 2

Antwort 5: Der Prozess ist wohl eher gutartig, da der Knoten gut verschieblich ist, trotzdem muss jeder Knoten diagnostisch abgeklärt werden, um ein Mammakarzinom auszuschließen. Aufgrund des Tastbefundes (prall-elastisch) vermuten Sie eine Zyste. Daher führen Sie zuerst eine Ultraschalluntersuchung durch.

Antwort 6: Rundlich-ovale, echoleere Raumforderung mit scharfer Begrenzung und dorsaler Schallverstärkung.

Antwort 7: Der Ultraschallbefund spricht für eine flüssigkeitsgefüllte, gutartige Zyste (s. S. 62). In der Regel ist ein abwartendes Verhalten gerechtfertigt. Funktionelle Zysten gehen nach max. 5 Monaten zurück. Ist dies nicht der Fall oder ist der Ultraschallbefund nicht so eindeutig gutartig (z. B. Septen o. Ä. in der Zyste oder unscharfe Begrenzung), wird eine Zystenpunktion durchgeführt. Das Punktat wird zytologisch untersucht.

Szenario 3

Antwort 8: Der Prozess ist sehr suspekt. Die Hauteinziehung und die Unverschieblichkeit sprechen für einen malignen Prozess. Eine Mammographie wird umgehend angeordnet.

Antwort 9: Im oberen Teil der Brust lässt sich eine Verschattung erkennen. Innerhalb dieser Verschattung mit feinstreifigen Ausläufern sind polymorphe Mikroverkalkungen erkennbar. Dorsal liegt eine weitere rundliche, glatt berandete Verschattung.

Antwort 10: Der Befund ist hochgradig suspekt. Zur genaueren Abgrenzung wird ein MRT bzw. gleich eine Biopsie (je nach Finanzlage Ihrer Klinik) durchgeführt.

Antwort 11: Ein unregelmäßig begrenzter, kontrastmittelanreichernder Prozess. Dorsal davon ein rundlicher, glatt begrenzter Herd ohne Kontrastmittelaufnahme. Deutliche Hautverdickung und Einziehung oberhalb des Befundes. Es handelt sich wohl um ein Mammakarzinom und eine Zyste.

Antwort 12: Um die Diagnose zu sichern, wird eine Probebiopsie durchgeführt. Die Zyste wird punktiert und das Punkttat zytologisch untersucht.

Befund: Die Probebiopsie zeigt eine invasives, duktales Mammakarzinom. Die zytologische Untersuchung des Punktates ist o. B. Es handelt sich wohl um eine einfache Zyste als Zufallsbefund.

Antwort 13: Die Patientin wird informiert. Die Staginguntersuchungen werden umgehend veranlasst (Rö-Thorax, Leber-Sono, Knochenszintigramm, Tumormarker und gynäkologische Untersuchung) und die weitere Therapie geplant (s. S. 64).

Fall 3: Akutes Abdomen

Eine 18-jährige junge Frau stellt sich abends in der Notaufnahme vor. Sie klagt über seit gestern zunehmende diffuse Unterbauchschmerzen, die jetzt unerträglich geworden sind. Sie hätte immer starke Beschwerden, wenn sie ihre Tage bekommt, deshalb hätte sie sich erst nichts dabei gedacht. Ihre letzte Periode war vor 6 Wochen. Ihr Zyklus sei aber immer unregelmäßig. Die Patientin ist sehr blass.

Szenario 1

Der von der Aufnahmeschwester durchgeführte Schwangerschaftstest ist positiv, der Blutdruck ist 70/40 mmHg, die Temperatur axillär 36,4 °C, rektal 36,7 °C, der Puls 130 Spm. Das Abdomen ist hart mit starken Abwehrspannungen.

Frage 1: Wie wird diese Befundkonstellation genannt?
Frage 2: Welche Untersuchungen führen Sie als Erstes durch?
Frage 3: Beschreiben Sie den Befund in ▌Abb. 1. Welche Diagnose stellen Sie?
Frage 4: Wie gehen Sie weiter vor?

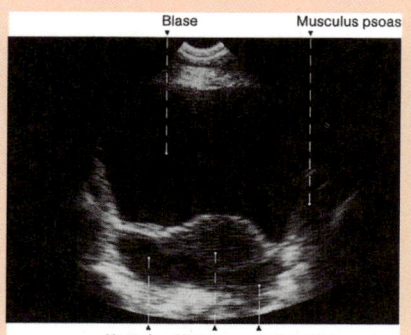

▌Abb. 1: Ultraschallbefund (abdominal). [19]

Szenario 2

Die Temperatur ist axillär 37,3 °C, rektal 38,5 °C. Puls und Atemfrequenz sind im Normbereich erhöht, der Blutdruck ist 120/90 mmHg.
Sie untersuchen die Patientin und stellen einen deutlichen Portioschiebeschmerz fest, außerdem gelblichen zervikalen Fluor. Das Abdomen ist hart mit Abwehrspannungen, die Adnexe sind druckschmerzhaft. Der Schwangerschaftstest ist negativ.

Frage 5: Welche Untersuchung(en) führen Sie durch?
Frage 6: Der Vaginalultraschall ist unauffällig, Adnexe und Uterus sind nicht vergrößert. Der Urinstix ist o.B. Das Abstrichpräparat zeigt reichlich Leukozyten und Kokken, die die normale Döderlein-Flora verdrängt haben. Welche Diagnose stellen Sie?
Frage 7: Wie behandeln Sie?

Szenario 3

Die Temperatur ist axillär 37,3 °C, rektal 38,5 °C. Puls und Atemfrequenz sind im Normbereich erhöht, der Blutdruck ist 120/90 mmHg.
Das Abdomen ist hart mit Abwehrspannungen, ein deutlicher Loslassschmerz besteht. Der Schwangerschaftstest ist negativ. Die gynäkologische Untersuchung bleibt ohne Befund.

Frage 8: Welche Untersuchung(en) führen Sie durch?
Frage 9: Beschreiben Sie den Befund (▌Abb. 2). Welche Diagnose stellen Sie?
Frage 10: Wie behandeln Sie?

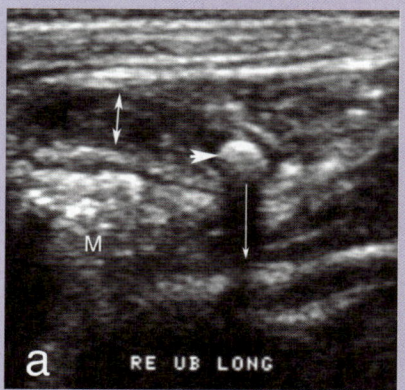

▌Abb. 2: Ultraschall. [17]

Szenario 1

Antwort 1: Akutes Abdomen mit Schockzeichen.

Antwort 2: Eine Sonographie. Die Patientin windet sich mittlerweile vor Schmerzen, eine vaginale Untersuchung ist nicht möglich.

Antwort 3: Freie Flüssigkeit und Blutkoagel dorsal des Uterus. Verdacht auf EUG!

Antwort 4: Sofortige OP! Oberarzt und Anästhesie informieren, Zugang legen, Blut abnehmen, Gerinnungswerte überprüfen, Blutkonserven vorbereiten etc. Die Patientin ist durch den starken Blutverlust akut bedroht!

Szenario 2

Antwort 5: Anfertigung eines Nativpräparates, Abnahme von Zervix- und Scheidenabstrichen zur mikrobiologische Untersuchung. Chlamydienabstrich. Sonographie. Labor: Urinstix, BSG, Diff.-Blutbild, C-reaktives Protein.

Antwort 6: Es handelt sich wohl um eine Adnexitis. Vermutlich sind Gonokokken (evtl. mit Chlamydien) die Erreger.

Antwort 7: Die Patientin wird stationär aufgenommen. Flüssigkeit wird substituiert, und sie erhält zunächst eine parenterale Kombinationsantibiotikatherapie. Diese wird über 2 Wochen (Partnertherapie!) durchgeführt, die Patientin kann aber nach Hause gehen, sobald sich ihr Zustand stabilisiert hat und eine orale Medikation möglich ist.

Szenario 3

Antwort 8: Unterbauchsonographie, Labor: Entzündungswerte BSG, Diff.-Blutbild, C-reaktives Protein.

Antwort 9: Im rechten Unterbauch stellt sich eine tubuläre, zentral hypoechogene Struktur ohne Kontraktionswellen dar. Ventral befindet sich ein hyperechogener rundlicher Bezirk mit Schallschatten (sog. Appendikolit). Das umgebende Gewebe ist echoreich (Mesenterium) → es handelt sich um eine Appendizitis.

Antwort 10: Eine Appendektomie wird umgehend veranlasst.

> Beim akuten Abdomen, insbesondere wenn Schockzeichen bestehen, ist von einem akut lebensbedrohlichen Zustand auszugehen! Danach richtet sich die primäre Diagnostik, erst anschließend werden weniger bedrohliche Differentialdiagnosen abgeklärt!

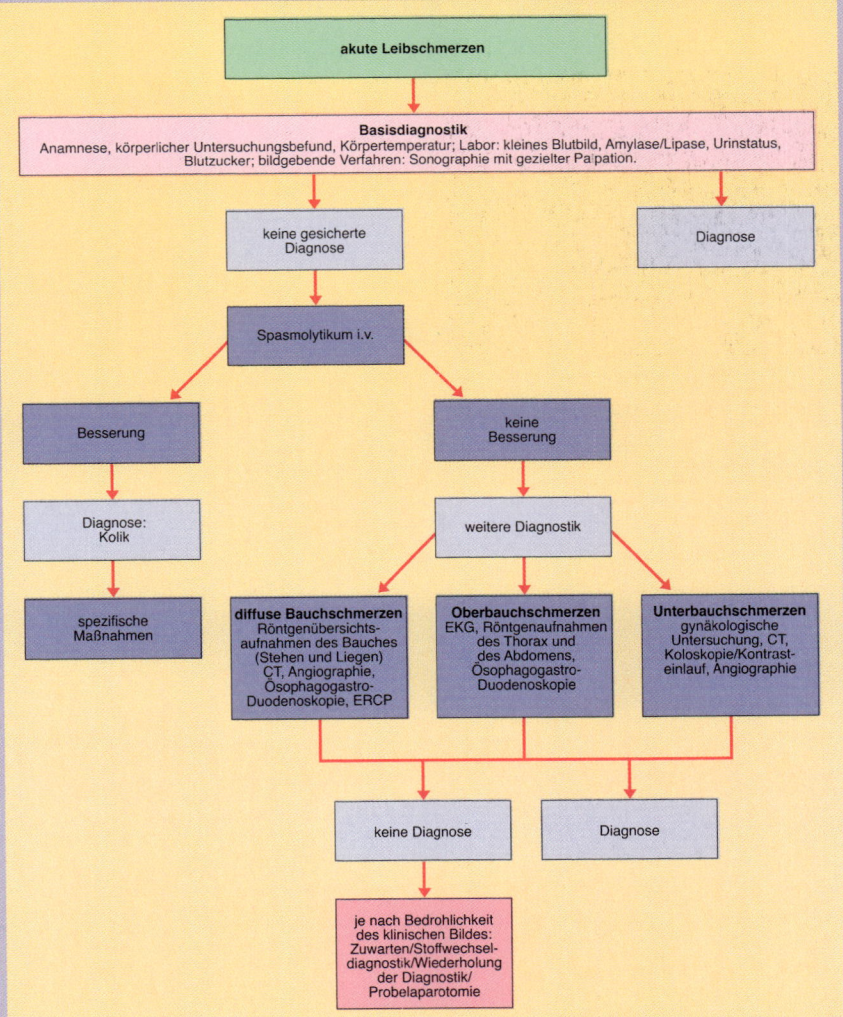

Abb. 3: Schema des diagnostischen Vorgehens bei akuten Leibschmerzen. [20]

E Anhang

Anhang

Beachte: Normwerte sind teilweise laborabhängig etwas unterschiedlich!

Messgröße	Messwert	Substrat
Eisen	40 – 140 µg/dl	Serum
Ferritin	10 – 200 ng/ml	Serum
Folsäure	3,6 – 15 ng/ml	Serum
Transferrin	250 – 450 mg/dl	Serum
Vit. B$_{12}$ (Cobalamin)	200 – 600 pg/ml	Serum
BSG (Blutkörperchen-senkungsgeschwindigkeit)	1 h: 3 – 10 mm 2 h: 6 – 20 mm	Venöses Vollblut
Quick	70 – 120%	Zitratblut
PTT	35 – 55 s	Zitratblut
Hämoglobin (Hb)	12 – 16 g/dl	EDTA-Blut
Hämatokrit (Hkt)	35 – 47	EDTA-Blut
MCV	80,5 – 100 µm³	EDTA-Blut
MCH	26,4 – 34,0 pg	EDTA-Blut
MCHC	31,4 – 36,3 g/dl	EDTA-Blut
MCD	7,2 – 7,8 µm	EDTA-Blut
Leukozyten	4,3 – 10 x 10³/µl	EDTA-Blut

■ Tab. 1: Wichtige Laborwerte.

Messgröße	Messwert	Substrat
FSH	Follikelphase: 3 – 12 mU/ml Periovulatorisch: 8 – 22 mU/ml Lutealphase: 2 – 12 mU/ml Postmenopausal: 12 – 30 mU/ml	Plasma
β- HCG	< 3 mU/ml 10. Tag p.c. ~20 mU/ml 9. – 11. SSW: < 28.000 mU/ml	Serum
HPL	16. SSW: 0,6 – 2,3 ng/l 20. SSW: 0,9 – 3,6 ng/l 24. SSW: 1,3 – 5,3 ng/l 28. SSW: 2,0 – 7,5 ng/l 32. SSW: 3,0 – 9,9 ng/l 36. SSW: 3,7 – 11,5 ng/l 40. SSW: 4,5 – 11,5 ng/l 43. SSW: 4,5 – 10,5 ng/l	Plasma
LH	Präpubertär: < 0,9 MU/ml Follikelphase: 1,8 – 13,4 mU/ml Periovulatorisch: 15,6 – 78,9 mU/ml Lutealphase: 0,7 – 19,4 mU/ml Postmenopausal: > 50 mU/ml	Plasma
Östradiol	Follikelphase: 10 – 50 pg/ml Periovulatorisch: 50 – 375 pg/ml Lutealphase: 15 – 260 pg/ml Postmenopausal: < 14 pg/ml	Plasma
Freies Östriol	30. SSW: 3,0 – 8,0 ng/ml 35. SSW: 4,5 – 17,2 ng/ml 40. SSW: 7,7 – 24.0 ng/ml 42. SSW: 8,5 – 24,5 ng/ml	Plasma
Oxytocin	1,25 – 5 ng/ml Periovulatorisch: 5 – 10 ng/ml	Plasma
Prolaktin	< 10. LJ: < 0,5 ng/ml Follikelphase: < 1,4 ng/ml Lutealphase: 5 – 30 ng/ml Postmenopausal: < 0,91 ng/ml	Serum
Testosteron	< 1 ng/ml Postmenopausal: 0,08 – 0,35 ng/ml	Plasma
DHEA	2 – 9 µg/l	Serum
DHEA-S	1. – 7. LJ: < 500 ng/ml 8. – 13. LJ: 100 – 1.600 ng/ml 14. – 19. LJ: 1 250 – 3.250 ng/ml 20. – 29. LJ: 650 – 2.800 ng/ml 30. – 39. LJ: 450 – 2.900 ng/ml 40. – 49. LJ: 300 – 2.200 ng/ml 50. – 59. LJ: 200 – 1.700 ng/ml 60. – 69. LJ: 150 – 1.250 ng/ml 70. – 79. LJ: 100 – 900 ng/ml	Serum

■ Tab. 2: Hormone.

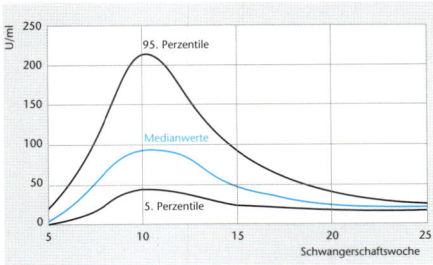

Abb. 1: HCG-Werte in der Schwangerschaft. [8]

Messgröße	Messwert
Eiweiß	< 150 mg/24 h
Glukose	50 – 300 mg/24 h
Ketonkörper	10 – 100 mg/24 h
17-Ketosteroide	4 – 15 mg/24 h
pH	5,5 – 7

Tab. 3: Urin.

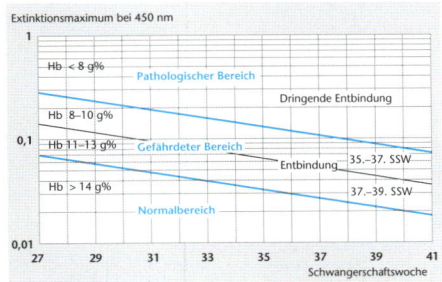

Abb. 2: Bilirubinwerte im Fruchtwasser. [8]

SSW	Normbereich Serum	Normbereich Fruchtwasser
15	–	18,2 – 35,8 ng/ml
16	27,5 – 69 ng/ml	14,1 – 30,1 ng/ml
17	31,0 – 77,5 ng/ml	13,9 – 28,3 ng/ml
18	37,0 – 92,5 ng/ml	10,7 – 26,1 ng/ml
19	42,0 – 105 ng/ml	9,9 – 21,9 ng/ml
20	48,0 – 120 ng/ml	8,2 – 22,6 ng/ml
21	56,0 – 141 ng/ml	6,2 – 23,6 ng/ml
22	–	8,0 – 17,8 ng/ml
23	–	4,3 – 12,3 ng/ml

Tab. 4: Ungefähre Normwerte für α-Fetoprotein (AFP) → Die Normwerte sind laborabhängig!

Quellenverzeichnis

[1] Muntau, A.: Intensivkurs Pädiatrie. Urban & Fischer, 3. Auflage 2003.

[2] Putz, R./Pabst, R.: Sobotta Atlas der Anatomie des Menschen Band 2. Urban & Fischer, 21. Auflage 1999.

[3] Lippert, H.: Lehrbuch Anatomie. Urban & Fischer, 6. Auflage 2003.

[4] Ruml, S./Nörtemann, M.: Gynäkologie in Frage und Antwort. Urban & Fischer, 2003.

[5] Goerke, K./Valet, A.: Gynäkologie und Geburtshilfe. Urban & Fischer, 5. Auflage 2002.

[6] Feige, A. et al.: Frauenheilkunde. Urban & Fischer, 2. Auflage 2001.

[7] Bühling, K.J./Friedmann, W.: Intensivkurs Gynäkologie und Geburtshilfe. Urban & Fischer, 2003.

[8] Goerke, K./Steller, J./Valet, A.: Klinikleitfaden Gynäkologie, Geburtshilfe. Urban & Fischer, 6. Aufl. 2003.

[9] Pitkin, J./Peattie, A.B./Magowan, B.A.: Obstetrics and Gynaecology. Churchill Livingstone, 2003.

[10] Sarah Gruber, München.

[11] Rassner, G.: Dermatologie. Urban & Fischer, 7. Auflage 2002.

[12] Renz-Polster, H./Krautzig, S./Braun, J.: Basislehrbuch Innere Medizin. Urban & Fischer, 3. Auflage 2004.

[13] Schönberger, W.: Kinderheilkunde. Urban & Fischer, 1992.

[14] Roche Lexikon Medizin. Urban & Fischer, 5. Auflage 2003.

[15] Mims, C. et al.: Medical Microbiology. Mosby, 3rd Edition 2004.

[16] Forbes, C.D./Jackson, W.F.: Colour Atlas and Text of Clinical Medicine. Mosby, 3rd Edition 2003.

[17] Kauffmann, G./Moser, E./Sauer, R.: Radiologie. Urban & Fischer, 2. Auflage 2001.

[18] Lasserre, A./Blohm, L.: Radiologie. Urban & Fischer, 3. Auflage 2003.

[19] Kremer H./Dobrinski W.: Sonographische Diagnostik. Urban & Schwarzenberg, 4. Auflage 1993.

[20] Classen, M. et al.: Differentialdiagnose auf einen Blick. Urban & Fischer, 2002.

[21] mit freundlicher Genehmigung von Dr. K.J. Bühling, Hamburg.

[22] Kiechle, M.: Gynäkologie und Geburtshilfe. Elsevier Urban & Fischer, 1. Auflage 2007.

Register

Register

Register

Register

Register

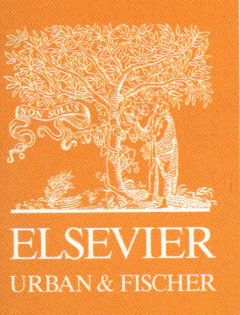
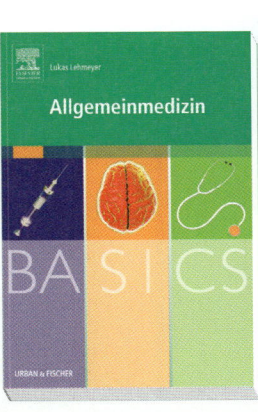
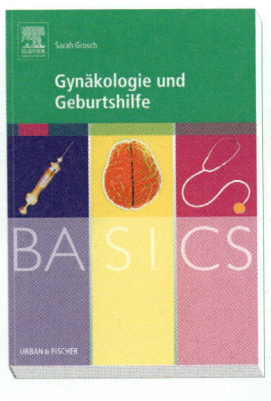
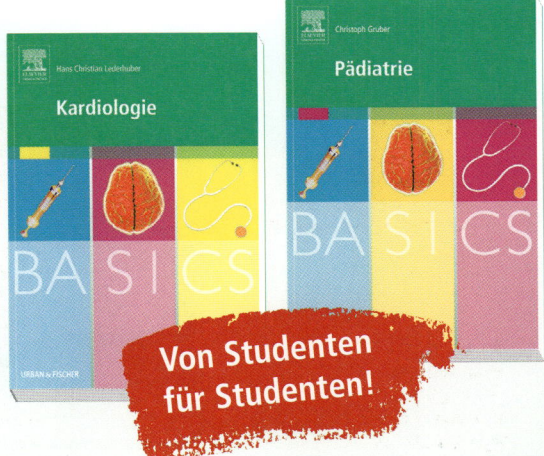

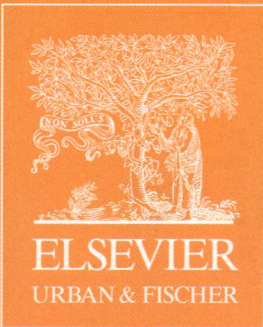
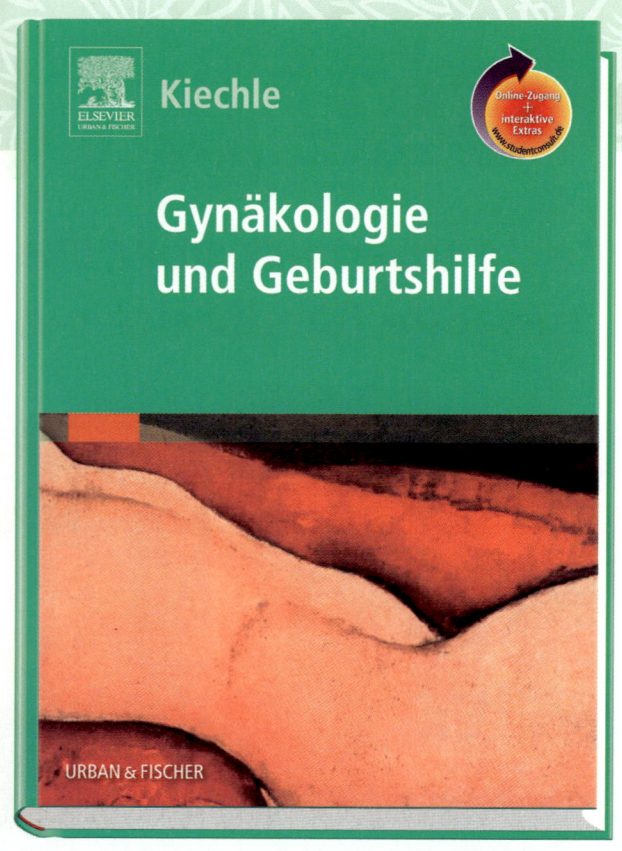
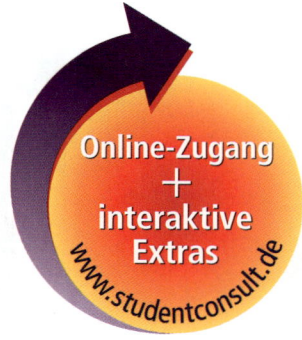